实用骨伤科学

主编　翟羽东　吴家辅

中医古籍出版社
·北　京·

图书在版编目（CIP）数据

实用骨伤科学/翟羽东，吴家辅著．-北京：中医古籍出版社，2007.6
ISBN 978-7-80174-517-0

Ⅰ.实… Ⅱ.①翟…②吴… Ⅲ.骨损伤-诊疗 Ⅳ.R683

中国版本图书馆CIP数据核字（2007）第054993号

实用骨伤科学

主　　编：翟羽东　吴家辅

责任编辑：孙志波
装帧设计：天水工作室
出版发行：中医古籍出版社
社　　址：北京东直门内南小街16号（100700）
印　　刷：北京金信诺印刷有限公司
开　　本：787mm×1092mm　1/16
印　　张：29.25
字　　数：712千字
版　　次：2007年6月第1版　2007年6月第1次印刷
印　　数：0001~2000册
ISBN 978-7-80174-517-0
定　　价：48.00元

《实用骨伤科学》编委会

主　编　翟羽东　吴家辅

副主编　夏佐清　李祥舜　王中新　张金武　王立新

编　委　（按姓氏笔画）

于长林　马文学　王　玮　王　寅　王久瑞
王旭明　王利梅　王秀英　王树全　王瑞华
王瑞强　王福成　付晓辉　刘世利　刘明杰
刘胜锋　刘艳丛　吕树文　孙延水　闫　东
闫玉山　闫红侠　宋晓鸿　岑淑国　张文英
张玉坤　张利民　张国良　张金叶　李　虎
李　然　李子章　李广鲲　李凤华　李文秋
李玉芝　李宏兴　李连泰　李海群　苏立民
邹希珍　陈书桓　郑素贤　宫春明　赵　冰
赵志新　赵育红　赵爱华　赵瑞侠　席瑞军
徐树雷　徐振杰　郭桂霞　高淑会　崔文会
梁志强　盖翠敏　韩淑芝　韩朝煜　翟桂芹
樊　静　魏　铭

序

进入21世纪，随着社会现代化进程的加速，人们生活节奏的加快，创伤和慢性损伤的机会亦会增加，加之人们生活方式的改变，如长期端坐办公室、使用计算机，致使骨伤科疾患，特别是慢性劳损性疾病如颈椎病、腰椎病等的发病率越来越高，已成为人群中的常见病、多发病，严重危害着人们的身心健康。如何更好地治疗骨伤科疾病，提高治疗效果，是我们骨伤科医务工作者长期研究和探讨的主题。

近几十年来，我国骨伤科学工作者在不断的继承和挖掘传统骨伤科学的基础上，结合现代骨外科的诊治方法，不断发扬光大了中国骨伤科事业。

翟羽东副主任医师，从事骨伤科工作20余年，分别在北京积水潭医院和中国中医研究院骨伤科研究所进修一年，有扎实的理论基础和丰富的临床经验。他在继承中医骨伤科之精髓的基础上，参阅了大量的有关书籍，从中吸收了很多精华，并有所创新，主编了这本《实用骨伤科学》。

本书比较详细地阐述了骨伤科解剖学基础；临床各部位检查和现代化检查方法；骨折、脱位、筋伤的病因病机、临床表现和诊断。在治疗手段上，既突出了中医骨伤整复方法，又借鉴了骨外科的手术之长；同时阐述了中西药物在骨伤科的应用，形成了具有中西医结合特色的骨伤科学，是一本实用性较强、学术价值较高的骨伤科参考书，它的出版将会对骨伤科事业的发展做出一定的贡献。

中国中医科学院　教授
博士生导师、主任医师
《中国骨伤》杂志　主编

2007年3月于北京

前 言

骨伤科学是祖国医学的重要组成部分，具有悠久的历史和丰富的经验，是中国璀璨文化的一束奇葩，它为我国劳动人民的健康发挥着重要的作用。骨伤科以它独特的治疗手段和良好的治疗效果，在当今世界医学之林中占有重要的地位。

随着社会现代化进程和加速，人们生活节奏的加快，创伤和慢性损伤性疾病也会越来越多，中国骨伤科的诊治方法和疗效越来越显示出独有的魅力和特色，发挥着其他医学学科不可替代的重要作用，我国骨伤科事业也会不断地蓬勃发展，并有远大的光明的前景。

作为骨伤科的医师，不断的学习和提高是职业的需要，而在学习和工作中，能够有较为理想的专业参考书是相当必要的。现在的一些骨伤科书籍内容各有侧重，但在相关解剖学基础、临床各部位检查和应用现代化检查及中西药物治疗方面却偏少。为了便于读者在一本书中既能浏览到相关内容，使理论得到提高，又能掌握实践技巧，真正起到指导临床作用。为此，我们编写了这本《实用骨伤科学》，供临床参考。本书共分5章，70余万字，并附140幅插图。书中比较详细地阐述了骨伤科解剖学基础、临床和现代化检查方法；骨折、脱位、筋伤的病因病机和临床表现及诊断；在治疗手段上以“不需手术用保守，需要手术做手术”的治疗原则。既突出了中医骨伤科的特色，又借鉴了骨外科的手术；既涉及到全面，又有所侧重，具有较强的实用性。适合于骨伤科专业医务人员阅读，也可供广大基层医务人员临床参考。

本书在编写过程中，得到了中国中医科学院、中医古籍出版社等单位有关领导的大力支持和帮助。承德附属医院骨伤科主任徐山教授、骨外科主任翟栋教授对初稿提出了宝贵建议，中医古籍出版社孙志波博士对书稿进行了审校；中国中医科学院博士生导师，《中国骨伤》杂志主编董福慧教授特为本书作序，在此一并表示衷心的感谢！

由于编著者水平有限，书中难免有不妥之处，敬请有关专家和广大读者批评指正。

翟羽东

2007年3月

目 录

第一章 解 剖

第一节 骨骼解剖

一 概 述

骨骼系统是全身骨的总称，每块骨是一个器官，由骨细胞、胶原纤维和骨基质构成，外被以骨膜和软骨，内有骨髓。成人约有骨206块，占体重的20%。按部位可分为躯干骨51块、颅骨29块（包括听小骨6块）、上肢骨64块和下肢骨62块。骨的功能除支持、保护和杠杆作用外，还有造血和储备钙与磷的作用，骨折后能修复愈合。

（一）骨的形态

按照形态，骨可分长骨、短骨、扁骨和不规则骨四种。

1 **长骨**

长骨呈长管状，多分布于四肢，如上肢的肱骨和下肢的股骨等。骨的两端膨大称骺，其表面有光滑的关节面，面上附有一层关节软骨。中部细长称骨干或骨体，其内有较大的空腔称骨髓腔。长骨多起支持和杠杆作用。

2 **短骨**

短骨呈立方形，分布于手腕和足的后部，如手的腕骨和足的跗骨等。

3 **扁骨**

扁骨呈板状，主要分布于颅顶、胸部和盆部，如颅的顶骨、胸部的胸骨和盆部的髋骨等，对其内部器官起保护作用。

4 **不规则骨**

不规则骨形状不定，主要分布于躯干、颅底和面部，如躯干的椎骨、颅底的颞骨和面部的上颌骨等。有的不规则颅骨内含有空腔，可对发音起共鸣和减轻颅骨重量的作用。

此外，在手、足和膝部肌腱内还有一种籽骨，形如豆状，运动时它既可改变力的方向，又可减少对肌腱的摩擦。

（二）骨的构造

骨由骨膜、骨质和骨髓（图1-1）三部分构成。

1 骨膜

骨膜覆盖于骨的表面，是一层致密结缔组织的纤维膜，呈淡红色，质地薄而坚韧，富有血管、淋巴管和神经。骨膜对骨的营养、生长和感觉具有重要作用，其内面有大量成骨细胞，骨折时脱落的碎骨片可再生。骨膜有大量的神经感受器，发生炎症时较疼痛。骨质内有一层内骨膜，其中有大量的破骨细胞。在骨骺关节面上没有骨膜而代之一层关节软骨。

2 骨质

骨质是骨的实质。它分为表面的骨密质和内部的骨松质。骨密质在骨干处较厚，成为骨皮质。它由紧密排列成层的骨板构成。其抗压力极强，新鲜骨密质可达15 kg/mm^2。骨松质主要分布于长骨两端和短骨、扁骨内，呈海绵状，由大量相互交错排列的骨小梁构成。骨小梁是按骨的压力曲线和张力曲线排列的。运动可使骨小梁增粗，长期不活动可使其变细。

3 骨髓

骨髓是充填在骨内的软组织，成人总量约1 500 ml，占体重的4.6%。可分为红骨髓和黄骨髓两种：红骨髓因含有大量的血细胞而呈红色，人体内的红细胞和大部分白细胞是从它产生出来的。因此，它是重要的造血组织，再生障碍性贫血就是红骨髓造血功能损害的结果。胎儿、婴幼儿的骨髓都是红骨髓。随着年龄的增长，红骨髓逐渐减少。成年人红骨髓主要分布于长骨的两端、短骨、扁骨和不规则骨的骨松质内。黄骨髓因含有大量脂肪组织而呈黄色，它分布于成年人长骨骨干内，已不具备造血的功能。但当大量失血时，它仍可能转化为红骨髓进行造血。一般5~7岁时开始出现黄骨髓，成人时，二者约各占总量的一半。

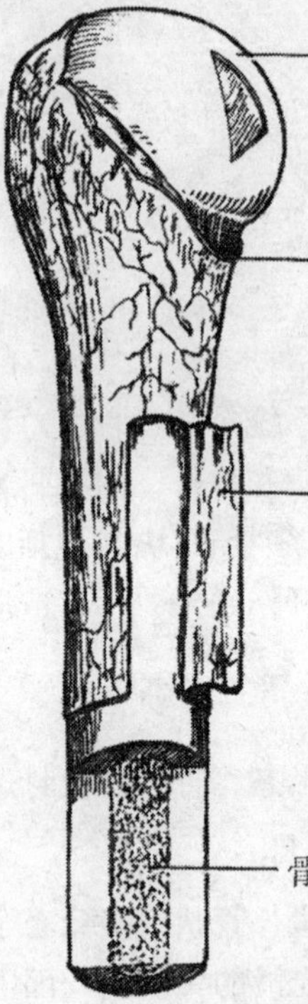

图1-1 骨的构造

二 躯干骨

成人躯干骨是由椎骨、骶骨、尾骨、肋骨和胸骨组成。

(一) 椎骨

椎骨在未成年前有33~34块，即颈椎7块、胸椎12、腰椎5块、骶椎5块和尾椎4~5块。青春期后5块骶椎融合成1块骶骨，约在30~40岁尾椎才融合成尾骨。(图1-2)

1 椎骨的一般形态

椎骨为不规则骨，每一椎骨均由椎体和椎弓两部分组成。

(1) 椎体 位于椎骨的前方，呈矮圆柱形，它承受着头和该椎体上部躯干的重量；

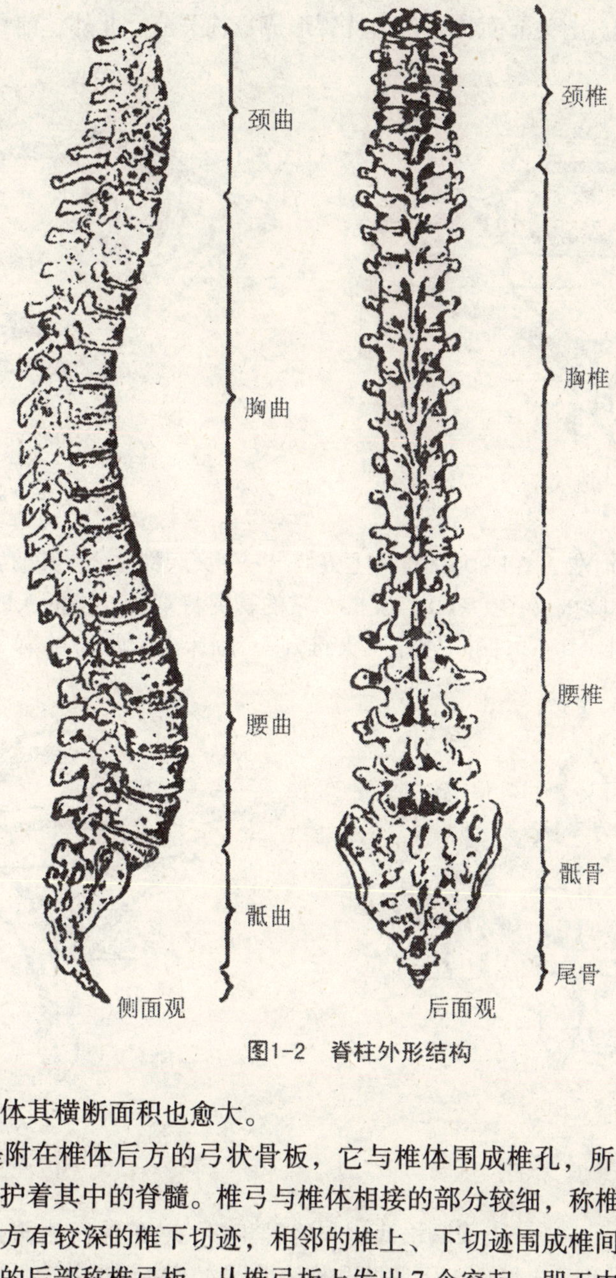

图1-2 脊柱外形结构

因此，愈向下的椎体其横断面积也愈大。

（2）椎弓 是附在椎体后方的弓状骨板，它与椎体围成椎孔，所有椎骨相连，椎孔则形成椎管，它保护着其中的脊髓。椎弓与椎体相接的部分较细，称椎弓根，其上方有较浅的椎上切迹，下方有较深的椎下切迹，相邻的椎上、下切迹围成椎间孔，孔内有脊神经和血管通过。椎弓的后部称椎弓板。从椎弓板上发出 7 个突起：即正中向后的称棘突，向两侧突出的称横突，还有两侧向上的上关节和向下的下关节突。

2 **椎骨的特点**

（1）颈椎（图 1-3） 颈椎的横突上均有一孔称横突孔，其中有椎动脉和椎静脉通过。横突末端各有两个结节，两结节间上面有脊神经沟。此外，棘突末端分叉（第 1、7 颈椎除外），上、下关节面基本呈水平位。椎体相对较小，椎孔相对较大，呈三角形。成年人第 3 ~ 7 颈椎椎体上面两侧多有向上的突起，称椎体钩，它常与上位颈椎相应处形成钩椎关节。它的增生可导致颈椎病。

第1颈椎，又称寰椎（图1-4），呈环形，没有椎体、棘突和上关节突，而由前弓、后弓和两个侧块构成。上关节面特大，与枕髁形成寰枕关节。此外，前弓的正中后部有一小关节面称齿突凹。

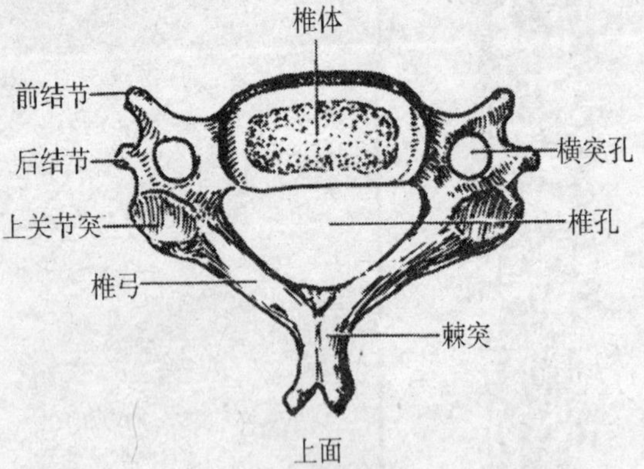

图1-3 颈椎

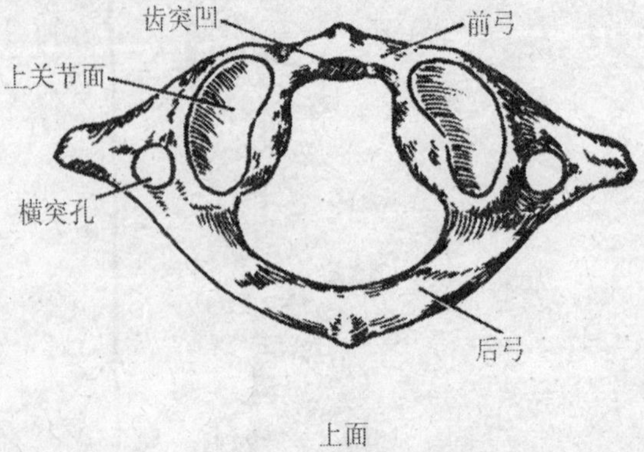

图1-4 寰椎

第2颈椎，又称枢椎（图1-5），椎体上方伸出一个突起称齿突，其前后各有一个关节面。

第7颈椎，又称隆椎（图1-6）、大椎，它的棘突特别长，稍低头时，很容易在颈后正中线上看到和摸到，其下方凹陷处即"大椎穴"。临床上常常通过第7颈椎棘突来确定下位的椎骨。

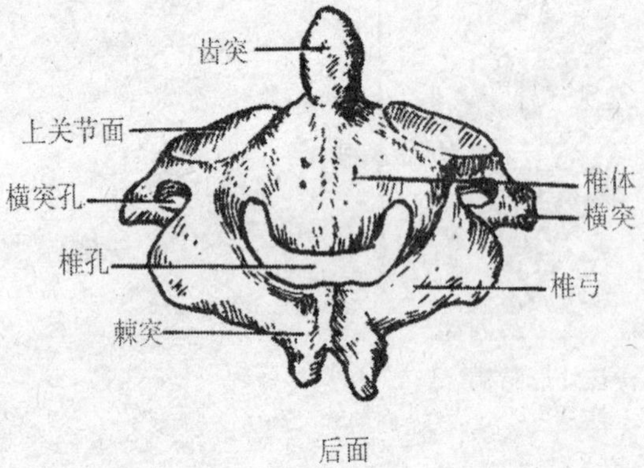

图1-5 枢椎

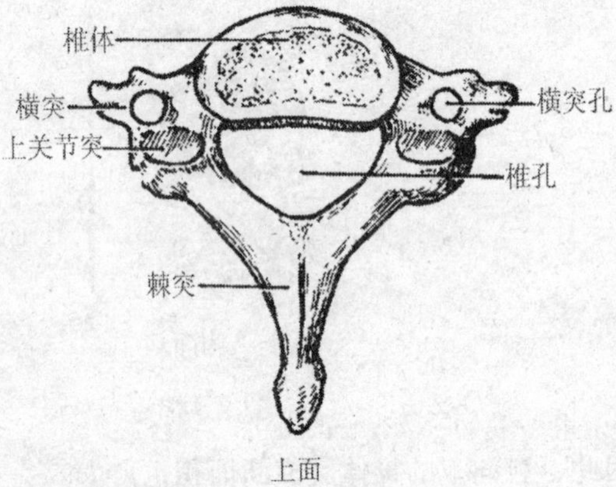

图1-6 隆椎

（2）胸椎（图1-7） 由于胸椎两侧与肋骨相接，故椎体两侧的上、下和横突末端均有小的关节面，分别称上肋凹、下肋凹和横突肋凹。棘突细长并向后下方倾斜，椎体似心形，椎孔相对较小，呈圆形。上、下关节面基本呈额状位。

（3）腰椎（图1-8） 在全部椎骨中椎体最大，椎弓发达，椎孔较大，近似三角形。棘突宽大，呈矢状位后伸，末端圆钝，且棘突间隙较宽，腰椎穿刺即从较宽的棘突间隙中进行。上、下关节面基本呈矢状位。

（4）骶骨（图1-9） 17~23岁以前，骶骨尚为5个分离的骶椎，之后才融合成一骨。直立时骶骨向前倾斜为45°，此骨具有明显的性别差异，总体观之，男性的长而窄，女性的短而宽，后者适应分娩的需要。骶骨分骶骨底、侧部、骶骨尖、盆面和背侧面。

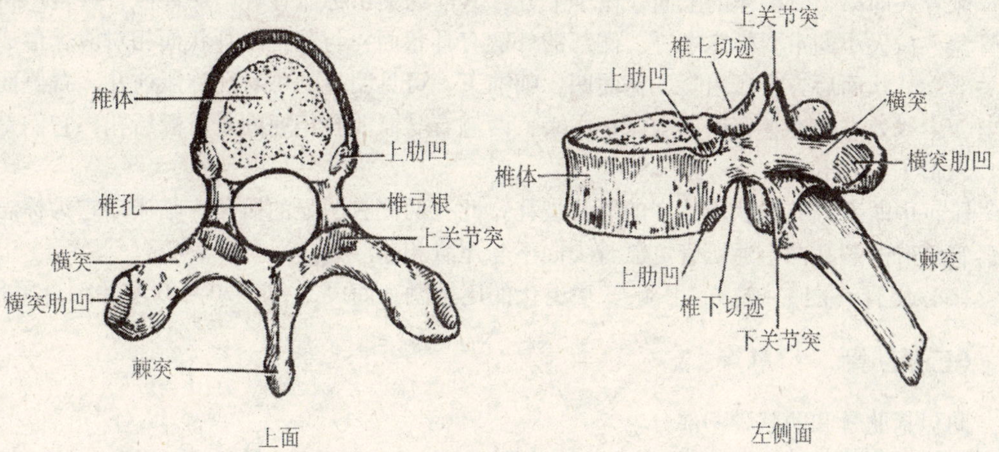

图1-7　胸椎

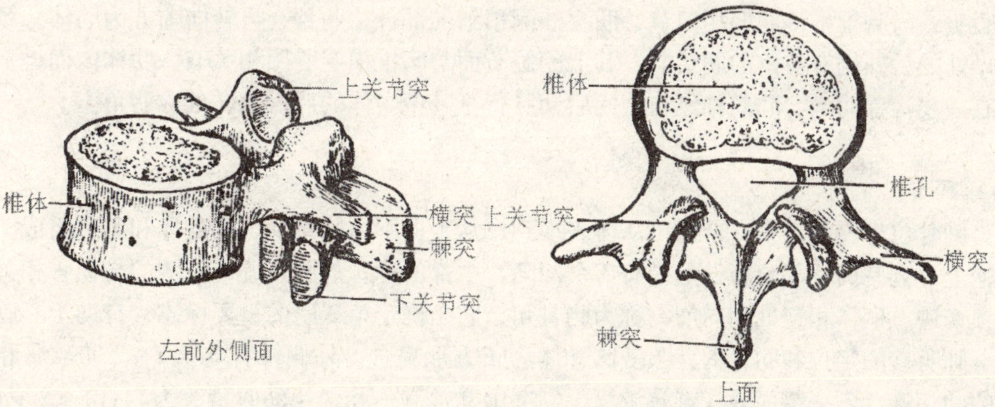

图1-8　腰椎

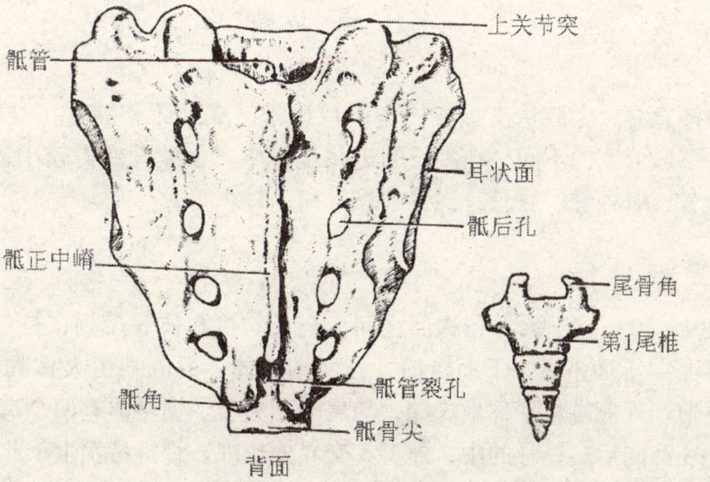

图1-9　骶骨和尾骨

骶骨底即第1骶椎体的上面，位于上方，其前缘突出称骶骨岬，女性骶骨岬是产科测量骨盆入口大小的重要标志之一。侧部的外侧有耳状面，与髋骨的耳状面相对应，形成骶髂关节；耳状面后方有骶粗隆。盆面凹，朝前下，可见明显的4对孔称骶前孔。背侧面朝后上，中线处有棘突整合而成的骶正中嵴，两侧有与骶前孔相通的4对骶后孔，它们是针灸“八髎穴”的位置。

骶正中嵴下方有形状不整齐的骶管裂孔，此孔两侧有明显的骶角，临床以它为标志进行骶管麻醉。裂孔向上通骶管。骶骨尖向下与尾骨相连。

（5）尾骨（图1－9） 由4～5块退化的尾椎融合而成，一般30～40岁才融合尾骨。

（二）肋骨

肋包括肋骨和肋软骨两部分。

肋骨：左右各12条，每条前端有肋软骨，上7条肋软骨前端都与胸骨相连，第8～10肋骨前端逐个与其上一条肋软骨相连。第11～12肋骨前端游离。每一条肋骨后端稍膨大称肋头，与胸椎椎体肋凹相关节，肋头外侧稍细的部分称肋颈，再转向前方为肋体，颈体交界处的后外侧有突出的肋结节，其上的关节面与胸椎横突肋凹相关节。肋体内面近下缘处有一浅沟称肋沟，肋间神经与肋间后动脉行于其中。体的后份急转处称肋角。

（三）胸骨

胸骨位于胸前正中，全部可从体表摸到，从上向下由胸骨柄、胸骨体和剑突组成。胸骨柄上部宽厚而下部窄薄，上缘有3个凹陷，中部的称颈静脉切迹，外侧的与锁骨相关节称锁切迹。柄体相连处稍向前突称为胸骨角，它是确定第2肋的重要标志，有助于心脏叩诊、肺听诊的定位和肋骨的计数。胸骨体为长方形扁骨，外侧缘有与第2～7肋软骨相接触的肋切迹。剑突窄而薄，末端游离，剑突中部常有一孔。年幼时剑突为软骨，25岁前，胸骨三部分仍呈分离状态，至少40岁时，胸骨的三部分才完全融合为一整骨。

三　上肢骨

人由于身体直立，上肢从支撑作用中解放出来，成为劳动器官，身体的重量落在下肢。随着上、下肢分工的不同，在漫长的进化过程中，上肢骨变得较小，更适合于劳动。上肢骨包括锁骨、肩胛骨、肱骨、桡骨、尺骨和手骨。

（一）锁骨

锁骨（图1－10）位于颈部和胸部之间，全长均可在体表摸到，是重要的骨性标志。锁骨呈“∽”形，上面平滑，下面粗糙，分两端一体。内侧端粗大称胸骨端，与胸骨相连形成胸锁关节。外侧端扁平称肩峰端，与肩峰相关节。锁骨体有两个弯曲，内侧2/3凸向前，外侧1/3凸向后。锁骨的中、外1/3交界处较细，骨折易发生于此处。锁骨是上肢骨唯一与躯干骨构成关节的骨，它对固定上肢、支持肩胛骨、便于上肢灵活地运动起重要作用。此外，还对其下方的上肢大血管和神经起保护作用。

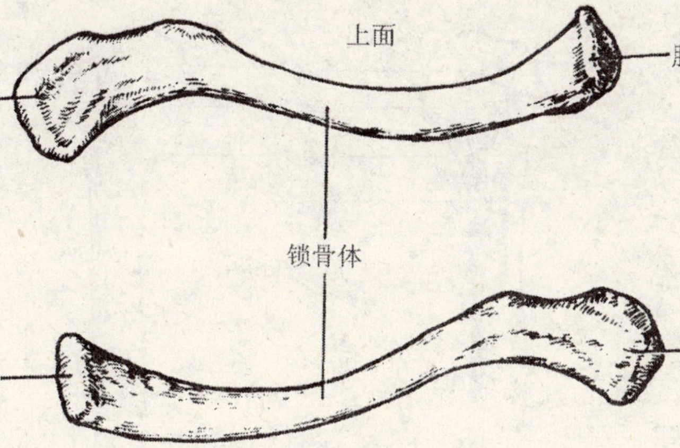

图1-10 锁骨（右侧）

（二）肩胛骨

肩胛骨位于胸廓后外侧，通常平对第2~7肋之间，为一三角形扁骨。分两个面、三个缘和三个角。前面为一大而浅的窝称肩胛下窝，后面上方有一向前外上方突出的骨嵴称肩胛冈，冈的外侧端扁平，称肩峰，它居肩部的最高点。冈的上、下各有一窝，分别称冈上窝和冈下窝。内侧缘对向脊柱，当上肢上举时，此缘正是肺斜裂的体表投影。外侧缘较厚，对向腋窝。上缘最短，近外侧有一小切迹称肩胛切迹，其中有肩胛上神经通过。自切迹的外侧向前伸出一手指状的突起称喙突，有肌肉附于其上。上角在内上方，与第2肋相对应。下角对应第7肋，易于摸到，它是确定肋骨序数的体表标志。外侧角膨大，有一梨形的关节面称关节盂，与肱骨头形成肩关节。关节盂的上、下分别有盂上结节和盂下结节。肩胛骨的性别差异较大，一般男性各径线均大于女性。

（三）肱骨

肱骨（图1-11）位于上臂，是典型的长骨，分两端和一体。

上端有朝向后上内侧的半球形肱骨头，与肩胛骨的关节盂形成肩关节。肱骨头周围的环形窄沟称解剖颈。上端向外侧的突起称大结节，向前突出的称小结节。两结节向下延伸者称嵴，有大结节嵴和小结节嵴，两嵴之间的纵沟称结节间沟，其中有肱二头肌长腱经过。上端与肱骨体交界处称外科颈，因此处易骨折，需进行外科治疗而得名。

肱骨体外侧面中部有一“V”形隆起的粗糙面，称三角肌粗隆，这是三角肌的附着处。在粗隆的后内侧有一螺旋状浅沟，称桡神经沟，桡神经紧贴沟中经过，因而此段骨折，易损伤桡神经。

下端略向前弯曲，前后扁、左右宽，末端有两个关节面，内侧的形如滑车称肱骨滑车，它与尺骨相关节；外侧小，呈球形称肱骨小头，它与桡骨相关节。滑车小头前上方各有一窝，滑车的后上方有一个大窝称鹰嘴窝。这些窝均由相应的骨突起压迫而成。下端两侧各有一突起，分别称内上髁和外上髁，二者是上肢重要的体表标志，易于摸到。内上髁后面的尺神经沟，其中有尺神经经过。

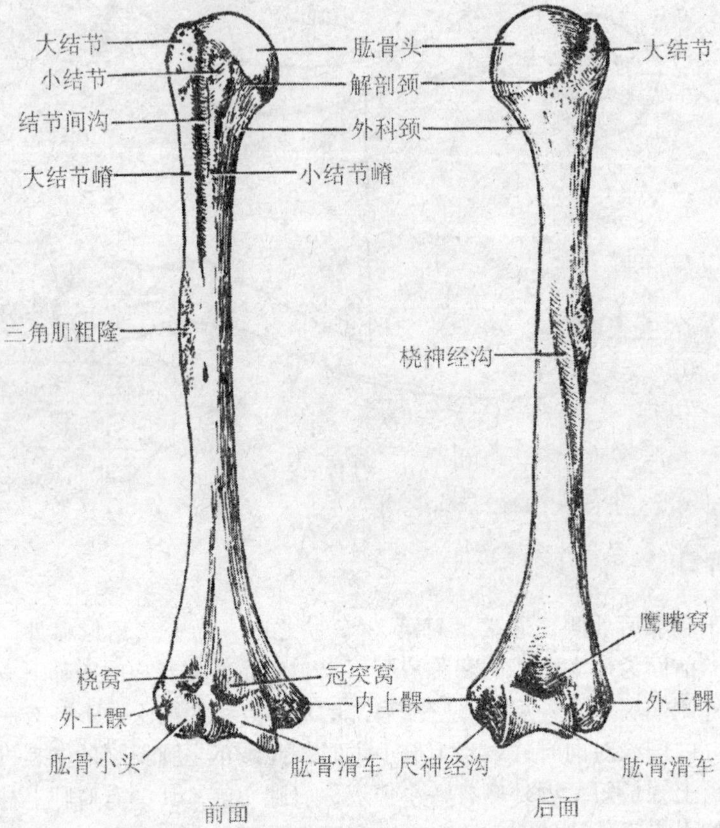

图1-11　肱骨（右侧）

（四）尺骨

尺骨（图1－12）位于前臂的内侧。上端大，下端小，中部为尺骨体。上端有两个朝前的明显突起，上方大者称鹰嘴，下方小者称冠突，二者间的半月形关节面称滑车切迹，它与肱骨滑车形成肱尺关节。鹰嘴向后的突起是上肢的重要体表标志。在滑车切迹的下外侧有一小关节面称桡切迹。在冠突稍下方有一不明显的粗糙隆起称尺骨粗隆。尺骨体后面全长可被摸到。下端有球形的尺骨头，其后内侧有向下的突起称茎突，此突形成腕部后内侧的明显突起，是重要的体表标志。

（五）桡骨

桡骨（图1－12）位于前臂的外侧，上端小，下端大，中部为桡骨体。上端有鼓形的桡骨头，头上面有关节凹，它与肱骨小头形成肱桡关节。头的周围为环状关节面，与尺骨桡切迹形成桡尺近侧关节。桡骨头下方缩细的部分为桡骨颈，颈下向前内侧突出的桡骨粗隆。桡骨体呈三棱柱状，内侧缘锐利称骨间嵴。体的下段可以摸到。下端略向前弯曲，左右较宽。下面有腕关节面，它与腕骨形成桡腕关节。下端外侧向下突出的部分称茎突，是重要的体表标志。下端内侧有凹形关节面称尺切迹，与尺骨头相关节。

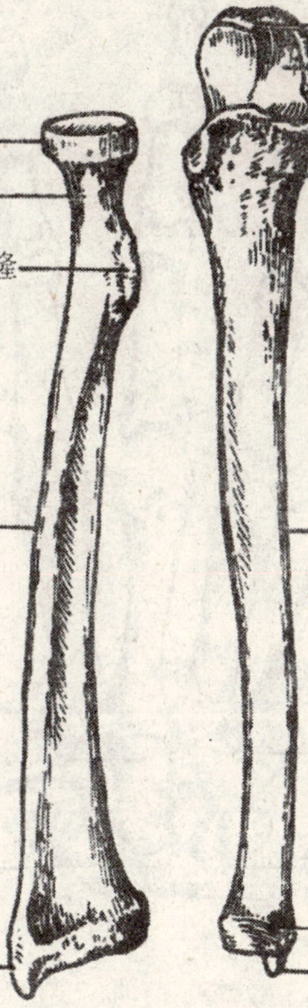

图1-12 桡骨和尺骨（右侧前面）

（六）手骨

手骨（图 1－13）由 8 个腕骨、5 个掌骨和 14 个指骨，此外还有数量不定的籽骨组成。

1 **腕骨**

腕骨均属短骨，分近侧和远侧两列，由桡侧向尺侧排列，近侧依次为手舟骨、月骨、三角骨和腕豆骨；远侧依次为大多角骨、小多角骨、头状骨和钩骨。8 块腕骨并列，后方凸，前方凹陷成腕骨沟。

2 **掌骨**

掌骨属长骨，共 5 根。从外侧向内侧依次排列为第 1～5 掌骨，各掌骨的上端（近侧）为掌骨底，中部为掌骨体，下端（远侧）为掌骨头。头与近节指骨形成掌指关节。

3 **指骨**

指骨属长骨，共 14 块，除拇指两节外，其余均为 3 节。由上向下依次称近节指骨、中节指骨和远节指骨。每个指骨均分为指骨底、指骨体和指骨滑车。

4 **籽骨**

籽骨是包于肌腱内如豆状的小骨，多在第 1 掌骨头和第 5 掌骨头前方，一般很小。

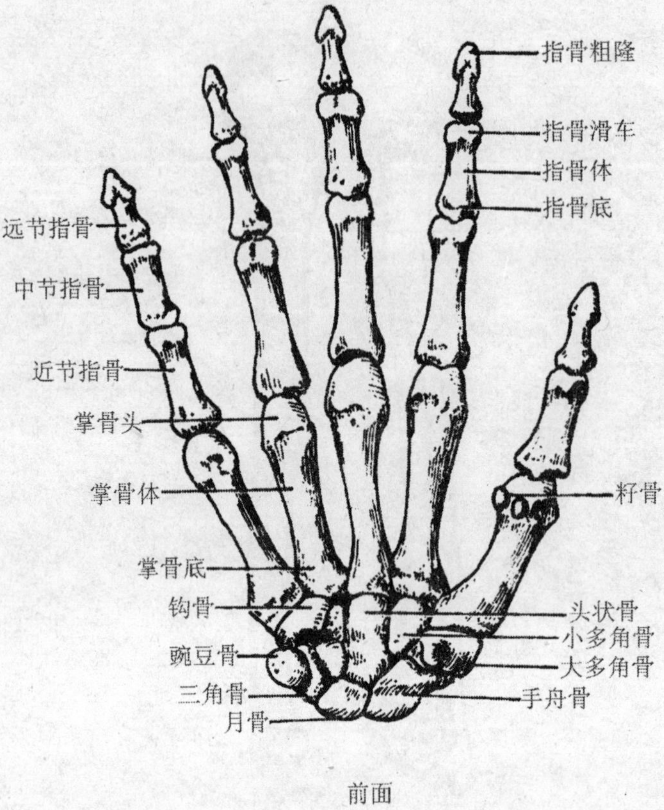

图1-13　手骨（右侧）

四　下肢骨

人类下肢的功能主要是支持躯体、承受体重和行走，一般下肢骨（除趾骨外）均较上肢骨粗大。下肢骨包括髋骨、股骨、髌骨、胫骨、腓骨和足骨。

（一）髋骨

髋骨（图 1－14）由髂骨、耻骨和坐骨组成，一般在 15 岁前三骨之间由软骨结合，15 岁后软骨逐渐骨化才融合为一骨。三骨的体融合处为一大而深的窝称髋臼。髋臼内有一半月形关节面，与股骨头形成髋关节，髋臼下缘缺损处称髋臼切迹。左右髋骨与骶骨连接成骨盆。

1　髂骨

髂骨位于髋骨的后上部，分体和翼两部。髂骨体构成髋臼的上部，肥厚粗壮，对承受上身体重起重要作用。髂骨翼在体的上方，为宽阔的骨板，中部较薄。上缘称髂嵴，髂嵴的前、中 1/3 交界处向外侧突出称髂结节。它是一个重要骨性标志，临床常在此处进行骨髓穿刺抽取红骨髓检查其造血功能。两侧髂嵴最高点的连线，一般平第 4 腰椎棘突，这是从下部确定椎骨序数的方法，临床上腰椎穿刺或麻醉多用此法定位。髂嵴的前后突起分别

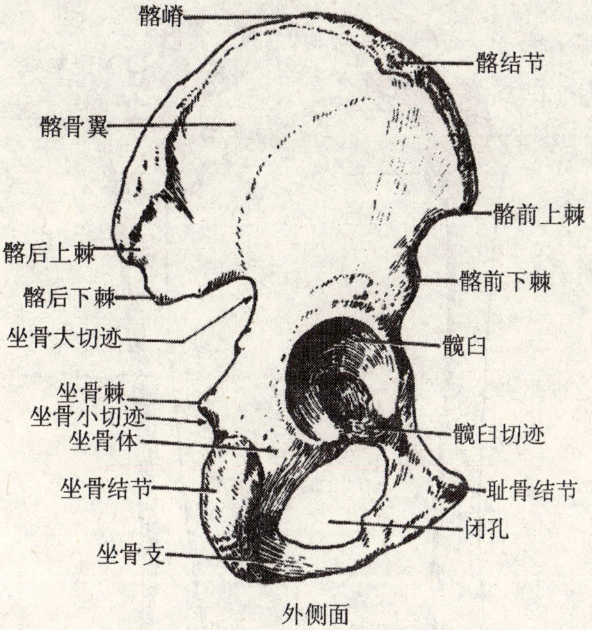

图1-14 髋骨（右侧）

为髂前上棘和髂后上棘，它们的下方各有一突起，分别称髂前下棘和髂后下棘。髂骨翼内面平滑稍凹称髂窝，窝的下界为突出的弓状线，窝的后部上方有粗糙的隆起称髂粗隆，下方为耳状面，后者与骶骨耳状面形成骶髂关节。

2 **坐骨**

坐骨位于髋骨后下部，分体和支两部。坐骨体构成髋臼的后下部，肥厚粗壮，体向后下延续为坐骨支，其后下为粗大的坐骨结节。髂后下棘与坐骨结节之间有两个切迹和一个突起，上方大而深的切迹称坐骨大切迹，下方小而浅的为坐骨小切迹，二者间的尖锐突起称坐骨棘。坐骨大切迹具有明显的性别差异，即男性的窄而深，女性的宽而浅。

3 **耻骨**

耻骨位于髋骨前下部，分体和上、下两支。耻骨体构成髋臼的前下部，较肥厚。它与髂骨融合处形成稍凸的突起称髂耻隆起。从体向前下延伸为耻骨上支，再转向后下为耻骨下支。两支转弯处内侧有一椭圆形的粗糙面，称耻骨联合面。此面具有性别和年龄差异，法医工作者可从其形态判断性别和推测生前年龄。耻骨上支的前端有一突起，称耻骨结节。自结节向后上延伸到髂耻隆起为一条较锐利的嵴，称耻骨梳。自结节向内侧延伸到耻骨联合面上缘也有一嵴，称耻骨嵴。耻骨与坐骨围成的大孔称闭孔，孔的上方有一沟称闭孔沟。

（二）股骨

股骨（图1-15）位于大腿内，是人体最粗最长的长骨，约占身长的1/4，可分上、下两端和一体。

上端有朝向内上方呈半球状的股骨头，其中部稍下为一小凹称股骨头凹，股骨头韧带

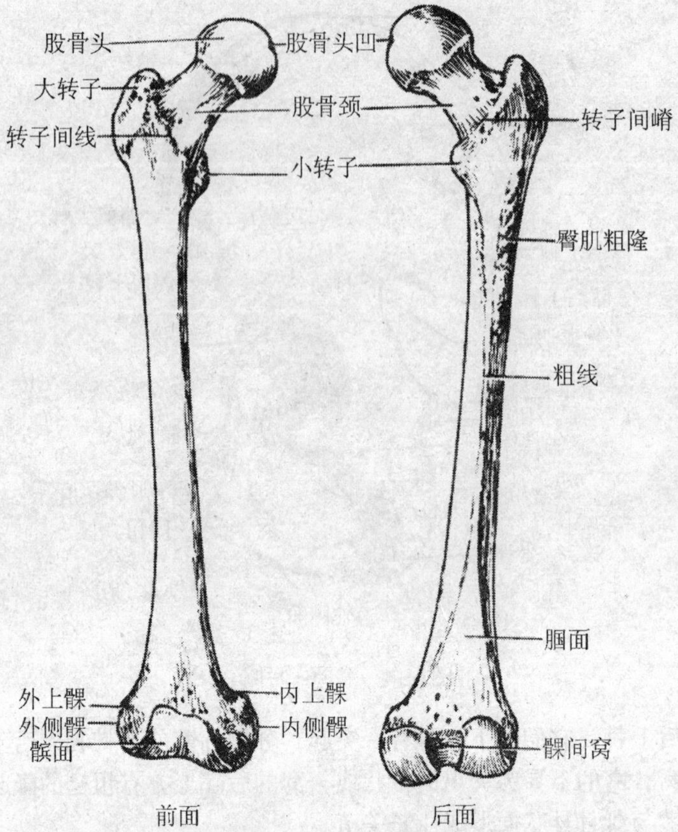

图1-15　股骨（右侧）

附于此凹。头下缩细部称股骨颈，它与体之间形成一角度称颈体角。此角具有性别和年龄差异，男性的平均132°，女性的127°，儿童150°~160°。颈根部有向外上突出的粗糙隆起称大转子，向后内突出的隆起称小转子。两转子间，前面有转子间线、后面有转子间嵴相连。大、小转子均有肌肉附着，转子间线有韧带附着。股骨大转子是测量下肢长度、判断股骨颈骨折或髋关节脱位的一个重要体表标志。

股骨体呈略凸向前的圆柱形骨管，粗壮，结实有力，体的后方有纵行的骨嵴称粗线。此线由内侧唇和外侧唇合并而成，外侧唇向上延续为粗糙的突起称臀肌粗隆，它是臀大肌的附着处。内、外侧唇向下逐渐分离，其间三角形有肌附着的面称腘面。在股骨体的中部稍下，粗线附近有一明显的孔，称滋养孔，营养股骨的主要血管经此孔出入。下端向两侧膨大并向后弯曲形成内侧髁和外侧髁，两髁之间的深窝称髁间窝，两髁的关节面在前面相连，与髌骨相关节的部分称髌面，两髁侧面上方分别有突出的内上髁与外上髁，在体表易于摸到，是重要的体表标志。

（三）髌骨

髌骨（图1-16）位于膝关节前方，与股骨髌面相关节，是全身最大的籽骨，略呈三角形，底朝上，尖朝下，股四头肌腱包于它的前面，参与构成膝关节。髌骨可完全被摸到。外伤可导致骨折，如粉碎性骨折，可手术取出，并不太影响膝关节的功能。

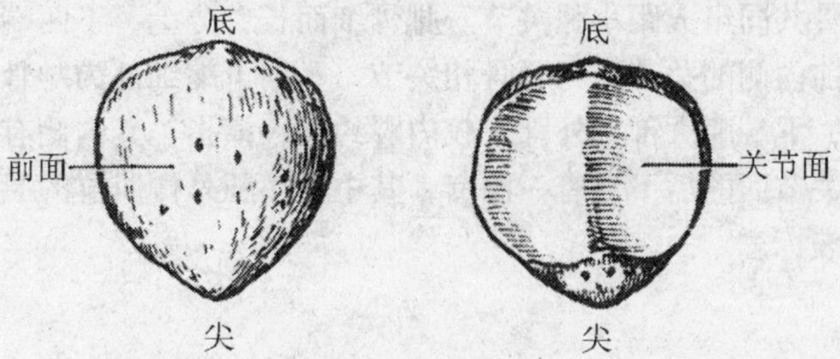

图1-16 髌骨（右侧）

（四）胫骨

胫骨（图1-17）位于小腿内侧，对支持体重起重要作用。胫骨是典型的长骨，分上、下两端和一体。上端粗大，形成与股骨内、外侧髁相对应的内侧髁和外侧髁，两髁之间有向上的隆起称髁间隆起，它是韧带的附着处。上端与体移行处的前面有粗糙的隆起称胫骨粗糙，它是股四头肌腱的附着处，是明显的体表标志。外侧髁的后外侧有一小关节面称腓关节面，与腓骨头相关节。胫骨体为三棱柱形，其前缘和内侧面可全部在体表摸到。体的后面上方，可见一滋养孔。下端下面为下关节面。下端向内下方突出的部分称内踝，是重要的体表标志。内踝外侧的关节面称内踝关节面，它与胫骨的下关节面共同与距骨相关节。下端的外侧面有一容纳腓骨下端的腓切迹。

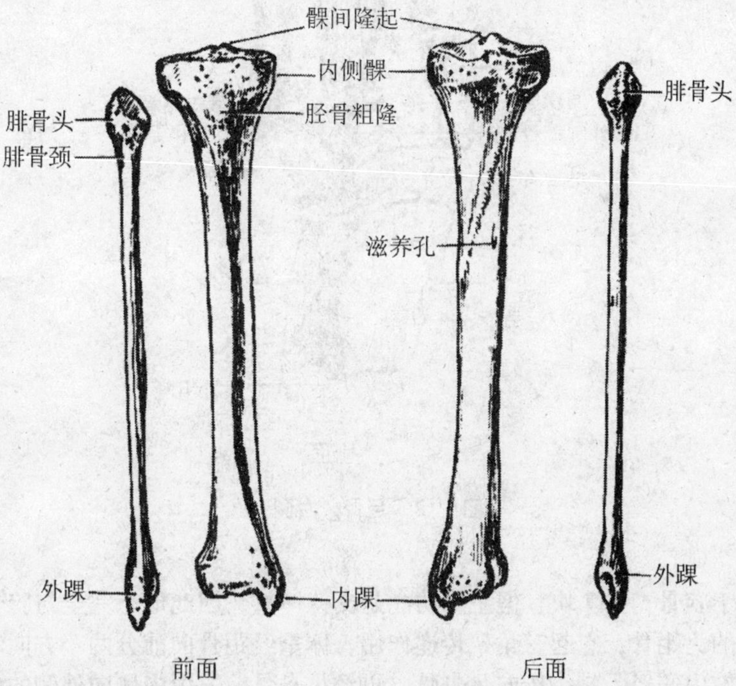

图1-17 胫骨和腓骨（右侧）

（五）腓骨

腓骨（图1-17）位于小腿的后外侧，不参与支持体重，主要作为小腿肌的附着部，并与胫骨下端及距骨共同组成距小腿关节。腓骨细而长，分上、下两端和中部的体。上端膨大称腓骨头，其前内侧的关节面与胫骨相关节。头向下缩细部为腓骨颈。腓骨体内侧接近中点处有滋养孔，下端膨大部称外踝，较内踝约低一横指，其内侧有外踝关节面，参与形成距小腿关节。关节面的后下方有一深窝，其中有小腿外侧肌群的肌腱通过。腓骨头和外踝都是重要的体表标志。

（六）足骨

足骨（图1-18）由7个跗骨、5个跖骨和13~14趾骨组成，此外还有数目不定的籽骨。

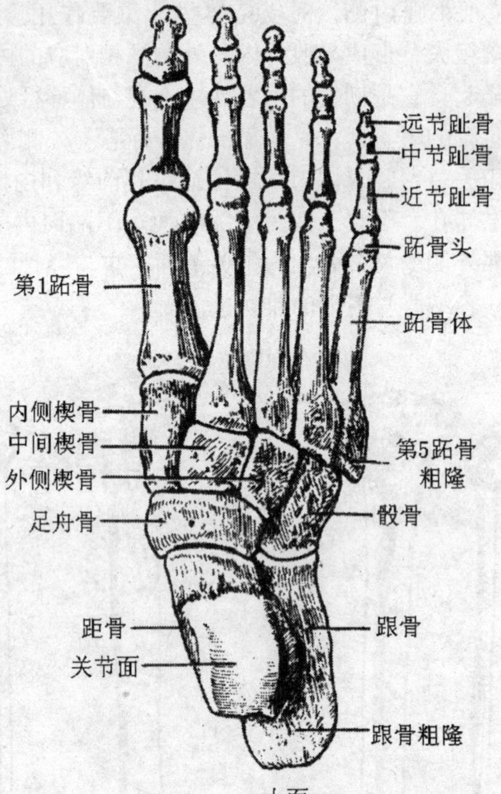

图1-18　足骨（右侧）

1　跗骨

跗骨相当于腕骨，共7块，但主要功能是支持体重，因此形态完全与腕骨不同。上方紧连胫、腓骨的为距骨，它起三角架传递作用，体重经距骨向前分两个方向和向后一个方向传导。即向前内侧经距骨头传向足舟骨，再经足舟骨前方由内侧向外侧的内侧楔骨、中间楔骨和外侧楔骨，分别传向第1~3跖骨；向前外侧经跟骨前方的关节面传向骰骨；向后直接传向跟骨的跟骨结节。

2　跖骨

跖骨相当于手的掌指，共5根，由内侧向外侧依次称第1~5跖骨。每根跖骨均分为后端的跖骨底、中部的跖骨体和前端的跖骨头三部分，第5跖骨底特别粗大称第5跖骨粗隆。力（体重）的传导主要至第1和第5跖骨，着力点均在骨的头部。

3 趾骨

趾骨不参与传导体重，因此趾骨比指骨相对较短且小，骨的数目也多半较小，一般拇趾和小趾为两节，其他各趾均为3节。各节趾骨的名称和结构名称均与手指骨相同。

4 足籽骨

足籽骨一般位于第1和第5跖骨头着力点的下方。

五 颅骨

成人颅一般由23块颅骨组成，另外有3对听小骨位于颞骨内。除下颌骨和舌骨外，各颅骨相互连成一个整体，对脑和感觉器官起保护和支持作用。按颅骨所在位置，颅骨分脑颅骨和面颅骨两部。脑颅骨有8块，围成颅腔，容纳脑：即前方突出的额骨，头顶两侧各一块顶骨，后方突出的枕骨，两耳处各一块颞骨，下方颅底中部有一块形如蝴蝶的蝶骨，其前方有筛骨。面颅骨有15块，构成面部支架，容纳视觉、嗅觉和味觉器官：即下方可活动、有牙齿的下颌骨，上方有牙齿的一对称上颌骨，紧靠上颌骨后方各有一腭骨，两上颌骨之间有鼻骨形成，上颌骨外上方有向外上突出的颧骨。两眶内侧壁各有一个小的泪骨。此外，还有位于颈部上方游离的一块舌骨和耳内的3对听小骨。

第二节 关节解剖

一 概 述

骨与骨之间的连接装置称关节或骨连结。关节按连接形式及连接组织不同，可分为纤维连结、软骨连结和滑膜关节三种。

（一）纤维连结

骨与骨之间借致密结缔组织直接相连，其间没有腔隙，这种连接称纤维连结。如果两骨间距较宽，连接两骨的致密结缔组织较长，称韧带连结，如椎骨棘突之间的韧带、桡骨与尺骨之间的骨间膜等。如果两骨间距很窄，之间只有薄层致密结缔组织相连，则称缝，如颅盖骨之间的冠状缝、矢状缝等。韧带连结可有较小的活动性，而缝则几乎不活动。

（二）软骨连结

骨与骨之间借软骨组织直接相连，其间没有腔隙，这种连接称软骨连结。有些软骨连结可有较小的活动性，如椎体之间的椎间盘；有些则不能活动。有些软骨连结是永久性的，有些到一定年龄软骨组织即发生骨化，两骨融合成一块骨，软骨连结则转变成骨性结合。如髂骨、坐骨和耻骨之间在幼年时期为软骨连结，到15岁左右便融合成一块髋骨。

（三）滑膜关节

骨与骨之间借内衬滑膜的结缔组织囊相连，囊内有腔隙，这种连结称滑膜关节。滑膜关节一般具有较大的活动性，是关节的主要形式。通常所说的关节一般指滑膜关节而言。

1 滑膜关节的基本结构

每个滑膜关节都具备关节面、关节囊和关节腔三种基本结构。(图1－19)

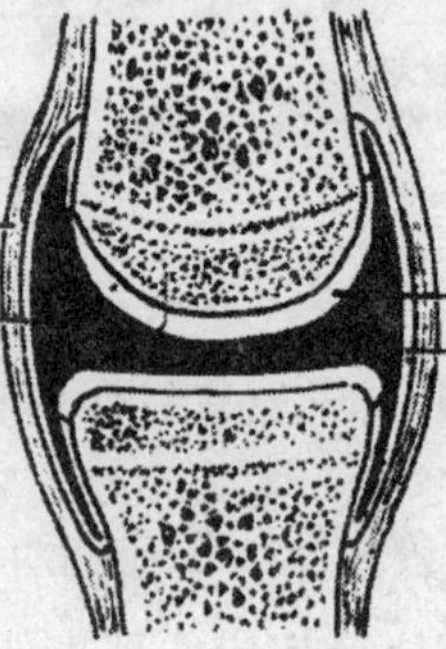

图1-19 滑膜关节基本结构模式图

(1) 关节面 是构成关节各骨的相对面。往往是一骨的关节面隆凸构成关节头，另一骨的关节面凹陷形成关节窝。关节面无骨膜，但覆盖一薄层透明软骨，称关节软骨，其表面光滑，有弹性，可减少运动时的摩擦，并有缓冲作用。

(2) 关节囊 为结缔组织膜构成的囊，分内、外两层。外层为纤维膜。由致密结缔组织构成，厚而坚韧，两端附着于关节面周缘及其附近的骨面，并与骨膜相连续。内层为滑膜，由疏松结缔组织构成，薄而柔软，内面光滑，并能分泌滑液，两端附着于关节软骨周缘。滑膜不仅衬于关节囊纤维膜内，而且还覆盖关节内除软骨以外的其他所有结构。

(3) 关节腔 是关节软骨与滑膜围成的密闭腔隙，内含少量滑液，有润滑关节、减小摩擦的作用。腔内为负压，对维持关节的稳定起一定作用。

2 滑膜关节的辅助结构

某些滑膜关节除具备上述基本结构外，还另有一些辅助结构，以增加关节的稳固性和灵活性，如韧带、关节盘、关节唇等。

(1) 韧带 是连于两骨之间的致密结缔组织束，对关节起加固作用。位于关节囊内的韧带，称为囊内韧带，表面被滑膜包被。位于关节囊外的韧带称囊外韧带。有的韧带为关节囊纤维膜局部增厚而成，称囊韧带。

(2) 关节盘 是垫于两骨关节面之间的纤维软骨板，将关节腔分隔成两部。其周缘略厚，附着于关节囊内面，中央稍薄，使两骨关节面互相适应，增加了关节的稳固性和灵活性。此外，关节盘有一定弹性，具有缓冲作用。膝关节内的纤维软骨板呈新月形，称关节半月板。

(3) 关节唇 是附着于关节窝周缘的纤维软骨环，可加深关节窝，增大关节面，增加关节的稳固性。

3 滑膜关节的运动形式

滑膜关节的运动一般都是围绕一定的运动轴而转动，围绕某一运动轴可产生两种方向相反的运动形式。根据运动轴的方位不同，滑膜关节的运动形式可分为以下四组：

（1）屈和伸 是围绕冠状轴的运动。一般两骨之间夹角变小为屈，反之为伸。

（2）内收和外展 是围绕矢状轴的运动。骨向正中矢状面靠拢为内收，反之为外展。

（3）旋转 是围绕垂直轴的运动。骨的前面转向内侧为旋内，反之为旋外。在前臂则称旋前和旋后，手背转向前方为旋前，反之为旋后。

（4）环转 以关节的中心为轴心，骨的近端在原位转动，远端作圆周运动，整个骨的运动轨迹可描绘成一圆锥形。这实际上是矢状轴和冠状轴连续变换，屈、收、伸、展四种形式不断转化的综合性运动。

4 滑膜关节的灵活性和稳固性

关节的灵活性与稳固性是对立统一的，身体各部关节的灵活及稳固程度与其功能需要相适应。上肢的作用主要是从事各种劳动，其关节灵活性大，但稳固性不及下肢。下肢的作用则主要是负重行走，其关节稳固性大，但灵活性不及上肢。决定关节灵活性和稳固性的因素主要有：关节面的形态，关节面的面积，关节囊的厚薄和松紧，关节韧带的强弱，关节周围肌肉的强弱等。

二 躯干骨的连结

所有椎骨互相连接，构成脊柱。所有胸椎、肋及胸骨互相连接，构成胸廓。

（一）脊柱

1 椎骨间的连结

（1）椎体间的连结 椎体之间借椎间盘、前纵韧带和后纵韧带相连。

1）椎间盘（图 1－21、22）：是连接相邻两个椎体的纤维软骨盘，由髓核和纤维环两部分组成。髓核位于椎间盘的中央稍偏后，为柔软富有弹性的胶状物。纤维环环绕在髓核周围，前部稍宽，后部略窄，由多层同心圆排列的纤维软骨环构成，质坚韧，牢固连接相邻椎体，并保护和限制髓核向外膨出。因此，整个椎间盘既坚韧又富有弹性，除对椎体起连接作用外，还可缓冲震荡，起“弹性垫”作用，使脊柱能向各方向运动。脊柱向前弯时，椎间盘前部受压变薄，后部因弹性而增厚。脊柱伸直时复原。整个脊柱有 23 个椎间盘。各部椎间盘厚薄不一，腰部最厚，颈部次之，中胸部最薄，故脊柱腰部活动度最大。

脊柱猛然屈转或慢性劳损有可能引起纤维环破裂，髓核膨出，临床上称椎间盘脱出症。纤维环后部较薄，故髓核多向后方或后外侧膨出，突入椎管或椎间孔，会压迫脊髓或脊神经。脊柱腰部负重及活动度最大，故椎间盘脱出症多发生在腰部，颈部次之。

2）前纵韧带为紧密附着于所有椎体及椎间盘前面的纵长韧带，有限制脊柱过度后伸的作用。

3）后纵韧带位于椎管前壁，为附着于所有椎体及椎间盘后面的纵长韧带。

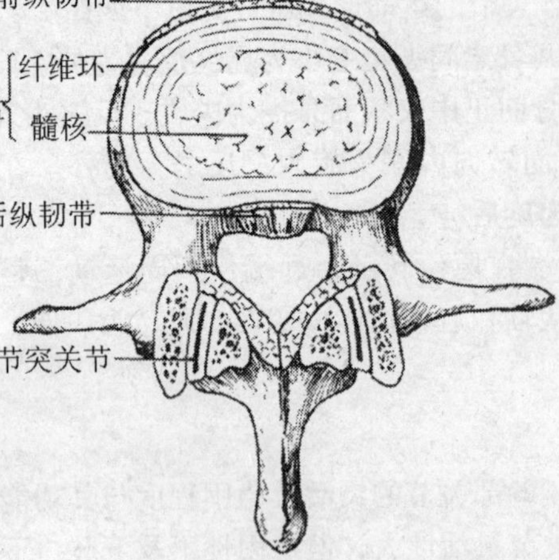

图1-21　椎间盘（水平切面）

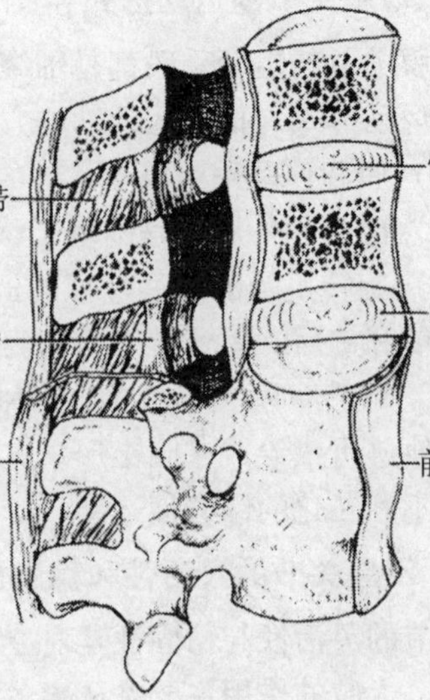

图1-22　椎骨间的连结

（2）椎弓间的连结

1）黄韧带为连于相邻椎弓板之间的短韧带。黄韧带与椎弓板相互间隔交替排列，共同构成椎管后壁。黄韧带由黄色的弹性纤维构成，坚韧且富有弹性。

2）棘间韧带为连于相邻棘突之间的短韧带。

3）棘上韧带为附着于各棘突尖端的纵长韧带。

后纵韧带、黄韧带、棘间韧带和棘上韧带都有限制脊柱过度前屈的作用。此外，相邻横突之间还有横突间韧带。（图1－23）

4）关节突关节：是由相邻椎骨的上、下关节突相对构成的滑膜关节，属于微动关节。

（3）寰枕关节和寰枢关节

1）寰枕关节：由寰椎上关节面与枕髁构成。左、右两侧寰枕关节联合运动，可使头前俯、后仰或侧屈。

2）寰枢关节：包括3个关节。寰椎前弓对枢椎齿突，寰椎下关节面对枢椎上关节面。3个关节联合运动，可使寰椎带动头左、右旋转。

2　脊柱的整体观

从前面观察脊柱，可见前纵韧带纵贯脊柱全长，椎体自上而下逐渐增大。

从后面观察，可见棘上韧带纵贯脊柱全长；棘突纵列成1条直线；各部棘突形状各异。颈椎棘突短，但隆椎棘突却长而突出；胸椎棘突长，斜向后下方，呈叠瓦

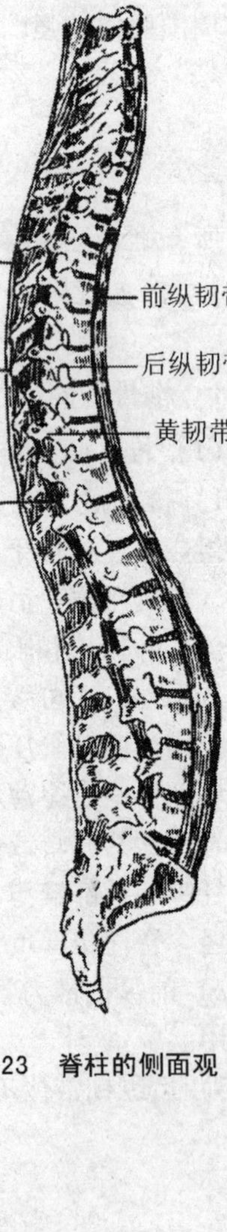

图1-23　脊柱的侧面观

状排列，棘突间间隙窄；腰椎棘突呈板状，水平向后伸，棘突间隙较宽。

从侧面观察（图 1－23），可见脊柱有 4 个生理性弯曲：颈曲和腰曲凸向前，胸曲和骶曲凸向后。颈曲和腰曲是出生后发育过程中，随着抬头、坐立而相继形成的。脊柱生理性弯曲有利于在直立姿势下保持身体重心的平衡，并增大了脊柱的弹性。

3 **脊柱的功能**

脊柱是躯干的支柱，上承托颅，下连接下肢骨，具有支持和传递重力的作用；脊柱参与胸廓和骨盆的构成，参与组成胸腔、腹腔和盆腔的后壁，具有支持和保护体腔内器官的作用；脊髓内有椎管容纳和保护脊髓及脊神经根；脊柱是躯干运动的中轴和枢纽，可作前屈、后伸、侧屈、旋转和环转等多种形式的运动。虽然相邻两个椎骨间的运动幅度有限，但是多个椎骨间的运动总合起来，整个脊柱的活动幅度便很大，尤其是颈部和腰部运动幅度最大。

（二）胸廓

1 **肋椎关节**

肋后端与胸椎之间形成两个滑膜关节：肋头与肋凹构成肋头关节，肋结节与横突肋凹构成肋横突关节，二者合称肋椎关节。（图 1－24）

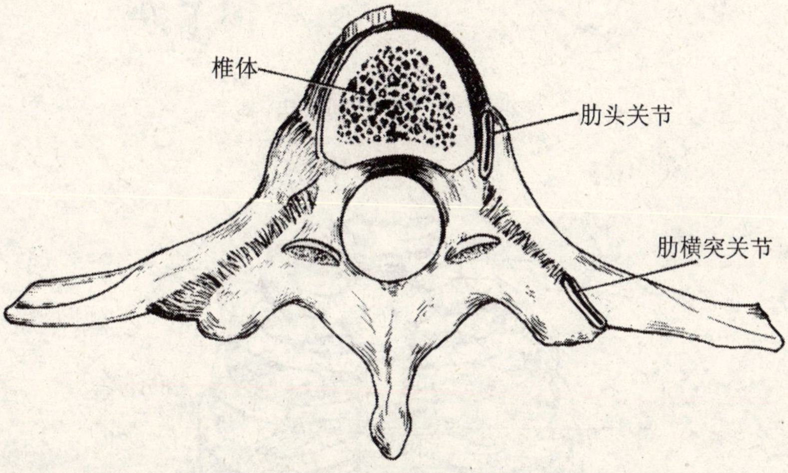

图1-24 肋椎关节

2 **肋前端的连结**（图 1－25）

第 1 肋前端与胸骨柄之间为软骨连结。第 2～7 肋前端分别与胸骨体各肋切迹构成胸肋关节，第 8～10 肋前端依次与上位肋软骨相连，它们的下缘共同形成肋弓。第 11、12 肋前端游离。

3 **胸廓的形态**（图 1－26）

胸廓呈前后略扁的圆锥形。胸廓上口较小，自后上向前下方倾斜，由第 1 胸椎体、第 1 肋和胸骨柄上缘围成，是颈部与胸腔之间的通道。胸廓下口较大，由第 12 胸椎体、第 12 肋、第 11 肋前端、肋弓和剑突围成。两侧肋弓之间的夹角称胸骨下角。相邻两肋之间

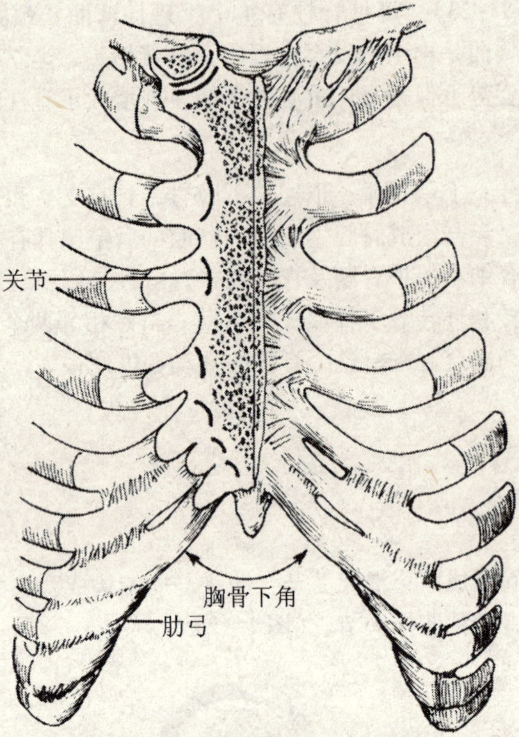

图1-25 肋前端的连结

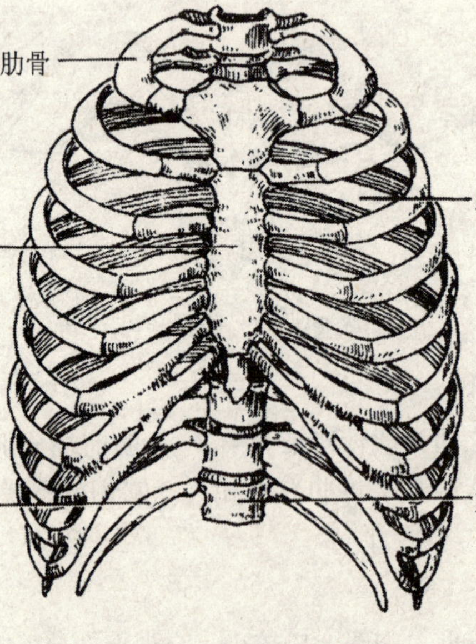

图1-26 胸廓（前面观）

的间隙称肋间隙，共11对。

胸廓的形状和大小与年龄、性别、体型、健康状况等因素有关。新生儿胸廓横径与前后径近似，呈桶状；老年人胸廓则扁而长。成年女性的胸廓短而圆，各径线均小于男性。佝偻病患儿的胸廓前后径大，胸骨向前突出，形成所谓“鸡胸”。肺气肿患者的胸廓各径线都增大，形成“桶状胸”。

4 胸廓的功能

胸廓是胸壁的支架，对胸腔内器官起保护作用。胸廓参与呼吸运动，肋是运动的杠杆，肋椎关节是运动的枢纽。吸气时，在肌的作用下，肋前端上提，胸骨抬高并前移，肋体向外扩展，胸廓前后径和横径都增大，胸腔容积扩大，呼气时则相反。

三 颅骨的连结

（一）颅骨的纤维连结和软骨连结

各颅骨之间大多借缝相连，颅底各骨之间则为软骨连结。随着年龄的增长，有些缝和软骨连结可转化成骨性结合。舌骨与颞骨茎突之间为韧带连结。

（二）颞下颌关节

颞下颌关节通常称下颌关节，是颅骨间唯一的一对滑膜关节，由颞骨的下颌窝、关节结节与下颌头构成。关节囊松弛，前部较薄弱，外侧有韧带加强。囊内有关节盘，将关节腔分隔成上、下两部。

两侧颞下颌关节联合运动，可使下颌骨上提、下降和向前、后、侧方运动。口张大时，下颌头连同关节盘一起滑到关节结节下方。由于关节囊特别松弛，当张口过大时，下颌头有可能滑到关节结节前方，进入颞下窝，造成下颌关节脱位。

四 上肢骨的连结

（一）胸锁关节

胸锁关节（图1-27）由胸骨的锁切迹与锁骨的胸骨端构成，是上肢骨与躯干骨之间唯一的关节。其关节囊坚韧，并有韧带加强，囊内有关节盘。以胸锁关节为枢纽，锁骨外侧端可小幅度地向上、下、前、后和旋转、环转运动。

（二）肩锁关节

肩锁关节由肩胛骨的肩峰与锁骨的肩峰端构成，属微动关节。

（三）肩关节

肩关节（图1-28）由肱骨头与肩胛骨的关节盂构成。关节盂小而浅，边缘附有盂唇。关节囊薄而松弛，其前部、上部和后部因有肌腱纤维编入而得到加强，唯其下部最为薄弱，故肩关节脱位时，肱骨头常脱向下方。肱二头肌长头腱起于盂上结节，在关节囊内越过肱骨头上方，经结节间沟穿出关节囊。肩胛骨喙突、肩峰及连于其间的喙肩韧带，架于肩关节上方，从上方保护肩关节，防止肱骨头向上脱位。

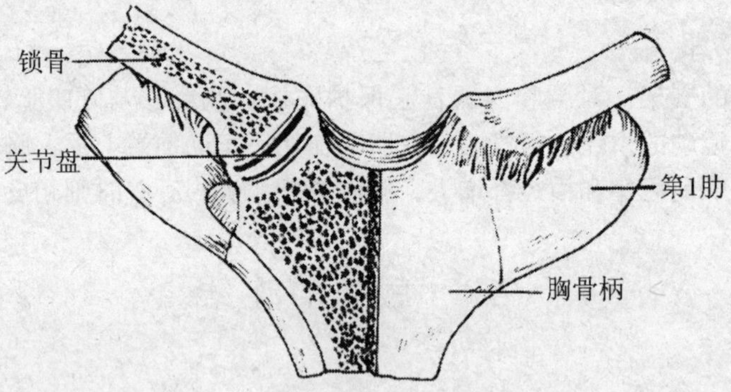

图1-27　胸锁关节

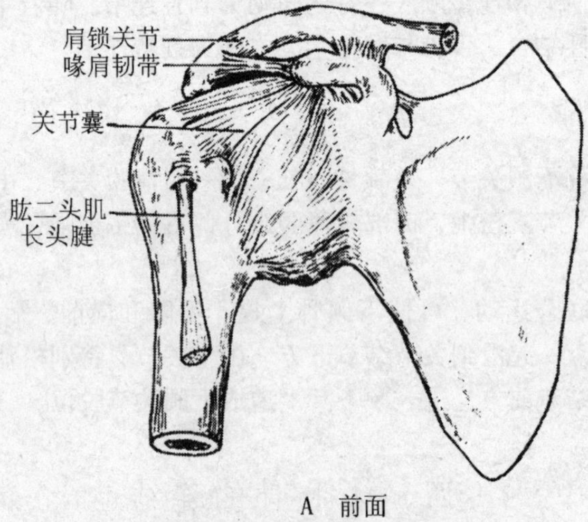

A　前面

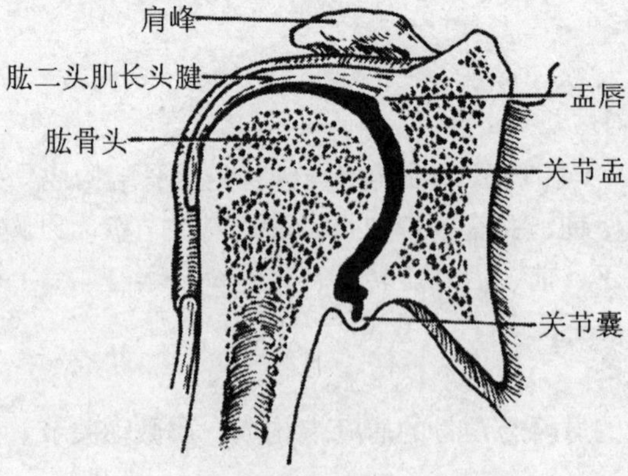

B　冠状切面

图1-28　肩关节

肩关节的运动幅度大，运动形式多，可作前屈、后伸、内收、外展、旋内、旋外和环转运动，是全身最灵活的关节。

（四）肘关节

肘关节（图 1－29）由肱骨下端与尺、桡骨上端构成，包括三个关节：①肱尺关节：由肱骨滑车与尺骨的滑车切迹构成；②肱桡关节：由肱骨小头与桡骨头关节凹构成；③桡尺近侧关节：由桡骨头环状关节面与尺骨桡切迹构成。三个关节包在一个关节囊内。关节囊的前、后部薄而松弛，后部尤为薄弱，故肘关节脱位时，尺、桡骨常向后脱位。关节囊的两侧部厚而紧张，分别形成尺侧副韧带和桡侧副韧带。此外，关节囊环绕在桡骨头周围的部分也增厚，形成桡骨环状韧带，可防止桡骨头脱出。幼儿的桡骨头发育未全，环状韧带较宽松，在前臂伸直位受到猛力牵拉时，有可能发生桡骨头半脱位。

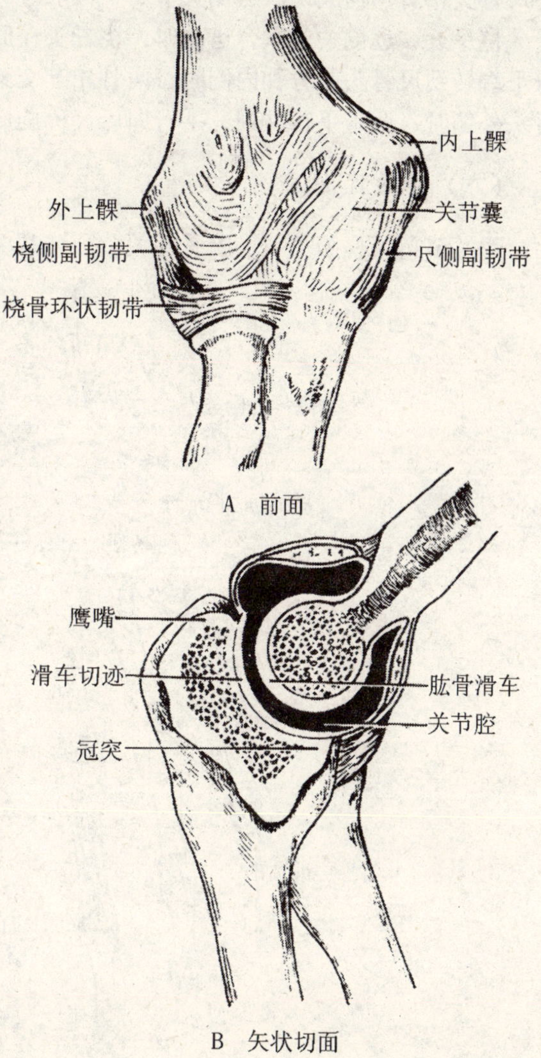

图1-29 肘关节

肘关节的运动形式是前屈、后伸，这是肱尺关节与肱桡关节的联合运动。关节伸直时，肱骨内、外上髁与尺骨鹰嘴三点可连成一条直线。关节屈至90°时，这三点的连线组成一等腰三角形。肘关节脱位时，三点的位置关系便发生改变。

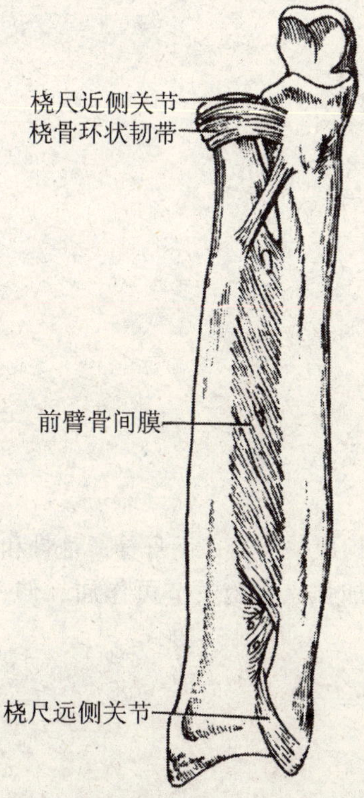

图1-30 桡尺骨连结

（五）桡尺骨连结

桡骨与尺骨借桡尺近侧关节、前臂骨间膜和桡尺远侧关节相连。（图 1－30）

桡尺近侧关节在结构上属于肘关节的一部分，但在功能上却是与桡尺远侧关节联合运动。

前臂骨间膜为坚韧的致密结缔组织膜，连于桡、尺骨体的相对缘。

从桡骨尺切迹下缘向内侧伸出一三角形关节盘。桡骨尺切迹与此关节盘构成关节窝，与尺骨头相对，构成桡尺远侧关节。

桡尺近、远侧关节联合运动时，桡骨头在原位自转，桡骨下端环绕尺骨头旋转。当桡骨下端转到尺骨头前方和内侧时，两骨相互交叉，手背向前，称旋前；当桡骨下端转到尺骨头外侧时，两骨平行并列，手背向后，称旋后。

（六）手关节

手关节包括桡腕关节、腕骨间关节、腕掌关节、掌指关节和指骨间关节。（图 1－31）

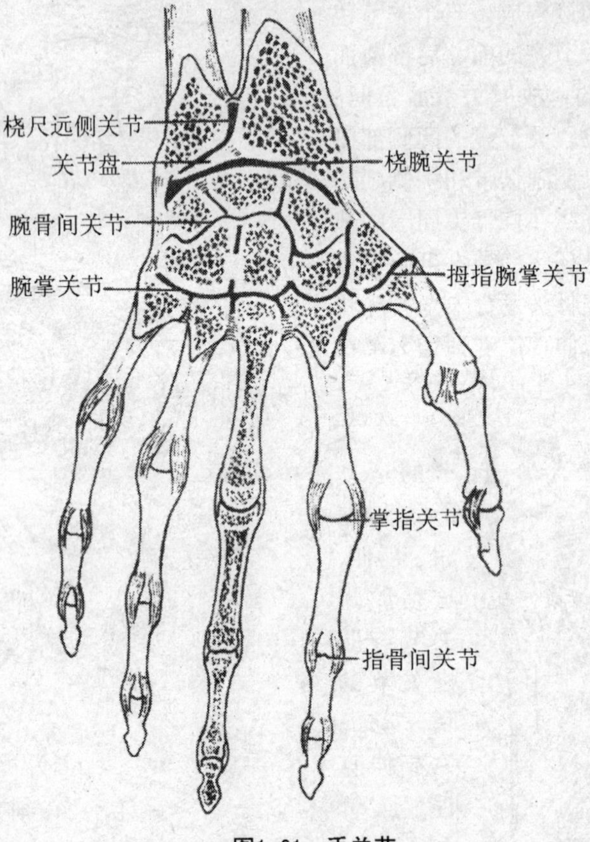

图1-31　手关节

1　桡腕关节

桡腕关节通常称腕关节。桡骨的腕关节面与关节盘共同构成关节窝，手舟骨、月骨和三角骨的上面共同组成关节头。关节囊松弛，周围有韧带加强。桡腕关节可作屈、伸、收、展和环转运动。

2　腕骨间关节

腕骨间关节为相邻各腕骨之间构成的微动关节。

3　腕掌关节

腕掌关节由远侧列腕骨与 5 个掌骨底构成。其中拇指腕掌关节的关节囊松弛，运动灵活，能作屈、伸、收、展、环转和对掌运动。对掌即拇指与其他各指的掌面相对，这是握持工具或捏取物品时所必需的主要动作，是人类手特有的重要功能。其他各腕掌关节活动范围较小。

4 **掌指关节**

掌指关节由掌骨头与近节指骨底构成。可作屈、伸、收、展和环转运动。指的收、展以中指为准，靠近中指为收，远离中指为展。

5 **指骨间关节**

指骨间关节由上一节指骨滑车与下一节指骨底构成，只能作屈、伸运动。

五 下肢骨的连结

（一）骨盆

骨盆由骶、尾骨与左、右髋骨及其间的骨连结构成。

1 **骨盆各骨间的连结**（图1-32）

（1）骶髂关节 由骶骨与髂骨的耳状面构成。关节面对合紧密，关节囊紧张，周围有强厚的韧带，活动性甚微，但十分稳固。

（2）骶骨与坐骨的韧带连结 骶骨与坐骨之间有两条韧带相连，一条称骶结节韧带，从骶、尾骨侧缘连至坐骨结节，呈扇形；另一条称骶棘韧带，位于骶结节韧带前方，从骶、尾骨侧缘连至坐骨棘，呈三角形。这两条韧带与坐骨大切迹围成坐骨大孔，与坐骨小切迹围成坐骨小孔。

（3）耻骨联合 由两侧耻骨联合面借耻骨间盘连接而成。耻骨间盘由纤维软骨构成，内有一矢状位裂隙。女性耻骨间盘较厚，裂隙也较大，分娩时稍分离，有利于胎儿娩出。耻骨联合上、下缘有韧带加强。

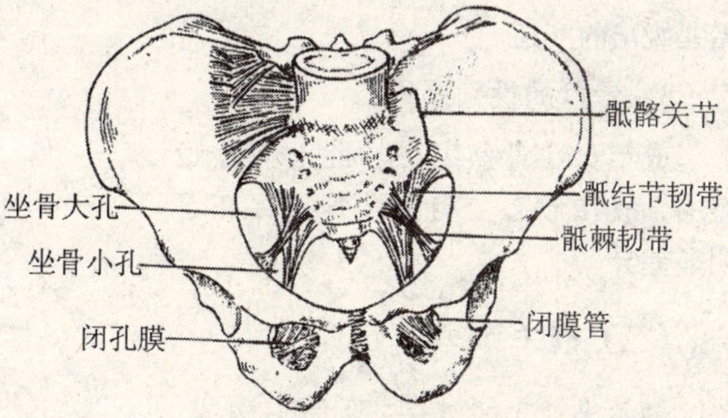

A 前面

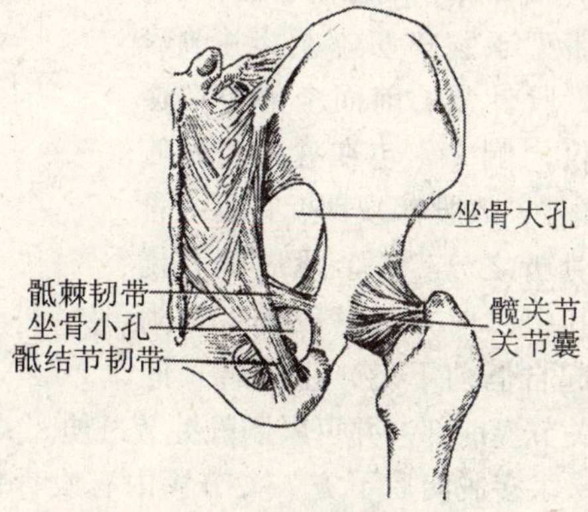

B 后面

图1-32 骨盆的连结

（4）闭孔膜 为封闭闭孔的致密结缔组织膜。它与耻骨上支之间留有一通道，称闭膜管，供血管、神经通行。

2　骨盆的分部和功能

从骶骨岬经两侧弓状线、耻骨梳、耻骨嵴至耻骨联合上缘连成的环形线称界线。骨盆以界线为界分为上部的大骨盆和下部的小骨盆两部分。小骨盆的上口称骨盆上口，由界线围成。骨盆下口由尾骨尖、骶结节韧带、坐骨结节、坐骨支、耻骨下支和耻骨联合下缘围成。两侧耻骨下支之间的夹角称耻骨下角。骨盆上、下口之间的小骨盆内腔称骨盆腔。

骨盆具有承受、传递重力和保护盆内器官的作用。在女性，骨盆还是胎儿娩出的产道。

3　骨盆的性别差异

成年女性骨盆因在功能上与分娩有关，故在形态上与男性骨盆存在着明显差异。

(二) 髋关节

髋关节　由髋臼与股骨头构成。(图1-33) 髋臼深，周缘附有髋臼唇。髋臼横韧带架于髋臼切迹上。关节囊厚而坚韧。股骨颈的前面全部包在囊内，后面仅内侧2/3包在囊内，外侧1/3露出囊外，故股骨颈骨折有囊内骨折和囊外骨折之分。关节囊周围有韧带加强，其中以前方的髂股韧带最为强厚，它起自髂前下棘，止于转子间线，加强关节囊前部，并可限制髋关节过伸。关节囊后下部相对薄弱，故髋关节发生脱位时，股骨头大多脱向后下方。关节囊内有股骨头韧带，它起自髋臼横韧带，止于股骨头凹，营养股骨头的部分血管经此韧带进入股骨头。

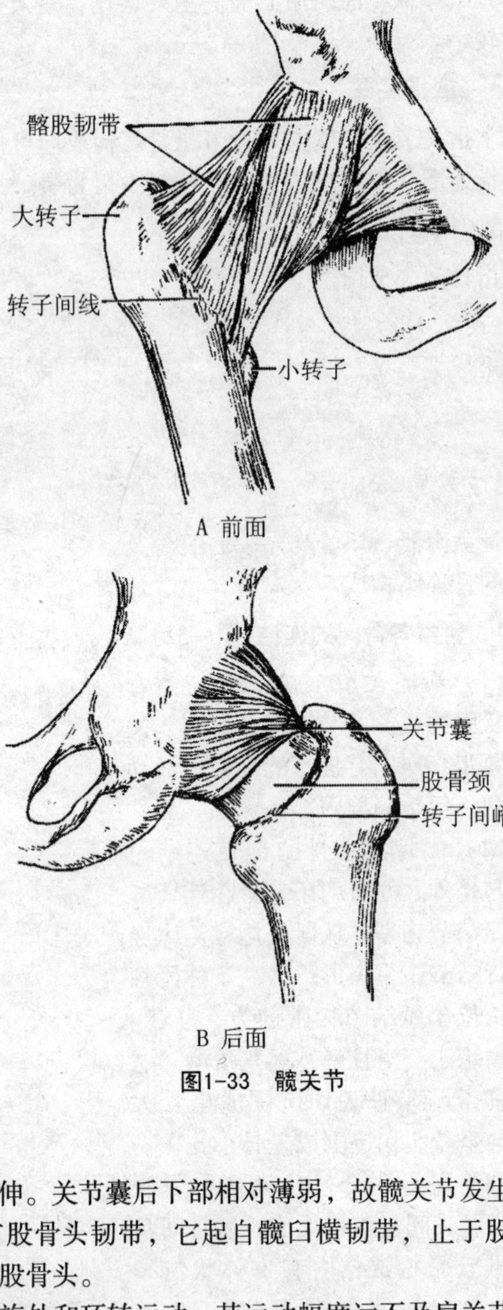

图1-33　髋关节

髋关节可作屈、伸、收、展、旋内、旋外和环转运动，其运动幅度远不及肩关节，但具有较大的稳固性，以适应下肢负重行走功能的需要。

(三) 膝关节

膝关节 (图1-34)　是人体最大最复杂的关节，由股骨下端、胫骨上端和髌骨构成。其中股骨内、外侧髁分别与胫骨内、外侧髁相对，髌骨与股骨的髌面相对。

膝关节前方有股四头肌肌腱及其延续而成的髌韧带。髌韧带厚而强韧，从髌骨下缘止于径骨粗隆。外侧有腓侧副韧带，为囊外韧带，从股骨外上髁连至腓骨头。内侧有胫副韧带，为囊韧带。关节囊内有前、后两条膝交叉韧带，将股骨与胫骨牢固相连。前交叉韧带从股骨髁间窝外侧壁连至胫骨髁间隆起前方，可防止胫骨前移。后交叉韧带从髁间窝内侧壁连至髁间隆起后方，可防止胫骨后移。

在股骨与胫骨的关节面之间垫有两块半月板，分别称内侧半月板和外侧半月板。内侧半月板较大，外侧半月板较小。半月板外缘厚，与关节囊紧密相连，内缘薄而游离。半月板下面平坦，上面凹陷，分别与胫骨、股骨的关节面相适应，增强了关节的稳固性，还可起缓冲作用。

膝关节的运动主要是屈、伸，在半屈位时，还可作小幅度的旋内、旋外运动。

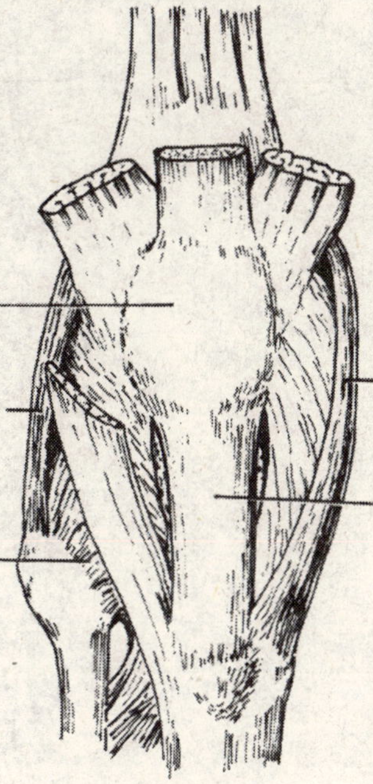

A 前面

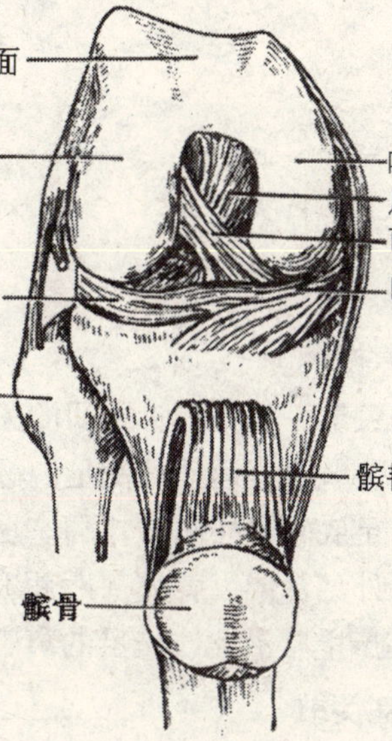

B 内部结构

图1-34　膝关节

（四）胫腓骨连结

胫骨与腓骨的连结包括三部分：胫骨的腓关节面与腓骨头构成胫腓关节；两骨干之间借小腿骨间膜相连；两骨下端借韧带相连。胫腓骨之间活动度甚小。

（五）足关节

足关节包括距小腿关节、跗骨间关节、跗跖关节、跖趾关节和趾骨间关节。（图1-35）

1　距小腿关节

距小腿关节　通常称踝关节，由胫、腓骨下端与距骨构成。关节囊前、后部松弛，两侧有韧带加强。内侧韧带较强厚，外侧的韧带较薄弱，足过度内翻容易引起外侧韧带扭伤。

距小腿关节主要围绕冠状轴运动，足尖向上称背屈，足尖向下称跖屈，跖屈时还可作轻度的侧方运动，此时关节不够稳固，踝关节扭伤多发生在跖屈状态下。

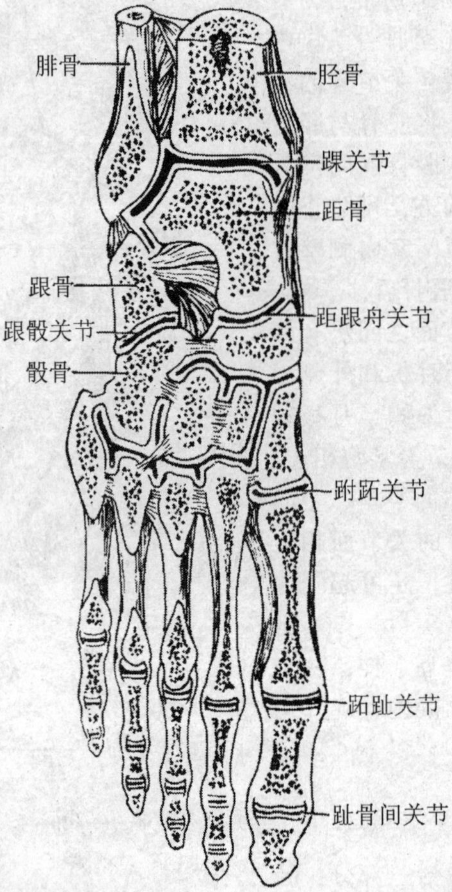

图1-35　足关节

2　**跗骨间关节**

跗骨间关节　为各跗骨之间的关节，其中较重要的是距跟关节、距跟舟关节和跟骰关节。前两个关节联合运动可使足内翻或外翻。足内侧缘提起，足底转向内侧称内翻；足外侧缘提起，足底转向外侧称外翻。足内、外翻常与踝关节的跖屈、背屈协同运动，内翻常伴以跖屈，外翻常伴以背屈。距跟舟关节与跟骰关节合称跗横关节，其关节线呈横位的“s”形，临床上常沿此线作足的离断手术。

3　**跗跖关节**

跗跖关节　由3块楔骨及骰骨与5个跖骨底构成，属微动关节。

4　**跖趾关节**

跖趾关节　由跖骨头与近节趾骨底构成，可作屈、伸、收、展运动。

5　**趾骨间关节**

趾骨间关节　同指骨间关节，只能作屈、伸运动。

6　**足弓**

足弓　是跗骨与跖骨连接而成的凸向上的弓，可分为前后方向的内、外侧纵弓和内外侧方向的横弓。站立时，足仅以跟骨结节及第1、5跖骨头三点着地，如同“三脚架”，保证站立稳定。足弓增加了足的弹性，有利于行走和跳跃，并能缓冲震荡。足弓可保护足底血管、神经免受压迫。足弓的维持除靠连接各骨的韧带外，足底肌和小腿长肌腱的牵拉也起重要作用。如果这些韧带、肌和腱发育不良，萎缩松弛或损伤，便可造成足弓塌陷，足底平坦，影响正常功能称平足症。

（翟羽东 李祥舜）

第三节 肌肉解剖

一 概 述

人体肌按形态、分布和功能的不同分为平滑肌、心肌和骨骼肌3种。骨骼肌是运动系统的动力部分。骨骼肌多附于骨上，在神经系统支配下，肌收缩，以关节为枢纽，牵动骨骼产生运动。由于骨骼肌的运动受意志控制，亦称随意肌。

（一）肌的形态和构造

肌的形态各异，大致可概括为4种，即长肌、短肌、扁肌和轮匝肌。长肌多分布于四肢，收缩时长度显著缩短，故能产生大幅度的运动。短肌多见于躯干部的深层，具有明显的节段性，收缩幅度小。扁肌呈片状，多分布于胸腹壁，除运动功能外，还有保护体内器官的作用。轮匝肌呈环形，位于孔裂周围，收缩时使孔裂关闭，如眼轮匝肌。

每块骨骼肌都是由中间的肌性部分——肌腹和两端的腱性部分——肌腱构成。肌腹色红柔软，具有收缩和舒张能力；肌腱色白、坚韧，无收缩能力，能抵抗强大的张力。人体内还有些肌的形态较复杂，如二头肌、二腹肌、羽状肌等。肌借腱附于骨上。长肌的腱多呈条索状，而阔肌的腱呈膜片状，称腱膜。

（二）肌的起止、配布和作用

肌通常以两端附于两块或两块以上的骨上，中间跨过一个或几个关节。肌收缩时，一骨的位置相对固定，另一骨相对移动。肌在固定骨上的附着点，称为起点；移动骨上的附着点，称为止点。一般来说，靠近身体正中面或四肢近侧端的附着点，定为起点；反之为止点。肌在骨上的固定点、移动点是相对的，在一定条件下可以互换。

肌的配布与关节运动轴密切相关，其规律是，在一个运动轴相对的两侧有两个作用相反的肌或肌群，这两个互相对抗的肌或肌群称为拮抗肌。例如肘关节前方的屈肌群和后方的伸肌群，两者既互相拮抗，又互相依存。在神经系统支配下，彼此协调，使动作准确有序。在运动轴的同一侧作用相同的肌，称为协同肌，如肘关节前面的各屈肌。

肌的配布也反映了人体直立与从事劳动的特点。为适应直立姿势，克服重力影响，在进化过程中，项背部、臀部、大腿前面和小腿后面的肌得到高度发展，变得粗壮有力。劳动促使上、下肢出现了分工，下肢肌比上肢肌粗大，上肢肌比下肢肌灵巧。此外，与语言有关的肌，如舌肌、喉肌等也得到高度分化。

肌通过收缩和舒张实现其工作。肌工作的方式有两种：一种是动力工作，使整个机体或某一部分产生运动，如行走、跳跃、伸手取物等；另一种是静力作用，通过肌内少量肌纤维轮流收缩，保持一定的肌张力，以维持身体的平衡、维持某种姿势，如站立、蹲下等。

（三）肌的辅助结构

肌周围的结缔组织，在肌活动的影响下，转化成某些辅助结构，具有保护和协助肌活动的作用。

1　筋膜

筋膜分浅、深两种。

（1）浅筋膜　位于真皮之下，亦称皮下筋膜，包被身体各部，由疏松结缔组织构成，内含浅动脉、浅静脉、皮神经、淋巴管和脂肪组织等。浅筋膜内脂肪组织的多少因部位、性别和营养状况的不同而有差异。浅筋膜具有维持体温和保护深部结构的作用。

（2）深筋膜　又称固有筋膜，位于浅筋膜的深面，由致密结缔组织构成，它包裹肌、肌群和体壁以及血管、神经等，遍布全身且互相连续。在四肢，深筋膜插入肌群之间，并附于骨上，形成肌间隔。在腕、踝部，深筋膜增厚形成支持带，对其深部的肌腱有支持和约束的作用。深筋膜包绕肌群形成筋膜鞘，包绕血管、神经形成血管神经鞘。在病理情况下，筋膜鞘可储留脓液，限制炎症的扩散。

2　滑膜囊

为封闭的结缔组织小囊，形扁壁薄，内含滑液，多存在于腱与骨面接触处，以减少两者间的摩擦。有些滑膜囊邻近关节，可与关节腔相交通。滑膜囊发炎时可致局部疼痛和功能障碍。

3　腱鞘

手、足部的一些长肌腱，活动性大，腱鞘包套在这些长肌腱的表面，可保持腱的位置和减少运动时与骨面的摩擦。腱鞘分内、外两部分，外部是深筋膜增厚而成的纤维层；内部为双层套管状的滑膜层，一层紧贴在纤维层内面，另一层包被在腱的表面，两层的移行部称腱系膜，供应腱的血管、神经由此通过。滑膜层内含有少量滑液，使腱在鞘内能自由滑动。

二　头颈肌

（一）头肌

头肌分为咀嚼肌和面肌两部分。

1　面肌

面肌是起自颅骨，止于面部皮肤，多分布于眼裂、口裂和鼻孔周围的一些肌肉，有环形肌和辐射肌两种，收缩时使孔裂开大或闭合，同时牵动皮肤，显示出各种不同表情，故又称表情肌。

在颅盖中线的两侧各有一块扁阔的枕额肌，肌腹分别位于额部和枕部皮下，即额腹和枕腹，两肌腹由中间广阔的帽状腱膜连接成一整体。额腹收缩提睑扬眉，形成额纹；枕腹收缩向后牵拉帽状腱膜。

眼裂周围有眼轮匝肌环绕眼裂，收缩时使眼裂闭合。

口裂周围有口轮匝肌，收缩时使口裂闭合。口唇的上、下方还有一些辐射状肌，收缩时可向各方牵引口唇和口角。在面颊深部有一块颊肌，收缩时使颊部紧贴牙和牙龈，协助咀嚼和吸吮。

2 咀嚼肌

咀嚼肌是运动颞下颌关节的肌肉，共4对，即颞肌、咬肌、翼内肌和翼外肌。

（1）颞肌 呈扇形，起自颞窝，向下汇聚于下颌骨的冠突。

（2）咬肌 长方形，起自颧弓，止于下颌角外面。

（3）翼内肌 起自翼突，止于下颌角内面。

（4）翼外肌 起自翼突止于下颌颈。

颞肌、咬肌、翼内肌收缩均可上提下颌骨，使牙咬合；翼外肌两侧同时收缩，使下颌向前，助张口；两侧翼内、外肌交替收缩，使下颌骨处左右移动，作研磨动作。

（二）颈肌

颈肌分浅、深两群。

1 浅群

（1）颈阔肌 位于颈前部两侧浅筋膜中，为扁阔的皮肌，收缩时降口角，并使颈部出现皱褶。

（2）胸锁乳突肌 粗壮强劲，以两个头分别起自胸骨柄和锁骨内侧端，两头汇合后，斜向后上，止于颞骨乳突。作用：一侧收缩使头歪向同侧，颜面转向对侧；两侧同时收缩使头后仰。

（3）舌骨上肌群 位于舌骨、下颌骨和颅底之间，包括二腹肌、下颌舌骨肌、颏舌骨肌和茎突舌骨肌。

（4）舌骨下肌群 位于颈前正中线两侧，覆盖在喉、气管、甲状腺的前方，依其起止，分别称为胸骨舌骨肌、肩胛舌骨肌、胸骨甲状肌和甲状舌骨肌。

舌骨上、下肌群有固定舌骨和喉或使之上下移动，配合张口、吞咽和发音等作用。

2 深群

颈部深群肌主要有前、中、后斜角肌，它们均起自颈椎横突，前、中斜角肌止于第1肋，并与第1肋围成三角形间隙，称斜角肌间隙，锁骨下动脉和臂丛由此进入腋窝。后斜角肌止于第2肋。三个斜角肌双侧同时收缩可提第1~2肋，协助深吸气，单侧收缩使颈侧屈。

三　躯干肌

躯干肌包括背肌、胸肌、膈肌、腹肌和盆底肌。

（一）背肌

背肌分浅、深两群，浅群多为扁肌，主要有斜方肌、背阔肌、肩胛提肌和菱形肌。

1　浅群肌

（1）斜方肌　位于项、背部的浅层，一侧呈三角肌，两侧合起来为斜方形，起点很广，从枕外隆凸向下直达第12胸椎，上部肌束斜向外下，下部肌束斜向外上，中部横形，抵止于肩胛冈、肩峰和锁骨外端，收缩时使肩胛骨向脊柱靠拢，上部肌束收缩提肩胛骨（耸肩），下部肌束收缩降肩胛骨。斜方肌瘫痪出现“塌肩”。

（2）背阔肌　为全身最大的扁肌，位于背下部、腰部和胸侧壁。起自第6胸椎以下的全部椎骨棘突和髂嵴后份，肌束向外上方集中，止于肱骨小结节嵴，收缩时使臂内收、内旋和后伸，如背手姿势。

（3）肩胛提肌　呈带状，位于项部两侧、斜方肌深面。收缩时上提肩胛骨。

（4）菱形肌　位于斜方肌中部深面，菱形，收缩时牵拉肩胛骨移向内上方。

2　深群肌

深层主要有竖脊肌，又称骶棘肌，位于背部深层全部椎骨棘突两侧的纵沟内，为两条强大的纵行肌柱，起自骶骨背面和髂嵴后份，向上分出多条肌束分别止于椎骨、肋骨及枕骨。竖脊肌是维持人体直立的重要肌，收缩时使脊柱后伸。

竖脊肌深部为数目众多的短肌，附于椎骨与椎骨之间，加强椎骨的连接，增加脊椎运动的灵活性。

胸腰筋膜包绕竖脊肌，形成该肌的鞘，分前、后两层，后层在腰部显著增厚，并与背阔肌起始处腱膜紧密结合。

（二）胸肌

胸肌一部分起自胸廓，止于上肢骨，运动上肢，称为胸上肢肌；另一部分起止均在胸廓上，收缩时运动胸廓，称为胸固有肌。

1　胸上肢肌

（1）胸大肌　位于胸前壁的浅层，起自锁骨、胸骨和第1~6肋软骨，肌束向外汇集，止于肱骨大结节嵴。作用：使肩关节内收、内旋和前屈，如上肢固定，可上提躯干，还可提肋，助吸气。

（2）胸小肌　位于胸大肌深面，三角形，起自第3~5肋，止于肩胛骨喙突。作用：牵拉肩胛骨向前下。

（3）前锯肌　紧贴胸廓外侧壁，起自第1~8肋，肌束斜向后上，止于肩胛骨内侧缘，收缩时拉肩胛骨向前，并使肩胛骨紧贴胸廓，其下部肌束拉肩胛骨下角外旋，协助举臂。

2　胸固有肌

（1）肋间外肌　共11对，位于肋间隙，起自上位肋骨下缘，肌束斜向前下，止于下位肋骨上缘。

（2）肋间内肌　位于肋间外肌的深面，起自下位肋骨上缘，肌束行向前上方，止于上位肋骨下缘，肌束方向恰与肋间外肌相反。

肋间内肌深面还有一不甚完整的薄层肌，称为肋间最内肌。

肋间内、外肌的作用是降肋或提肋，实现呼吸运动。

（三）膈

膈为分隔胸、腹腔的一块扁肌。膈向上膨隆，呈穹窿状，周围部分为肌质，附于胸廓下口，即剑突后面，下6对肋的内面，第2~3腰椎体的前面。肌纤维走向中央移行为腱膜，称为中心腱。膈在椎体前面的部分呈椎形，称为膈脚。

（四）腹肌

腹肌参与组成腹腔的前壁、侧壁和后壁，分为前外侧群和后群。

1　前外侧群

（1）腹直肌　为位于中线两侧的一对长带状肌，表面被腹直肌鞘包裹，起自耻骨嵴，向上止于剑突和第5~7肋软骨。腹直肌被3~4横形的腱划分成多个肌腹。腱划与腹直肌鞘的前层紧密结合，不能分离。

（2）腹外斜肌　为一宽阔的扁肌。位于腹前外侧壁的浅层，起端呈锯齿状，起自下位8根肋骨的外面，肌束斜向前下，近腹直肌外侧移行为腱膜，经过腹直肌的前面，参与组成腹直肌鞘的前层，最后终于腹前壁正中的白线。

腹外斜肌腱膜的下缘增厚卷曲，张于髂前上棘和耻骨结节之间，称为腹股沟韧带。该韧带的内侧端还分出一小束腱纤维向后下方止于耻骨梳，称为腔隙韧带。

在腹股沟韧带内侧端上方、耻骨结节外上方，腹外斜肌腱膜分裂形成一近似三角形的裂孔，称为腹股沟管浅（皮下）环。

（3）腹内斜肌　位于腹外斜肌深面，起自胸腰筋膜、髂嵴和腹肌沟韧带的外侧半，肌束呈扇形展开，上部肌束行向前上与腹外斜肌的肌束交叉。全部肌束行至腹直肌外侧移行为腱膜。并分为两层，包绕腹直肌，终于白线。

腹内斜肌下部肌束作弓形，跨过男性精索或女性子宫圆韧带，延为腱膜，止于耻骨梳。男性腹内斜肌最下部发出一些细散的肌束包绕精索和睾丸，称为提睾肌，收缩时可上提睾丸。

（4）腹横肌　位于腹内斜肌深面，起自下位6根肋骨的内面、胸腰筋膜、髂嵴和腹股沟韧带的外1/3，肌束向前内横形，延为腱膜，腱膜的上部经腹直肌后面，下部经腹直肌前面，终于白线。

腹横肌最下部肌束亦作弓形跨过精索（或子宫圆韧带）与腹内斜肌腱膜汇合形成腹股沟镰也称联合腱，止于耻骨梳。腹横肌也有肌束下降加入提睾肌。

腹前外侧肌群具有保护和固定腹腔器官的作用，收缩时缩小腹腔，增加腹压，协助排便、呕吐和分娩。增加腹压还可使膈穹窿上升，协助呼气和咳嗽。腹肌又是背部伸肌的拮抗肌，收缩时可使脊柱前屈、侧屈和旋转。

2 **后群**

后群为位于腹后壁的两对肌：腰大肌和腰方肌，前者后述。

腰方肌　位于腹后壁腰椎两侧，起自髂嵴，止于第12肋和腰椎横突，收缩时降第12肋，单侧收缩可使脊柱侧屈。

3 **腹肌的肌间结构**

（1）腹直肌鞘　是腹前外侧群3块扁肌的腱膜包裹腹直肌而成的腱膜鞘。其中腹外斜肌腱与腹内斜肌腱膜的前层结合构成鞘的前层；腹横肌腱膜与腹内斜肌腱膜的后层结合构成鞘的后层，但在脐下3~4cm以下，后鞘缺如，其下缘游离，呈弧形，称弓状线（半环线）。弓状线以下，3块扁肌的腱膜全部组成鞘的前层，腹直肌后面直接与腹横筋膜相贴。

（2）白线　为腹前壁正中线上的一条腱膜带，由3对扁肌的腱膜在中线交织而成。白线上端附于胸骨剑突，下端附于耻骨联合。白线上宽下窄，坚韧而少血管，常作为腹部手术入路。白线中部、脐的周围有腱性的白色脐环，此处是腹壁弱点之一。

（3）腹股沟管　位于腹沟韧带内侧半的上方，为腹前壁3层扁肌之间的1条斜形的裂隙，并非真正的管道。腹股沟管长约4~5cm，男性的精索或女性的子宫圆韧带由此通过。

腹股沟管有两口、四壁：内口称腹股沟管深（腹）环，位于腹股沟韧带中点上方约一横指处，为腹横筋膜向外的突出口。外口即腹股沟管浅（皮下）环。管的前壁为腹外斜肌腱膜和部分腹内斜肌，后壁为腹横筋膜和腹股沟镰，上壁是腹内斜肌和腹横肌的弓状下缘，下壁为腹股沟韧带。

4 **腹部筋膜**

（1）浅筋膜　腹上部为一层，腹下部分为浅深两层。浅层厚，富含脂肪，称Camper筋膜；深层薄，成膜状，称Scarpa筋膜。

（2）深筋膜　分别包被腹壁各肌。在腹横肌深面有一层广阔的腹横筋膜，它与腹壁内面的膈下筋膜、髂腰筋膜和盆筋膜相延续，这些筋膜共同构成腹壁的内层，故统称为腹内筋膜。

腹肌参与组成腹腔的前壁、后壁，分为前外侧群和后群。包括的肌肉有腹直肌、腹外斜肌、腹内斜肌、腹横肌、腰方肌、腹直肌鞘、腹股沟管及腹部浅筋膜等。

四　四肢肌

（一）上肢肌

上肢肌按部位分为肩肌、臂肌、前臂肌和手肌。

1 **肩肌**

肩肌配布于肩关节周围，运动肩关节，并增强肩关节的稳固性。

（1）三角肌　位于肩部，起自锁骨外侧端、肩峰和肩胛冈，肌束从前、后和外侧三面包围肩关节，集中抵止于肱骨的三角肌粗隆。三角肌功能较复杂，外侧部收缩，肩关节外展；前部收缩，肩关节前屈并旋内；后部收缩，肩关节后伸并旋外。

三角肌与肱骨头使肩部形成圆隆的外形，在肩关节脱位时，此圆隆消失，出现“方肩”。

（2）冈上肌　被斜方肌覆盖，起自冈上窝，从上方跨过肩关节，止于肱骨大结节。作用：外展肩关节。

（3）冈下肌　起自冈下窝，部分被斜方肌和三角肌覆盖，经肩关节后方止于大结节。作用：外旋肩关节。

（4）小圆肌　位于冈下肌下方，起自肩胛骨外侧缘，止于大结节。作用：外旋肩关节。

（5）大圆肌　位于冈下肌和小圆肌下方，起自肩胛骨下角，止于小结节嵴。作用：内收、内旋肩关节。

（6）肩胛下肌　起自肩胛下窝，止于小结节。作用：内收、内旋肩关节。

肩部肌在经过肩关节上方、前方和后方时，有部分腱纤维编入关节囊壁，对加固肩关节起重要作用。

2　**臂肌**

（1）前群（屈肌群）

1）肱二头肌：呈梭形，起端有长短两个头，长头起自肩胛骨的盂上结节，穿过肩关节囊，沿肱骨的结节间沟下降；短头起自肩胛骨喙突。两头在臂下段合成一个肌腹，经肘关节前方，以一圆腱止于桡骨粗隆。腱的内侧分出肱二头肌腱膜，此腱膜斜向下内混入前臂深筋膜。作用：屈肘关节，并使前臂旋后，还可协助屈肩关节。

2）喙肱肌：位于肱二头肌短头的后内侧，协助肩关节前屈和内收。

3）肱肌：位于肱二头肌下半部的深面，止于尺骨粗隆。作用：屈肘关节。

（2）后群（伸肌群）

肱三头肌：位于肱骨后方，起端有3个头，长头起自肩胛骨盂下结节，内侧头和外侧头均起自肱骨背面，3个头汇合后以扁腱止于尺骨鹰嘴。作用：伸肘关节，其长头使上臂后伸并内收。

3　**前臂肌**

前臂肌包绕尺、桡骨，分前、后两群。

（1）前群（屈肌群）　位于前臂前面和尺侧，共9块，分4层。

1）第一层：5块，从桡侧向尺侧依次为肱桡肌、旋前圆肌、桡侧腕屈肌、掌长肌和尺侧腕屈肌。这5块肌除肱桡肌起自肱肌外上髁上方，止于桡骨茎突，作用屈肘关节外，余皆起自肱骨内上髁及其附近的深筋膜，多以长腱下行，分别抵止于腕骨和掌骨。掌长肌屈腕关节，另3块肌作用与名称一致。

2）第二层：只有1块指浅屈肌，它起自肱骨内上髁和尺、桡骨的前面，肌腹向下移行为4条长肌腱，经腕管和手掌，分别进入第2～5指的屈肌腱鞘，在近节指骨处每条腱又分成两个脚止于中节指骨两侧。作用：屈近节指间关节并屈腕和屈掌指关节。

3）第三层：2 块，即桡侧的拇长屈肌和尺侧的指深屈肌。两肌起自桡、尺骨上端的前面和骨间膜，肌腱经腕管入手掌。拇长屈肌止于拇指远节指骨；指深屈肌移行为 4 条长肌腱，在指浅屈肌的深面下行，穿过指浅屈肌腱的两脚之间，止于第 2～5 指的远节指骨。作用：拇长屈肌屈拇指，指长屈肌屈 2～5 指。此外，两肌还兼有屈腕和屈掌指关节的功能。

4）第四层：仅 1 块，为旋前方肌，方形，位于尺、桡骨远端的前面，作用与名同。

（2）后群（伸肌群）　位于前臂背面和桡侧，共 10 块，分浅、深两层。

1）浅层：5 块，由桡侧向尺侧，依次为桡侧腕长伸肌、桡侧腕短伸肌、指伸肌、小指伸肌和尺侧腕屈肌。这 5 块肌共同起自肱骨外上髁，伸腕的 3 块肌止于掌骨，指伸肌向下移行为 4 条长腱，分别到达第 2～5 指的背面扩展成指背腱膜，止于各指的中节和远节指骨。小指伸肌腱加入小指指背腱膜。以上各肌作用均与名称一致。

2）深层：5 块，自上而下，由桡侧向尺侧，依次为旋后肌、拇长展肌、拇短伸肌、拇长伸肌和示指伸肌，这 5 块肌除旋后肌起自肱骨外上髁止于桡骨前面外，其余 4 块均起自尺、桡骨背面，分别止于拇指和示指。作用与名称同。

4　手肌

手肌短小，集中配布于手的掌面，主要运动手指，分外侧、内侧和中间 3 群。

（1）外侧群　位于手掌拇指侧，外观丰隆，称为大鱼际，共 4 块，分两层；浅层外侧为拇短展肌，内侧为指短屈肌；深层外侧为拇对掌肌，内侧为拇收肌。作用与名称同。

（2）内侧群　位于手掌小指侧，亦较丰隆，称小鱼际，共 3 块，分两层，浅层内侧为小指展肌，外侧为小指短屈肌；深层为小指对掌肌。作用与名称同。

（3）中间群　位于掌心和掌骨之间，共 11 块，包括 4 块蚓状肌，3 块骨间掌侧肌，4 块骨间背侧肌。蚓状肌的作用是屈掌指关节，伸指间关节；骨间掌侧肌使手指内收；骨间背侧肌使手指外展。

5　上肢的筋膜和腱鞘

臂部的深筋膜在前、后肌群之间插入，附于肱骨上，形成臂内、外侧肌间隔。前臂深筋膜在桡关节处明显增厚，分别形成腕掌侧韧带、腕背侧韧带和屈肌支持带（腕横韧带）。

手掌面中间的深筋膜特别强厚，呈三角形，称掌腱膜。

经过腕部的屈指肌腱、伸腕和伸指肌腱均有腱滑膜鞘包绕。手指的屈肌腱被指腱鞘包绕，对肌腱起约束和滑车作用。

6　上肢的局部结构

（1）腋腔　为位于胸外侧壁与臂上部之间的锥形腔隙，供应上肢的血管、神经等由此通过。腋腔有四壁和一顶、一底：前壁为胸大肌、胸小肌；后壁为肩胛下肌、大圆肌和背阔肌；内侧壁为胸侧壁上部和前锯肌；外侧壁为肱骨、肱二头肌和喙肱肌；顶即腋腔上口，由锁骨、第 1 肋和肩胛骨上缘围成，与颈部交通；底由腋筋膜和皮肤封闭。

（2）肘窝　为位于肘关节前方的三角形浅窝，外侧界为肱桡肌，内侧界为旋前圆肌，上界为肱骨内、外上髁之间的连线。窝内有血管、神经通过。

（3）腕管　位于腕部掌侧，由腕骨沟和屈肌支持带围成，屈指肌腱和正中神经从管内通过。

（二）下肢肌

下肢肌按部位分为髋肌、大腿肌、小腿肌和足肌四部分。

1　髋肌

髋肌分布于髋关节周围，起自骨盆，止于股骨，主要运动髋关节。髋肌分前、后两群。

（1）前群　包括两块肌，即髂腰肌和阔筋膜张肌。

1）髂腰肌：由腰大肌和髂肌结合而成。腰大肌起自腰椎体侧面；髂肌起自髂窝，两肌向下汇合后，经腹股沟韧带深面到达股部，止于小转子。作用：使髋关节前屈和旋外；下肢固定时，可使躯干前屈。

2）阔筋膜张肌：位于大腿上部前外侧，起自髂前上棘，肌腹被包在阔筋膜的两层之间，向下移行为髂胫束，止于径骨外侧髁。作用：紧张阔筋膜并屈大腿。

（2）后群　多位于臀部，故又称臀肌，主要有臀大、中、小肌和梨状肌。

1）臀大肌：为臀部最大的一块肌肉，略呈方形。它与臀部的皮下组织形成特有的臀部隆起。臀大肌起自骶骨背面和髂骨翼外面，止于股骨的臀肌粗隆和髂胫束。作用：伸髋关节，在人体直立时，固定盆骨，防止躯干前倾。此肌外上部为肌肉注射常用部位。

2）臀中肌：位于臀部外上方，大部被臀大肌覆盖。

3）臀小肌：位于臀中肌深面，臀中肌和臀小肌均起自髂骨翼外面，一起止于股骨大转子，收缩时使髋关节外展。

4）梨状肌：位于臀中肌内下方，起自骶骨的前面，穿坐骨大孔出盆腔至臀部，止于大转子。作用：外旋髋关节。

坐骨大孔被梨状肌分隔成梨状肌上孔和梨状肌下孔，孔内有血管、神经通过。

梨状肌下方还可见闭孔内、外肌和股方肌等。收缩时外旋髋关节。

2　大腿肌

大腿肌配布于股骨周围，分前、后和内侧三群。

（1）前群　位于大腿前面，有缝匠肌和股四头肌。

1）缝匠肌：扁带状，是人体最长的肌，起自髂前上棘，斜向内下方，经膝关节内侧，止于胫骨上端内侧面。作用：屈髋、膝关节。

2）股四头肌：特别发达，是人体中体积最大的肌。它有4个头，分别称为股直肌、股内侧肌、股外侧肌和股中间肌。除股直肌起于髂前下棘外，其他均起自股骨。4头合并向下移行为腱，包绕髌骨的前面和两侧，继而下延成为髌韧带，止于胫骨粗隆。作用：伸膝关节，股直肌还可屈髋关节。

（2）内侧群　位于大腿内侧，共5块，其中股薄肌位于最内侧。另4块肌分3层，浅层靠上方为耻骨肌，下方为长收肌。长收肌深面是第二层的短收肌。第三层是强有力的大收肌。这一群肌均起自耻骨支和坐骨支，除股薄肌止于胫骨上端内侧外，其余各肌都抵止在股骨粗线。大收肌抵止腱与股骨之间有一裂孔，称收肌腱裂孔，有下肢大血管穿过。内侧群肌的作用主要是使大腿内收。

(3) 后群　位于股骨后方，包括股二头肌、半腱肌和半膜肌。

1) 股二头肌：位于股后外侧，有长、短两个头，长头起自坐骨结节，短头起于股骨粗线，两头汇合后，以长腱止于腓骨头。

2) 半腱肌：位于股后内侧，腱细长，约占肌的一半，起自坐骨结节，止于胫骨上端。

3) 半膜肌：位于半腱肌深面，起自坐骨结节，止于胫骨内侧髁。该肌起端肌腱呈膜状，几乎占全肌长度的1/2。

后群肌的主要作用是屈膝关节、伸髋关节。

3　小腿肌

小腿肌配布于胫、腓骨周围，分前、后和外侧三群。

(1) 前群　位于小腿前面，有3块肌，从内侧向外侧，依次为胫骨前肌、拇长伸肌和趾长伸肌。3块肌均起自胫、腓骨上端和骨间膜，下行至足背，胫骨前肌止于内侧楔骨和第1跖骨底，使足背屈和内翻。拇长伸肌止于拇趾远节趾骨，趾长伸肌分成4条长腱止于第2~5趾。两肌的作用与名称同，并使足背屈。

(2) 外侧群　位于腓骨外侧，分两层，浅层为腓骨长肌，深层为腓骨短肌，两肌的腱经外踝后方绕到足底，长肌止于第1跖骨，短肌的腱止于第5跖骨粗隆。作用：使足外翻和跖屈。此外，两肌对足弓的维持也起着重要作用。

(3) 后群　位于小腿后方，分浅、深两层。

1) 浅层：只有1块小腿三头肌，粗大有力，在小腿后方形成膨隆的外形，俗称“小腿肚”，它是腓肠肌和比目鱼肌的合称。腓肠肌分别以两个头起自股骨内、外侧髁，比目鱼肌在腓肠肌深面，起自胫、腓骨上端的后面，两肌在小腿中部结合，向下移行为粗壮的跟腱，止于跟骨结节。作用：提足跟，使足跖屈，另外腓肠肌还可屈膝关节。在站立时，该肌固定踝关节和膝关节，防止身体前倾。小腿三头肌、股四头肌和臀大肌是维持人体直立的3块主要肌。

2) 深层：与前群肌相对应，也有3块肌，自内侧向外侧，依次为趾长屈肌、胫骨后肌和拇长屈肌，它们都起于胫、腓骨后面和骨间膜，向下移行为肌腱，经内踝后方转到足底，胫骨后肌止于足舟骨，可使足跖屈和内翻。趾长屈肌腱分成4条，分别止于第2~5趾。拇长屈肌止于拇趾。两肌的作用是屈趾，并使足跖屈。

4　足肌

足肌分为足背肌和足底肌。足背肌包括拇短伸肌和趾短伸肌，助伸趾。足底肌的配布和作用与手肌相似，也分内侧、外侧和中间三群，但内、外侧群中缺类似手掌的对掌肌，故足部无对跖功能。中间群除足蚓状肌和骨间肌外，还有趾短屈肌和足底方肌。协助屈趾和维持足弓。

5　下肢的筋膜

大腿的深筋膜很发达，称为阔筋膜，呈筒状包绕大腿肌表面，并插入肌群之间，形成3个肌间隔。阔筋膜的外侧部分特别强厚，称为髂胫束。在耻骨结节外下方3~4cm处，阔筋膜上有一卵圆形薄弱区，称隐静脉裂孔（卵圆孔），有大隐静脉和淋巴管穿入。覆盖腘窝表面的筋膜称腘筋膜。小腿的深筋膜在踝关节周围增厚，形成伸肌和屈肌支持带，有固定和约束肌腱的作用。

足部筋膜在足底部分增厚称足底腱膜，呈三角形张于跟结节和5个趾之间，有加强足纵弓的作用。小腿肌的长肌腱在经过踝关节周围时，均有腱滑膜鞘包绕，以减少运动时的摩擦。

6 下肢的局部结构

（1）股三角 位于大腿上部，由腹股沟韧带、缝匠肌内侧缘和长收肌内侧缘围成的三角形区域，有股血管和股神经通过。

（2）收肌管 位于大腿中部，为缝匠肌、肌内侧肌和大收肌之间形成的三棱形间隙，上口接股三角，下口是收肌腱裂孔，股血管由此进入腘窝。

（3）腘窝 位于膝关节后方，呈菱形，四个边分别由股二头肌，半腱肌，半膜肌，腓肠肌的内、外侧头围成。窝内有腘血管、胫神经等走行。

（吴家辅 赵瑞侠）

第二章 总 论

第一节 病因病机

一 病 因

损伤的病因，就是引起骨伤科疾病发病的原因，也称为损伤的致病因素。了解损伤的病因，才能对损伤的性质和程度作比较正确的估计，从而对损伤的治疗有着重要的指导意义。中医骨伤的病因分为外因和内因两个方面。

（一）外因

外因是指从外界作用于人体而致损伤的因素，主要系外力伤害，但与外感六淫及邪毒感染等有密切的关系。

1 **外力伤害**

外力作用可损伤人体的皮肉筋骨而引起各种损伤。如跌仆、撞击、扭挫等所引起的损伤与外力作用有关。

根据外力性质的不同，可分为直接暴力、间接暴力、肌肉强烈收缩和持续劳损等四种。

直接暴力所致的损伤发生在外力直接作用的部位，如创伤、挫伤等；间接暴力所致的损伤都发生在远离外力作用的部位，如传达暴力、扭转暴力可引起相应部位的骨折、脱位；肌肉过度强烈收缩亦可造成损伤，如跌仆等。

2 **积累劳损**

如《素问·宣明五气》说：“久视伤血，久卧伤气，久坐伤肉，久立伤骨，久行筋伤，是谓五劳所伤。”久行久立，长期姿势不正确的操作，肢体某部位之筋骨受到持久的或反复多次的牵拉、摩擦等，均可使筋骨持续受外力积累所伤。如单一姿势的长期弯腰工作可造成慢性腰肌劳损，长时间的步行可引起跖骨疲劳性骨折等。

3 **风寒湿邪侵袭**

外感六淫诸邪或邪毒感染均可致筋骨、关节发生疾患。例如损伤后，若受风寒湿邪的侵袭可引起腰部和四肢关节疼痛或活动不利。说明各种损伤可因风寒湿邪乘虚侵袭，经络阻塞，气机不畅，引起肌肉挛缩或松弛无力，而致关节活动不利、肢体功能障碍。感受风寒湿邪还可致落枕等疾患，如《伤科补要》说：“感冒风寒，以患失颈，头不能转。”外伤后再感受毒邪，则可引起局部和全身感染，出现各种变证。如开放性骨折若处理不当则可引起化脓性骨髓炎。

（二）内因

内因是指人体内部影响而致损伤的因素。损伤的发生无论是急性损伤与慢性劳损，还是内伤与外伤，主要是由于外力伤害的外力因素所致，但也都有它的各自不同的内在因素和一定的发病规律。伤科疾病的发生，外因是很重要的，但它与年龄、体质、局部解剖结构特点等内在因素关系十分密切。

1 **生理因素**

不同的年龄，伤病的好发部位和发生率也不一样，如跌倒时臀部着地，外力作用相同，但老年人易引起股骨颈骨折，而青少年则较少发生。小儿因骨骼柔嫩，尚未坚实，所以容易折断，但小儿的骨骼骨膜较厚而富有韧性，骨折时多见不完全骨折。骨骺损伤多发生在儿童或17~18岁以下的正在生长发育、骨骺尚未愈合的少年。青壮年筋骨坚强，同样跌倒却不一定会发生骨折。体质的强弱与损伤的发生有密切的关系。年轻力壮、气血旺盛、筋骨坚强者则不易发生损伤。年老体衰、气血虚弱、骨质疏松者则易发生损伤。如平地滑倒，臀部着地，外力虽很轻微，也易引起股骨颈或股骨转子间骨折。

2 **解剖因素**

损伤与其局部解剖结构特点有一定的关系。传达暴力作用于某部骨骼时，通常是在密质骨与松质骨交界处发生骨折。例如，桡骨下端骨折是因桡骨下端是松质骨构成的，在桡骨下端2~3cm处是松质骨与密质骨交界处，从力学上来看是一个薄弱点，所以跌倒时若手掌着地，则由于躯干向下的重力与地面向上的反作用力交集于此处，即可造成此处的骨折。锁骨骨折多发生在无韧带、肌肉保护的锁骨两个弯曲的交界处。

3 **职业因素**

损伤的发生与职业特点有一定的关系，体力劳动者损伤的机会多，如手部筋骨损伤较多发生在缺乏必要的防护设备下工作的机械工人；慢性腰部劳损多发生于劳动强度较大、经常弯腰负重操作的人；运动员及舞蹈、杂技、武打演员容易发生各种运动损伤；经常伏案的文秘、会计、打字的工作人员容易患颈椎病等；网球、乒乓球及羽毛球运动员、泥瓦匠、厨师等易患肱骨外上髁炎等。

4 **病理因素**

骨伤疾病的发生还与组织的病变关系密切，内分泌代谢障碍可影响骨的代谢；骨的疾患如骨肿瘤、骨结核、骨髓炎等均可破坏骨组织；先天性脆骨病、先天性关节畸形都可造成骨组织脱钙，形成病理性骨折。

损伤的病因比较复杂，往往是内外因素综合的结果。不同的外因，可以引起不同的损伤疾患。由于内因的影响，而同一外因在不同情况下，损伤的种类、性质与程度又有所不同。损伤疾患的发生，外因虽然是重要的，但亦不要忽视机体本身的内因。因此，必须正确理解损伤的外因与内因的这一辩证关系，才能认识损伤疾患的发生和发展，采取相应的防治措施，使损伤的发病率得以降低，并能得到正确的治疗。

二 病 机

中医理论认为：人体是由脏腑、经络、皮肉、筋骨、气血与津液等共同组成的一个整体，人体生命活动主要是脏腑功能的反映，脏腑功能活动的物质基础是气、血、津液。脏腑各有不同的生理功能，通过经络联系全身的皮肉、筋骨等组织，构成复杂的生命活动，它们之间保持着相对的平衡，互相联系，互相依存，互相制约，不论在生理活动还是在病理变化上都有着不可分割的关系。因此，损伤的发生和发展与气血筋骨、脏腑经络等都有密切的关系。

人体的损伤，虽有外伤与内损之分，从表面上看，外伤似乎主要是局部皮肉筋骨的损伤，但人体受外力影响而遭受的局部损伤，每每能导致脏腑、经络、气血的功能紊乱，因而一系列症状会随之而来。正如《正体类要·序》说："肢体损于外，则气血伤于内，荣卫有所不贯，脏腑由之不和。"明确地指出了外伤与内损、局部与整体之间的关系是相互作用、相互影响的。所以在整个诊治过程中，应从整体观点出发，对气血、筋骨、脏腑、经络等之间的病理生理关系加以研究探讨，才能认识损伤的本质和病理现象的因果关系。

（一）损伤与筋骨的关系

1 筋伤

筋是筋膜、韧带、肌腱等组织的总称。凡跌打损伤，筋每首当其冲，受伤机会最多。在临床上，凡扭伤、挫伤后，可致筋肉损伤，局部肿痛、青紫，关节屈伸不利。即使在"伤骨"的病症中，如骨折时，由于筋附着于骨的表面，筋亦往往首先受伤；关节脱位时，关节四周筋膜多有破损。所以，在治疗骨折、脱位时都应考虑筋伤这个因素。忽略了它，就不能取得满意的疗效。慢性的劳损，亦可导致筋的损伤，如"久行筋伤"，说明久行过度疲劳，可致筋的损伤。临床上筋伤机会甚多，其证候表现、病理变化复杂多端，如筋急、筋缓、筋挛、筋痿、筋结等等，宜细审察之。

2 伤骨

人体约有206块骨，这些大大小小的骨块构成了人体的支架，承担着支持人体与保护内脏的作用。在伤科疾患中所见的"伤骨"病证，包括骨折、脱位，多因间接暴力或直接暴力所引起。凡伤后出现肿胀、疼痛、活动功能障碍，并可因骨折断端位置的改变而有畸形、骨擦音、异常活动，或因关节脱位，骨的位置不正常，可使附着之筋紧张而出现弹性固定情况。但伤骨不会是单纯性的孤立的损伤。如上所述，损骨能筋伤，筋伤亦能损骨，筋骨的损伤必然累及气血伤于内，因脉络受损，血瘀气滞，为肿为痛。《灵枢·本脏》指出："是故血和则经脉流行，营复阴阳，筋骨劲强，关节清利矣。"所以治疗伤骨时，必须行气消瘀以纠正气滞血瘀的病理变化。筋伤损骨还可累及肝肾精气，《备急千金要方》说："肾应骨，骨与肾合。""肝应筋，筋与肝合。"肝肾精气充足，可促使肢体骨骼强壮有力。因此，伤后应该注意调补肝肾，充分发挥损伤与气血的关系。气血与损伤的关系极为密切，当人体受到外力损伤后，常可导致气血运行紊乱而产生一系列的病理变化。

（二）损伤与气血的关系

气血与损伤的关系极为密切，当人体受到外力损伤后，常可导致气血运行紊乱而产生一系列的病理变化。

1　**伤血**

由于跌打坠堕、辗轧挤压、拳击挫撞以及各种机械冲击等伤及经络血脉，以致损伤出血，或瘀血停积而产生全身症状。一般分为出血和瘀血两种。正如《证治准绳·疡医》中引用刘宗厚所说的“损伤一证专从血论。但须分其有瘀血停积，或亡血过多之证，盖打仆坠堕皮不破而内损者，必有瘀血；若金刃伤皮出血或致亡血过多，二者不可同法而治”。所以损伤后血的生理功能失常可出现各种病理现象。主要有血瘀、血虚和血热，这三种情况，和伤气又有互为因果的关系。

（1）血瘀　血液循行于脉管之中，流布全身，环周不休，运行不息。如全身血流不畅或因血溢脉外，局部有离经之血停滞，便会出现血瘀的病理现象。血瘀可由局部损伤出血以及各种组织发生病变而形成。在伤科疾患中的血瘀多属于局部损伤出血所致。血有形，形伤肿，瘀血阻滞，不通则痛，故血瘀会出现局部肿胀疼痛。疼痛如针刺刀割，痛点固定不移，是血瘀最突出的一个症状。也就是说，瘀血的痛与气滞的痛性质有所不同，其特点主要是前者之痛常随瘀血所在之处而表现有固定部位，而不是痛无定处。血瘀时可在伤处出现肿胀青紫，同时由于瘀血不去，可使血不循经，出血反复不止。在全身多表现为面色晦暗、皮肤青紫、舌暗或有瘀斑、脉细或涩等证候。

（2）血虚　血虚是体内血液不足所发生的病变，其原因主要是由于失血过多或心脾功能不佳，生血不足所致。在伤科疾患中，由于失血过多，新血一时未及补充；或因瘀血不去，新血不生；或因筋骨严重损伤，累及肝肾，肝血肾精不充，都能导致血虚。

（3）血热　损伤后积瘀化热或肝火炽盛，血分有热均可引起血热。临床可见发热、口喝、心烦、舌红绛、脉数等证候。

2　**伤气**

气的作用是通过气的运动而发挥的，升降出入是气的基本形式，前提是气的充盈旺盛，损伤以后常常使气的运动失常，并又促使气的大量耗散及生化障碍。一般可分为气滞与气虚，但损伤严重者可出现气闭、气脱等症。

（1）气滞　气运行于全身，应该流通舒畅，如人体某一部位、某一脏腑发生病变或受外伤，气机不利，都可使气的流通发生障碍，出现“气滞”的病理现象。《素问·阴阳应象大论》说：“气伤痛，形伤肿。”气本无形，故郁滞则气聚，聚则似有形而实无质，气机不通之处，即伤病所在之处，必出现胀闷疼痛等。其特点为外无肿形，自觉疼痛范围较广，痛无定处，体表无明显压痛点。气滞在伤科中多见于胸肋损伤，如胸胁挫伤后，则出现胸胁部的疼痛、胀闷等气滞证候。

（2）气虚　气虚是全身或某一脏腑、器官、组织出现功能不足和衰退的病理现象。在伤科疾病中如某些慢性损伤病人、严重损伤的恢复期、体质虚弱和老年患者等均可见到。其主要证候是：疲倦乏力、语声低微、呼吸气短、胃纳欠佳、自汗、脉细软无力等。

（三）损伤与脏腑的关系

《素问·至真要大论》病机十九条中指出："诸风掉眩，皆属于肝；诸寒收引，皆属于肾；诸气贲郁，皆属于肺；诸湿肿满，皆属于脾；诸痛痒疮，皆属于心。"说明各种病变与脏腑息息相关。而《灵枢·邪气脏腑病形》说："有所堕坠，恶血留内；若有所大怒，气上而不下，积于胁下则伤肝。有所击仆，若醉入房，汗出当风则伤脾。有所用力举重，若入房过度，汗出浴水则伤肾。"元·张洁古《活法机要》中说："夫从高坠下，恶血留内，不分十二经络，医人俱作风中肝经，留于胁下，以中风疗之。血者，皆肝之所主，恶血必归于肝，不问何经之所伤，必留于胁下，盖肝主血故也。"进一步说明损伤与脏腑之间的联系。

1　肝、肾

早在《素问·宣明五气》中就提出五脏各随其不同功能而各有所主。"肝主筋、肾主骨"的理论亦广泛地运用在治疗上。损伤与肝、肾的关系十分密切。

（1）肝主筋　《素问·五藏生成论》说："肝之合筋也，其荣爪也。"《素问·六节藏象论》说："其华在爪，其充在筋。"《素问·痿论》说："肝主身之筋膜。"又如《素问·上古天真论》说："丈夫……七八肝气衰，筋不能动，天癸竭，精少，脏腑衰，形体皆极。"提出人至五十多岁，则出现衰老状态，表现为筋的运动不灵活，并与肝肾虚弱有关。"肝主筋"也就是认为全身筋肉的运动与肝有密切关系。运动属于筋，而筋又属于肝，肝血充盈才能使肢体的筋得到充分的濡养，以维持正常的活动。若肝血不足，血不养筋，则出现手足拘挛、肢体麻木、屈伸不利等症。

（2）肾主骨，生髓　《灵枢·本神》说："肾藏精。"《素问·宣明五气》说：肾主骨。"《素问·六节藏象论》说："肾者，其充在骨。"《素问·五藏生成》说："肾之合骨也。"《素问·阴阳应象大论》说："肾生骨髓。""在体为骨。"都是说肾主骨生髓，骨是人体的支架。因为肾藏精，精生髓，髓养骨，所以骨的生长、发育、修复，均须依赖肾脏精气的滋养和推动。临床上小儿的骨软无力、囟门迟闭以及某些骨骼的发育畸形，是肾的精气不足所致；肾精不足，骨髓空虚，可致腿足痿弱而不能行动。《诸病源候论·腰痛不得俯仰候》说："肾主腰脚。""老损于肾，动伤经络，又为风冷所侵，血气搏击，故腰痛也。"《医宗必读》认为腰痛的病因"有寒有湿，有风热，有挫闪，有瘀血，有滞气，有积痰皆标也，肾虚其本也"。所以肾虚者易致腰部扭闪和劳损等，而出现腰酸背痛，腰脊不能俯仰等证候。又如骨折伤必内动于肾，因肾生精髓，故骨折后如肾生养精髓不足，则无以养骨。故在治疗时，必须用补肾续骨之法，多采用入肾经的药物。筋骨相连，在骨折时也必然筋伤，筋伤内动于肝，肝血于是不充，血不足则无以荣筋，筋失滋养而影响修复。肝血肾精不足，还可以影响骨折的愈合，所以在补肾的同时须养肝、壮筋，多采用入肝经的药物。由于肝主筋、肾主骨，肝肾不足势必影响筋骨的愈合，断骨不易接续，关节功能活动不易恢复。筋伤、骨伤之后，必然会影响肝肾的功能，所以，即使素无肝肾亏损的病人，为了促进其筋骨的愈合，都有调养肝肾的必要。因此在骨折与腰痛的治疗上必须要有整体观点，注意与内脏的关系，尤其是与肝肾二脏的关系。

2　脾、胃

脾主肌肉、四肢；脾为仓禀，主消化吸收。《素问·灵兰秘典论》说："脾胃者，仓禀之官，五味出焉。”后人解释说：脾胃受纳，脾主运化。运化是指运化水谷，输布精微。它对于气血的生成和维持正常活动所必需的营养起着主要的作用，故称为气血生化之源。此外，脾还具有统摄血液的功能，它对损伤后的修复起着重要的作用。

脾主肌肉四肢。《素问·五藏生成论》说：“脾之合肉也。”《素问·痿论》说：“脾气身之肌肉。” 《素问·阴阳应象大论》说： “脾生肉……在体为肉，在脏为脾。”《灵枢·本神》说：“脾气虚则四肢不用。”由于全身的肌肉营养，依赖脾胃的健运。一般人如果营养好则肌肉壮实，四肢活动有力，受伤以后容易痊愈；反之，则肌肉瘦削，四肢疲惫，举动无力，伤后不易恢复。所以损伤以后还要注意气血濡养的情况，调理脾胃的功能。胃气强，则五脏俱盛。脾胃运化机能有正常，则消化吸收旺盛，水谷精微得以生气化血，输布全身，伤后也容易修复。如果脾胃失去健运，则化源不足，无以滋养，胃气弱则五脏俱衰，势将影响血的生化和筋骨损伤的恢复，所以有“胃气一败，百药难施”的说法。若伤后，脾胃机能减退，生化和转输功能障碍，日久则出现肢体软疲乏力、肌肉消瘦等现象。这就是因为脾主肌肉，脾主四肢，四肢皆禀气于胃的道理。

3 肺、心

气血的周流循环，还有赖于心肺的健全，因肺主气，心主血。心肺调和，则气血循环输布得以正常，才能发挥煦濡的作用，而筋骨损伤才能得到痊愈。《素问·五藏生成论》说：“诸气者皆属于肺。”肺主一身之气，如果肺气不足，不但会影响呼吸功能，而且也会影响真气的生成，从而导致全身性的气虚，出现体倦无力、气短、自汗等症状。《素问·痿论》说：“心主身之血脉。”主要是指心气推动血液循环的功能。血行脉中，不仅需要心气的推动，而且也需血液的充盈，气为血之帅，而又依附于血。因此损伤后出血太多，血液不足而心血虚损时，心气也会随之不足，出现心悸、胸闷、眩晕等症。

（四）损伤与经络的关系

《灵枢·本脏》说：“经脉者，所以行血气而营阴阳，濡筋骨，利关节者也。”指出经络有运行气血、营运阴阳、濡养筋骨、滑利关节的作用。《灵枢·经别》说：“夫十二经脉者，人之所以生，病之所以成，人之所以治，病之所以起。”也可以说人体的生命活动、疾病变化和治疗作用，都是通过经络来实现的。经络的病候主要有两方面，一是脏腑伤病可以累及经络，经络伤病又可内传脏腑而出现症状；二是经络运行沮滞，影响它循行所过组织器官的功能，出现相应部位的证候。正如《杂病源流犀烛·跌仆闪挫源流》中说：“损伤之患，必由外侵内，而经络脏腑并与俱伤。”“亦必于脏腑经络间求之。”在医治伤科疾患时，应根据经络、脏腑学说来灵活运用，达到调整其内脏的活动机能和体表组织、器官的功能。因为经脉内联脏腑，外络支节，布满于全身，是营卫气血循行的通路，所以一旦受伤就使营卫气血的通路受到了阻滞。《伤科真传秘抄》说：“若为伤科而不知此十二经脉之系统，则虽有良药，安能见效，而用药、用手法，亦非遵循于此不可也。”《证治准绳·疡医》说：“察其所伤，有上下轻重深浅之异，经络气血多少之殊。”《圣济总录·伤折门》也说：“若因伤折，内动经络，血行之道不得宣通，瘀积不散，则为肿为痛，治宜除去恶瘀，使气血流通，则可以复完也。”进一步说明了损伤疾患，必由外侵内，而使经络脏腑并与俱伤，治疗的方法，亦必于经络脏腑间求之。

活血化瘀、行气止痛等法则及其中药是中医骨伤科的一大特色，掌握中医骨伤科的病因病机，是中医骨伤科辨证论治的基础，在临床上有很大的意义。

第二节　临床检查

一　临床四诊

伤科的诊断，就是通过临床的望、问、闻、切四诊，结合X线和实验室检查，将所搜集的临床资料进行综合性分析从而做出正确的诊断。

（一）望诊

对伤科患者进行诊治时，必须通过望诊来进行全面观察。伤科的望诊，除了对全身的神色形态等应作全面的观察检查外，对损伤局部及其邻近部位必须特别认真察看。如《伤科补要》中就明确指出：“凡视重伤，先解开衣服，遍观伤之轻重。”要求暴露足够的范围。通过望全身、望损伤局部、望舌质苔色等方面，以初步确定损伤的部位、性质和轻重。

1　望全身

（1）望神色　首先察其神态色泽的变化。《素问·移精变气论》早就指出：“得神者昌，失神者亡。”神的存亡关系着生死之根本，不可不加以重视。临床上往往根据患者的精神和色泽来判断伤势之轻重、病情之缓急。如神色无明显改变者，伤势较轻。若面容憔悴、神气萎顿、色泽晦暗者，是正气已伤，伤情较重的表现。

（2）望形态　在肢体受伤较重时，常出现形态的改变。形态的改变多为骨折、关节脱位以及严重筋伤的表现。如下肢骨折时，多数不能直立行走；肩、肘关节脱位，多以健侧手臂扶持患侧的前臂，身体也多向患侧倾斜；颞颌关节脱位时，多用手托住下颌；腰部急性扭伤，身体多向患侧佝偻，且有用手支撑腰部等姿势。

2　望局部

（1）望肤色　望肤色主要是望皮肤的色泽与外形变化。新伤出血者，肤色青紫，肿胀范围比较集中；陈旧损伤出血时间较长，肤色变黄，肿胀范围比较广泛；损伤后肤色青紫不断加深加大，为内部渗血不止的现象，应注意进一步检查或采取措施；损伤部位肤色青紫而红，应防止继发感染。

（2）望畸形　骨折或关节脱位后，肢体一般均有明显的畸形。如关节脱位后，原关节处出现凹陷，而在邻近之处，因骨脱出而有不同程度的增粗和缩短，原来的骨位出现高突或凹陷等状。老年人股骨颈和骨转子间骨折，多有典型的患肢缩短与外旋畸形。腰椎间盘突出症，多见脊柱侧弯。陈旧性骨折及脱位，都因筋肉不活动，而使局部筋肉萎缩和细弱。所以望畸形对于外伤的辨证，是十分重要的。

（3）望肿胀　人体损伤，多伤及气血，以致气滞血瘀，瘀积不散，瘀血滞于肌表，则为肿胀、瘀斑。故需要观察其肿胀的程度，以及色泽的变化。新伤瘀肿较甚，陈伤肿胀和色泽变化不明显。

（4）望功能　注意望肢体功能活动情况，如上肢能否上举、下肢能否行走等，再进一步检查关节能否屈伸旋转等功能。如有活动障碍时，应进一步查明是何种活动有障碍。为了精确掌握其障碍的情况，除嘱其主动活动外，往往与摸法、量法结合进行，通过对比的方法以测定其主动与被动活动的功能活动度，所以望诊又可结合“量”、“比”、“摸”三法来应用。

（5）望伤口　观察伤口的形状、大小、深浅，出血量的多少，组织挫伤的轻重，伤口污染的程度，有无异物的存留，骨折端有无外露，以判断是否伤皮肉、伤血脉、伤筋骨。同时还要看伤口是否新鲜，以推断损伤的时间。

（二）问诊

为了获得正确的诊断，就得重视调查研究，详细分析病情的一切资料，包括详细询问病人的主诉、病史，找出和抓住主要矛盾，才能进行正确的治疗。正如《四诊抉微》所说：“使其受病本末，胸中洞然，而后或攻或补，何愁否乎。”该书又指出：“问为审察机之关键，”问诊是伤科辨证的一个非常重要的环节。伤科的问诊除了应收集年龄、职业、工种等一般情况、以往病史以及诊断学中“十问”的内容外，必须重点询问以下几个方面。

1　问时间

问损伤日期和时间，以判断是新鲜损伤还是陈旧损伤，并确定治则与治法。突然损伤或突然发病，为急性损伤或慢性损伤的急性发作；如渐渐发病属于慢性损伤及劳损。

2　问病因

如跌仆、闪挫、扭捩、堕坠等，以及询问暴力的性质、方向和强度，损伤时患者当时所处的体位、情绪等。如伤时正在弯腰劳动则损伤易发生在腰部；伤时是在高空作业，忽然由高坠地，足跟着地，则损伤可能发生在足跟、脊柱或头部等；伤时正与人争论，情绪激昂或愤怒，则在遭受打击后不仅有外伤，还可兼有七情内伤。

3　问伤处

问损伤的部位、受伤的经过，根据受伤的经过，是间接暴力还是直接暴力，判断损伤的部位及损伤的轻重，以便了解伤情。

4　问疼痛

详细询问疼痛的起始日期、部位、性质、程度。应问其是剧痛或麻木；疼痛是持续性或是间歇性，是加重或是减轻；疼痛的范围是在扩大、缩小或是局限固定不移，有无放射痛，放射到何处；服止痛药后能否减轻；各种不同的动作（负重、咳嗽、喷嚏等）对疼痛有何影响，与气候变化有无关系；休息及白昼、黑夜对疼痛程度有无改变等。

5　问功能

如有功能障碍，应问是受伤后立即发生的，或是过了一段时间以后才发生。一般骨折、脱位后活动功能多立即丧失；筋伤大多过了一段时间症状随着肿胀而逐步加重。

6　问经过

询问损伤后的医治经过，用过何种方法和治疗，效果如何，以及目前存在的问题，以便全面掌握病情的变化，分析已作的处理是否妥当，从而决定应当采取何种治疗措施。

（三）闻诊

闻诊除注意听病人的语言、呼吸、咳嗽，嗅呕吐物及伤口、二便或其他排泄物的气味等一般内容外，伤科闻诊主要是指“听”，应注意以下几点：

1 骨擦音

骨擦音是骨折的主要体征之一。无嵌插的完全性骨折，当摆动或触摸骨折的肢体时，两断端互相摩擦可发生音响或摩擦感，称骨擦音（感）。骨骺分离的骨擦音与骨折的性质相同，但较柔和。所以注意听骨擦音，不仅可以帮助辨明是否存在骨折，而且还可进一步分析骨折属于何种性质。如《伤科补要》说：“骨若全断，动则辘辘有声。如骨损未断，动则无声。或有零星败骨在内，动则淅淅之声。”骨擦音经治疗后消失，表示骨折已接续。但应注意，检查者不宜主动去寻找骨擦音，以免增加病人的痛苦和损伤。

2 入臼声

关节脱位在整复成功时，常能听到“格得”一声，《伤科补要》说：“凡上骱时，骱内必有响声活动，其骱已上；若无响声活动者，其骱未上也。”当复位时听得此响声，应立刻停止增加伸牵引力，以免肌肉、韧带、关节囊等软组织被拔拉太过而增加损伤。

3 筋响声

部分筋伤在检查时可有特殊的摩擦音或弹响声，最常见的有以下几种：

（1）关节摩擦音　一手放在关节上，另一手移动关节远端的肢体，可检查出关节摩擦音，或感到有摩擦感。

①柔和的关节摩擦者可在一些慢性或亚急性关节疾患中听到；

②粗糙的关节摩擦音可在骨性关节炎时听到；

③在关节内，如在关节运动之某一角度，经常出现一个尖细的声音，表示关节内有移位的软骨或游离体。

（2）腱鞘摩擦音　屈拇与屈指肌腱狭窄性腱鞘炎患者在作伸屈手指的检查时可听到弹响声，多系肌腱通过肥厚之腱鞘所产生，所以习惯上又把这种狭窄性腱鞘炎称为弹响指。

腱周围炎在检查时常可听得好似捻干燥的头发时发出的一种声音，即“捻发音”。多在有炎性渗出液的腱鞘周围听到，好发于前臂的伸肌群、大腿的股四头肌和小腿的跟腱部。

（3）关节弹响声　膝关节半月板损伤或关节内有游离体，在作膝关节屈伸旋转活动时，可发生较清脆的弹响声。

4 啼哭声

小儿患者，以辨别受伤之部位。小儿不会准确地说明伤部病情，家属有时也不能提供可靠病史。检查患儿时，若摸到患肢某一部位，小儿啼哭或哭声加剧，则往往能提示该处可能是损伤的部位。

5 皮下摩擦音

当创伤后发现大片皮下组织有不相称的弥漫性肿起时，应检查有无皮下气肿。当皮下组织中有气体存在，检查时有一种特殊的“捻发音”或“捻发感”，把手指分开像扇形，轻轻揉按患部就能感到。肋骨骨折后，若断端刺破肺脏，空气渗入皮下组织可形成皮下气肿。开放骨折合并气性坏疽时形成一定量的气体后，可出现皮下气肿，伤口常有奇臭的脓液。在手术创口周围、缝合裂伤的周围如有空气残留在切口中，亦可发生皮下气肿。

（四）切诊

伤科的切诊包括脉诊和摸法两个重要内容。切脉主要是掌握内部气血、虚实、寒热等变化；摸法主要是鉴别外伤轻重深浅的不同，在伤科临床方面应用极为广泛。

1 脉诊

损伤常见的脉象有如下数种：

（1）浮脉　轻按应指即得，重按之后反觉脉搏动力量稍减而不空，举之泛泛而有余。在新伤瘀肿、疼痛剧烈或兼有表证多见之。大出血及长期慢性病患者，出现浮脉时说明正气不足，虚象严重。

（2）沉脉　轻按不应，重按始得，一般沉脉主病在里，伤科在内伤气血、腰脊损伤疼痛时多见之。

（3）迟脉　脉搏次数缓慢，每息脉来不足四至，一般迟脉主寒、主阳虚，在筋伤挛缩、瘀血凝滞等证多见之。

（4）数脉　每息脉来超过五至以上。数而有力，多为实热；虚数无力者多属阴虚。在一般损伤发热时多见之。

（5）滑脉　往来流利，如珠走盘，应指圆滑，在胸部挫伤血实气壅时及妊娠期多见之。

（6）涩脉　指脉形不流利，细而迟，往来艰涩，如轻刀刮竹，主气滞、血瘀、精血不足。血亏津少不能濡润经络、气滞血瘀的陈伤多见之。《四诊抉微》载：“滑伯仁曰，提纲之要，不出浮沉迟数滑涩之六脉，夫所谓不出六者。亦为其足统表里阴阳虚实，冷热风寒湿燥，脏腑血气之病也。”故有以上述六脉为纲的说法。

（7）弦脉　脉形端直以长，如按琴弦，主诸痛，主肝胆疾病、阴虚阳亢。在胸部损伤以及各种损伤剧烈疼痛时多见之，还常见于伴有肝胆疾患、高血压、动脉硬化等证的损伤患者。弦而有力者称为紧脉，多见于外感寒邪之腰痛。

（8）濡脉　浮而细软，脉气无力以动，与弦脉相对，在劳伤气血不足、气血两虚时多见之。

（9）洪脉　脉来如波涛汹涌，来盛去衰，在经络热盛、伤后血瘀生热时多见之。

（10）细脉　脉细如线，应指显然。在气虚不足、诸虚劳损，或久病体弱时多见之。

（11）芤脉　浮大中空，为失血之脉，在损伤出血过多时多见之。

（12）结、代脉　间歇脉之统称。脉来缓慢而时一止，止无定数为结脉；脉来动而中止，不能自还，良久复动，止有定数为代脉。在损伤疼痛剧烈，脉气不衔接时多见之。

伤骨脉法的纲要，主要可归纳成以下几点：

①瘀血停积者多系实证，故脉宜坚强而实，不宜虚强而涩；洪大者顺，沉细者恶。

②亡血过多者多系虚证，故脉宜虚细而涩，不宜坚强而实；故沉小者顺，洪大者恶。

③六脉模糊者，证虽轻而预后必恶。

④外证虽重，而脉来缓和有神，预后良好。

⑤在重伤痛极时，脉多弦紧，偶然出现结代脉，系疼痛而引起的暂时脉象，并非恶候。

2　**摸法**

摸法又称摸诊。摸法是伤科诊断方法中的重要方法之一。关于摸法的重要性及其使用方法，历代医学文献中有许多记载，如《医宗金鉴·正骨心法要旨》说："以手摸之，自悉其情。""摸者，用手细细摸其所伤之处，或骨断、骨碎、骨歪、骨整、骨软、骨硬、筋强、筋柔、筋歪、筋正、筋断、筋走。"通过医者的手对损伤局部的认真触摸，可帮助了解损伤的性质，有无骨折、脱位，以及骨折、脱位的移位方向等。在没有X线设备的情况下，依靠长期临床实践积累的经验，运用摸法，亦能对许多损伤性疾病获得比较正确的诊断。摸法的意义和用途有以下几点：

（1）摸压痛处　根据压痛的部位、范围、程度来鉴别损伤的性质种类，直接压痛可能是局部有骨折或筋伤，而间接压痛（如纵轴叩击痛）常显示骨折的存在。长骨干完全骨折时，在骨折部多有环状压痛。骨折斜断时，压痛范围较横断为大。

（2）摸畸形　触摸体表骨突变化，可以判断骨折和脱位的性质位置、移位方向以及呈现重叠、成角或旋转畸形等情况。

（3）摸异常活动　在肢体没有关节处出现了类似关节的活动，或关节原来不能活动的方向出现了活动，多见于骨折和韧带断裂。检查骨折病人时，不要主动寻找异常活动，以免增加患者的痛苦和加重局部的损伤。

（4）摸肿块　首先应区别肿块的解剖层次，是骨性的或囊性的，是在骨骼还是在肌腱、肌肉等组织中，还须触摸其大小、形态、硬度，边界是否清楚，推之是否可以移动。

（5）摸弹性固定　脱位的关节常保持在特殊的畸形位置，在摸诊时手中有弹力感。这是关节脱位特征之一。

（6）摸肤温　从局部皮肤冷热的程序，可以辨识是热证或寒证，及了解患肢血运情况。热肿，一般表示新伤或局部瘀热感染；冷肿，表示寒性疾患；伤肢远端冰凉、麻木、动脉搏动减弱或消失，则表示血运障碍。摸肤温时一般用手背测试最为合适。

二　肢体测量

量法至今仍为伤科临床医师所重视。对伤肢望诊时，可用带尺及量角器等来测量其长短、粗细以及关节活动角度大小等，并与健侧作比较，通过量法进行对比分析，能使辨证既清楚又具体，可以用作正确的记录。这一方法称之为量法，适用于如下几个方面：

（一）测量长短、粗细

1　**长于健侧**

伤肢显著增长者，常为脱位的标志，多见于肩、髋等关节向前或向下脱位。亦可见于骨折过度牵引等。

2 短于健侧

伤在肢体，多系有短缩畸形之骨折；伤在关节，则因脱位而引起，如髋关节、肘关节之向后脱位等。

3 粗于健侧

有畸形而量之较健侧显著增粗者，多属骨折、关节脱位等重证。如无畸形而量之较健侧粗者，多系筋伤肿胀等。

4 细于健侧

可为陈伤误治而成筋肉萎缩，或有神经疾患而致体瘫痪。

（二）使用量法的注意事项

（1）测量前应注意有无先后天畸形，防止混淆。

（2）患肢与健肢须放在完全对称的位置上，如患肢在外展位，健肢必须放在同样角度的外展位。

（3）定点要准确，可在起点与止点做好标记，带尺要拉紧。

（4）肢体长短测量法

1）上肢长度：从肩峰至桡骨茎突尖（或中指尖）。

①上臂长度：肩峰至肱骨外上髁；

②前臂长度：肱骨外上髁至桡骨突。

2）下肢长度：髂前上棘至内踝下缘，或脐至内踝下缘（骨盆骨折或髋部病时用之）。

①大腿长度：髂前上棘至膝关节内缘；

②小腿长度：膝关节内缘至内踝。

3）肢体周径：两肢体取相应的同一水平测量，测量肿胀时取最肿处，测量肌萎缩时取肌腹部。如下肢常在髌上 10～15cm 处测量大腿周径，在小腿最粗处测定小腿周径等。通过肢体周径的测量，以了解其肿胀程度或有无肌肉萎缩等。

（三）测量关节活动范围

（1）可用特别的量角器来测量关节活动之范围，并以角度计算记录其屈伸旋转的度数，与健侧进行对比，如小于健侧，多属关节活动功能障碍。

（2）角度测量时可先将量角器的轴对准关节中心，量角器的两臂紧贴肢体并对准肢体的轴线，然后记载量角器所示的角度（没有量角器时，也可用目测并用等分的方法估计近似值），与健肢的相应在节或与正常人比较。常用的记录方法有两种：

1）中立位 0°，例如，肘关节完全伸直时定为 0°，完全屈曲时可成 140°。

2）邻肢夹角法：以两个相邻肢段所构成的夹角计算。例如，肘关完全伸直时定为 180°，屈曲时可成 40°，则关节活动范围为 180° − 40° = 140°。

3）为了避免记录混乱，本书采用中立位 0°法作记录。对不易精确测量角度的部位，关节功能可用测量长度的方法以记录各骨的相对移动范围。例如，颈椎前屈可测下颌至胸骨柄的距离，腰椎前屈时测下垂的中指尖与地面的距离等。

（翟羽东 高淑会）

第三节　临床检查各论

一　颈部检查

颈部疾患常引起肩胛部或上肢痛、麻、无力，上肢有症状时应想到颈部疾患，检查颈部时，也要包括上肢的检查。

（一）望诊

1　表情与姿势

表情痛苦多见于颈部创伤或急性颈项部筋膜炎，走路时以手扶头，或嘱病人观看其侧方的事物时，病人不能或不敢自然转头，而是转身过去观看，往往是颈椎有炎症、损伤的表现。后者被称为转头视物试验。

2　颜面是否对称

颜面不对称常见于先天性斜颈，患侧面部发育较差可使面部中轴线呈弧形；同时可见患侧胸锁乳突肌明显隆起。

3　有无颈椎后凸

有无颈椎后凸、侧弯或扭转畸形，后凸多见于颈椎结核或骨折脱位；两肩是否在同一水平，肩胛骨位置有无异常。

4　有无颈肌痉挛

有无颈部肌肉痉挛或短缩，上肢肌肉有无萎缩或张力改变，并与对侧比较。单侧肌肉痉挛可见痉挛性斜颈；双侧性颈项肌痉挛，则应警惕破伤风早期表现或脑膜刺激征。

5　有无肿块、瘢痕

有无肿块、瘢痕或窦道，有无寒性脓疡。高位颈椎结核时脓疡见于咽后壁，低位者可见于颈旁。注意检查咽后壁脓疡时应使病人卧床，不可坐位，防止脓疡突然破溃流入气管内引起窒息死亡。

6　颈部长度与宽度

颈部长度与宽度的比例是否协调，颈短而双侧皮肤宽松，可见于先天性短颈畸形。

（二）触诊

主要内容为压痛点，注意压痛部位与颈部的解剖关系，是否引起放射痛。颈椎棘突间如触到痛性硬结或条索可能是项韧带钙化。扭伤多在棘间韧带、项肌或斜方肌边缘有压痛。颈椎病或颈椎间盘突出症，压痛多在患侧的下部颈椎椎旁以及肩胛内上角处，且向患侧上肢放射，应记录放射至何处或绘图说明。肩胛上神经卡压综合征，压痛点在肩胛上切迹的凹陷处，并向颈部放射。

（三）颈椎运动检查

检查时要固定双肩，使躯干不参与运动。正常颈椎前屈时，颏部可触及胸骨柄。后伸时双眼可直视上空，鼻尖及额部在同一水平，颈胸椎部皮肤皱襞与枕骨结节部接近。旋转时可使下颌碰肩且看到侧方。侧屈时可使耳接近肩部。

寰枕关节及寰枢关节的功能最重要，如有病变或固定时，可使颈部的旋转及伸屈功能丧失50%左右。除寰枢椎病变以外，颈椎结核可使屈伸及侧屈均受限，椎间盘突出症则一般向患侧屈及后伸受限。

颈椎骨关节病，可在运动中，特别是旋转时有摩擦感或摩擦音。

（四）有关的神经检查

（1）检查上肢触觉、痛觉、冷热觉、肱二头肌及肱三头肌腱反射与病理反射，并与对侧比较。

（2）对比两侧上肢肌力及肌张力。

（3）必要时还应检查躯干及下肢。

（4）颈部脊髓损伤时可由以下的体征定位

①第4颈髓节段平面损伤　膈肌、肋间肌麻痹，自动呼吸困难。

②第5颈髓节段平面损伤　全上肢自动活动丧失。

③第6颈髓节段平面损伤　肩部能活动，能屈肘，但不能伸肘、伸腕、屈腕及手指。

④第7颈髓节段平面损伤　能伸肘、伸腕，不能屈腕、屈指和对掌。

⑤第8颈髓节段平面损伤　能屈腕，但不能屈腕和屈第4、5指。

⑥颈交感神经受到阻断出现霍纳（horner）综合征，即上眼睑下垂及瞳孔缩小，同侧颜面部出汗减少。

（5）侧屈位椎间孔挤压试验

病人坐位，头稍后仰并向患侧屈曲，下颌转向健侧，医生双手（手指交叉位）放在病人头顶而向下方挤压颈椎（+），如引起颈痛，且向上肢肢端放射，即为阳性。见于颈椎间盘突出症或颈椎病。第6颈神经根受压麻疼放射至拇指、手及前臂的桡侧；第7颈神经根受压放射至示指、中指及手背；第8颈神经根受压放射至小指、环指及前臂的尺侧。

（6）后仰位椎间孔挤压试验

病人坐位，头稍后仰，医生双手交叉放在病人头顶而向下方挤压颈椎；如引起颈痛且向上肢肢端放射，即为阳性。见于颈椎病。

（五）几种常用检查法

1　深呼吸试验

用于检查有无前斜角肌综合征，即锁骨下动脉是否因前斜角肌肥大或痉挛而受压迫，或因颈肋或第7颈椎横突与第1肋骨间的纤维条索使前斜角肌间隙相对变小而受压。病人取坐位，两臂放在膝上，深吸气后屏住呼吸，仰头并将下颌转至患侧，同时下压患侧肩部。桡动脉脉搏减弱或消失，即为阳性征。此时，疼痛往往增加。相反，抬高肩部面转向前方则脉搏恢复，疼痛缓解。

2　挺胸试验

用于检查有无肋锁综合征，即锁骨下动脉及臂丛是否在第1肋骨锁骨间隙受压。病人取立正位挺胸，两臂向后伸。桡动脉脉搏减弱或消失，臂手部有麻木感或痛，即为阳性征。

3　超外展试验

用于检查有无超外展综合征，即锁骨下动脉是否为喙突及胸小肌压迫。病人取坐位或立位，上肢从侧方被动地外展高举过肩头上方。桡动脉脉搏减弱或消失，即为阳性征。记录脉搏开始减弱及消失时上肢的部位，并对比两侧。

必须指出，这些试验有助于临床诊断，但有一部分正常人也有这种体征，所以需要手术的病例，还要用动脉造影来证实。

4　椎动脉扭转试验

令病人头向后仰并向侧方转动，若出现头昏、头晕、晕眩、雾视、恶心、呕吐者为阳性。

（六）颈部活动受限或疼痛的常见疾患

1　斜颈

这是由于一侧胸锁乳突肌短缩而引起，可以是先天性或者是后天性的。畸形的特征是颈部旋转，下颌转向健侧，枕部转向患侧，常并有面部下对称，患侧脸较小，面部中轴线呈弧形。在婴儿患侧胸锁乳突肌中常能扪到一小硬块。脊柱可出现代偿性侧弯。

2　先天性短颈

是由于脊柱分节不全，多个椎体互相融合所致的颈部畸形。临床特征是颈部较短且经常伴有肩胛骨高位，肋骨合并，半椎体畸形等。

3　胸廓出口综合征

臂丛神经，锁骨下动、静脉在胸廓出口处附近受压所引起的一组相似的临床症状与体征。由于致压的具体原因不同，可分为不同名称的“亚型”。

4　颈肋征候群

颈肋与第7颈椎相连接，可是一侧的或双侧的，常在临床检查或X线检查时发现。一般无症状，少数病人由于压迫臂丛，产生颈或肩部疼痛放射到臂手或有麻冷感。有时臂丛神经及锁骨下动、静脉受到前斜角肌（附着于第1肋）与第1肋的压迫，可同时产生血管、神经症状。病人以女性为多，常从事一种不习惯的而且向下牵拉肩臂的劳动。表现为缺血或青紫，前臂及手部肌肉萎缩，特别是鱼际肌更加明显。

5　肋锁综合征

臂丛神经与锁骨下动、静脉在经过锁骨与第1肋骨之间隙处受压而产生的上述症状与体征，当肩下垂和后伸时即可引起发作。

6　喙突胸小肌综合征

臂丛神经与锁骨下动、静脉经过喙突下绕胸小肌止点后侧向上臂走行，当肩过度外展时，即受压而产生症状。

7 颈椎间盘突出症

颈椎间盘突出好发于颈椎下部，依据其突出的方位不同，可引起多种症状。第一，在后中线的突出就有压迫脊髓的征候群，包括下肢无力、痉挛，反射亢进，知觉减退，及括约肌无力，上肢体征常表现较晚；也有中央型，上肢症状体征严重，而下肢体较轻。第二，侧方突出者可引起神经根压迫症状，或神经根与侧束压迫症状；椎动脉压迫症状。第三，前方突出引起食道压迫症状。颈椎间盘突出多发生于第5~6颈椎间的椎间盘而压迫第6颈神经根，或发生于第6~7椎间隙而压迫第7颈神经根。病人一般轻度低头或任何增加神经根压力的情况即可引起症状，如咳嗽、喷嚏、大便等即可引起症状。提携重物，因为牵拉神经根，亦可增加疼痛。椎间孔挤压试验阳性。

8 肩胛上神经卡压综合征

肩胛上神经自臂丛神经上干分出，经过肩胛切迹与肩胛横韧带所形成骨筋膜管，然后支配冈上肌与冈下肌。骨筋膜管的病变可使神经受压而产生症状。临床表现为局部不适与肩关节外展外旋障碍。肩胛切迹压痛并放射至颈部，单侧性冈上肌、冈下肌萎缩，有时甚至三角肌亦萎缩，上肢有外旋无力。应注意与冈上肌腱炎和颈椎病鉴别。

二 腰背部检查

（一）站位检查

令病人双足并拢站立，双下肢伸直，两臂自然下垂。

1 背面观察

（1）脊柱是否正中，有无后凸、前凸及侧弯畸形，上身倾向何侧。

1）脊柱侧弯，应记明侧弯的方向及部位是“C”形、“反C”形、“S”形或“反S”形。上身移向何侧，可从第7颈椎棘突作一条垂线来估计移位的程度。侧凸和后凸不明显者检查时可用滑动触诊法，即用中指放在棘突上，示指及环指在棘突旁用力自上而下滑动按摩，测定有无弯曲，同时，可观察按摩后棘旁的充血带是否正值或将各棘突用色笔做出标记之后进行观察。自枕骨结节悬一直线，在脊柱无侧弯或侧弯代偿完全时，此线通过臀裂垂于地面；侧弯代偿失调时，则偏于一侧。

2）脊柱侧弯的原因很多，腰椎间盘突出多表现单纯性的平腰侧弯，而原发性脊柱侧弯和先天性脊柱侧弯畸形，除侧方弯曲外，常伴有脊柱的旋转以及两侧胸廓不对称，一侧肩胛骨向后突出，而另一侧的肋缘向前突出。如果站立位有侧弯而在坐位在卧位消失时，即为代偿性侧弯（如两下肢不等长）或功能性侧弯。否则，即为结构性或器质性侧弯。此外，要结合X线检查进一步观察（参看X线检查有关部分）。

3）先天性或原发性脊柱侧弯由于椎体的旋转，可使躯干发生一系列的伴随变化，在背面观察时还应注意以下几点：

①两肩不等高，凸侧肩胛高位而突出，腋窝后点上移。

②躯干两侧面形态不对称，凸侧的肋髂间隙变长，腰部内凹曲线消失，而凹侧肋髂间

隙变短，严重者季肋部可进入髂窝，在髂嵴上方出现深陷的皮肤皱褶。

③双肘与躯干侧面的距离不等，凸侧距离变小或消失，而凹侧则加大。

④双侧髂嵴不等高，表明骨盆倾斜。应注意鉴别结构性脊柱侧弯所致的骨盆倾斜与下肢长度不等的代偿性骨盆水平。

（2）背肌情况　正常及经常锻练者，背肌在脊柱两旁隆起，中央呈现一条沟状。经常在弯腰位工作或缺乏锻炼者背肌萎缩，两侧背肌变平而中央的棘突呈一条隆起。这类的病人日久易产生驼背及腰背韧带劳损。此外肌肉可出现痉挛。凡腰痛的病人，如腰椎结核、急性扭伤等，常有此保护性现象。

（3）压痛点　见本节俯卧位检查。

先嘱病人用一个手指指出疼痛部位，必要时可在痛点作标志，以备差异查验或指示局部封闭位置。

（4）叩击痛　深部的椎体疾患如结核或脊椎炎时，以手指、叩诊槌（或握拳）叩打局部时，出现深部疼痛，而压痛不明显或较轻。这与浅部韧带损伤有区别。

（5）间接叩击痛　以一手掌放置于病人的头顶，而另一手握拳轻叩手背时，病变部位即出现疼痛。曾有一背痛 3 个月的病人，X 线照片正常，检查时，也只发现局部叩击痛与间接叩击痛，X 线照片显示第 3、4 胸椎间隙狭窄，后经手术证实是结核。但是，对于颈、胸椎的破坏性病变，慎用此检查，以免病情加重。

（6）自动运动　脊柱的运动主要在颈椎及腰椎，它的运动包括前屈后伸，左右侧屈时，两手指尖可达膝足之间或地面；后伸指尖可达腘窝上方；侧屈时指尖可达膝侧；旋转用双肩和骨盆横径的交叉角来估计，双肩可旋转 60°左右。

（7）脊柱侧弯的病人治疗前应测量脊柱前弯时的伸长率。测量时病人先直立，上段以 C_7 棘突为起点垂直向下 30cm 处画一标志，令病人向前弯腰至最大限度，再测量 C_7 棘突至标志处的长度；此测量法称 Otto 氏征。下段以 S_1 棘突为起点垂直向上 10cm 处画一标志，再令病人向前弯腰至最大限度，并测量 S_1 棘突至标志处的长度；此测量法称 Schauber 氏征。脊柱伸长率大则治疗后侧弯矫正百分率亦高。腰椎间盘突出时，脊椎的运动在一两个方向受限制，常是向患侧的侧屈及前屈限制明显，然而在其可能活动的范围内，脊椎结核或僵直性脊椎炎的病人，脊柱的各方向运动均受限制，失去正常的活动曲线，病变部脊柱僵硬。腰肌扭伤的病人，自前屈位伸直时，常是左右侧更替地弧形转动升起。腰椎椎管狭窄症的病人主观主诉多而客观体征较少，脊柱后伸受限可能是唯一的阳性体征。一侧腰椎间盘突出时，被动向患侧后方伸腰受限，而且可引起坐骨神经痛。

（8）拾物试验　检查小儿的脊柱活动，可使拾取一件放在地上的物品，观察脊柱的活动是否正常。腰椎有病变拾物要屈曲两侧膝、髋关节而腰挺直。

2　侧位观察

嘱病人侧位站立，以观察脊柱的曲线有无异常和骨盆的前倾情况。正常髂骨前上棘及髂骨后上棘连线与水平线成前倾 5°~10°角。腰椎结核、僵直性脊椎炎、椎间盘突出常使腰椎的前凸消失，甚致出现后凸。髋后脱位或屈曲挛缩者腰椎代偿性前凸增加。

（1）后凸有两种类型。一种呈弧形后凸，或称圆背，见于姿势性后凸、青年性后凸（椎体骨骺炎）、强直性脊柱炎、老年骨质疏松性后凸。另一种呈角状后凸，或称驼背，见于脊椎结核、椎体压缩性骨折及先天性后凸畸形等。轻度角状后凸不明显者，可用滑动触诊法，手指放在棘突上自上而下迅速滑动，即可触到后凸的部位。胸椎后凸的减少或消失，称为平背或直背畸形；临床可出现心血管系统症状。

（2）前凸增加又称挺腰畸形，见于脊椎滑脱症、先天性髋关节脱位或炎症所致的髋关节屈曲畸形。此外，在侧面尚可观察脊柱的屈伸活动范围及弯腰时活动的中心部位。腰前屈时，正常脊柱可弯曲成“C”形，而病态脊柱的活动度明显减少，主要活动中心在髋关节。

（3）骨盆倾斜试验　病人侧立，先在髂前上棘与髂后上棘之间画一直线，在此直线上粘贴一直尺，并令病人弯腰；若直尺无倾斜或少许倾斜，说明病人利用腰椎的弯曲来减轻腰骶关节的移动；反之，若腰椎保持伸直而骨盆倾斜明显，说明弯曲中心在髋关节，为腰骶关节病变的表现。

3　前面观察

观察胸廓是否两侧对称、有无胸廓突出（鸡胸）或塌陷畸形；有无肋软骨部肥大及串珠病变；呼吸运动是胸式还是腹式，呼吸的胸围差是多少；强直性脊柱炎由于肋骨与椎体、横突间关节的强直使胸式呼吸减弱甚至消失，胸围差也减少（正常不低于5cm）。

（二）坐位检查

1　立位与坐位弯腰

病人先后进行立位与坐位弯腰动作，若立、坐位弯腰均疼痛者，病变多在腰骶关节；若立位弯腰疼痛，而坐位弯腰不痛或疼痛显著减轻者，病变多在骶髂关节。

2　坐位屈颈试验

病人取坐位或半坐位，两腿伸直，使坐骨神经保持一定的张力，然后使颈前屈；在腰椎间盘突出时，因脊髓牵动增加神经根刺激而出现患侧下肢放射痛。这一检查对于识别病因有帮助。

3　坐位伸膝试验

病人取坐位，两小腿下垂，医生被动地将其小腿伸直。正常人端坐时，可伸直双膝并向前弯腰。腰椎间盘突出症患者，则因坐骨神经牵拉痛伸直小腿，或由坐位改变为半坐位以缓解神经根牵拉，是为阳性。

（三）蹲位检查

正常人下蹲时两足跟可着地，脊柱呈平滑弧形前屈，脊柱强直或背肌痉挛的病人不能弯腰下蹲；早期腰椎间盘突出症的病人在站立位前屈，活动受限且痛，但下蹲正常且不痛。

（四）仰卧位检查

1　腹部触诊

除触诊腹腔脏器外要检查有无腹膜后肿物。要了解和注意肾下垂、腹膜后肿物能引起腰痛；胸椎中下段的病变能带来上腹部痛，有如“胃痛”；直背综合征的临床表现很像冠心病。腰椎结核的腰大肌寒性脓肿可在髂窝处摸到隆起，有些可在腹股沟、腰三角（由背阔肌前缘、髂骨嵴及腹斜肌后缘构成）以及髋内侧摸到。有时尿路感染及妇女盆腔炎症可有下腰痛时，应检查下腹部有无压痛。

2　**直腿抬高试验**

检查者以一手握病人足跟，另一手保持膝关节在伸直位，将下肢抬高，一般能自动直腿抬高80°~90°，除腘部感觉紧张外无其他不适者为正常。抬高不能达到正常角度且沿坐骨神经有放射性疼痛者，是为阳性。记录其度数或足跟与床面的距离。腰椎间盘突出症早期，直腿抬高到30°~70°时引起放射性腿痛，超过70°时又无痛，而可抬高到90°。引起疼痛的30°~70°称为疼痛弧。为了增加坐骨神经的张力，可在抬至最高时将足背屈，此时放射性痛加重，称为直腿抬高加强试验阳性。有时健侧抬腿到一定程度时亦引起患侧的坐骨神经痛，常见于腰椎间盘突出及腰肌劳损的病人，此称为健侧直腿抬高试验。

3　**腘神经压迫试验**

将患侧髋及膝各屈至90°，然后逐渐伸直膝关节，至开始有坐骨神经痛时停止，再将膝放低到刚刚不痛的体位。以手指压迫股二头肌腱内侧之腘神经，此时如有由腰至下肢的放射性痛即为阳性征。腰椎间盘突出患者此征为阳性，而腰部其他疾患多为阴性，因此可用此试验来鉴别。

4　**压颈试验**

用血压计气袖缠绕颈部加压至5.33kPa（即40mmHg）维持1min，如患腿出现疼痛即为阳性。此试验亦可徒手检查，检查者站在病人后面，双手拇指放在颈后中线棘突上，其余四指分别置于两侧胸锁乳突肌前缘，适当用力压迫颈内静脉，如此患腿亦可出现疼痛。

5　**轴位牵引试验**

病人仰卧，两肘伸直，双手握床头的栏杆或由一助手用手自病人腋下固定躯干。检查者用手沿其躯干的纵轴方向牵引健则下肢，并让病人在膝伸直位抬高患侧下肢，观察抬高之度数或跟部与床面的距离，与不牵引时相比，抬高度数是否增加及有无疼痛弧消失。抬高度数增加且疼痛弧消失者，说明是可复位之腰椎间盘突出症；否则可有粘连或为固定之突出。

6　**腰骶关节试验或称骨盆回旋试验**

极度屈曲两髋及膝使臀部离床、腰部被动前屈。下腰部软组织劳损或腰骶椎有病时则感到疼痛，是为阳性。椎间盘突出病人常为阴性。

7　**髋外展外旋试验或称“4”字试验**

检查右侧时左腿伸直，将右侧足置左膝上部，然后医生一手按住左髂前上棘，另一手将右膝向下压，如感到右侧骶髂关节部有疼痛时为阳性（腹股沟处的牵扯痛不能作为阳性考虑）。做此试验时，必须先肯定同侧髋关节是否正常，如有病变，此试验也是阳性征。骶髂关节病变多为阳性。

8　**床边试验**

病员仰卧，靠近床边。检查者一手按住病人屈曲的小腿上部（或嘱病人双手抱住膝部）贴近腹壁；另一手按住悬于床缘外的大腿下端向下压，无论哪一侧骶髂关节痛，即为阳性征。表示该侧骶髂关节有病变。

9 仰卧挺腹试验

本试验通过增加椎管内压力，刺激神经根产生疼痛，以诊断椎间盘突出症。其具体操作分四个步骤：

（1）病人仰卧，双手放于腹部身体两侧，以头枕部和双足跟为着力点，将腹部及骨盆用力向上挺起，若患者感觉腰痛及患侧放射性腿痛即为阳性。若放射性腿痛不明显，则进行第二步检查。

（2）患者继续保持挺腹姿势，先深吸气后停止呼吸，用力鼓气，直至脸面潮红约30s左右，若有放射性腿痛即为阳性。

（3）在仰卧腹姿势下，用力咳嗽，若有放射性腿痛即为阳性。

（4）在仰卧挺腹姿势下，检查者用手压迫双侧颈内静脉，若出现患侧放射性腿痛即为阳性。

10 神经系检查

腰椎间盘突出的部位及其临床表现。应注意检查“马鞍”区（骶3、4、5神经分布区）的感觉有无改变，以排除马尾病变。

（五）俯卧位检查

脊椎的畸形是否消失或改变，姿势性驼背、代偿性侧弯或前凸时往往在俯卧时消失。

1 压痛点

（1）棘上韧带或棘间韧带的损伤以及腰肌扭伤常有明显固定的压痛点。其压痛一般较浅在，手指轻压之即痛。浅表压痛最剧烈的常见于棘突过敏症，其特点是在棘突上轻轻一触即往往引起强烈反应而躲避，甚至拒绝再进一步检查。棘突过敏症的好发部位在上胸椎，以第4、5胸椎棘突最多，其次为第3、6、7胸椎。此类病人以青年女性为多见，男性较少。

（2）下腰部及骶骨部某些韧带损伤其疼痛可沿坐骨神经向下肢放射。但以上的这些疼痛点经用1%奴佛卡因1～2ml封闭后，压痛及放射痛即立刻消失或明显减轻，可用以鉴别深部疾患以及坐骨神经本身之疾患，同时这也是一种治疗。

（3）椎间盘突出患者常于腰3、4、5，或骶椎间旁约1.5cm处有深在的压痛，同时向患肢后侧放射。此点位于髂前上棘与髂后上棘连线的中点；压痛亦沿坐骨神经放射。臀部深部的软组织肿瘤，可以刺激、压迫坐骨神经，引起坐骨神经痛。曾有1例该部的纤维肉瘤患者有上述症状，由于医生未令病人脱除衣裤、俯卧检查而漏诊，还作为椎间盘突出治疗几个月。所以，必须强调有程序、有步骤的检查。

（4）腰椎的横突上有腰肌的起止点。腰肌急慢性损伤时，常在横突上有不同程度的压痛，检查时应加注意。第3腰椎横突较其他腰椎横突长，所承受的腰拉力较大，经常发生第3腰椎横突综合征。症状发源于第3腰椎横突，局部可扪及结节或条索，压痛沿大腿向下肢放射，同时有内收肌紧张。

（5）下腰部常见的压痛点

1）股神经牵拉试验：病人俯卧，下肢伸直，检查者一手压住骶部，另一手握住患侧踝部或托住膝部，使患侧下肢向后过度伸展；在腰3~4椎间盘突出时，可沿股神经有放射性痛，是为阳性征。作此检查时应注意，在下肢后伸亦可使骨盆横轴产生旋转扭力；骶髂关节有病时，也会引起疼痛，不应与此混淆。

2）跟臀（Ely氏）试验：也称俯卧屈膝试验。病人俯卧，患侧膝关节屈曲，使足跟靠近臀部。这时，股神经与股前侧肌群受到牵拉而出现股前方放射痛，是为阳性。屈膝力量亦可通过股前肌群作用于骨盆，使骨盆横轴产生旋转扭力。因此，骶髂关节有病变时，会出现骶髂关节疼痛。此外，在股四头肌挛缩、腰大肌脓肿、腰椎强直时也都能出现症状，应结合具体情况评估其意义。

3）脊柱被动伸展试验：检查小儿的脊柱活动，可使俯卧将其双腿上提，观察腰部伸展是否正常，或有强直现象。

4）梨状肌试验：病人俯卧，患侧伸髋屈膝，被动将髋内收内旋，出现下肢放射性疼痛，是为阳性。提示处于敏感状态的坐骨神经，经被动牵张的梨状肌刺激压迫而出现症状，或梨状肌有解剖变异，坐骨神经由该肌肌腹穿出而受到压迫。

（6）脊柱骨折病人检查时应注意的事项

1）任何怀疑有脊柱骨折的病人均应按脊柱骨折对待，直至明确诊断。

2）若有脊柱骨折存在即应明确有无脊髓损伤。

3）细心寻找棘突压痛、变形；观察有无局部肿胀、出血、皮肤破损；有无跟骨骨折或其他部位骨折。

4）有无危及生命的颅脑及内脏损伤。

（7）脊柱的三柱概念　椎体前半为前柱；椎体后半至椎管前壁为中柱；椎管前壁以后部分为后柱。胸腰椎骨折的现代分类，主要根据脊柱三柱所受损害及病理形态改变分为七类：

1）压缩骨折：前柱压缩，前柱高度缩小，中柱完整。

2）爆裂骨折：前柱、中柱受压力爆裂，可合并椎弓根或椎板骨折。

3）后柱断裂：后柱受张力断裂，致棘间韧带、黄韧带断裂或经椎板、椎弓根及横突的水平骨折，可向前累及中柱。

4）骨折脱位：三柱全断，仅前纵韧带可保持完整。骨折脱位系屈曲、旋转及剪力作用所致，极不稳定，多伴有严重脊髓损伤。

5）旋转损伤：外力主要作用于椎间盘，其上、下边缘可撕脱，椎间隙变窄，椎体高度无改变。

6）压缩骨折合并后柱断裂：前柱受力压缩，后柱受到张力主要为棘间韧带断裂，可为不稳定型。

7）爆裂骨折合并后柱断裂：前、中柱受压力爆裂，后柱受张力而断裂，为不稳定型。

（翟羽东　邹希珍）

三　肩关节检查

肩部与颈部相邻，互相影响，如颈椎病常引起肩痛。复杂的病例左肩痛要排除心脏疾患，右肩痛要排除肝胆疾患，还要排除肺尖、胸腔疾患。

检查时应脱去内衣（妇女穿背心），以便两侧对比。注意病人脱衣、穿衣时患侧上肢有无活动限制、疼痛。是否单手操作。

病人取坐位，面向光源，检查者坐在病人对面。

（一）望诊

观察两肩外形是否对称，高低是否一致，有无畸形，肩关节的肿胀较轻时不易看出，通常锁骨的外下方是凹陷的，肿胀时则该处膨隆。对比两侧胸锁关节、肩锁关节是否对称。

斜方肌瘫痪表现垂肩，肩胛骨内上方稍升高；前锯肌瘫痪的病人向前平举上肢时表现翼状肩（肩肋骨下部翘起，离开胸壁如鸟翼状）；三角肌瘫痪者，肱骨因重力下垂而有半脱位。创伤性肩关节前脱位，肩峰突出形成方肩。

（二）触诊

注意局部皮肤温度，有无肿胀，硬度如何。如系肿物，要检查它与周围组织的关系。

常见压痛的部位：肱二头肌长头的腱鞘炎，压痛在肩关节的前下方，相当于肱骨结节间沟的部位。关节周围软组织损伤的压痛部位因病变部位而定，要结合局部解剖判断。三角肌纤维退行性变常开始于该肌的前缘或后缘，受累的肌束有时此愈彼起而产生多个压痛点。冈上肌腱断裂多在附着点，压痛在肩峰之外下方肱骨大结节处。三角肌下黏液囊炎压痛（同时有肿胀）比较广泛，位于三角肌区。在上胸椎的棘突与肩胛骨内缘之间，有时发现比较顽固压痛点，大多是肋神经后支的浅支在穿出肌膜的小孔处受压迫或刺激引起。肩部受寒，斜方肌上部的边缘常有压痛，于压痛部位常可触及痉挛的肌纤维条索。

胸锁、肩锁部有肿胀或突起表示这两个关节有骨质增生或其他病变，常伴有压痛。

如肩锁关节有压痛及隆起，肩峰下陷。检查者可用一手的手指按压锁骨外端，用另一手自肘部向上托起上臂，如畸形消失，即说明肩锁关节有脱位。

（三）动诊

肩关节是人体活动性最大的关节。它的活动部分包括盂肱关节、肩锁关节、胸锁关节以及肩胛胸壁关节和“三角肌下”关节（肩胛骨与胸壁间、“三角肌下”，都不是解剖学上的关节，而是生理学上有两个相互活动面的连结或关节）。这几部分中的任何一个部分发生病变都可影响整个肩部的运动。检查肩关节的主要活动包括前屈、后伸、上举、外展、内收、外旋及内旋。

正常肩关节可由躯干旁外展上肢（到与肩平后合并外旋）上举过头。但是这个动作包括盂肱关节和肩胛胸壁间的活动，前者与后者的比例是2:1。检查盂肱关节的外展活动时应固定肩胛骨，可用手把持住肩胛骨下角或手掌压在肩胛上再使上肢外展。盂肱关节的正常外展为90°，能用手摸到对侧耳部而同侧肘部能接近中线则证明内收正常。测内、外旋时嘱病人将臂贴近身体侧面，肘向前屈曲90°，这时以前臂为指针外展及内收，测定肱骨外旋及内旋。正常时内旋可达60°以上，外旋可达45°以上。如病人能将手置于背部摸到或接近对侧肩胛骨则表示内旋后伸正常。如能将手在颈后摸到对侧耳郭，则表示肩关节前屈、外展及外旋正常。

（四）特殊检查

1　杜加斯氏征

正常人将手放在对侧肩上，肘能贴胸壁。肩关节前脱位肘内收受限，伤侧的手放到对侧肩上，肘不能贴胸壁。此为杜加斯氏征阳性。脱位整复后此征为阴性。

2　疼痛弧

肩峰下的肩袖有病变时，在肩外展60°~120°范围内有疼痛，因为在此范围内该肌腱与肩峰下面摩擦、撞击。在此范围以外则无疼痛。肩锁关节病变的疼痛弧在肩关节主动外展150°~180°。

3　肱二头肌长腱抗阻试验

有两种方法。

（1）前臂旋后，肩前屈90°，伸肘位，检查者用手下压前臂抗肘屈曲，出现肩痛为斯比德氏试验阳性。

（2）屈肘90°位，检查者拉前臂抗屈肘，肩痛为叶加森氏征阳性。

4　前屈上举征

检查者以手扶患侧前臂，使之于中立位前屈、上举，肩袖的大结节附着撞击肩峰的前缘，肩痛为阳性。

5　前屈内旋试验

检查者将患肩前屈90°，屈肘90°，用力使肩内旋，产生肩痛为阳性。试验目的是使肩袖病变撞击喙突肩峰韧带。

6　撞击试验

有肩袖病变的患者，于肩峰下注射1%利多卡因40ml，再作外展，如疼痛及疼痛弧减轻或消失为阳性。

7　惧痛试验

患侧上肢放在外展外旋位，这是投掷姿势，此时肱骨头向前与前关节囊相压撞，如盂唇有病变，则产生肩剧痛，有不稳之趋势。患者感到突然无力，不能活动，提示有肩关节前方不稳。

8　肩关节稳定试验

（1）站立位检查　患者向前弯腰45°，臂部放松下垂，检查者一手固定肩胛颈部，另一手将患臂伸展并从后方给肱骨头压力，可试出肩前方不稳。臂部放松下垂，向后推肱骨头，可试出肩后方不稳。将肱骨头向下牵拉时，可试出肩下方不稳。

（2）卧位检查　平卧位，患肩移至诊台边缘，外展90°，检查者支撑患臂。一手固定肩胛颈，另一手握住肱骨近端向前、后、下方移动。受损的一方活动加大，并有滑出关节盂的感觉及疼痛。需双肩对比检查，前、后向移位，可用腋位X位像记录，下方移位用正位像记录。

（王瑞强）

四 肘关节检查

（一）望诊

观察外形有无改变，肘后脱位及伸直型肱骨髁上骨折均可见鹰嘴部向后突出。正常的肘关节伸直时肱骨内上髁、外上髁与鹰嘴在一直线上，肘屈曲时此三点成一等腰三角形。肘关节脱位，则此解剖关系改变，三角形呈倒置；但肱骨髁上骨折，此关系不变。

当肘伸直时，前臂与上臂的纵轴呈10°~15°的外翻角，称为提携角，女性一般较大。此角度增大称为肘外翻，减少时称为肘内翻。

肘关节伸直时，鹰嘴的桡侧有一小凹陷，为肱桡关节的部位。桡骨头骨折或肘关节肿胀此凹陷消失，并有压痛。桡骨头脱位在此部位可见异常骨突，旋转前臂时可触到突出的桡骨头转动。肘关节积液或积血时病人屈肘，自后方观察，可见鹰嘴之上肱三头肌腱的两侧胀满（该处为肘并节穿刺部位）。肿胀严重者，如化脓性或结核性关节炎，肘关节呈梭形。鹰嘴部皮下半球状、局部性凸起为该处皮下滑囊炎。

（二）触诊

主要是检查压痛，除局部急性扭挫伤引起的疼痛外，肘部外侧劳损常见的部位有肱骨内、外上髁处。外上髁部为伸肌总腱起点，发生劳损时（常称肱骨外上髁炎或网球肘），局部明显疼痛，病人抗阻力地向背侧伸腕，则感外上髁部疼痛。肱骨内上髁部为屈肌总腱起点，劳损时局部明显压痛，病人抗阻力地屈腕则感内上髁部疼痛。

尺骨嵴在背侧，很易触到其全长，如有中断或压痛表示有骨折，平滑度有改变表示有病变。

尺神经有时自肱肌内髁后面的神经沟部脱位，除有感觉及运动功能障碍外，在肘屈伸时可触到尺神经滑动。

（三）运动检查

肘关节运动主要为屈伸动作，正常屈曲时手能触肩，完全伸直后尚能超伸一些，女病人超伸度数较大。正常肘关节在伸直位，没有侧方活动，如有侧方活动，说明关节侧韧带有松弛、断裂或髁部有骨折。检查侧方活动，可用一手固定上臂，另一手将伸直的前臂内收及外展。肘关节脱位，创伤性关节炎，以及常见于肘部的骨化性肌炎都导致关节活动的限制。

检查前臂旋前旋后的动作时，应先将患侧肘关节屈至90°，因在肘伸直位检查，常易夹杂肱骨的旋转动作在内。前臂旋前90°为内旋，手掌向下，前臂旋后90°为外旋，手掌向上。病人两手各握一支铅笔，就容易观察和对比两侧旋转的角度。旋转动作主要在远近端桡尺关节。任何一端的桡尺关节有病变，旋转就受到影响。前臂骨折后，如两骨或一骨发生角度畸形愈合也影响旋转。幼儿桡骨小头半脱位时，患肢常呈前臂旋前及轻度屈肘畸形。

（四）特殊检查

（1）髁干角　正常的肱骨长轴与内、外上髁连线成直角。如髁上骨折移位或先天性畸形髁干角成锐角或钝角。

（2）米尔（MILL）征　患者将肘伸直，腕部屈曲，将前臂旋前时，肱肌外上髁部疼痛为阳性，肱骨外上髁炎时此征阳性。

（盖翠敏）

五　腕及手部检查

（一）腕部检查

正常腕关节背伸35°~60°，掌屈50°~60°，此外尚有桡、尺侧偏斜活动，一般可达30°左右。两腕的屈伸活动范围可有一种简单的合掌法对比侧量：先将双手掌及手指紧贴，两腕充分背伸而对比其角度；再使两手背贴近，双腕充分掌屈而对比之。如果一侧活动范围受限即可明显测出。腕部骨折或脱位，腕关节结核或其他炎症，如类风湿性关节炎，则活动明显受限。韧带的劳损或捩伤亦可限制活动，但用奴佛卡因封闭使痛点消失后，活动可恢复到正常范围。

（二）腕部常见伤病的体征

（1）桡骨茎突部狭窄性腱鞘炎　拇长展肌肌腱及拇短伸肌肌腱共同通过一个位于桡骨茎突的骨纤维性鞘管。由于摩擦常发生鞘管内膜及腱周膜发炎、充血、腱鞘肥厚、隆起及压痛。伸拇指及外展拇指受限。病人将拇指握于掌心令其尺侧倾斜活动时可引起桡骨茎突处剧痛，这个试验称为握拳试验，又称FINKELSTEIN氏征阳性。

（2）腱鞘囊肿　常发生于手腕背部，圆形，硬韧，囊性感较明显。但有时囊内黏液张力过大，囊肿硬如软骨。与皮肤无粘连。但与深部组织附着，几乎无活动性。囊肿分为单房或多房，内含胶冻样液体。

（3）损伤性腱鞘炎　多发于剧烈劳动后，病变位于前臂背侧腕伸肌、指伸肌的腱鞘，或上述肌腱与拇短伸肌、拇长展肌交叉处。病人屈伸腕关节及手指时，可感到和触到捻发样摩擦的同时伴有疼痛，局部有明显压痛。

（4）腕管综合征　腕关节掌侧厚韧的腕横韧带与腕骨形或腕管。管内有指深、指浅屈肌腱、拇长屈肌腱及正中神经通过。外伤、炎症、肿物等原因可引起腕管容量减少而压迫正中神经，此症的实质是正中神经在腕管部的卡压综合征。多见于中年妇女，夜间可能由于疼痛或麻木而影响睡眠，桡侧三个半手指的掌侧麻木。拇外展肌力减弱，大鱼际肌萎缩。叩挤腕管处正中神经区，引起示、中指放射性疼痛（Tinel氏征阳性）。腕屈试验（Phalen氏征）即腕自然下垂，持续1min后出现示、中指麻木及疼痛，这种疼痛偶向肘、肩部放射。

（5）腕尺管综合征　在腕部尺神经深支及尺动脉深支经豌豆骨和钩部之间进入手掌。

两骨间有韧带及肌腱扩张部覆盖，构成骨纤维性鞘管，即尺神经管。反复摩擦或囊肿，解剖变异等会造成尺神经在该管内受压迫。小指及环指尺侧皮肤感觉减退，小鱼际及骨间肌萎缩，肌力减弱或麻痹。严重时可出现环、小指指间关节屈曲，掌指关节背伸畸形。小指、环指夹纸试验阳性。叩挤尺管处有疼痛向小指侧放射（Tinel 氏征阳性）。

（6）类风湿性腕关节炎 一般为对称性发病同时伴有其他多关节病变。早期，腕关节肿胀、疼痛并有明显晨僵（超过 1 小时）。X 线片示腕骨骨质疏松，骨质破坏。后期，腕骨间关节融合，桡腕关节变窄，近排腕骨向桡骨远端之掌侧移位呈半脱位状，或桡腕关节屈曲位僵直。远端桡尺关节破坏，尺骨头脱位。前臂回旋功能受限或丧失。

（7）桡骨远端伸直型骨折 又称科雷斯骨折，骨折线距桡骨远端 2～3cm 处。老年人较多见，严重者侧面观有“餐叉样”畸形。背面观尺骨茎突突出，手向桡侧及背侧移位，有如步枪前端上了刺刀。

（8）腕舟状骨骨折 较重的腕部挫伤要认真考虑有无腕舟状骨骨折之可能性。多见于青壮年男性，在拇长伸肌腱与拇长展肌腱之间的凹陷处（常称“解剖学鼻烟壶”）有明显肿胀及压痛。凡发现上述体征者，应进一步作 X 线检查。如第一次 X 线片不能明确诊断，但高度怀疑骨折者，两周内再行 X 线检查（参见 X 线诊断的章节），骨折端因骨质吸收而使骨折线更加清晰。

（9）月骨脱位 多由于传达暴力，跌倒时手掌着地，手腕背伸，月骨被桡骨下端及头状骨挤压向掌侧脱出。腕部掌侧隆起，明显肿胀，由于脱位的月骨压迫屈指肌腱，腕关节呈屈曲位。握拳时第 3 掌骨头有明显塌陷，叩击该掌骨头时有明显疼痛。有时合并正中神经压迫症状。正常情况下，月骨前后位 X 线片显示为四方形。脱位后的月骨前后位像呈三角形，侧位像月骨远侧凹形关节面与头部分离而转向掌侧。

（10）腕月骨无菌性坏死 月骨因创伤、脱位或长期从事震荡工种导致破坏、变形，腕部长期慢性疼痛，轻度肿胀，腕关节伸屈受限，以背伸受限明显。早期 X 线片示月骨密度增高或囊性改变，中期月骨变形、碎裂，晚期发生创伤性关节炎。

（11）先天性远端桡尺关节半脱位 常称为 Madelung 畸形，由桡骨下端骨骺的尺侧及掌侧发育障碍引起。多见于女性，典型畸形是桡骨远端关节面向掌侧倾斜，同时偏向尺侧，远侧桡尺关节失去正常解剖关系，尺骨头向背侧及远端突出移位。前臂旋后受限，腕关节背伸及尺偏运动明显受限。

（三）手部检查

手是劳动的重要器官。检查手部要求对手部解剖生理有基本的了解。手部的功能有赖于各部分解剖上的完整，轻度的损伤即可在手部造成功能障碍。

手的皮肤掌面和背面不同。手掌皮肤厚，其下有纤维组织与深筋膜相连，缺乏活动性。而手背皮肤薄而松，活动性大，适于手指屈曲活动。此外，手部淋巴管位于手背软组织内，所以，手部炎症或外伤肿胀时一般在手背明显而手掌却不明显。

手的自然休息姿势是腕轻度背屈（约 15°），拇指靠近食指旁边，其余四指屈位，从第 2～5 指各指的屈度逐渐增大，而诸指尖指向舟状骨。当手部肌腱断裂或畸形时就改变了这种姿势。

手的功能位即是准备握物的位置。腕背屈较多（接近30°）并向尺侧倾斜约10°。拇指在外展对掌屈曲位，其余各指屈曲，如握一个鸭蛋的体位。在此位置上如能快速地握拳和完全伸开手指，表明手的功能正常。

（刘明杰）

六　髋关节检查

由于人类直立行走，髋关节是下肢最易受累的关节，它的损伤和疾病常造成严重的功能障碍。髋关节解剖结构复杂，掌握正确的髋关节检查方法是很有必要的。髋关节周围的软组织丰富，脊柱病变也可牵涉髋部，因此必须充分显露，按视、触、动、量的程序检查。

（一）站立位检查

1　正侧面观察

首先观察髋关节周围软组织是否对称，有无异常隆起或塌陷。让病人双足并拢直立。

（1）由正面观察两侧髂前上棘是否在同一水平上。如果骨盆向右倾斜，同时有代偿性腰椎左弯则提示右髋关节有外展畸形。先天性髋关节脱位时，臀部向侧方突出，会阴部加宽。

（2）从患者侧方观察　臀部是否向后方凸出，先天性髋关节脱位时可见这种表现。髋关节屈曲挛缩或后脱位时，腰椎有代偿性前凸。从背面观察：注意两臀皱襞是否在同一水平线上，有无臀肌萎缩或侧方隆起现象。

2　髋关节承重机能试验

如检查右髋，嘱病人抬起左腿，此时，如能单独用右下肢站立，同时左臀皱襞及髂骨翼均上提，即为特伦德伦伯格氏征阴性；如左侧臀皱襞及髂骨翼均下垂，即为此征阳性。先天性或外伤性髋关节脱位，股骨头颈缺损或骨折，臀中肌、臀小肌麻痹时此征均呈阳性。

（二）仰卧位检查

1　首先应把骨盆摆正

正常髋关节的两髂后上棘或髂骨嵴顶点连线应与双下肢轴线垂直，骨盆向一侧倾斜，引起“外观上的”下肢不等长。若骨盆已摆正，任何一侧下肢轴线不垂直于上述连线，说明该侧髋关节有不可纠正的内翻或外翻畸形。

2　畸形及压痛

股骨颈或粗隆间骨折时，患肢均呈外旋（同时多合并短缩）。但粗隆间骨折时，大粗隆处有肿胀和压痛。髋关节后脱位时，患肢呈屈曲、内收、内旋，短缩位弹性固定位，髋关节前方触诊有空虚感，在臀部可摸到脱位之股骨头。髋关节前脱位时，患肢外展、外旋、屈髋、屈膝位弹性固定体位，在耻骨或闭孔处可触及脱位之股骨头。

3　叩痛

髋部有骨折或炎症，握拳轻叩大粗隆或在下垂伸直位叩击足跟部时，可引起髋关节疼痛。

4　下肢周径及长度的测量

（1）真正的下肢长度应从股骨头中心量起。但由于股骨头中心无固定的表面标志，常选择髂前上棘到内踝尖的距离为下肢长度。为减少固定量尺拉力不同及皮肤移动等误差，应先用笔或龙胆紫标记双侧髂前上棘及内踝下缘，双下肢应处于与两髂前上棘水平连线相垂直的位置，否则会出现下肢在内收位时长度增加、在外展位时长度缩短的假象。如一侧肢体因畸形或其他原因不能按上述要求摆正时，对侧肢体也应处于相同角度，然后测量才能获得真正的长度对比。

如发现双下肢不等长，应进一步确定短缩的部位。如股骨大粗隆以上缩短，则说明病变发生在髋关节内或关节附近（前者如股骨颈骨折、髋脱位，后者如大粗隆骨折），否则表示病变在下肢骨。

（2）先天性骨骼发育障碍，骨骼损伤或陈旧性骨折重叠愈合等引起的下肢短缩，可采用分段测量法：髂前上棘至膝关节内缘为大腿长度，膝关节内缘至内踝为小腿长度，并与健侧对比。

（3）周径测量　见本章第二节。

（4）股骨大粗隆位置的测量　髋关节病变如结核、后脱位、髋内翻及股骨颈骨折等引起的下肢短缩，股骨大粗隆都向上移位，可用下列方法测量。

1）内拉通氏线：仰卧或侧卧位，从髂前上棘与坐骨结节的中心（此点在髋关节屈曲45°时最突出）连一直线。正常大粗隆的顶点不高于此线。但是，大粗隆顶点上移，要超过1cm才有诊断价值，因为坐骨结节较大，定点很难准确。

2）布赖恩特氏线：仰卧位，两腿平伸，患肢有畸形时即取健肢与患肢对称体位。从髂前上棘向床面作一垂线AB，由髂前上棘向股骨大粗隆处作AX线，自大粗隆顶点向AB线作一垂直线CX，即构成三角形，CAX、CX线为三角形之底边。两侧对比，如患侧CX线有短缩即表示大粗隆上移，见于髋关节脱位或股骨颈骨折。

3）舒梅克尔氏线：仰卧位，从两侧大粗隆接连髂前上棘的延长线，正常相交点在中线脐以上，一侧大粗隆上移时，则交点在对侧腹部脐以下。

（5）关节运动的检查　检查时，医生必须用前臂及手放在双侧髂骨嵴上固定骨盆，以鉴别髋关节运动是否伴有骨盆的移动而造成假象。正常的髋关节有六个方向活动。神经损伤或小儿麻痹患者应先作主动运动检查，一般髋关节病变可以直接作被动运动检查。

1）内旋和外旋：髋关节有病变，首先在旋转运动上表现异常，特别是内旋，常在旋转时疼痛伴有活动受限。故检查髋关节的内、外旋活动是很重要的。

①单侧测量法：病人仰卧，下肢伸直，检查者以手掌放在患侧大腿前面向内外滚动。如髋关节挛缩不能伸直时，可将髋与膝均屈至90°，把小腿作为杠杆作内、外旋活动。但要防止骨盆左右移动。如患者能俯卧，伸髋位屈膝90°，作内、外旋检查，骨盆的代偿性移动易被发现，可避免误差。

②双髋同时测量法：病人仰卧，使其双髋及双膝同度屈曲。两膝并列不动，两足充分

分离，观察两髋的内旋度。然后将两足跟并列不动，两膝充分分离，观察两髋的外旋度。另一法为双膝自然伸直，医生站在床尾，用双手分别握其两踝，使其内旋及外旋，但此法不能用于膝关节有病变的病人。

髋关节结核、骨关节炎、化脓性关节炎、类风湿性关节炎及强直性脊柱炎等疾病均能使内外旋受到限制；而先天性髋关节脱位以及陈旧的外伤性后脱位则可发现内旋范围增大而外旋限制。

2）内收及外展：

①单侧测量法：病人仰卧，医生一手或前臂按住髂前上棘以固定骨盆，另一手握住受检侧踝部使下肢伸直，然后外展下肢，记录外展度，再将受检一侧的大腿内收到对侧大腿上，正常可内收到大腿的中 1/3 处。

②双侧同时测量法：病人仰卧，两腿平伸。医生站在床尾，以双手分别握住患者的两足跟，使双腿充分交叉，观察双髋的内收度。再使两腿充分分开，观察两髋外展度。

髋内翻、髋关节后脱位及炎症性疾患均有外展的限制。髂胫束挛缩则髂内收受限。

3）屈曲及伸展：仰卧位时可用三个连线步骤，比较双髋的活动度。

①将左膝屈曲，然后再充分屈左膝，观察右髋伸展度。正常时左膝关节可贴近胸壁，右髋可伸直。

②保持左髋充分屈曲，再使右髋充分屈曲（注意勿使骨盆前倾）。比较双髋屈度之差。

③保持右髋充分屈曲，伸展左髋，观察其伸展度。

（6）特殊检查

1）托马斯氏征：髋关节的屈曲挛缩可由腰椎的前凸代偿。当平卧而将健侧髋膝极度屈曲时，可使腰部放平而紧贴检查床面，患侧的髋关节屈曲畸形即可显示，是为托马斯氏征阳性。记录患侧髋关节屈曲挛缩之角度。

2）杨特氏征：为区别髋关节屈曲畸形是由于髂腰肌挛缩还是由于髂胫束挛缩的有用方法。检查步骤与托马斯氏征基本相同，当托马斯氏征出现阳性体征时，保持健侧髋膝极度屈曲体位，将患肢外展，当患肢外展到一定角度髋关节屈曲畸形消失，患髋可以伸直即为阳性，说明患侧髋关节屈曲畸形是由于髂胫束挛缩引起。

3）艾利斯氏征：仰卧位，两侧髋与膝关节屈曲并列，两脚并齐，平放于床面，观察双膝的高低差（即大腿的长度差），如一侧低于他侧且上移，即为阳性征。说明股骨头短缩或上移，或髋关节有骨折或后脱位。胫骨短缩时，此征也是阳性，此时要用其他方法测量股骨长度以鉴别两者。

4）推拉试验：病人仰卧，患侧屈髋及膝各 90°，健侧伸直，检查者一手掌固定其骨盆，其拇指触按腹股沟处大腿内侧，其他手指置于髋侧后部；另一手握大腿膝上并反复上拉下推，如有髋关节脱位则感到大转子有过多的上下活动移位感，有时可听到脆响。

5）奥托兰尼氏试验：用于新生儿先天性髋关节脱位的早期诊断，通过触诊的脱位感、复位感及脆响等，而判断髋关节有无松弛或半脱位引起的异常活动。检查时患婴仰卧，屈髋及膝各 90°，检查者手掌扶患侧膝及大腿，拇指放在腹股沟处大腿内侧，其他手指放在股骨大粗隆处，先用拇指向外后推并用掌心由膝部沿股骨纵轴加压，同时大腿轻度内收，如有先天性髋关节脱位则股骨头向后脱出而伴有弹响；此时外展大腿并用中指向前顶压大粗隆，股骨头则复位，当股骨头滑过髋臼后缘时又可听到脆响，这就是奥托兰尼氏征阳性。

6）蛙式试验：又称屈膝屈髋外展试验。正常新生儿或2~9个月的婴儿双髋、膝各屈曲90°后，外展双髋可以到70°~90°。若不能达到，应疑有先天性髋脱位。外展在50°~60°为阳性，40°~50°为强阳性。若外展过程中听到弹响声后，髋关节外展与对侧相同时，说明脱位已复位。

（三）侧卧位检查

髋部试验

（1）髋外展试验 嘱病人自动伸直大腿并外展，臀中肌麻痹或松弛时不能外展。

（2）奥伯尔（Ober）氏试验 病人侧卧，受检侧在上。如检查左侧，嘱病人屈右髋用两手将右膝抱在胸前，检查者立于病人背后，右手扶住病人骨盆，左手握其左踝使左膝屈曲成直角并向后方牵引使左髋完全伸直。在此姿势下，嘱病人内收左大腿。正常时，左膝可触到床面。有髂胫束挛缩时则内收限制，左膝不能触到床面或内收时腰椎向左侧凸（即向上凸），这是奥伯尔氏征阳性。

（四）俯卧位检查

1 姿势

髋关节屈曲挛缩者不能完全俯卧。

2 臀肌有无萎缩

让病人双侧臀大肌用力主动收缩或伸两腿在伸直位抬高时比较萎缩情况及收缩紧张度。

3 髋关节超伸检查

医生一手固定骨盆，另一手握住踝部，使之屈膝向后，提起下肢，正常髋关节可向后伸15°左右。当髋关节有挛缩及炎症等病变时，则其伸展受限。

（五）常见髋关节疾病的检查

1 股骨颈骨折

股骨颈骨折多见于老年人。骨折有移位时临床症状明显，其表现为：髋部疼痛，活动受限，患髋内收、屈曲，下肢外旋、短缩畸形。

检查时，大粗隆处有叩痛。下肢伸直位叩击足跟时，髋关节处疼痛。大粗隆顶点超过内拉通氏线1cm以上，布赖恩特氏三角的底边较健侧短缩，舒梅克尔氏线交点在健侧腹面脐下方。

要特别警惕嵌插型骨折，它的临床症状与体征均不明显，有的病人甚至自己步行到医院就诊。如处理不当，嵌插骨折也可以移位，因此必须详细检查并拍摄X线片，以明确诊断。

股骨颈骨折按骨折部位可分为：头下型、经颈型和基底型。但下列分类法更为合理。

（1）Pauwels 氏法　按远端骨折线与两髂嵴连线所形成的角度分类。如果 Pauwels 氏角小于 30°属稳定型骨折，大于 50°为不稳定型骨折。

（2）Linton 氏法　按远端骨折线与股骨干纵轴垂直线之间的夹角分类。小于 30°最稳定，30°~50°次之，大于 50°最不稳定。

（3）Garden 氏法　（Ⅰ）不完全骨折；（Ⅱ）无移位的完全骨折；（Ⅲ）部分移位的完全骨折；（Ⅳ）完全移位的完全骨折。

2　股骨粗隆间骨折

比股骨颈骨折少见，病人年龄比后者还大些。伤后髋部疼痛，拒绝活动患肢，骨折移位多者局部疼痛严重，下肢短缩及外旋畸形更明显，局部可见肿胀和瘀血斑。X 线检查可分为四型。以顺粗隆间粉碎型最为常见、最不稳定，髋内翻发生率最高。

3　先天性髋关节脱位

先天性髋关节后脱位是常见的先天畸形，女多于男，男女比例约 1:6。单侧多见，双侧者较少。新生儿和婴儿的临床表现与较大儿童有所不同。

（1）新生儿或婴儿可见会阴部增宽，内收肌挛缩。肢体短缩，Allis 氏征、蛙式试验、推拉试验、Ortolani 氏试验均为阳性。

（2）较大的患儿开始走路较晚，双侧脱位者鸭步行走，单侧脱位者则摇摆踾行。大粗隆部凸出，臀纹不对称，股三角区空虚，腰前凸增大，肢体不等长。髋内旋屈曲范围亦增大（Plava 征阳性）。

（3）X 线检查是主要的，可见股骨头及髋臼发育不良，股骨头脱位，股骨头骨骺比健侧小而且骨化中心出现晚，在 Perkin 氏方格的外下或外上象限中，Shenton 氏线不连续。髋臼指数增大，von Rosen 线（双膝内旋，双髋外展 45°，正常股骨干轴线经过髋臼外上缘）经过髂前上棘。以上 X 线测量可参考有关章节。

4　髋关节结核

好发于 10 岁以下儿童，临床要点如下：①低热、盗汗、食欲下降，哭诉膝关节内侧疼痛。②髋部疼痛并伴有跛行，晚期不能负重。③早期由于髋关节积液、积脓，肢体常呈外旋外展位。晚期病理性脱位，肢体内收，内旋短缩。④患髋腹股沟部肿胀，腹股沟韧带中点向外下各 2.5cm 处压痛。⑤患肢活动受限，尤其是内旋受限更为明显。⑥由于屈曲挛缩，Thomas 氏征阳性。

X 线检查：早期可见骨质疏松，关节囊阴影增宽，关节间隙增宽。晚期可见关节间隙狭窄，骨质破坏或死骨形成，以及骨增生等修复现象。

5　髋关节化脓性关节炎

由于股骨上端干骺端在婴儿时期仍位于髋关节囊内，股骨上端骨髓炎可穿破股骨头颈进入关节囊，继发关节炎。婴儿与较大儿童临床上有差异。婴儿多见，发病较急，突然发热。髋部软组织增厚，关节运动障碍，有时臀部或大腿部皮肤会出现脓肿。X 线检查发现早期骨质无明显改变，髋关节周围出现软组织肿胀阴影。如果股骨头骨骺被炎症破坏，则股骨头骨骺消失，并可出现病理性脱位。髋关节穿刺可吸出脓液，培养可查明病原菌。

年龄较大儿童或成人起病为急性或亚急性，其主要症状和体征如下：①髋部疼痛伴发热、寒战、白细胞计数增高。②髋及腹股沟部肿胀、饱满、压痛，大粗隆部叩击痛。③髋关节活动受限，被动活动（尤其内旋髋关节）时明显受限并伴剧痛。④Thomas 氏征阳性。⑤关节穿刺可吸出脓液并可查出病原菌。⑥X 线检查，早期出现骨质疏松，关节囊阴影增大，关节间隙增宽。晚期可出现骨皮质破坏，死骨或增生。脓肿破溃，皮肤出现窦道。病变愈合后，关节有纤维性或骨性融合，间隙消失，有时可见骨小梁跨过关节面，附近骨质硬化。

6 髋关节骨性关节炎

（1）腹股沟部和大腿前面、膝关节内侧疼痛，行走加重，休息后减轻。

（2）髋关节活动范围受限，穿鞋袜或剪趾甲困难。

（3）常有屈髋挛缩畸形。

（4）X 线片可见关节间隙变窄，骨质硬化，关节边缘可见增生骨赘，股骨头囊变、塌陷、变形等改变。

7 髋关节类风湿性关节炎

（1）髋关节常有屈曲挛缩畸形，Thomas 氏征阳性，被动活动在各方向上均明显受限，臀部及大腿肌肉萎缩。

（2）X 线检查 早期出现弥漫性骨质疏松，后期关节间隙变窄，股骨头变形，髋臼底变薄，股骨头向骨盆中心部位移位，形成类风湿性关节炎特有的 Otto 氏骨盆。

8 强直性脊柱炎的髋关节病变

（1）临床体征为髋关节主动及被动活动受限，髋关节屈曲位或伸直位挛缩，晚期可出现骨性强直，关节间隙完全消失，骨小梁连接股骨头与髋臼底，正常关节结构被破坏，但与类风湿性髋关节炎不同，不产生股骨头向骨盆中心移位现象。

（2）严重病例整个脊柱发生骨性强直。X 线出现“竹节”样改变，胸壁肋椎关节亦发生强直，胸壁呼吸运动减小或完全丧失，如果患者双髋关节亦发生骨性强直时，行动困难。

（张立民 李子章）

七 膝关节检查

检查时，病人应脱去长裤，以便双侧对比。避免衣服遮盖而遗漏重要体征。

（一）望诊

患者直立，两腿靠拢。正常时，两膝和两踝应能同时并拢。膝内翻又称“O”型腿，两内踝并拢而膝分开。膝外翻又称“X”型腿，两膝并拢而两内踝分开。正常膝关节能轻度超伸，如有过度超伸即称为膝反张。观察步态、下蹲及单腿跳跃有无异常。比较双侧股四头肌，观察有无萎缩，该肌早期萎缩表现为内侧头稍平坦。卧位时观察关节内、外有无肿胀，有肿物时应注意有无静脉怒张。屈曲膝关节时，如髌韧带两侧的正常凹陷即“象眼”消失，表明关节肿胀。

（二）触诊

膝部有肿胀或肿物，要分清是关节内或关节外的。慢性滑膜炎触之有柔韧肥厚感；关节内积液有波动感，如以一手压迫髌上囊，将液体挤入髌股关节腔，另一手反复按压髌骨，在髌上囊处可感到波动；也可感觉下压时，髌骨碰触股骨，下压时即浮起，此为浮髌试验阳性。髌前黏液囊的积液与关节不通，可在髌前方触及，同时浮髌试验阳性。

确定压痛部位对诊断膝关节疾患非常重要。将髌骨推向一侧，检查髌周缘有无压痛，按顺时针方向记录其部位。例如“两点”处或“九点处”。继续按顺序检查压痛点：股骨内、外上髁，胫骨平台、侧副韧带、髌韧带、胫骨结节。关节间隙的压痛点，自膝“象眼”部向后沿半月板之前角、体部、后角部按压。伸膝位象眼处有压痛而屈膝位消失，提示该侧半月板前角损伤。

向上、下、左、右推压髌骨，检查髌股关节软骨面是否光滑，有无摩擦音、疼痛。正常髌骨上下，左右移动达2cm，移动受限时，要记录移动的范围。

膝关节周围肌肉的附着点大都有滑囊，常因损伤而出现积液，形成囊性肿物，硬韧或有波动感，多见于半腱肌、髂胫束、腓肠肌等附着处，前二者分别易与内、外侧半月板囊肿相混。腘窝处囊肿深在，如果与关节相通，屈膝时肿物变小，伸直时肿物明显，需俯卧位检查。半月板囊肿，在膝半屈位时，突出明显，而前述的滑囊积液，则不随屈膝变动。

（三）动诊

正常屈膝范围约为150°，伸膝时可轻度超伸，屈曲时足跟接近臀部，活动时无响声。首先嘱病人主动伸、屈膝关节，注意髌骨移动的轨迹。髌骨半脱位，屈膝少于30°时髌骨略偏外方隆起，屈膝大于30°时复位，并可有弹跳。髌骨复位后，被动用力向外推压髌骨，引起疼痛加重而拒绝推动为“惧痛试验”阳性。习惯或复发性髌脱位，屈膝位髌骨向膝外侧完全脱出。在活动过程中，注意有无响声及疼痛。盘状半月板常有清脆的弹响，同时有小腿的弹跳活动，向患侧侧卧位屈伸时更明显，半月板撕裂的响声程度不同且有疼痛。要记录关节在发生响声时的角度。如有髌骨软骨软化症，检查者手触患者髌骨，在主动及被动伸屈膝关节时感到摩擦音及疼痛，即是髌骨摩擦试验阳性。

（四）特殊检查

1　侧方应力试验

仰卧位，先将膝关节置于0°位，然后再置于屈膝30°位，分别作外翻及内翻应力试验，双侧对比。如内侧疼痛，伴有侧方异常活动，说明内侧不同结构的损伤；外侧疼痛说明外侧半月板或关节面软骨可能有损伤。检查者向相反方向给以内翻应力，以检查外侧副韧带、关节囊及内侧半月板、关节软骨。

2　重力试验

以右侧卧位抬左腿为例，伸屈膝关节于某一角度出现弹响时为阳性，表示左膝内侧半月板损伤。如果该体位不出现弹响，左侧卧位，左膝离床屈伸时出现弹响及疼痛，提示有左外侧半月板或盘状软骨损伤。

3　旋转挤压试验

平卧位，检查右膝外侧半月板时，检查者左手放于膝关节上以稳定大腿并感觉异常响声。左手握足跟，先使小腿在内旋位充分内收、极度屈膝，然后外展、伸直。伸直过程中有响声与疼痛为阳性。检查内侧半月板时，先使小腿在外旋位充分外展、屈膝，然后内收、伸直。于一定角度上清脆响声为外侧半月板损伤。声音大且伴有弹跳者多为盘状半月板。

4 过伸试验

平卧位，一手压股骨远端，一手抬起足跟，膝前缘疼痛说明半月板前角损伤。

5 过屈试验

平卧位，被动极度屈曲膝关节出现疼痛，提示有半月板后角损伤。

6 抽屉试验

仰卧位，屈髌45°，屈膝90°，检查者以一肘部或臀部压住足背以固定之，两手握住小腿上端向前后推拉，正常情况下，前后移动在0.5cm左右（需与健侧对比并参考手、腕部韧带松紧程度）。向前活动度加大，表明前交叉韧带损伤，向后活动度加大，表明后交叉韧带损伤。分别按前抽屉试验或后抽屉试验阳性记录。注意后交叉韧带损伤时，在此屈膝位可见胫骨后沉，被动向前方拉，可恢复到正常体位，但这不是前抽屉试验阳性。本试验应在旋转中立位、外旋15°位和内旋30°位进行，因为内旋位，外侧结构紧张，外旋位内侧结构紧张，而交叉韧带相对放松。

7 莱切曼试验

平卧位，膝屈曲15°左右，一手抓住大腿远端，另一手抓住小腿上端，当肌肉放松时，检查者将胫骨向前、后推拉，注意移动的程度，超过0.5cm为阳性，说明前、后交叉韧带有损伤，此法检出的阳性率较上法高。

8 轴移试验

此处"轴移"不是病理解剖名词，而是形容在行动中关节突然出现前后错动不稳感觉。本试验可使轴移现象再现，其实质是胫骨外髁突然向前半脱位，股骨外髁同时滑向胫骨外髁的后方；而作反向运动时，又在同一伸屈位突然复位。检查方式很多，兹举下列一种。

仰卧位，检查者双手握住小腿上部，保持膝关节在旋转中立位，屈膝20°，嘱患者放松肌肉。前交叉韧带断裂时，股骨即移向后方。此时给以轴向挤压及外翻应力，连续作屈伸动作时，膝关节近伸直位时出现半脱位，屈膝时复位即为轴移试验阳性。

后交叉韧带断裂时，为相反的轴移试验阳性，即屈膝时，胫骨半脱位，伸直时复位。

9 旋转试验

检查者站于患者足侧，双侧屈髋90°、屈膝90°，手握足部，被动内外旋转，双侧对比。此试验还应在45°及0°重复进行。实验表明，内侧副韧带及前交叉韧带或后交叉韧带断裂，均能增加旋转范围，而仅有前交叉韧带或内侧副韧带断裂，都不引起旋转不稳定。

（李玉芝）

八 踝关节及足部检查

在骨伤科门诊，踝与足疾病患者数仅次于腰背部疾病。踝与足承担全部体重，人身任何内在或外在因素的改变都会造成它们形态和结构的改变。例如，足内在肌发育不良或韧带松弛可导致足弓的塌陷。

（一）站立位检查

检查时应将两侧鞋袜脱去以便对比。首先检查鞋底磨损情况及鞋面的外形。正常人鞋底磨损最重的部位一般集中在跖骨头部稍偏内侧和跟部稍偏外侧。如果跟部磨损移向内侧，多表示有平足，如鞋的外侧有异常凸出并有磨损，应想到有内翻足畸形。

1　**站立位检查**

病人站在平板上，首先观察双足大小及外形是否一致，有无皮肤破溃及胼胝，然后观察站立的姿势是否正常，两足并列是否为“八”字形。扁平足或外翻足常呈正“八”字形；内翻足则呈“反八”字形（“八”字是以病人面向检查者为标准）。注意足的负重点是否在足跟部、足外侧和跖骨头下；足弓是否正常、过高或消失。观察内外踝关节的外旋，外踝在位置更偏向后方。观察跟骨有无内外翻畸形。正常跟腱附着于跟骨后面正中。内翻足跟骨内翻，同时跟腱向内移。扁平足或外翻足跟骨外翻，跟腱向外移。

2　**常见足部畸形**

（1）扁平足　正常人站立时，足的纵弓下方可插入一个手指。轻度扁平足则足弓下降，手指不能插入，但足心尚未着地。较重的扁平足则足心着地，纵弓消失，舟状骨明显向内隆起甚至接触地面，足呈外翻外展姿态，跟腱向外偏斜。检查鞋底发现正常人不易磨损的内侧部分有明显磨损。柔软性扁平足在不负重的情况下足弓外观正常，但站立时足弓塌陷。痉挛性扁平足则足弓塌陷，活动受限，不负重情况下即有明显畸形，此时应检查腓肠肌有无痉挛并拍摄足部 X 线片以了解有无跟距、跟舟骨折。

（2）马蹄足　站立时仅以前足着地，跟腱有挛缩。常因胫前肌瘫痪引起。

（3）内翻足　站立或行走时，仅以足外侧负重，跟骨及跟腱向内侧偏移。垂足常与内翻足合并存在，称马蹄内翻足畸形。

（4）外翻足　畸形与内翻足相反，足内侧纵弓下陷，跟骨及跟腱向外侧偏移，足内侧负重。多因胫后肌瘫痪引起。

（5）仰趾足　又称跟足畸形。站立时以足跟负重，有时前足部不能着地。足跟与足前部外形比例改变，足跟代偿性增宽变大。这一畸形多因腓肠肌及比目鱼肌瘫痪引起。

（6）弓形足　足纵弓增高，跖骨头下垂，足底软组织异常短缩。常并发爪形趾，跖趾关节过伸，趾间关节屈曲，站立或走路时，重量集中在跖骨头下方，形成胼胝。常继发于脊髓灰质炎的肌肉麻痹及脊柱裂患者。

（7）拇外翻　大拇趾于跖趾关节处向腓侧偏斜。详见下文“常见病”节。

（8）锤状趾　典型的畸形只累及一趾，经常是第 2 趾。呈跖趾关节过伸，近侧趾骨间关节固定性屈曲，远侧趾骨间关节稍屈曲或过伸，其近侧趾骨间关节背侧皮肤受鞋面压迫形成胼胝。

（二）坐位观察

1 望诊

观察不负重情况下，足弓及畸形有无变化，踝关节是否肿胀。正常跟腱两侧呈凹陷状（肥胖女性不明显），凹陷消失或隆起，则表明踝关节肿胀或积液。

2 触诊

（1）跟痛症多在跟骨前下方偏内侧，相当于跖腱膜附着于跟骨结节部。跟腱下黏液囊炎时跟骨后上方有肿胀及压痛。

（2）拇囊炎的压痛及肿胀在第1跖骨头的胫侧，本病多并发于拇外翻畸形。

（3）扁平足疼痛及压痛多在第2、3跖骨头下方，外踝扭伤多由于过度跖屈内翻引起，一般多伤及距腓前韧带，肿胀及压痛位于踝关节前外侧。而距腓前韧带和跟腓韧带同时损伤时，肿胀与压痛以外踝下部为中心。

（4）内踝部三角韧带撕裂时，踝关节内侧有明显压痛，但因足跟内侧皮肤与跟骨之间有纵行纤维相连，限制该区肿胀，反而出现浅的凹陷。如踝扭伤后出现此征，应考虑三角韧带损伤。

（5）如胫腓下关节部位肿胀并有明显压痛，应考虑胫腓下关节分离，应拍摄X线片了解胫腓下关节间隙是否增宽。

3 循环检查

（1）观察足部皮肤颜色、温度和足背动脉及胫后动脉搏动情况、趾甲压迫后转红时间。

（2）血栓闭塞性脉管炎等血管引起足部缺血时，足下垂位时足呈砖红色或紫绀，抬高时很快变苍白；皮肤脱毛，失去弹性，趾甲粗糙、变厚且不规则；动脉搏动减弱或消失，趾甲转红时间延长。

4 足部运动检查

（1）踝关节活动主要是背屈（胫骨前肌为主）和跖屈（腓肠肌和比目鱼肌为主）。

（2）足的内外翻主要在跟距关节、前足的内外翻及内收外展的跟骰及跖跗关节。内翻的肌肉主要是胫骨后肌，外翻的肌肉主要是腓骨长、短肌及第3腓骨肌。

（3）检查主动和被动活动有限制，有无肌肉瘫痪。

（4）正常跖拇及跖趾关节主动背伸，可达45°左右，如主动背伸受限并有疼痛，即有病变。

（5）类风湿性关节炎、骨性关节炎等常有踝关节肿胀、畸形、疼痛及活动受限。

（赵 冰）

第四节　影像学检查

一　X 线检查

（一）骨与关节的 X 线解剖

1　成人管状骨的 X 线解剖

（1）骨干　骨膜在 X 线片上不显影；骨皮质为密质骨在骨干中段最厚，向两端逐渐变薄，外缘尖整；骨松质：在 X 线片上显示为网格样骨纹理，密度低于骨皮质；骨髓腔常因骨皮质和骨小梁的遮盖而显示不清。

（2）骨端　横径大于骨干，骨皮质一般较菲薄且多光滑锐利，并能见到较清楚的骨小梁。

2　关节的 X 线的解剖

（1）关节间隙　为两个骨端的骨性关节面之间的透亮间隙。

（2）骨性关节面　X 线片上表现为边缘锐利光滑的线样致密影。

（3）关节囊　一般平片上不能显示。

（4）关节内外脂肪层　关节内脂肪在关节囊内外层之间，见于大关节。关节外脂肪位于关节囊和周围肌肉之间。

3　儿童关节的 X 线解剖

（1）骨骺　位于长骨骨端或某些突出部位。继发骨化中心初期为一个或多个小点状骨化影，逐渐增大形成骨松质。

（2）干骺端　是骨骼生长最活跃的部位。干骺端侧为一不规则的致密线，即先期钙化带。

（3）骨骺板和骨骺线　是干骺端和继发骨化中心之间的软骨投影。

（4）关节间隙较成人的宽。

4　脊柱的 X 线解剖

在正位片上，锥体呈长方形。

5　软组织的 X 线解剖

软组织的密度差别不大，缺乏天然的对比，在 X 线片上一般表现为一片中等密度的影像，无法清楚显示其形态和结构。

（二）骨与关节的异常 X 线表现

1　骨折

骨折是指骨的连续性中断，包括骨小梁和（或）骨皮质的断裂。根据作用力的方式和骨本身的情况，骨折可分为创伤性骨折、疲劳骨折和病理骨折。儿童可以发生骺板骨折。根据骨折整复后是否再易发生移位分为稳定骨折和不稳定骨折。

骨折类型：根据骨折部位置的完整性，骨折分为“完全骨折”和“不完全骨折”两类。骨折的完整性中断称为完全骨折；而当仅有部分骨皮质、骨小梁断裂时，称为不完全骨折。

根据其骨折线的走行和形态，可分为“横形骨折”、“斜形骨折”、“螺旋形骨折”等；同一块骨骼骨折断裂三处以上者称为“粉碎性骨折”。颅骨可出现凹陷、“线形”及“星形”骨折；脊椎骨折常分为屈曲压缩性骨折；肌肉强力收缩，牵拉肌腱附着处可形能成撕脱性骨折。

儿童长骨骨干骨折常表现骨皮质皱褶、凹陷或隆起而不见骨折线，似青嫩树枝折断称“青枝骨折”，骨内钙盐沉积减少而柔韧性较大为其原因，也属于不完全性骨折；“骨骺分离”是儿童骨折另一特点。大多数骨骺损伤可根据X线平片上骨骺的移位、骺板增宽及临时钙化带变模糊或消失等间接征象作诊断。

骨折断端的嵌入：骨折断端互相嵌入时，称“嵌入性骨折”。多发生于股骨颈，临床诊断有时困难。X线平片并不显示透亮的骨折线，反而表现为条带状高密度影，为相互嵌入的骨折端重叠所致，骨皮质与骨小梁断裂相错。

骨折的愈合期：骨折1周内形成的“纤维骨痂”，X线平片不能显示；约3周后，形成“骨性骨痂”，表现为断端外侧与骨干平行的梭形高密度影。内骨痂与外骨痂的高密度影重叠而显示不清，同时可见骨折线模糊。

2 关节脱位

构成关节的两个骨端正常相对位置的改变或距离增宽称为关节脱位。关节组成骨完全脱开为全脱位，部分脱开为半脱位，X线表现为相对的关节面尚有部分对在一起。

关节脱位从病因上可分为外伤性、先天性和病理性三种。外伤性脱位有明显的外伤史并常伴有骨折；先天性者常见于儿童，有一定的好发部位，如先天性髋关节脱位；继发于关节和邻近组织的疾病的脱位为病理性脱位，像化脓性、结核性和类风湿性关节炎均可引起关节脱位。

3 骨质疏松

骨质疏松是指单位体积内骨组织含量减少，即骨组织的有机成分和无机成分都减少，但骨内有机成分和钙盐的比例仍正常。骨质疏松的X线表现主要是骨密度减低，在长骨可见骨小梁变细、数量减少、间隙增宽，骨皮质变薄和出现分层现象。X线平片上出现骨质疏松征象比较迟，骨内钙盐丢失达30%~50%时才能显出阳性X线征，且不能准确衡量骨量丢失的程度。

4 骨质软化

骨质软化是指单位体积内骨组织有机成分正常而钙化不足，因而骨内钙盐含量降低，骨质变软。骨质软化的X线表现与骨质疏松有相似之处，如骨密度减低、骨皮质变薄和骨小梁减少变细等，不同的是骨小梁和骨皮质因含大量未钙化的骨样组织而边缘模糊。

5 骨质破坏

骨质破坏是指局部骨质为病理组织取代而造成的骨组织的缺失。X线表现是局部骨质密度减低、骨小梁稀疏和正常骨结构消失。骨松质的早期破坏，可形成斑片状的骨小梁缺损。

6 骨质增生硬化

是指单位体积内骨量的增多。骨质增生硬化的 X 线表现是骨质密度增高，伴有或不伴有骨骼的增大变形；骨小梁增多、增粗、密集，骨皮质增厚，明显者甚至难以区分骨皮质与骨松质，这种 X 线征象可称之为骨质硬化，骨质硬化并不意味着骨的无机成分的比例增高。

7 骨膜增生

凡出现骨膜增生均为病理现象。在 X 线片上，骨膜增生的早期表现为一段长短不定，与骨皮质平行的细线样致密影，它同皮质之间有一个很窄的透亮间隙。骨膜增生多见于炎症、肿瘤、外伤、骨膜下出血等。

8 软骨钙化

可为生理性的和病理性的。在 X 线片上，瘤软骨钙化表现为大小不等的环形或半环形高密度影，钙化可融合成片状而呈现蜂窝状影。

9 骨质坏死

是骨组织局部代谢的停止，坏死的骨质称为死骨。死骨的 X 线表现是骨质局限性密度增高，其原因是死骨骨小梁表面有新骨形成，骨小梁增粗，骨髓腔内也有新骨形成，或坏死的骨质被压缩，这是绝对密度增高。

10 骨内矿物质沉积

钙、磷、铋等进入人体后，大部分沉积于骨内。在生长期主要沉积于生长较快的干骺端，X 线上表现为干骺端多条横形的相互平行且厚薄不一的致密带；于成年则一般不显示。有的 X 线表现为骨小梁粗糙、紊乱而骨密度增高。

11 骨骺变形

多于骨骼的大小改变并存，可累及一骨、多骨或全身骨骼。

12 关节肿胀

其 X 线表现是周围软组织影膨隆，脂肪垫和肌肉间脂肪层变形或模糊消失，整个关节区密度增高；大量关节积液可见关节间隙增宽。

13 关节破坏

关节破坏的 X 线表现是当破坏只累及关节软骨时，仅见关节间隙狭窄，当累及关节面骨质时，则出现相应的骨质破坏和缺损。

14 关节退行性变

基本病理变化为关节软骨变性坏死、关节间隙狭窄，早期为骨性关节面模糊、中断和部分消失，中晚期是关节间隙狭窄，骨性关节面增厚不光滑，关节面下骨性增生致密并可出现囊变。

15 关节强直

骨性关节强直是关节明显破坏后，关节骨端由骨组织连接。X 线表现为关节间隙明显变窄或消失，并由骨小梁通过关节连接两侧骨端。

16 软组织基本病变的X线表现

(1) 软组织肿胀;

(2) 软组织肿块;

(3) 软组织内钙化和骨化;

(4) 软组织内气体;

(5) 肌肉萎缩。

(阎玉山)

(三) 骨关节常用画线和测量

骨关节结构复杂,轻微的病理改变或关节对位不正不易被发现或肯定,常需要较多客观指标辅助确诊。X线检查与测量在骨科应用最广,不仅用于观察病损骨关节的改变,而且在整复骨折、关节脱位的效果评定等方面也是重要的依据。本节介绍骨关节投照位置及常用画线和测量,以掌握正常骨关节的结构特点与异常关节的区别,从而指导临床工作。在参考这些参数时应注意以下几点。一是测量用的X线照片必须是标准位置;二是有些测量数值各家报告并不完全一样,应结合临床评价;三是难以确定时应与健侧比较。

1 肩部

(1) 肩关节常用投照位置 肩关节常规拍摄前后位像。投照时被检侧身体后旋15°以减少肱骨头和肩关节盂的重叠。必要时可加照肩关节轴位显示关节盂,肱骨头,解剖颈,大、小结节,喙突,肩锁关节等。肩胛骨侧位或切线位显示体部和各个突起部分。

(2) 肩关节画线及测量

1) 肩关节间隙:前后(正)位片,于关节上、中、下部分别测量关节盂前缘与肱骨头边缘间的距离,其平均值为关节间隙宽度,正常值4~6mm。(图2-1) 骨关节病间隙减小;关节后脱位和巨人症等关节间隙增宽。

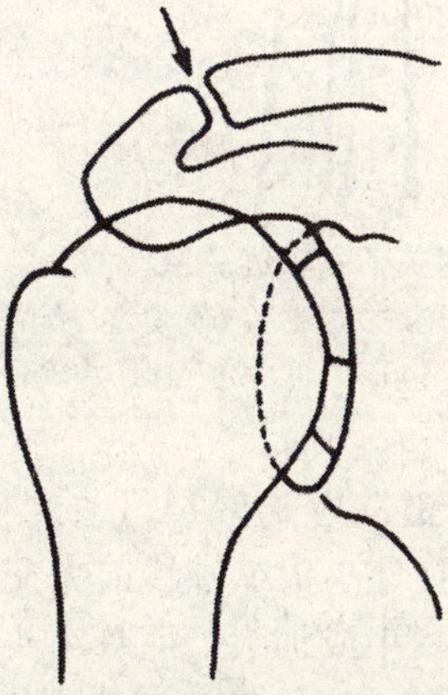

图2-1 肩关节前后位

肩关节腔宽4～6mm,肩锁关节间隙平均3mm (2～5mm)

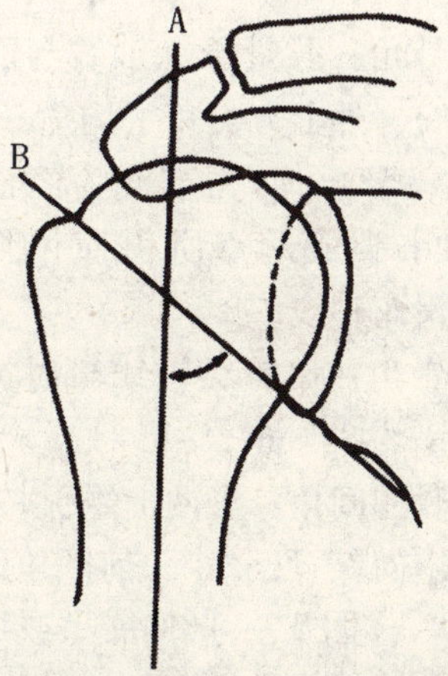

图2-2 肱骨头干角,肱骨外旋肩前后位

A. 肱骨干纵轴线 B. 肱骨头线

两线下方夹角平均61° (50°～70°)

2）肩锁关节间隙平均3mm（2～5mm）。怀疑肩锁关节间隙增宽可加照两侧肩锁关节持重立位像。若持重立位像只有关节间隙增宽而无对位不良则表示为关节为内损伤。

3）前后位像：肩峰肱骨头间距平均9mm（7～11mm）。小于7mm可能有肩袖破裂或退行性肌腱炎所致肱骨头向上半脱位；大于11mm考虑外伤后半脱位、关节腔积液或臂丛病变引起的肩下垂。

4）肱骨头干角前后位像：自大结节顶（即大结节与肱骨头间切迹）向内至肱骨干内侧缘带形骨皮质变为线形的一点作连线，与肱骨干纵轴线的下方夹角为肱骨头干角，平均61°（50°～70°）。测量点影像清楚，容易定位。（图2－2）外科颈骨折时轴线关系改变。

2　肘部

（1）肘关节常用投照位置　肘关节常规投照前后（正）位和侧位。摄片时肘关节必须完全伸直，肱骨无旋转。

尺神经沟位于内上髁下方，如怀疑尺神经在此部位损伤可拍尺神经沟像。投照时取肘关节极度屈曲位，前臂尽力外展，X线中心线对准肱骨下端内缘。尺神经沟骨质增生会磨损尺神经。作尺神经移位手术前应作X线检查明确诊断。

正位像上尺骨鹰嘴与肱骨重叠，显影不清楚，必要时也可拍肘关节屈曲位片。

（2）肘关节画线及测量

1）正位像（图2－3）：

①肘外偏角（提携角）：肱骨干轴线与尺骨干轴线外侧交角平均165°～170°，正常范围154°～178°。骨折后若此角度未能复位会影响肘关节功能。

②肱骨角：肱骨干纵轴线与肘关节线相交，外上方交角平均75°～80°（72°～95°）。肘关节线为经滑车和肱骨小头最远点所引横位切线，也叫滑车轴线。

③尺骨角：尺骨纵轴线与肘关节线夹角平均84°（72°～99°）。

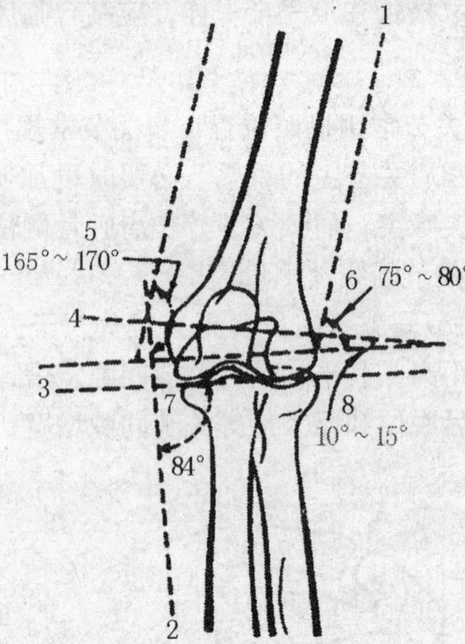

图2-3　肘关节各轴线关系

1. 肱骨干轴线　2. 尺骨下轴线　3. 肘关节面切线　4. 两上髁连线　5. 肘外偏角　6. 肱骨角　7. 尺骨角　8. 肱骨髁间角

④肱骨髁间角：经两上髁引一水平线与肘关节线交角正常为10°～15°。

2）侧位像：肱骨小头前倾角，侧位像上肱骨轴线与肱骨小头纵轴线前方交广交角约135°～155°。（图2－4）伸展型或屈曲型髁上骨折使角度减小或加大。肱骨小头与肱骨干关系，目测法简便易行。正常时肱骨小头向前突，其厚度的1/3在肱骨干前缘线的前方。

3）儿童肱骨小头骨骺和桡骨小头骨骺位置：

①正位片上，自肱骨外上髁最外缘至桡骨干骺端外缘画一连线，肱骨小头骨骺明显位于此线内侧且与尺骨上端阴影部分相重。如果肱骨小头骨骺靠近或越出此线，表示肱骨小头向桡侧移位。

②正位像上桡骨骨干纵轴通过桡骨小头骨骺中心，如偏离表示桡骨小头分离、移位。

③在肘关节侧位像上经桡骨干中心画桡骨纵轴线，肘关节在任何屈度的侧位，此线的延长线均通过肱骨小头中心，称做桡骨小头线。这也适用于成人。

④肘关节侧位像：沿肱骨前缘画一直线，学龄前儿童肱骨小头骨骺位于肱骨纵轴线与肱骨前缘线之间。随年龄增长，骨骺可超越前缘线但不超过肱骨纵轴线，如移至纵轴线之后表示肱骨小头向后移位。

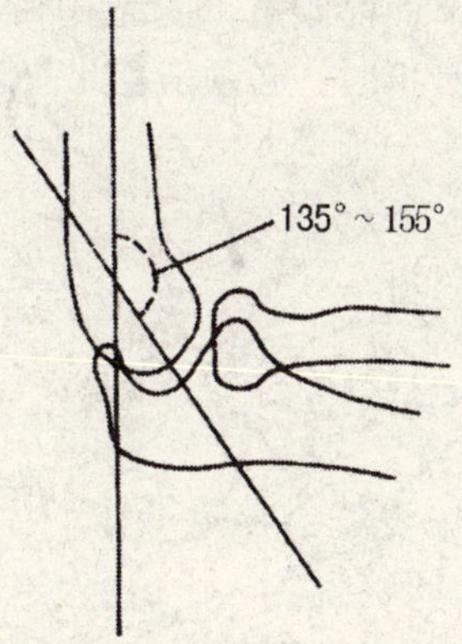

图2-4 肱骨小头前倾角135°～155°

3 前臂

（1）前臂常用投照位置 前臂骨常规拍摄前后正位及侧位像。前臂骨骨折时应拍以肘关节正、侧位为准的前臂骨两位置像，要包括上、下两关节。新鲜骨折拍片时，对前臂位置不需加以纠正。为观察桡骨骨折远折端旋转错位情况可拍肘侧位前臂旋后30°X线像。

（2）前臂骨折旋转错位X线 判断有无旋转错位应注意观察以下几点。

1）尺、桡骨骨折上、下段的弯曲度是否一致。尺、桡两骨都有轻度弯曲，如果断骨两端曲度不一致，例如一段直、一段弯曲表示旋转错位。

2）骨折端粗细是否相等。桡骨中下段桡尺方向的横径大于掌背方向前后径，如果断端粗细不同，必有旋转错位。

3）尺骨、桡骨间距突然改变也是旋转错位的征象。

4）骨皮质厚度、髓腔宽度是否一致。这些所见只能帮助判断有无旋转错位，不能确切说明错位方向和程度。

4 腕部

（1）腕、手常用投照位置 腕部常规拍背掌（正）位像和侧位像。舟骨的长轴向掌侧倾斜25°左右，在正位片上舟骨结节和近段重叠，最容易发生骨折的舟骨腰部有时显示不清。怀疑舟骨骨折而正位像未显示时可加照腕骨尺侧偏斜正位像，即掌面向下，掌骨远端抬高23°，腕关节平放并尽力向尺侧偏斜，这样舟骨就在水平位，有利于显示舟骨腰部骨折。

拍摄腕管位像时腕部取掌下位，手掌放在片盒中心。前臂和片盒垂直，X线倾斜40°通过腕管。照片显示腕管骨结构，豆骨及钩状骨影像清楚。

手的常规X线检查取背掌（正）位及斜位。在检查个别指骨病变或骨折脱位等可用侧位。

（2）腕和手画线及测量

1）桡尺角：背掌正位像，自桡骨茎突顶点至尺骨茎突基底连线为桡尺关节线，其与桡骨干纵横线尺侧交角为桡尺角，平均83°（72°～95°）。（图2－5）

2）桡骨内倾角：桡骨远端关节面向尺侧倾斜。经桡骨关节面的内缘作桡骨纵轴的垂线，即水平线，与桡骨关节面切线的夹角为桡骨内倾角，平均23°（20°～25°）。（图2－6）

3）桡骨前倾角：侧位像，桡腕关节面切线与桡骨纵轴的垂线即水平线的掌侧夹角为桡骨关节面前倾角，正常 10°~15°，平均 13.5°。必要时可参考对侧。整复桡骨远端的科雷斯氏骨折时，必须恢复此前倾角。

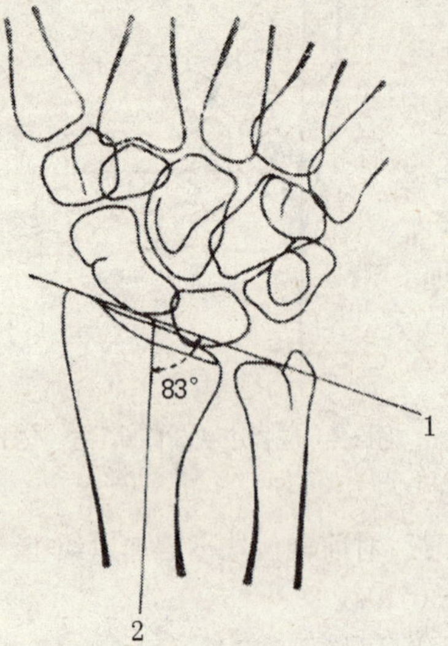

图2-5 桡尺角、腕关节背掌正位像

1.桡尺关节线 2.桡骨纵轴线两线尺侧夹角平均83°

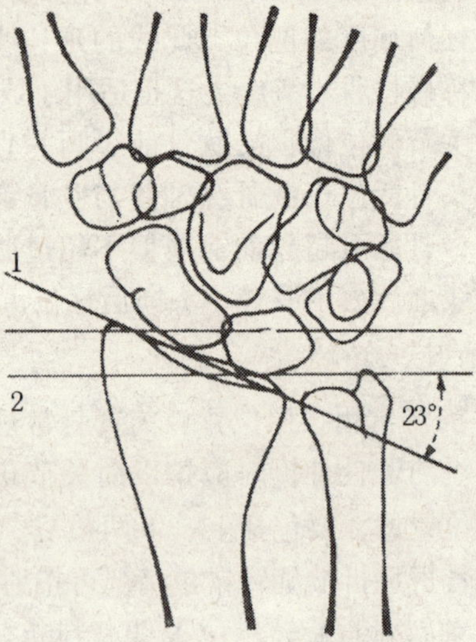

图2-6 桡骨内倾角，腕关节背掌（正）位

1.桡骨关节面切线 2.水平线 两线尺侧夹角平均23°（20°~25°）

4）腕骨角：腕关节正位，作月骨、舟骨近侧缘切线和三角骨、月骨外缘切线，两线夹角为腕骨角，平均值 131.5°。（图 2-7）性腺功能不全时近排骨发育障碍，腕骨角减少，Madelung 在畸形腕骨角也减少，多发性骨骺发育障碍腕骨角加大。

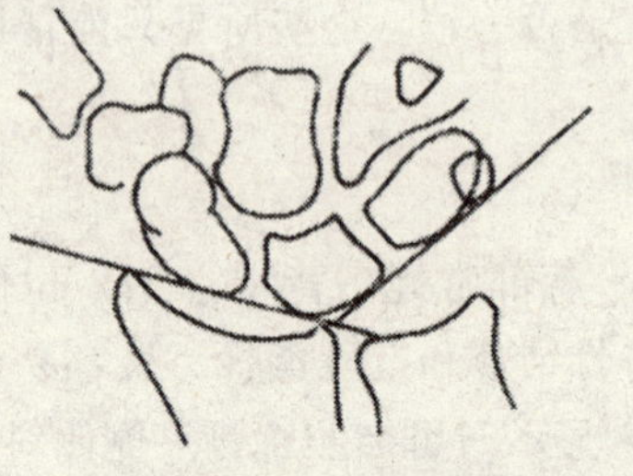

图2-7 腕骨角，平均值131.5°

5）月骨在正位像上呈不规则四边形，月骨脱位时其投影成三角形，头骨位置上移。

6）腕骨高度：腕掌骨背掌正位像，将第 3 掌骨纵轴向近侧延长，使与桡骨下关节面相交，此交点与第 3 掌骨长度之比为 0.54，标准差 0.03。手的大小虽不同，此比值不变。可为分析腕骨创伤移位、复位后及其他病变提供依据。正常腕关节不论手向桡侧或尺侧偏斜，第 3 掌骨纵轴延长线总是落在桡骨腕关节面上，而且第 3 掌骨近端关节面和桡骨关节面间的距离总是相等。

7）掌骨征：经第 4、5 掌骨小头关节面作切线向桡侧延长，此线应超越或接触第 3 掌骨头。如果此线穿过第 3 掌骨头为掌骨征阳性，常常是性腺发育不全 Turner 氏征候群的表现。但是掌指骨的变异多，笔者在做骨发育普查时曾遇到第 4 掌骨较短的人并没有临床异常，需结合其他检查确定意义。

8）掌骨指数：第2~3掌骨长度被各自掌骨中点横径值除的商为掌骨指数，最大值8.8。马方氏综合征患者指、趾细长，掌骨指数大于9.0。

5 髋部

（1）髋骨和髋关节常用投照位置 骨盆骨常规摄取前后位。平片上两侧闭孔影像对称，横径大小相同说明骨盆位置正，无旋转。闭孔纵径增大或减少表示位置不正，是由于腰椎前凸增强或消失而使骨盆倾斜或竖起所致。

骨盆前后前斜位，闭孔特别清楚，也叫闭孔位。髋臼后壁、耻骨支、坐骨支显影清晰，能够观察髋臼前缘、髂坐部、髂骨翼及坐骨棘。

婴幼儿骨盆软骨成分多，骨盆片的位置必须很正才好分析。

髋关节常规拍前后（正）位。为观察股骨颈骨折、股骨头脱位或其他病变，还常用股骨颈侧位、蛙式侧位、髋关节前斜位或后斜位。

投照髋关节正位像时下肢以内旋15°使股骨颈轴线和台面大致平行，充分内旋将小粗隆影像完全转到股骨干后方可以最大限度地显示股骨颈，所测股骨颈干角值才真实。如果股骨颈与大粗隆影像重叠较多，必然出现颈干角增大假象。股骨颈骨折行三翼钉内固定术时要特别注意用内旋位拍片。

髋关节腔狭窄时，常规前后位像上股骨头上缘与髋臼上缘影像常重叠，可拍摄股骨头前缘像（Schmeider氏位），即髋关节屈曲60°或30°，X线垂直于股骨颈。此位置有利于显示早期股骨头坏死。

髋关节体层摄影用于观察骨破坏、股骨头坏死、关节内游离体或股骨颈骨折后假关节形成等。

髋臼复合骨折X线平片有时显示不完全。有条件时应作CT扫描观察。CT可显示骨折范围，断骨移位及关节错位呈梯形变化等；同时可显示骶髂关节改变和软组织损伤。测定股骨颈前旋转改变。

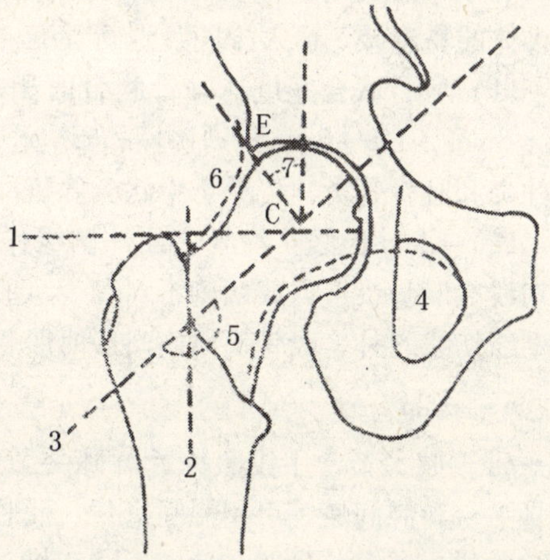

图2-8 成人髋关节X线画线及测量髋关节正位

1.大粗隆间水平线（Skinners线） 2.股骨干纵轴线 3.股骨颈纵轴线 4.新通氏线 5.颈干角

（2）髋关节和骨盆画线及测量

1）新通氏线（Shenton's line）：股骨颈下缘与闭孔上缘及内侧缘的连续线为一光滑弧线。（图2-8）髋关节病变或股骨近端错位时此线不连续，但正常髋关节，股骨内收或外旋位都可影响此线连续性。

2）髂颈线（Calve氏线）：髂前下嵴下方髂骨外缘与股骨颈外缘连续线为一光滑弧线，只在股骨头外缘有小隆起。在髋关节半脱位、股骨颈骨折、股骨头滑脱或髋臼发育不良时连线变形或两侧不对称。

3）斯金内氏线（Skinner氏线）：由股骨大粗隆的最大缘引一水平线与股骨干轴线垂直，正常时此线通过圆韧带窝或在其下方，髋部骨折或股骨头滑脱时此线在中央窝上方。

4）髋关节 CE 角：自股骨头中心（C）至髋臼顶外缘（E）作一连线，再经股骨头中心作一垂线，两线夹角为 CE 角，平均值 30°，最小值 20°。CE 角测量在临床上用得很多，但是测量时需分别从髋臼和股骨头取测量点，髋关节有病时取点不易准确，其正常值范围也大，所以不是很好的方法。

5）髋臼角：髋臼顶外缘和“U”形影像（泪滴影像）下端之间的连线，与两侧“U”形影像下缘间水平线形成的外侧夹角为髋臼角，也即髋臼倾斜角。正常值 33°~38°，32°以下的不多见，39°~43°为正常值上界。若股骨头较小，头臼关系仍然稳定，髋臼角和髋臼深度为常数关系，故可代表髋臼深度。

6）Kohler 氏线征：经闭孔外缘和小骨盆入口骨边缘作切线，髋臼底在此线外侧而不能越过此线。若越过此线则表示髋臼内陷，最常见原因包括特发性髋臼内陷、类风湿性关节炎和畸形性骨炎等。

7）股骨颈干角：股骨干纵轴线和股骨颈纵轴线内下方夹角为股骨颈干角，平均为 125°~130°。小儿颈干角大。

8）髋关节腔宽度：分上、中、下三部位测量，平均宽度分别为 4mm（3~6mm）、4mm（3~7mm），和 8~9mm（4~13mm）。上段及中段关节腔宽度基本相同，内侧关节间隙宽度约为上关节间隙的两倍。内侧间隙增宽表示关节积液或股骨头向外侧移位，关节间隙狭窄表示软骨破坏。

9）股骨颈前倾角：有不同测量方法。在侧位像上股骨颈轴线与股骨干轴线上方交角表示前倾角，角度大小各家报告不同，为 12°~20°。CT 扫描测量前倾角较简便。

10）髂嵴间连线：两侧髂骨嵴影像最高点连线 75% 以上通过第 4 腰椎椎体下 1/3 和腰 4~5 椎间盘水平。髂嵴间线位置偏高者易患腰 4~5 椎间盘病变，位置偏低通过第 5 腰椎椎体的易患腰 5 骶 1 椎间盘退行性变。

11）耻骨联合宽度：耻骨联合面相对中点距离正常值为男性 6mm（4.8~7.2mm），女性 5mm（3.8~6mm）。耻骨联合增宽见于外伤后耻骨联合分离及炎性吸收，如强直性脊柱炎和耻骨骨炎，也见于甲状旁腺机能亢进和锁骨发育不全等。

12）Klein 氏线：沿股骨颈外侧缘作切线，其延长线穿过股骨头外上缘，两侧对称。若切线在股骨头上方或两侧不对称表示股骨头骨骺滑脱。青少年股骨头骨骺外缘应在股骨颈上缘切线之外，股骨头向内滑脱时股骨头骨骺外缘在股骨颈上缘的内侧。

6 膝部

（1）膝关节常用投照位置 膝关节常规投照前后（正）位和侧位。为显示股骨髁、胫骨平台和髁间嵴等可用髁间窝位。髌骨因与股骨重叠，正位片上影像不清楚，可用后前位和轴位。观察髌骨脱位宜选用 45°轴位像，以免过度屈曲时股四头肌腱张紧出现假阴性。

关节软骨、软骨板和韧带 X 线平片上不显影，可作膝关节造影像或 MRI 观察。

膝关节造影通常用碘水造影方法，偶尔用碘水与空气双重对比造影方法，主要用于诊断半月板损伤，也用于滑膜囊病变等。常规拍摄仰卧及俯卧正位及内、外旋 45°位以显示半月板体部及前后角。疑有髌上囊病变，可作滑膜囊造影，可拍摄侧位片。

正常半月板位于关节腔的两侧，呈楔形软组织阴影，尖端指向关节中央，底边在关节边缘与关节囊韧带相连。半月板撕裂时可见以下征象。

1）造影剂充填在裂隙中，表现为一条或数条斜形、纵行或水平线形致密阴影。

2）半月板阴影变短，尖端变钝，或缩小、移位甚至消失，关节间隙全为造影剂充填。

3）半月板盘状畸形时则楔形阴影明显加长，上、下缘平行。

（2）膝关节画线及测量

1）膝关节正位，经股骨内外髁最下缘作关节面切线，为股骨侧髁轴线，与胫骨关节面的切线即胫骨髁间轴线相平行。（图2－9）

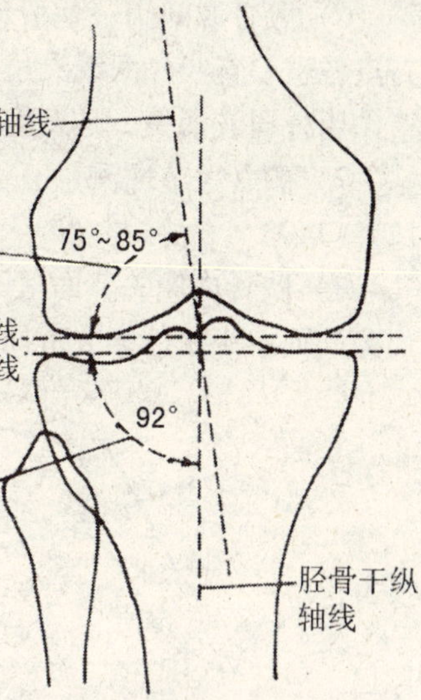

图2-9　膝关节下位

股骨髁轴线与胫骨髁轴线平行。
股骨角75°～85°，胫骨角85°～100°

2）股骨干纵轴线与股骨髁轴线外侧交角为75°~85°，叫做股骨角。大于90°为膝内翻，小平75°为膝外翻。胫骨干纵轴线与胫骨关节面在外侧成85°~100°角，平均92°，为胫骨角。股骨角和胫骨角之和为股胫角，平均值男性，171°~179°，女性170°，故膝关节有大约6°的生理性外翻。新生儿和1岁以内小儿膝明显内翻；2~3岁可能明显外翻，以后又自行矫正；至6~7岁后维持在5°~6°外翻。

3）胫骨平台角侧位像：沿胫骨前缘画一直线与胫骨干纵轴平行，再作胫骨上关节面切线，两线后下夹角为76°，表示胫骨平台向后倾斜。为使用方便可自胫骨上关节面最高点作胫骨前缘直线的垂线，此水平线与胫骨上关节面切线交角为胫骨平台角，正常值14°±3.6°。（图2－10）

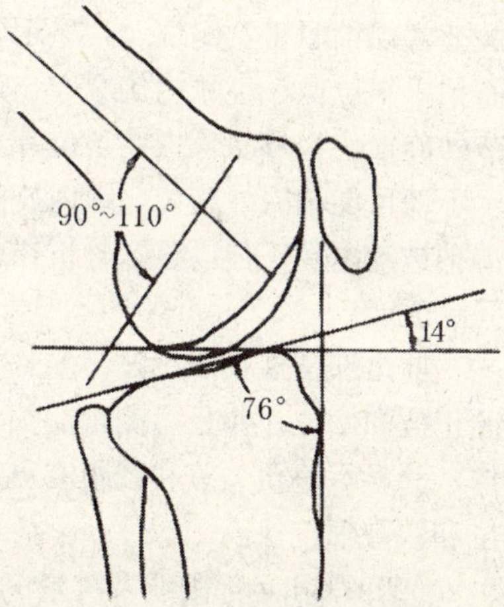

图2-10　膝关节侧位，胫骨平台角14°

4）自胫骨平台后缘最后一点画一直线与胫骨干后缘骨皮质平行并向上延长，股骨髁后缘在此线前或后各不超过5mm。可用以测定膝十字韧带撕裂造成的关节向前或向后移位。

5）髌骨位置，在侧位像上观察：

①髌骨斜径和髌韧带比值（Insall及Salvati氏测量法）。髌韧带没有弹性，其长度不变。髌骨的最大斜径和髌韧带长度大致相似，两个长度上、下不超过20%，超过20%为髌骨高位或低位。髌韧带长度是自髌骨下极肌腱起点后缘至结节上缘的切迹，两标定点在X线侧位片上容易定。

②膝关节屈曲位髌、股关系，即Labelle及Laurin氏测量法，在膝关节屈曲90°侧位像上沿股骨干前缘画一直线，正常时97%此线恰好越过髌骨上缘。髌骨上缘高于此线为髌骨高位，低于此线为髌骨低位。

③于立位膝关节前后位像，髌骨位于股骨髁间沟的中线，髌骨下极在股骨髁轴线上方，最多不超过20mm，超过20mm为髌骨高位。

6）股骨髁间沟（髌股沟）角度：轴位像：自股骨髁间沟最低点向股骨内髁及外髁最高点各引一直线，两线夹角为髌股沟角，平均值138°。（图2－11）角度增大表示外髁扶壁作用减弱或消失，是发生髌骨外侧半脱位或脱位的潜在原因。

7）髌骨关节面测量（图2－12）：沿髌骨内、外侧关节面作切线，两线夹角平均值为120°～140°。

8）髌骨内侧关节面呈凹面，并比外侧关节面稍小或相等时候髌骨最稳定。内侧关节面为凸面或小于外侧关节面的一半，或没有髌骨中央嵴的容易发生外侧半脱位。

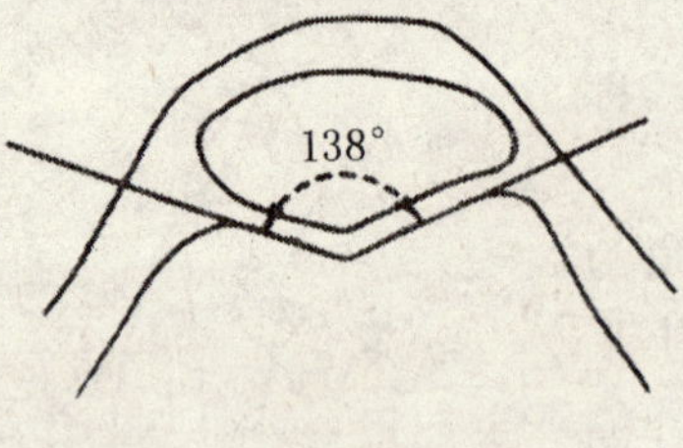

图2-11　股骨髁间沟角平均值138°

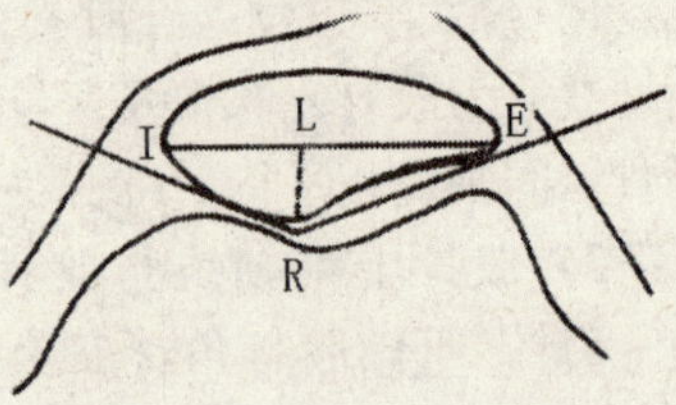

图2-12　髌骨45°轴位像

内、外关节面夹角120°～140°。为髌骨最大横径，R为髌骨关节面最低点，RL垂直EI，EI/RL=3.6～4.2。比值过小是髌骨不稳定因素。

7　**踝部**

（1）踝关节和足常用投照位置　踝关节常规拍照正、侧位。为显示腓距关节需拍摄斜位像，小腿内旋25°～30°。踝关节外旋损伤、外踝骨折在正位片上可能显示不清可加拍踝外旋位。踝内旋损伤有时需拍被动内翻正位以显示骨折错位或关节间隙改变。

前足部常规投照正位、斜位，后足部照正位和侧位。作足弓测量需拍立位水平像。为显示跟距关节和载距突可用跗骨斜位和跟骨轴位像。

（2）踝和足部画线及测量

1）踝关节：

①在X线正位和侧位片上，胫骨纵轴延长线都和距骨中轴线成一直线，并与踝关节面垂直。（图2－13）

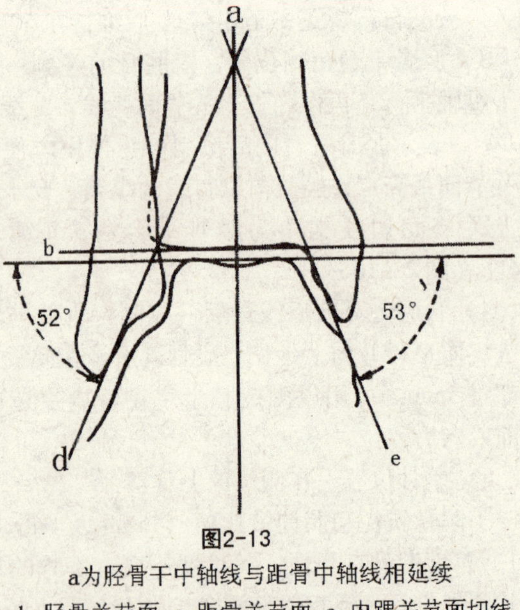

图2-13

a为胫骨干中轴线与距骨中轴线相延续

b 胫骨关节面　c 距骨关节面　e 内踝关节面切线

d 外踝关节面切线　b与e平行胫骨角与腓骨角基本相等。

②胫骨远端关节面切线与距骨体关节面平行。

③内踝关节面切线与距骨体关节面内侧夹角为胫骨角，平均53°（45°～65°）。

④外踝关节切线与距骨关节面外侧夹角为腓骨角，平均52°，与胫骨角基本相等。

⑤踝关节内旋65°，斜位可显示胫腓远端关节间隙，其宽度小于3mm。间隙增宽表示可能有韧带损伤。

2）足骨：

①跟骨结节关节角（Bobler 角）：跟骨结节上缘至跟骨后距关节面的连线与跟骨前、后关节面切线相交的后方夹角，正常 27°~40°。（图 2-14）此角减小、消失或成负角时影响足弓后臂，从而减弱小腿肌力。常见原因有跟骨骨折错位愈合、平足和跟骨发育不良。整复跟骨骨折要恢复此角。

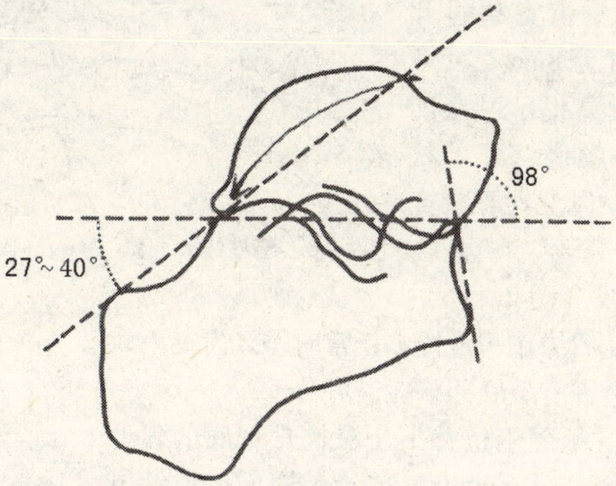

图2-14　跟骨结节关节角27°~40°

②跟骨后缘及下缘两切线交角平均 62°（44°~69°）。跟骨后上缘突隆，则此角度增大。产生原因可能是走路时跟骨结节后上缘与鞋缘摩擦引起骨质增生肥厚。超过 75°会产生疼痛症状，还可引起跟腱滑囊炎，又叫 Haglund 病。多见于青年人，可手术切除。

③距骨跟骨角（kite 角）：足正位像：距骨头颈纵轴线与跟骨纵轴线后方交角约 20°。

④距骨纵轴线与第一骨轴线一致，即成一直线，正、侧位都是如此。在正位像上若两轴线相交且夹角大于 20°即为前足内收畸形。跟骨长轴延长线经第 4 跖骨中轴。两项测量是观察内、外翻足畸形及矫正效果的指标。

⑤在跟骨位像上分别作跟骨内缘和外缘突出点切线，两线在后方交角为跟骨轴位角，正常值 17°。跟骨骨折若断骨向两侧分离则角度加大，若跟结节向外错位则角度减小。整复骨折时需将此角恢复正常。

8　颈部

（1）颈椎常用投照位置　颈椎常规投照前后（正）位、侧位和斜位像。椎间孔和关节突关节在斜位显示最清楚。颈 1~2 正位可用张口位。显示钩椎关节可用正位加角度，X 线管向头侧倾斜 20°，或用斜位像。如怀疑颈椎骨折，检查时不可转动患者头、颈，以免损伤脊髓。

（2）颈椎画线及测量

1）X 线侧位像上各椎体前缘连线、后缘连线和寰椎后结节前缘与以下棘突前缘连线均呈凸向前方的光滑弧线，并相互平行。当颈椎前曲时，三条线的弧度改变但关系保持不变。（图 2-15）如果两椎体间弧线发生局限性屈折，属

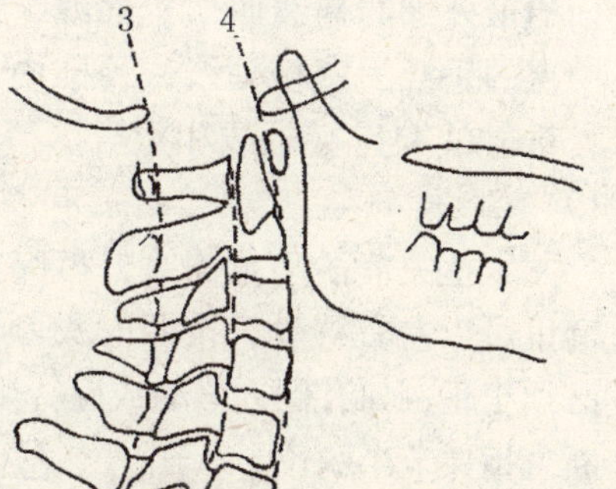

图2-15　颈椎体的排列关系与枕骨大孔关系

病理性改变。沿齿突前缘作切线向上延长与枕骨大孔前缘相遇。

2）腭枕线：

①Mc Gregor 氏线（图 2－16）：颅颈侧位片上，自硬腭后上缘至枕骨最低点作一连线，枢椎齿突超过此线，最大限度成年男性为 8mm，女性为 10mm。齿突位置过高提示颅底凹陷，常见原因有扁平颅底、寰椎枕化、畸形性骨炎以及类风湿性脊柱炎等。

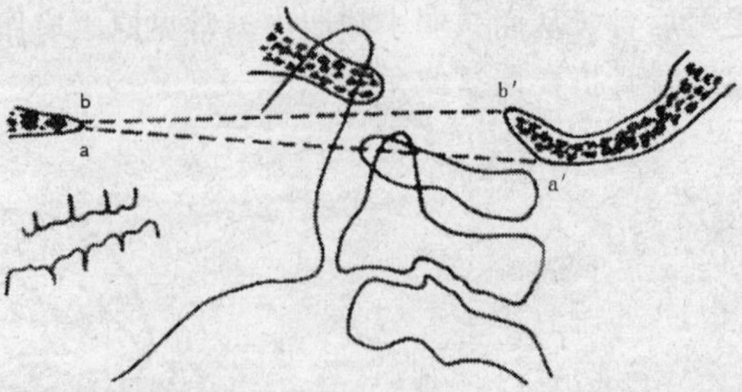

图2-16　腭枕线aa′ Mc Gregor氏线bb′ Chamberlain氏线

②Chamberlain 氏线（图 2－16）：自硬腭后缘至枕骨大孔后缘作一连线，正常时颈2 齿突不超过此线，高于此线考虑有颅底凹陷症。

(3) 枕底齿突线　颅颈侧位片上，沿枕骨基底的弧线经枕骨髁前缘起始部，向下经齿突前缘，构成一连续但弧度有所改变的连续线（图 2－17），可作为枕、寰、枢侧面关系的标记。如果寰齿间距不变，则此线中断。上段前移表示寰枕节前脱位，反之为后脱位。如果寰齿间距加大，同时此线中断移位则为寰枢关节脱位。

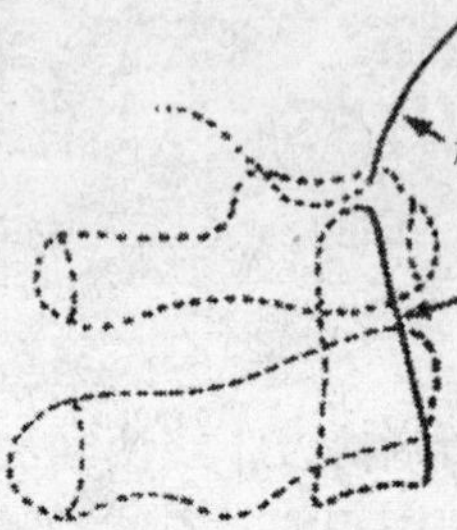

图2-17　枕底齿突线

(4) 寰枢椎关系

①寰枢椎画线及测量：张口正位片：一般齿突与两侧块边缘之间的距离相等，两侧寰枢节关影像对称，关节面平行，关节腔等宽（约 3mm），经第 1 颈椎两侧侧块外缘的垂线应与枢椎节关面的外侧缘相切。（图 2－18）寰椎两侧下关节面的最外缘的连线叫做寰底线，寰底线中点的垂线为寰椎轴线，颈椎中立位时寰椎轴线和齿突轴线相重合。（图 2－19）

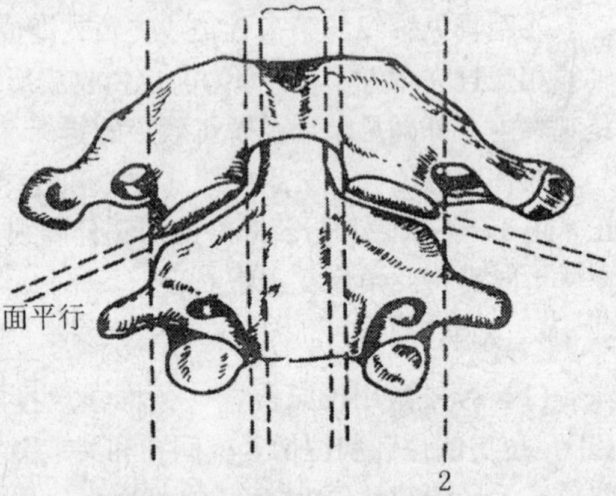

图2-18　环枢椎画线及测量
1，2为经颈：两侧侧块外缘的垂线，与枢椎关节面外侧缘相切。

寰枢关节活动范围大，齿突在关节窝里可以左右移动，投照时头颅的位置必须很正，如有侧方移动或旋转则上述轴线关系改变，因此不能只根据这些 X 线所见诊断寰枢关节半脱位。

正常时一侧侧块可稍外移，但不超过 1.5mm，轻度旋转时不超过 2.5mm，同时对侧侧块相应地向内移。超过此范围即为异常，可能有齿突骨折、寰椎劈裂骨折、翼状韧带不稳或寰枢椎旋转性半脱位等。

②寰齿关节间隙：在侧位像上寰齿关节下部最窄的前后关节间隙宽度，我国成人平均为 1～2mm（0.7～2.5mm）。10 个月至 10 岁儿童平均 2～3mm（1～4mm）。（图 2－20）成

人超过 3mm、儿童超过 4mm 可诊断脱位。此法简易方便。

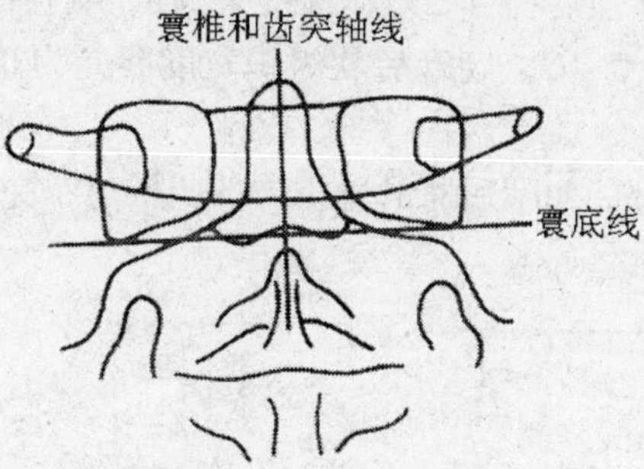

图2-19 寰椎轴线与齿突轴线成一直线

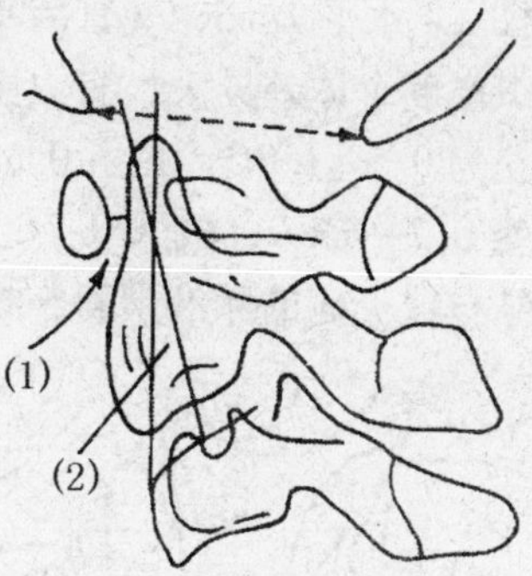

图2-20

(1)寰齿关节间隙，平均1～2mm。

（5）颈椎曲度或颈椎角测量方法

①颈椎曲线深度：自颈 2 齿突后上缘至颈 7 椎体后下角作连线，其与椎体后缘之间最大距离为颈椎曲线深度。通常第 4 颈椎的深度最大平均值 12mm（7～17mm）。（图 2-21）

②颈椎弯曲角度：作颈 7 椎体下缘切线和寰椎前后结节的中点连线，再分别作两线的垂线。两垂线上方交角为颈椎弯曲角度，平均 40°（35°～45°）。（图 2-22）外伤、肌肉痉挛及退行性脊柱炎等弯曲度减小或变直。照片时要注意头的位置，如下颌内收则前弓曲度减小或消失。

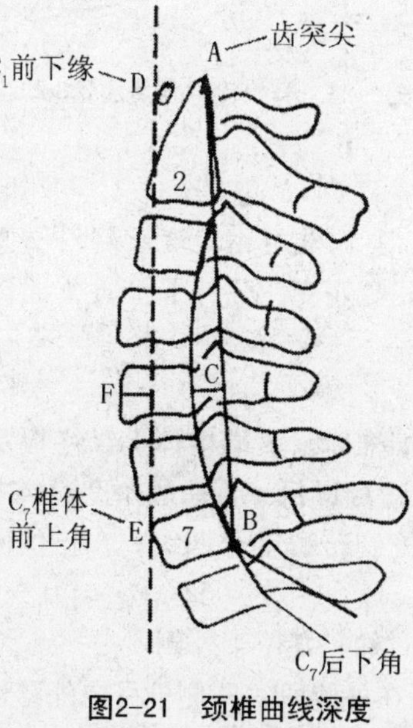

图2-21 颈椎曲线深度

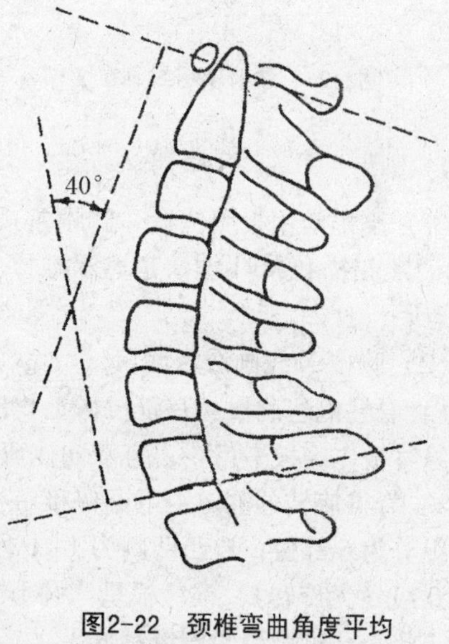

图2-22 颈椎弯曲角度平均 40°（35°～45°）

（6）颈椎重力线 侧位像上，经枢椎齿突尖向下划一垂线（与身体纵轴平行）应经过颈 7 椎体。可协助测定重力作用于颈胸段的部位。

（7）颈椎前软组织阴影介于椎体或咽部及气管空气柱之间，上窄下宽。咽后软组织厚度，5 岁以下小儿不超过 8mm，10 岁左右 4～5mm，成人 3～4mm。气管后或颈前软组织厚度儿童为11~12mm，成人9~15mm，平均12mm。国外文献记载颈1水平平均厚度10mm，颈2~4水平7mm，气管后平均20mm。软组织密度均匀，前缘光滑。（图2-23）

软组织厚度个体差异大，有人主张用颈4椎体前后径（C）作标准来测量。咽后软组织宽度婴儿为0.5~1.0C，儿童0.3~0.4C，成人0.2C；气管后软组织宽度婴儿为0.8~0.9C，儿童0.7~0.8C，成人0.7C。

颈椎结核或炎症的脓液聚积在椎体前方，上部的叫咽后脓肿，下方的叫椎前脓肿。

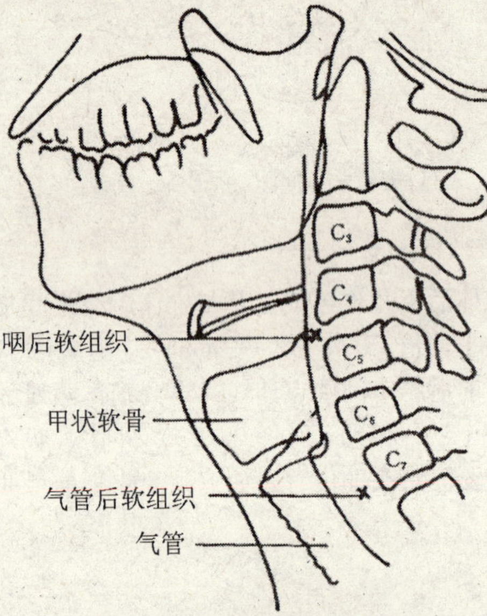

图2-23 颈前软组织测量

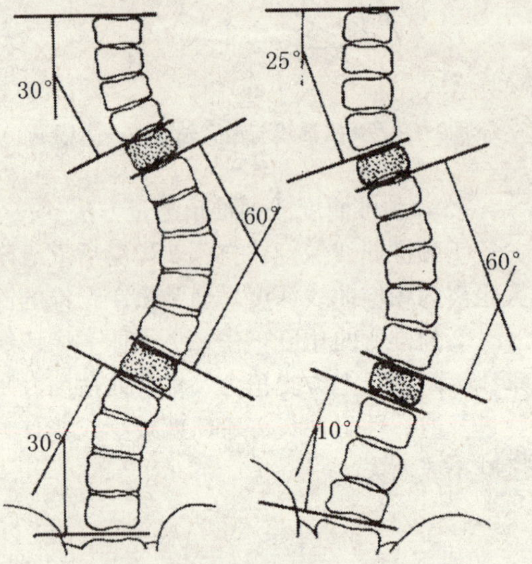

图2-24 脊椎侧弯角度测量Cobb法

9 **胸椎**

（1）胸椎常用投照位置　胸椎常规投照正侧位。上胸椎可用轻度后侧斜位像或断层摄影。CT扫描和MRI能清楚显示椎管、小关节和椎间盘病变，弥补了普通X线影像重叠的缺点。

（2）胸椎X线画线及测量

1）脊柱侧弯测量：在正位像上找出弯曲的上下端椎体。上端椎体上缘终板及下端椎体下缘终板作终板平行线，有双向侧弯，需以同样方法测量每一弯曲的角度。（图2-24）

2）脊椎旋转的测定：以凸侧椎弓根为标准将脊椎旋转程度分四级。在正位像上，将椎体纵分为6等份，自凸凹侧为1~6段。

0级（无旋转）：椎弓根呈卵圆形或圆形，两侧对称，并位于外侧段。

Ⅰ级：凸侧椎弓两侧缘稍变平，轻度内移，但仍在外侧段。凹侧椎弓向外移位，外缘影像渐消失。

Ⅱ级：凸侧椎弓根影像移至第2段，凹侧椎弓根基本消失。

Ⅲ级：凸侧椎弓根影像移至椎体中线或在第3段。

Ⅳ级：凸侧椎弓根越过中线至第4段，位于椎体的凹侧。

以X线所见测定脊椎旋转程度是评价脊柱侧弯的一个很重要的参数。

3）胸椎后弯测量：胸椎侧位像：经胸1椎体上缘及胸12椎体下缘终板分别作终板平行线，再向相对方向作终板平行线的垂线，测量两垂线上方交角为胸椎后弯角度。弯曲度随年龄渐增大；老年女性后弯较明显。30～39岁平均28°（10°～48°），40～49岁平均30°～33°（21°～50°）。有时胸1椎体不易显示，可用能见到的椎体测量，但角度值改变。骨质疏松、青年性驼背、先天畸形、肌肉麻痹等后弯角度增大。胸椎后弯消失可能影响心脏功能。

10 **腰椎**

（1）腰椎常用投照位置及脊髓造影　腰骶椎常规拍前后位及侧位，为显示小关节突和椎弓可拍斜位像。怀疑腰椎或腰骶部不稳定时可作侧位功能位检查，拍前屈和后伸侧位像。投照时病人需保持骨盆不动，以避免旋转。因不易为腰痛病人接受，辐射量也较大，故不常用。拍摄骶骨和骶髂关节前后位像时，将X线管向头侧倾斜10°～20°，以适应骶骨弯曲。因骶髂关节面自前外斜向后内，仰卧位拍片时与X线投射方向相反，不利于显示病变，必要时可采用俯卧正位。

尾骨位置深又有弯曲，拍正位像时将球管向足侧倾斜，拍侧位像要将X线中心对准尾骨。

CT扫描对检查腰椎、骶骨和骶髂关节病变有利。MRI显示椎间盘和椎管内病变效果好。

（2）脊髓造影（椎管造影）　脊髓造影的适应证主要有椎管内肿瘤、蛛网膜粘连椎间盘突出、黄韧带肥厚等。禁忌证为蛛网膜下腔出血、穿刺部位感染、颅内炎症病变。不宜手术治疗者为相对禁忌证。

造影前6小时禁食，必要时给镇静剂，作麻醉剂和碘过敏试验。

造影方法可分为上行性和下行性。下行性自颈1～2穿刺，注入造影剂，一般用于检查胸7以上病变；上行性经下腰椎穿刺，用于检查腰椎和下段胸椎病变。现在通用高密度造影剂，应选用非离子型造影剂如Omnipaque、Isovist等。检查胸段用量较多，约12～14ml，颈段约5～10ml，腰段7～10ml。

上行性椎管造影参考X线平片病变位置定检查部位。做腰椎穿刺，抽得脑脊液后缓缓注入造影剂，用力须均匀，不可断续注射。注射毕拔出穿刺针，在荧光增强透视监视下观察造影剂充盈和流动情况。仰卧或俯卧位，脊柱生理曲度可能影响造影剂流动而形成梗阻等假象，故宜用侧卧位使造影剂分布均匀。必要时可倾斜X线检查床。头低位时要取俯卧位，颈过伸、头后仰以防止造影剂进入颅内。

摄片位置一般取前后位和后前位、侧位，必要时加照左、右斜位像。怀疑椎间盘间突出时可拍俯卧水平投照的侧位片，使椎体和椎间盘后缘与造影剂靠近、显像清楚。

做脊髓造影曾广泛使用碘苯酯（Pantopaque，商品名Myodil）。碘苯酯吸收很慢，造影后应该抽出，但是很难抽净，残留造影剂能引起肉芽组织增生及蛛网膜炎，有穿刺出血时更严重，故不宜再用。用碘苯酯造影应只限于需做手术的病人。并且严防造影剂进入颅内，以免引起不可挽回的脑池闭塞和颅神经炎。穿刺时若椎管内有出血必须停止造影，如已注入造影剂需用激素治疗。

以往也曾用离子型碘水造影剂如Conray和Dimer－X，Conray副作用出现率高达30%，已不再用。现已有非离子型有机碘水造影剂，其副作用少且还可配合CT扫描，是比较满意的检查方法。

腰椎脊髓造影X线所见正常时造影剂在一定体位应聚集成柱状，中央可见比较透亮的脊髓带状影像。在椎间隙水平还可见到神经根鞘突出影像，两侧对称呈“袖口”状。

椎间盘后突侧位像表现为碘柱腹侧面硬膜外充盈缺损，与病变的椎间隙相应，边缘清楚光滑。可为长弧形或半圆形。缺损深度2mm为可疑，大于4mm有肯定意义。在正位像上也可见弧形压迹，在碘柱一侧或双侧可见齿状缺损。“袖口”缺损表示神经根受压。大块突出的椎间盘压迫硬膜囊可引起不完全梗阻，碘柱呈断续改变。

若后纵韧带破裂，髓核进入硬膜外腔膜，可移位到椎间隙上下，而在椎体水平。

脊髓造影诊断腰椎间盘突出，估计有15%假阴性，后外侧型突出更不易显示。

(3) 腰椎、骶骨X线画线及测量

侧位片

1) 腰骶角：沿第1骶椎上缘作切线，与水平线交角为腰骶角，正常值为34°~42.5°。(图2-25) 直立位测量角度比卧位大8°~12°。传统看法认为角度大是产生下腰痛的力学因素和脊柱不稳征象。

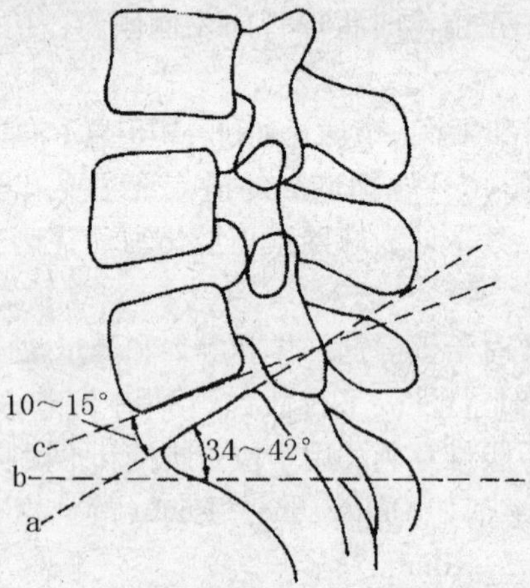

图2-25

(1) a、b线交角为腰骶角，正常值34°～42.5° (2) c线为腰5椎体下缘切线a、b线交角为腰骶椎间盘角，正常值10°～15°

2) Ullmann氏线：经骶骨底上缘作切线，再经骶骨前缘作其垂线。正常时腰5椎体最前缘在此线后方0~8mm，是Ullmann氏线。(图2-26) 如有滑脱腰5前缘在此线前方，需注意如果腰椎前弓消失将出现假阳性。

3) 上节关突水平位置 (Ma Cnab氏线)：经任一椎体下缘终板作终板平行线，其向后延长线在下一脊椎上关节突顶点之上。(图2-27) 如果上关节突超过此线可能有半脱位或椎间孔和侧隐窝减小。此线最初是在卧位X线片上测定，立位时是否如此不能肯定。

4) 腰椎椎管前后径测量：自椎体后缘中点至棘突基底前缘的水平距离为椎管前后径。因棘突前缘在X线片上常不清楚。CT扫描测量骨性椎管的大小，方便、准确。怀疑骨性椎管狭窄时可作CT扫描。

5) 棘突间距离：腰椎棘突间距离最少应在3mm以上。相距过近在过伸时会引起压迫痛或撞击痛，较常见于腰4~6之间。

6) 腰椎曲度：按照Seze的测量方法。自胸12椎体后下角至骶1后上角作连线，与腰椎椎体后缘成弧形的连线形成一弓，弧线的顶点应在腰 3 水平，自顶点至上述连线的垂直距离正常为 1.8～2.2cm，代表腰椎曲度。

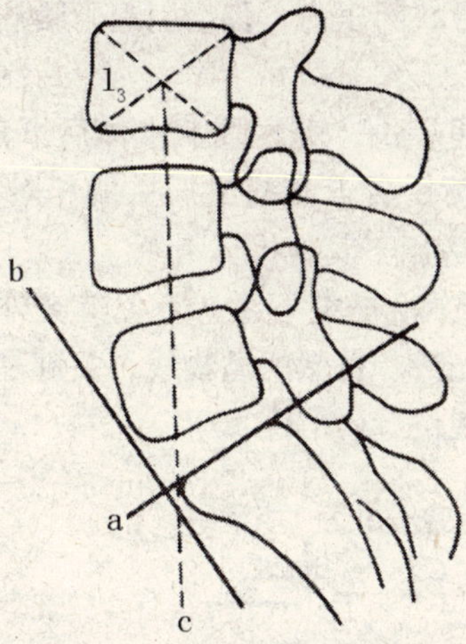

图2-26 （1）Ullmann氏线，a为骶骨底上缘切线，b为经骶骨前缘a线的垂线 （2）腰椎垂力线（Ferguson）氏线 c为腰椎重力线

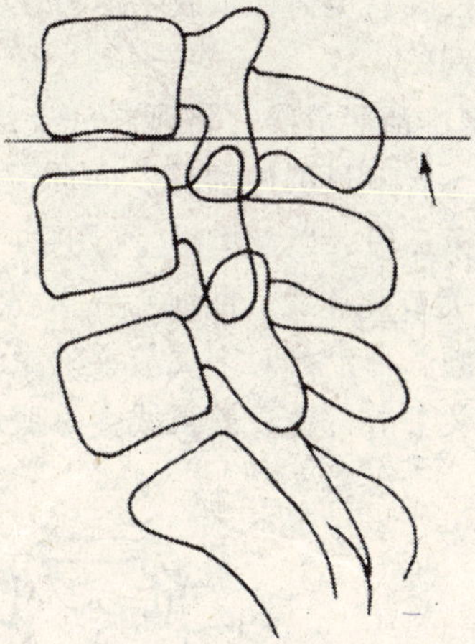

图2-27 Ma Cnab氏线，示上关节突上端与上一椎体的关系

7）腰椎重力线：以腰 3 椎体对角线的交点为椎体中心，自中心作垂线（平行身体纵轴），应通过骶 1 前缘或在其前方距离前缘不超过 10mm。（图 2－26）

8）腰骶前弓角：分别作腰 3 椎体、腰 5 椎体和骶 1 椎体的对角连线，对角线交点分别为各椎体中心。连接腰 3 和腰 5 椎体中心，腰 5 与骶 1 椎体中心，两直线后方交角为腰骶前弓角，平均 146°（124°～163°）。立位或卧位变化不大。（图 2－28）

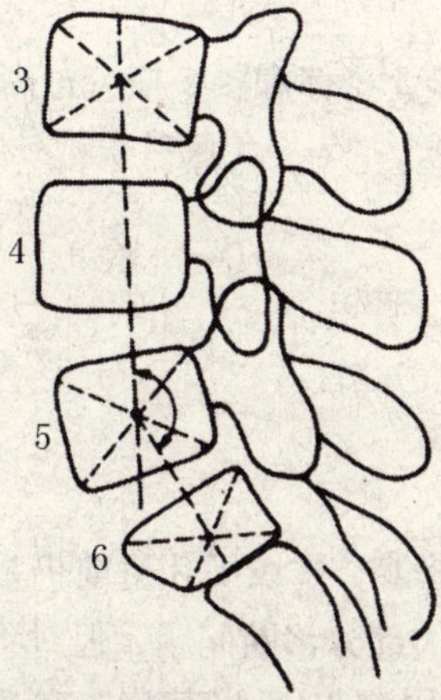

图2-28 腰骶前弓角，平均146°

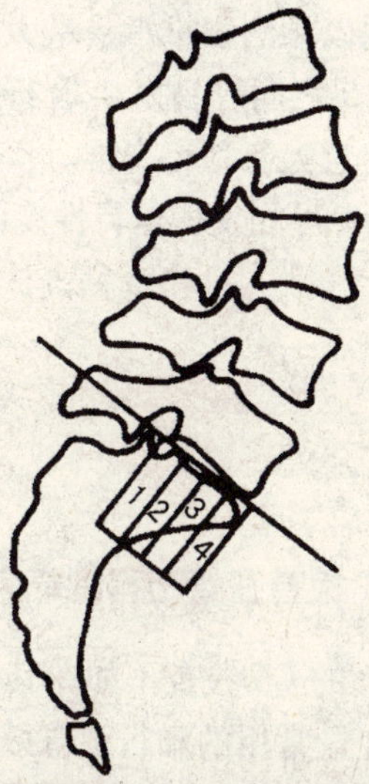

图2-29 腰椎滑椎分级
将骶$_1$上缘分为4等份，正常时腰$_5$椎体后下缘与骶$_1$椎体后上缘对齐

腰椎曲度正常则重力线在正常位置，无需肌肉、韧带用力即能直立。腰椎过度前突则重力后移，小关节所受剪力增加致局部肌肉韧带劳损，小关节发生退行性改变甚至半脱位，继之椎间盘负荷加重发生退行性变，还会增加椎弓峡部压力，都会引起下腰痛和腰椎不稳定。

9）腰椎滑脱分级：将骶骨底上缘前后径为分为四等份，观察腰5椎体后下角位置。正常时腰5后下角影像前移。向前滑脱分级：1级，腰5后下角与最后一段相对；2级，后下角对第2段，以此类推。（图2-29）此分级法也适用于其他椎体滑脱。

10）关节突连线、曲线：在X线正位及斜位像上，沿横突下缘、下关节突外缘，跨过小关节腔，再沿相对上关节突外缘的连线弯曲，呈光滑、自然的抛物线，关键是圆滑匀称地经过关节腔部位。若弧线突然变形提示小关节半脱位。（图2-30）

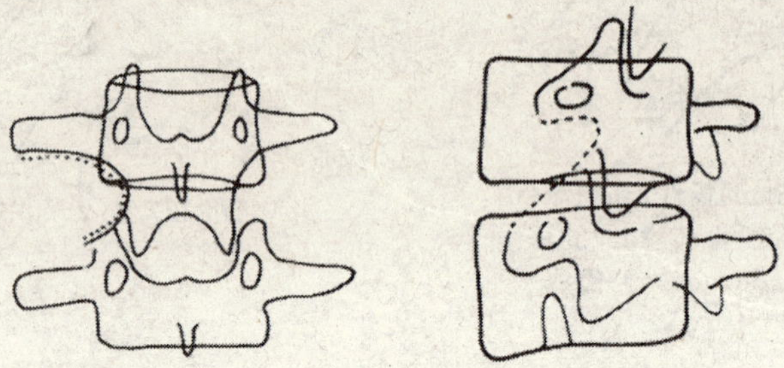

(1)正位　　(2)斜位

图2-30　关节突连续曲线（Hadley氏“S”曲线）

11）髂骨嵴间连线：在X线正位像上观察连接两侧髂骨嵴的横线与第4、5腰椎的关系。有人认为髂嵴连续经腰4椎体下部或其椎间盘为最稳固位置。横线与腰椎的关系结合其他参数可用以预测腰椎承受最大生物力学应力部位和退行性病变最能发生部位。

腰4、腰5之间容易发生退行性变的因素包括髂嵴间线位置过高，经过腰4椎体上部；腰5横突过大有移行脊椎。

腰5、骶1可能发生退行性变的因素有髂嵴横线经腰5椎体和腰5横突过高。

（翟羽东　孙延水）

二　CT检查

（一）CT检查在骨伤科的临床应用

（1）骨伤的CT检查不如在其他系统中应用得那么普遍，X线平片目前仍是骨骼，特别是四肢病变最常用的和行之有效的检查方法，能解决大部分诊断问题，但对不典型病例及复杂的解剖部位，X线在确定病变部位及范围上受到限制，CT以其分辨率高、无重叠和图像后处理的优点，弥补了传统X线的不足。一般来讲，骨和关节解剖部位越复杂或常规X线越难以检查的部位，CT则能提供更多的诊断信息。

（2）CT的主要作用是诊断骨盆、髋骨、骶骨、骶髂关节、胸骨、脊柱、跗跖关节、颞颌关节等部位的病变。CT不仅能准确地判断骨骼情况，同时还可了解软组织损伤情况，关节囊内积液、积血等，而且诊断更细致。外伤病人因病情较重或疼痛剧烈而不宜搬动，特别适合螺旋CT尤其是多层螺旋CT检查，常规X线检查常需拍摄多个部位而过多搬动病人，加重病人痛苦，并可能引起危险。CT检查可确定骨折或脱位的存在和病理类型、关节内异常和相邻的软组织情况，CT显示某些较复杂解剖部位细微骨折的能力优于常规X线平片。

（3）在脊柱，CT基本上替代了常规的X线检查，用来评价复杂骨折和脱位。如突向椎管内的骨块、椎弓或椎板骨折、小关节突骨折、寰椎骨折、齿状突骨折，以及椎体楔状变形与外伤骨折的鉴别、椎间盘病变的诊断、椎管狭窄、椎弓崩裂和后纵韧带骨化等。

（4）在骨盆，CT能清楚地诊断骶骨的压缩骨折、骨盆环的复杂骨折、髋臼的隐匿骨折、髋脱位等。

（5）胸锁关节脱位X线平片很难诊断，而CT轴位像可直接确定锁骨位置异常，前或后移位；肩关节脱位常合并骨和软骨损伤，CT可检出关节内骨块；CT检查也常用于膝、踝、肘、腕部的骨折脱位，如髌骨脱位或半脱位、胫骨平台骨折、远侧胫腓关节或尺桡关节脱位、腕或跗骨骨折脱位等。特别是三维技术的应用，使骨折脱位看起来更直观。

（二）CT优点和局限性

（1）CT检查与常规的影像学检查手段相比，有以下四个方面的优点：

①真正的断面图像：CT检查通过X线准直系统的准直，可得到无层面外组织结构干扰的横断面图像。与常规X线体层摄影比较，CT得到的横断图像层厚、准确，图像清晰，密度分辨率高，无层面以外结构的干扰。另外，CT扫描得到的横断面图像，还可通过计算机软件的处理重组，获得诊断所需的多平面（如冠状面、失状面）的断面图像。

②密度分辨率高：除了磁共振检查外，CT检查与常规影像学检查相比，它的密度分辨率最高。其原因是，第一，CT检查的X射线束透过物体到达检测器经过严格的准直，散射线少；第二，CT机采用了高灵敏度的、高效率的接收器；第三，CT利用计算机软件对灰阶的控制，可根据诊断需要，随意调节适合人眼视觉的观察范围。一般CT检查的密度分辨率要比常规X线检查高约20倍。

③作定量分析：CT检查能够准确地测量各组织的X射线吸收衰减值，通过各种计算，可进行定量分析。

④可利用计算机进行各种图像处理：借助于计算机和某些图像处理软件，可进行病灶的形状和结构分析。采用螺旋扫描方式，可获得高质量的三维图像和多平面的断面图像。

（2）CT检查虽然极大地改善了诊断图像的密度分辨率，但由于各种因素的影响，也有其局限性和不足。

①空间分辨率仍未超过常规的X线检查。目前，中档的CT机其空间分辨率约10LP/cm，而高档的CT机其空间分辨率约14 LP/cm或以上。屏/片X线摄像其分辨率可达5～10 LP/mm，无屏单面药膜摄影，其空间分辨率最高可达30 LP/mm以上。

②CT检查虽然有很广的应用范围，但并非是所有脏器都适合CT检查。如空腔性脏器胃肠道的CT扫描，还不能替代常规X线检查，更不如内镜。由螺旋CT扫描的CT血管造影（CTA），其图像质量仍不能超越常规的血管造影。目前，由于多层螺旋CT的出现

和一些新的成像方法的应用，已使两者的差距逐渐缩小。CT 的检查定位、定性诊断只能相对比较而言，其准确性受各种因素的影响。在定位方面，CT 检查对于体内小于 1cm 的病灶，常常容易漏诊。在定性方面，也常受病变的部位、大小、性质、病程的长短、病人的体型和配合检查等诸多因素的影响。

③CT 检查的图像基本上只反映了解剖学方面的情况，几乎没有脏器功能和生化方面的资料。当体内的某些病理改变的 X 射线吸收特性与周围正常组织接近时，或病理变化不大，不足以对整个器官产生影响，CT 也无能为力。

④硬件结构上的限制，CT 检查只能进行横断面扫描，尽管机架能倾斜一定的角度，但基本上也只是倾斜的横断面，而依靠图像后处理方法产生的其他断面图像，其图像质量则有所降低。

(3) CT 检查前病人的准备以及检查注意事项

①不同的部位及不同的扫描方式对病人有不同的准备要求。应携带门诊病历、X 线片、超声及化验检查结果等，复查带原 CT 片。

②做头、脊柱、胸部扫描可正常进食；腹部扫描，1 周内不作胃肠造影，扫描前 4 小时禁食，扫描时口服碘水造影剂或水。

③检查时需保持身体固定不动。

④躁动病人或婴幼儿不合作者，需要经诊医生给予镇静剂后再作检查。

⑤检查前去掉检查部位的高密度物品或金属异物，如发夹、项链、眼镜、金属钮扣、胸罩、腰带、拉链、松紧带、膏药等。

⑥盆腔脏器检查，患者需憋尿，必要时需保留灌肠。

⑦增强检查，碘过敏试验阴性者，需患者本人或家属签字，同意后进行造影增强扫描。

（三）CT 检查技术

1 常规扫描

CT 的常规扫描又称平扫，是 CT 检查中用得最多的一种方法，它的含义是按照定位片所定义的扫描范围逐层扫描，直至完成一个或数个器官或部位的扫描。一般 CT 检查都须进行常规平扫，然后根据具体情况确定是否进行进一步增强 CT 检查。常规平扫通常是以部位或器官为检查单位区分的，如头颅扫描是以脑室为扫描对象并包括颅底，而上腹部扫描则通常以肝脏的上下界为扫描范围，其包括左侧的脾脏及两者之间的胰腺。在平扫检查中应注意下列一些情况：

(1) 准确地定位　这不仅可减少不必要的扫描，同时也使病人少受不必要的射线剂量。

(2) 必要的记录　比较特殊的或对诊断有参考价值的情况须随时记录在申请单上，为诊断或下次检查提供参考。

(3) 四肢检查　四肢的检查一般双侧同时扫描，以供诊断参考。

(4) 体位、方向应准确标明　因为 CT 检查中左右的标注是根据仰卧、俯卧，还是头先进、足先进由计算机程序自动标注，方位的概念对于诊断来说特别重要。

2 增强扫描

采用人工的方法将对比剂注入体内并进行 CT 扫描检查称为 CT 增强扫描。其作用是增强体内须观察的物体对比度。注射对比剂后血液内碘浓度增高，血管或血供丰富的组织器官或病变组织含碘量升高，而血供少的病变组织含碘量较低，使正常组织与病变组织之间由于碘浓度差形成密度差，有利于病变的显示和区别。如血管在常规平扫中与软组织密度相仿，注入对比剂后就可清楚地分辨器官或组织内的血供情况。另外，利用血供的情况还可区别良、恶性肿瘤和较小的病灶。其他如空腔性脏器引入对比剂后，可进一步清晰地显示被检器官的情况。增强扫描的扫描方式基本上和平扫相同，其差别仅仅是注射和不注射对比剂，但一般临床上所指的增强扫描，只是指对比剂通过周围血管注入人体内的这一种扫描方法，通过口服对比剂使脏器增强在狭义上不属于增强扫描范围。

3 定位扫描

定位扫描是正式扫描前确定扫描范围的一种扫描方法，它和一般扫描的不同之处是，平扫和增强扫描时 CT 的扫描机架是围绕病人作 360°旋转，每扫描一层检查床移动相应的距离；而定位扫描时扫描机架在 12、9、3 点钟位置固定不动，只有检查床进行某个方向的运动。另外，定位扫描一般一个病人只做 1 次。机架内的球管在 12 点钟位置时，其扫描的结果得到的是前后或后前（根据病人是仰卧还是俯卧）位的定位像，球管在 9 或 3 点钟的位置时得到的是侧位的定位像。

4 动态扫描

动态扫描可分为动态单层扫描和动态多层扫描，在 Siemens 系列 CT 扫描机中，动态单层扫描被称为 dynamic screen 和（或）dynamic series，动态多层扫描被称为 dynamic multiscan。动态单层（dynamic screen）是在短时间内完成某一预定扫描范围的扫描方法。这种扫描方法能在少于非螺旋扫描约 1/3 的时间内，完成一个部位或由定位片确定的整个扫描范围，故对一些不能自主控制、躁动的急诊病人，或须在短时间内完成扫描的病例非常有用。动态单层或动态序列（dynamic series）是对某一选定的层面作时间序列的扫描，整个扫描过程中，被扫描的层面不变，而只有时间间隔的变化。动态多层（dynamic multiscan）基本与动态序列相同，差别仅仅是动态多层在所定的时间序列中进行多层的重复扫描，而动态序列只进行某一层的重复扫描，这两种扫描方法在增强扫描中，通过计算软件都能得到对比剂－时间增强曲线，有助于某些疾病的诊断。

5 目标扫描和放大扫描

目标扫描和放大扫描作用大致相同，此处归于一类。通常情况下，目标扫描是对感兴趣的部位或层面作较薄的层厚层距扫描，而对于感兴趣区以外的层面，则采取较大的层厚层距扫描，以减少病人的 X 线剂量，并且在其他部位病变的情况已基本排除的情况下，这对病人以及检查设备的利用是有益的。目标扫描有时可对兴趣区采用缩小扫描野的放大扫描，但不是必定采用的步骤。放大扫描是指缩小扫描野的一种扫描方法，它的着重点是在于放大的欲仔细观察的部位。采用这种方法可使被扫描观察部位的影像放大，从而提高诊断效果。放大扫描是在 X 线通过被检查物体时，使透过较小的物体衰减射线由较多的探测器接受，故又称为几何放大，这种方法须与后处理中的图像放大功能区别。

6　**薄层扫描**

薄层扫描一般指层厚小于5mm的扫描，非螺旋和单螺旋CT机最薄的层厚一般可达1mm，而高档的多层螺旋CT机，最薄的扫描层厚已可达0.5mm。薄层扫描的优点是能减少部分容积效应，真实地反映病灶及组织器官内部的结构，一般用于较小的病灶或较小器官的检查，如肝脏和肾脏的小病灶、肾上腺的检查等，有时薄层扫描是在常规扫描发现或怀疑有小病灶的情况下进行局部的加扫。扫描层厚越薄，图像的空间分辨率越高。有时为了获得较好的图像质量，也采用薄层扫描。

7　**重叠扫描**

重叠扫描是指扫描时设置的层距小于层厚，使相临的扫描层面有部分重叠的扫描方法。如采用扫描层厚为10mm，层距为5mm，相临两个扫描层面就可有5mm厚度的重叠。重叠扫描可减少部分容积效应的影响，提高小病灶的检出率，但这种方法由于扫描层面重叠，病人的辐射剂量增加，一般不作为常规的检查方法，只用于发现病变时局部兴趣区的扫描。

8　**高分辨率扫描**

高分辨率扫描通常须采用较薄的扫描层厚（1~2mm）和采用高分辨率图像重建算法，结果能得到高分辨率的扫描图像。临床上，这种扫描方法常用于肺部某些疾病的诊断，如肺的弥漫性、间质性病变和肺结节等。高分辨率CT扫描由于分辨率高，受部分容积效应影响小，对结节内部结构和边缘形态的显示更清晰，故对临床上鉴别诊断较为困难的肺部结节性病灶的诊断，具有更高的临床应用价值；同时对微小的骨折也具有很高的诊断价值。

（四）CT图像显示技术

CT成像为数字化影像，凡是数字化成像，其图像的显示均可以根据诊断的需要，进行各种图像的处理或测量。随着CT机性能的提高和功能软件的开发，后处理功能越来越多样化。

1　**窗口技术和图像放大技术**

窗宽窗位的调整是数字图像后处理工作中的一项常规内容，又是图像显示技术中最重要的功能。正确地选择和运用窗口技术，可获得清晰的图像，使病变明显地显示出来。窗口技术和图像放大技术直接关系到图像的质量。

2　**图像重建**

常规CT扫描后，根据诊断的需要，为进一步明确病灶和组织结构的形态，大小范围以及它们与相邻组织间的关系，往往需要采取高分辨率放大重建，或者冠状位、矢状位重建。重建方法和重建图像效果因机而异，但无论使用哪种型号的CT机，都应注意以下几点：

（1）高分辨率的放大重建，必须事先在扫描中保留原始数据；

（2）冠、矢状位重建要求保证扫描层面的连续性；

（3）冠、矢状位重建还要求扫描条件参数保持一致性。

在进行重建时，可采用高对比分辨率的算法（尖锐法），也可以采用低对比分辨率算法（柔和法）等多级算法。前者有利于看清骨细节，增加影像边缘的锐利度，但图像噪声随之增加，后者有利于分辨软组织中的病变，图像边缘平滑、柔和、噪声低，但图像对比度降低，其实两者都是以牺牲另一种分辨率为代价。在实际应用中，只要保留有原始数据，就可以根据诊断需要，采用不同的方法进行重建，以取得最佳图像的诊断效果。

3 **图像黑白反转及方向旋转**

在 CT 扫描图像中很少应用此技术，若需反转可以通过 CT 指令进行，亦可从激光打印机中执行。

4 **三维图像重建**

其功能是在薄层连续重叠扫描的基础上可重建出三维立体图像，常简称 3D－CT，较常规二维 CT 有更高的定位价值。三维 CT 图像重建常采用冠状面和矢状面，需要时也采用斜面，欲从不同方向观察病变的位置很有意义。层厚越薄，则 3D－CT 图像越真实。目前主要用于头颅、颌面部、脊柱、骨盆、关节等部位的检查，为骨折和肿瘤提供定位。

5 **多平面重组图像**

当对病人进行一定数量的扫描后，可以应用这些数据重新组成三维空间中其他平面的图像，最常用的是冠状面、矢状面图像，也能组成斜面或任意曲面的图像。这是一种利用计算机将各个不同层面的像素重新排列的技术。应该指出它与图像重建是完全不同的概念。重建是用计算机对原始数据进行运算得到显示数据矩阵。重组是将已有的各层面中的有关的显示数据取出来，重新组合为新的层面的图像。重组的图像质量比不上直接重建的图像质量。重组图像质量受以下因素影响：

（1）扫描层面越多，则三维空间中的值越多，重组时有丰富的数据，可以得到清晰图像，一般要求层面不少于 6 层。

（2）越薄越好。要求在 5mm 以下，层面越薄，则重组后的图像就越真实。

（3）必须是相同的层厚与间隔，同序列的连续扫描。

（4）各个层面图像应处于同一时相，极度减少层内运动伪影和层间的运动伪影。

三 MR 检查

（一）MR 在骨伤科应用

（1）在肌肉关节系统，MR 已成为肌肉、肌腱、韧带、软骨病变影像检查的主要手段之一。

（2）对关节周围病变、股骨头无菌性坏死、松质骨细微结构的破坏、骨小梁骨折以及骨髓腔内病变均具有重要的诊断价值。电影 MR 技术还可进行关节功能检查。

（3）关节的创伤，如膝关节半月板的撕裂、内外侧副韧带撕裂、前后交叉韧带的撕裂、骨折、骨挫伤等；肩关节盂唇撕裂、关节囊撕裂、肩袖损伤、卡压综合征等。

（4）股骨头无菌坏死，MR 是早期股骨头坏死最敏感的检查方法，在临床无任何症状时即可发现做出诊断。

（5）脊柱　MRI 三维成像能清楚显示全脊柱、脊髓病变，是检查脊柱损伤、颈椎病、椎间盘突出、椎管内肿瘤、椎骨肿瘤、感染性病变、脊柱各种先天性畸形的最佳手段。脊柱外伤后，根据信号特点，能判断是否新鲜骨折，是否有脊髓损伤、出血、水肿等。

（二）MR 的特点和局限性

MR 是通过对静磁场中的人体施加某种特定频率的射频（RF）脉冲，使人体组织中的氢质子受到激发而发生磁共振现象，当终止 RF 脉冲后，氢质子在弛豫过程中发射出射频信号而成像的。与包括 CT 在内的其他影像技术相比，MR 具有以下显著的特点：

（1）以射频脉冲作为成像的能量源，而不使用电离辐射，因而对人体安全、无创。

（2）图像对脑和软组织分辨率极佳，能清楚地显示脑灰质、脑白质、肌肉、肌腱、脂肪等软组织以及软骨结构，解剖结构和病变形态显示清楚、逼真。

（3）多方位成像能对被检查部位进行轴、冠、矢状位以及任何倾斜方位的层面成像，且不必变动病人的体位，便于再现人体解剖结构和病变的空间位置和相互关系。

（4）多参数成像，通过分别获取 T1 加权像、T2 加权像、质子密度加权像以及 T2WI、重 T1WI、重 T2WI，在影像上取得组织之间、组织与病变之间在 T1、T2、$T2^*$ 和 PD 上的信号对比，对显示解剖结构和病变敏感。

（5）除了能进行形态学研究外，还能进行功能、组织化学和生物化学方面的研究。

正是由于上述特点，使该项技术在 20 多年的时间内得到了广泛的应用并显示出它的强大优势。由于该技术所具有的潜力，也使它成为目前发展最为迅速的医学影像技术之一。

随着 MR 设备硬件、软件的迅速发展，MR 检查技术日趋完善。在该项检查技术发展初期存在的一些限制，有的已开始被克服，如随着快速扫描序列和开放式磁体的出现，使成像时间长和少数病人产生幽闭感的问题开始得到解决。但目前仍存在一定的限度。主要表现在对带有心脏起搏器或体内带有铁磁性物质的病人不能进行检查；危重病人不能进行检查；对钙化的显示远不如 CT，难以对以病理性钙化为特征的病变作诊断；常规扫描信号采集时间较长，使胸腹检查受到限制；对质子密度低的结构如肺、皮质骨显示不佳；设备昂贵也是限制因素之一。

（三）MR 组织信号的特点

1　正常组织的 MR 信号特点

MR 的信号强度是多种组织特征参数的可变函数，它所反映的病理生理基础较 CT 更为广泛，具有更大的灵活性，MR 信号强度与组织的弛豫时间、氢质子密度、血液或脑脊液流动、化学位移及磁化率有关。其中弛豫时间，即 T1 和 T2 时间，对图像对比起了重要作用，它是区分正常组织、异常组织及组织特性的主要诊断基础。

（1）水　正常人体组织中 MR 信号 80% 来自细胞内，20% 来自细胞外。组织水对 MR 信号的形成贡献最大。纯水的 T1 和 T2 弛豫时间很长，组织的含水量稍有增加，不论是自由水还是结合水都会使 MR 信号发生变化。单独的水分子很小，具有较高的运动频率，这部分水称为自由水；如果水分子依附于较大分子，如依附蛋白质时它的运动频率就会降低，这部分水称为结合水。自由水的运动频率明显高于 Larmor 共振频率，因此 T1 弛豫缓慢，T1 时间长；结合水运动频率介于自由水和大分子之间，接近 Larmor 频率，因此 T1 弛豫明显缩短。认识自由水和结合水的特点，有助于认识病变的内部结构，有利于诊断的定性，例如，囊性星形细胞瘤中的液体富含蛋白质，它的 T1 时间短于脑脊液，在 T1 加权像中，其信号高于脑脊液。又如脑软化时具有囊性结构靠近蛋白质，具有较多的结合水，故 T1 缩短。再如阻塞性脑积水时，脑脊液是自由水，它渗漏进脑白质变为结合水，在 T1 加权像中信号明显高于脑脊液，而在 T2 加权像中又低于脑脊液信号。

（2）脂肪和脊髓　脂肪和脊髓具有较高的质子密度，它具有非常短的 T1 值，其信号强度大。故脂肪和脊髓在 T1 加权像上表现为高信号，脂肪和脊髓组织的界线明显，信号高则成白色。

（3）肌肉　肌肉组织所含的质子明显少于脂肪和脊髓，它具有较长的 T1 值和短的 T2 值，当 T1 弛豫增加和 T2 减少时信号强度较低，其影像成灰色，韧带和肌腱的质子密度低于肌肉，该组织也具有长 T1 和短 T2，其 MR 信号为等信号或较低的信号。

（4）骨骼　骨皮质内含氢质子很少，它的质子信号密度近于零，骨皮质的信号很弱，无论在短 TR 的 T1 加权或长 TR 的 T2 加权均表现为低信号（黑色），纤维软骨其组织内的质子密度明显高于皮质，在 T1、T2 加权像上，信号强度不高，呈中低信号。透明软骨含水 75%~80%，T1 加权像上的 T1 值长，故信号弱，而在 T2 加权像信号强度明显增加。

（5）淋巴　淋巴组织质子密度高，具有较长的 T1 值和较长的 T2 值，质子密度高，信号强度也高，在 T1 加权上，呈中等信号，而在 T2 像上因为 T2 加权值长信号强度明显增加。

（6）气体　根据信号强度公式，当 N（H）趋向零时，其强度也趋向于零，故表现为黑色无信号区，这一点在任何脉冲序列，如何改变 TR、TE 都不会改变。

2　病理组织 MR 信号特点

病理过程随病程及治疗情况不同而表现各异，MR 技术中其信号强度的特点，严格遵循信号强度公式所规定的参数变量关系。不同的病理及病变组织具有不同的质子密度、液体流速、T1 和 T2 弛豫时间，在实际技术中采用不同的脉冲序列，将表现出不同的信号强度，掌握这些变化特征有助于病变的定性诊断。

（1）水肿　脑水肿有 3 种类型，即血管源性水肿、细胞毒素水肿及间质性水肿。①血管源性水肿以结合水增多为主，自由水增加为辅，早期只在 T2 加权像上显示，这种病变和肿瘤鉴别需采用长 TE 序列，使 TE 延长水肿信号增强，而肿瘤信号基本不增加。必要时进行 Gd－DTPA 增强扫描。②细胞毒素水肿由于缺氧使 ATP 减少，钠－钾失常，钠与自由水进入细胞，在 T2 像上其边缘信号较高，需和血管源性水肿鉴别。③间质性水肿由于含较多的结合水，在 T2 像上呈高信号，在质子密度加权像上，它与脑脊液更有明显的对比。

（2）出血　脑出血的 MR 表现取决于出血时间，非外伤性出血 95% 为动脉富含氧血红蛋白，出血时间延长变为去氧血红蛋白、正铁血红蛋白，最后变为含铁血黄素。故 MR 表现为 4 期，即超急性期、急性期、亚急性期和慢性期。①超急性期由于氧合血红蛋白内电子成对，不具顺磁性，故在 T1 加权像上为等信号或稍低信号，T2 加权像上为稍高信号，说明新鲜出血为抗磁性，它不引起 T2 弛豫时间缩短。②急性期的红细胞内为去氧血红蛋白，具有顺磁性，使 T2 弛豫时间缩短，T2 加权像呈低信号。③亚急性期的红细胞内为正铁血红蛋白，有很强的顺磁性，故 T1 加权像呈高信号，T2 加权像呈低信号。④慢性期含铁血黄素和铁蛋白形成并进一步氧化为氧化铁，使 T2 弛豫时间缩短，故血肿中心 T1 加权为等信号，T2 加权为高信号。

（3）铁沉积　胸部铁沉积过多是由高浓度铁蛋白存在，缩短了 T2 时间，而不影响 T1 时间，这是由于细胞内的铁具有高磁化率，在 T2 加权像上呈低信号。

（4）梗塞　因血供中断，组织表现为缺血、水肿、变性、坏死等。①急性期由于水肿使 T1 和 T2 均延长，所以在 T1 加权像上呈低信号，在 T2 像上呈高信号。②亚急性期在 T1 加权像上表现为高信号。

（5）坏死　通常坏死组织的水分增多，组织的 T1 和 T2 都延长，在 T1 加权像上呈低信号，T2 加权像上呈高信号。当坏死变为纤维结缔组织，由于质子密度降低，故 T1 和 T2 加权像上均呈低信号。

（6）钙化　钙化组织的质子密度极少，故 T1 和 T2 均为低信号。特殊情况下，由于钙化颗粒小和与蛋白结合时，使 T1 加权像表现为高信号。

（7）囊变　囊内容物一种为纯水，另一种为含蛋白水，纯水具有长 T1 和长 T2，故在 T1 加权像上为低信号，T2 加权像上为高信号。含蛋白水为结合水，在 T1 加权像上表现为中等信号，在 T2 加权像上为强信号。

（四）MR 检查前的注意事项

1　MR 检查禁忌证

（1）施有心脏起搏器患者。

（2）手术后动脉夹存留者。

（3）铁磁性异物患者，如弹片、眼内金属异物。

（4）换有人工金属心脏瓣膜者。

（5）置入金属关节、假肢患者。

（6）体内置有胰岛素泵及神经刺激器者。

（7）妊娠三月以内者。

2　MR 检查的适应证

（1）骨关节　对骨关节骨折、脱位、半月板损伤、关节内韧带损伤；脊椎椎间盘突出、骨髓炎、软组织内肿瘤及血管畸形有良好效果。

（2）颅颈移行区病变，不产生伪影，诊断独具优势。

（3）颈部病变可清晰显示咽、喉、甲状腺、淋巴结、血管及肌肉，对诊断具有重要价值。

（4）胸部，由于纵隔内血管的流空效应及脂肪的高信号，使纵隔影像产生良好的对比，对肺门淋巴结及占位病变具有特别诊断价值。

（5）心脏大血管　施加门控技术可以对心肌、心包病变及先天性病变做出准确诊断，对心脏功能进行定量分析。

（6）肝脏病变　不使用造影剂即可以通过 T1 加权像、T2 加权像鉴别肝囊肿、海绵状血管瘤、肝癌。脂肪肝的诊断效果差。

（7）肾及输尿管　由于肾周围的脂肪使 MR 图像形成良好的对比，肾实质与尿液形成良好的对比，对输尿管狭窄梗阻具有重要诊断价值。

(8) 胰腺　由于肠蠕动会使空间分辨率下降，应与 CT 扫描形成互补。

(9) 盆腔病变　对盆腔内血管与淋巴、肿瘤、炎症、转移癌等病变为影像学检查最佳方法。

(10) 中枢神经系统效果最佳，除颅内出血及骨折外，其他病变如肿瘤、炎症、血管性病变、感染等均优于 CT。

3　MR 检查前准备

(1) 接诊时核对资料、病史。

(2) 无禁忌证发现者，方可检查。

(3) 对腹部盆腔部位检查患者，介绍肠道清洁方法，对金属避孕环置有患者，嘱取环后再来做盆腔 MR 检查。

(4) 对预约检查登记病人，要核对资料，登记建档，并询问是否做过 CT 及 MR，有老号者需认真查找老片，以利诊断。

(5) 进入 MR 室前应除去患者携带一切金属物品、磁性物品及电子元件，以免引起伪影或其他危险。

(6) 消除患者的恐惧心理，争取患者合作，有精神症状、婴幼儿、烦躁不安及幽闭恐惧症的患者，检查前需临床医生给予镇静剂。

(7) 对婴幼儿及躁动病人，应酌情施行麻醉。

(8) 危重病人检查时，应由有经验临床医师陪同，并备齐抢救器械和药品。

(王树全)

四　B 超检查

(一) 骨伤科超声诊断方法

超声显像诊断法，是以光点的多少区分为暗区、液性暗区、衰减暗区、稀疏光点、致密光点及密集光点。骨科常用二维超声成像和多普勒血流成像方法。二维超声成像通过获得检查对象的不同二维切面图，直接显示病变的声学特征变化。彩色多普勒血流图需叠加在二维图像上才具有结构和方位信息。

根据声阻相差大小与组织结构内部的均匀程度等，可将人体组织器官声学类型分为无反射、少反射、多反射和全反射四种。

B 超是一种无创的检查方法，可测定血流、检查血管，可在 B 超引导下行肿瘤活检或介入治疗。但不能用超声显影、不能经空气传递，因其清晰度和分辨率不高。

(二) B 超在骨伤科中的应用

(1) 骨折　正常骨骼显示一条致密骨回声带，表面光滑，可达数毫米厚，骨折时，纵切面骨回声带分离或重叠，多在骨折后方有声影。但对骨折的确切形态不如 X 线片。正常骨回声带前方紧贴一狭窄的线状态低回声膜反射带区，骨折后骨膜连续性中断或局部低回声区范围显著增大变宽，以后随骨痂的形成可以见到回声增强。

（2）骨肿瘤　超声显示边界较清楚，形态呈半圆、椭圆，也可不规则或分叶状。骨肿瘤的类型、大小等不同将瘤体实质内可见回声均匀程度不一、强度不等。恶性骨肿瘤基底或骨质破坏，骨回声带不平整或缺损。周围软组织受压、浸润或粘连而使结构不清。

（3）脊椎退行性变　超声不能透过椎体，但却可透过椎间盘，超声可以探查到椎管内的病变，硬膜囊的宽度、椎管的内径等。椎间盘突出则表现为椎管内增强的光点、光团或光带，后方多无声影。

（4）关节疾病　超声可以诊断关节积液。表现为在髌上间隙、股骨远端前方和股四头肌后方见到液性暗区。关节积液结合临床可以诊断相应的关节炎性疾病，B超定位穿刺出脓液即可确诊。滑膜增厚时，则有不规则实体回声突入暗区内。B超可以诊断X线显示不清的小于6个月的婴幼儿先天性髋关节脱位，B超可显示此时期髌关节的解剖结构。超声可以诊断膝关节半月板损伤，根据声像图上半月板区内出现异常回声，如等信号状回声结构、线状强回声结构、液性暗区或水平位低回声等即可诊断。合并半月板囊肿时还可见到囊肿图像。此外对于腘窝囊肿、侧副韧带损伤、肩袖撕裂等超声均能给予诊断。

（5）血管疾病　利用多普勒等超声可以诊断颈动脉、椎动脉以及四肢血管的病变。可诊断动脉损伤、动脉硬化性闭塞症、动脉瘤、深静脉血栓、动静脉瘘等疾病。

（6）感染　急性血源性骨髓炎可见骨膜下脓肿液性暗区，骨膜被掀起、抬高并增厚，周围软组织水肿，回声降低等。慢性骨髓炎显示骨皮质表面粗糙不平、骨膜增生、骨皮质连续性中断并出现缺损、软组织脓肿、有窦道或死骨等。

（梁志强）

五　关节镜检查

关节镜目前已成为骨伤科关节疾患的重要检查及治疗手段。涉及的关节除膝关节外，目前已应用到肩、肘、腕、手、髋、踝、足及脊柱等各个领域。关节镜检查是在不切开关节，保持关节原解剖、功能的情况下，进行动态的观察及针对性极强的检查方法。本节主要讲述膝、肩关节镜的诊断。

（一）膝关节镜检查

关节镜可动态地观察关节生理、病理状态，明确诊断，还可在关节镜下进行各种手术。关节镜有直视镜头及多种角度的斜面镜。以10°、25°、30°和70°镜最常用。照明系统为冷光源。麻醉全麻和硬膜外麻醉均可，局部麻醉下亦可手术，但限制了止血带的应用。麻醉状态下应再次检查病人，以免遗漏平时未知的阳性体征。止血带的使用可根据医生习惯而定。手术成功的前提条件就是要有精确的入口定位，如入口不当可引起关节面的磨损、手术器械的断裂及观察视野的受限和手术困难。

1　诊断性关节镜入路

（1）前外侧入路（AL）　外侧关节线上1cm，外侧半月板前角的上方，髌腱外侧0.5cm处。此入路关节镜视野广泛。

（2）前内侧入路（AM） 内侧关节线上1cm，髌腱内侧0.5cm处。该口常用来放入器械、探针等，也经常用来观察外侧半月板前角。

（3）髌上外侧入路（SL） 髋骨上外缘2.5cm，用来观察股骨滑车、脂肪垫和髌股关节面。

（4）后内侧入路 后内关节线上1cm，股骨髁之后内缘与胫骨后内缘之间。可检查内侧半月板后角及后交叉韧带。

（5）此外，还有后外侧入路、中央入路等。

2 关节镜的检查顺序

完整的系统观察应先从髌上囊开始，在伸膝与半屈曲位检查，按如下顺序：髌上囊、髌股关节、内侧滑膜皱襞间隙、内侧间隙、髁间窝、外侧间隙、外侧隐窝、前交叉韧带、后内外侧间隙、内侧半月板后角等。

3 检查的指征

（1）关节炎的诊断 对于经常肿痛、不能确诊的膝关节病变，或虽已诊断，但希望了解病变的程度，主要观察髌上囊滑膜绒毛状态。不同的疾病可以有不同的滑膜改变。如类风湿性关节炎的绒毛长、指状突起，骨性关节炎的绒毛数量多，弥漫、毛短等。应术中取标本送病理检查。

（2）膝关节内紊乱的诊断 检查关节内有无游离体、病理的滑膜皱襞，半月板有无损伤，软骨和骨的退行性改变。半月板检查应注意形状、色泽及光滑度，有边缘游离及破裂等。

4 关节镜手术

关节镜除检查作用外，还可手术治疗。适用于半月板部分或全部切除、半月板缝合术、膝关节游离体摘除术、髌内侧滑膜切除、关节内异物取出术、交叉韧带重建术、关节内肿瘤切除术、骨软骨移植术等。

（二）肩关节镜检查

肩关节镜诊断与手术技术快速发展。

1 肩关节镜诊断的指征

（1）肩关节病 可清楚地看到滑膜、关节面、软骨的变化及关节侵蚀的情况。

（2）脱位或半脱位 明确脱位的方向、关节内的病理状况。可以检查盂唇有无分离等。

（3）游离体 可见于类风湿性关节炎、骨关节炎等疾病。

（4）肱二头肌腱破裂 在慢性撞击综合征患者中，肌腱破裂可镜下诊断。

（5）肩袖损伤等肩关节不稳定 镜下可以看到肩袖外形不规则，有破裂的肌腱瓣、局部纤维化或有出血等。

2 肩关节镜入路

（1）后方入路 以肩峰后外侧顶点作为标志，向下、向内各1cm作为入点，对准喙突穿刺。

（2）前方入路 位于喙突及肩峰前外缘之间，在后方关节镜的监视下，从前方刺入关节内的针恰位于肱二头肌长头、肱骨头和关节盂形成的三角地带内。

(3) 上方入路　位于锁骨上窝，即锁骨后缘和肩峰内缘之外侧。

3　**肩关节镜的检查顺序**

检查的顺序依次为：肱二头肌长头腱、肱骨头关节面、前盂唇、前关节囊上的盂肱韧带、肩胛下肌后面及隐窝、肩袖的底面、关节盂表面和上隐窝、后盂唇、小圆肌的下面和后关节囊。

（赵志新）

六　关节穿刺及检验

关节穿刺不仅可作为疾病的诊断方法，还可对疾病进行治疗。

关节液的诊断

1　**关节液结晶**

(1) 尿酸盐结晶　见于尿酸盐引起的痛风。

(2) 焦磷酸钙结晶　见于软骨石灰沉着病。

(3) 滑石粉结晶　见于滑石粉引起的慢性关节炎。

(4) 类固醇结晶　见于类固醇制剂引起的急性滑膜炎。

(5) 胆固醇结晶　见于结核性、类风湿性关节炎。

2　**关节液葡萄糖测定**

关节液葡萄糖最好与空腹血糖同时测定，非炎症关节炎时两者糖差约0.56mmol/L，炎症性关节炎时两者糖差为>1.0mmol/L，或关节液糖明显减少为<2.24mol/L。

3　**关节液透明**

正常关节液清晰透明，炎症性关节病变时呈不同程度的混浊，甚至呈脓样；非炎症性病变可清晰或微混。

4　**关节液颜色**

正常关节液呈淡黄色或草黄色。关节液呈红色，见于穿刺损伤或血友病的病理出血，如血友病、色素性绒毛结节性滑膜炎等。结核性关节炎、急性痛风性关节炎或红斑狼疮病，关节液呈乳白色。化脓性关节炎、慢性类风湿性关节炎、痛风，关节液呈绿色。

5　**关节液细胞学**

(1) 有核细胞计数　正常$0.2 \sim 0.6 \times 10^9$/L，各种关节炎时可见有核细胞数增加。

(2) 关节液的细胞分类　正常情况下关节穿刺液可有少量散在的细胞，主要是单核细胞、淋巴细胞及少量中性粒细胞，偶见散在的滑膜细胞。

(3) 显微镜下可见类风湿细胞，见于类风湿性关节炎、痛风及化脓性关节炎等；SLE等可见红斑狼疮细胞；Reiter综合征等可见组织细胞（吞噬细胞）；骨关节炎可见多核软骨细胞。

6 关节液蛋白测定

各种炎症，如化脓性、痛风性以及类风湿性关节炎黏蛋白定性阳性，黏蛋白定性＋＋＋以下为异常，炎症性关节炎总蛋白多为20～30g/L，类风湿性关节炎或结晶性滑膜炎总蛋白多为40～70g/L。

（吕树文）

第五节 治疗手法

一 骨折整复法

（一）手摸心会

是在骨折复位前的探触手法。在整复骨折前，术者先用手触摸骨折部位，从远至近，由浅及深，先轻后重，两端相对，仔细摸清肢体骨折移位的方向或角度。通过手摸了解患部受伤状况，做到心中有数，整复手法娴熟自如。即所谓达到“知其体相，识其部位，机触手外，巧生于内，手随心转，法从手出”的境地。为整个复位手法成功打下良好的基础。

（二）拔伸牵引

主要矫正骨折的重叠移位，恢复肢体长度；拔伸牵引手法能够使骨折部位的肌肉受到牵拉，骨折移位有自动回位的趋势，因此拔伸牵引是整复骨折的基础手法。在手法进行时往往按照“欲合先离，离而复合”的原则，先保持伤肢原始姿态，由远、近骨折段作拔伸牵引（图2－31），把移位于骨折部软组织内的骨折断端，慢慢地拔伸出来；再按照整复步骤改变肢体方位，沿着肢体纵轴对抗牵引，矫正重叠移位；若仍有重叠，可用折顶手法加以矫正。这样，复位后骨折断端紧密衔接，保持骨端稳定。若在复位过程中感到牵引力已足够，但重叠移位矫正后又出现侧方移位，多为牵引过度所致，应放松牵引，重新整复。对于肱骨干骨折（尤其是粉碎型的）很容易过牵，要注意防止。

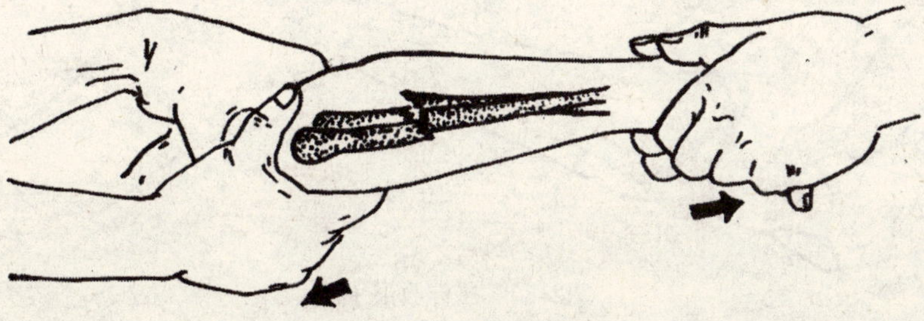

图2-31 拔伸牵引手法

（三）迂回旋转

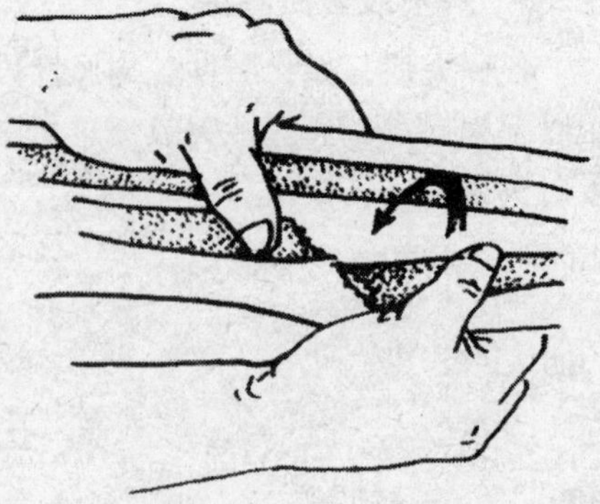

图2-32　迂回旋转手法

主要矫正骨折断端间的旋转及背向移位。旋转手法施用于牵引过程中，以远段对近段，使骨干轴线相应对位，旋转畸形即自行矫正。回旋手法（图2-32）多用于骨折断端之间有软组织嵌入的股骨干或肱骨干骨折；或背对背移位的斜面骨折，应先加大牵引，使骨折段分开，嵌入的软组织常可自行解脱；然后放松牵引，术者两手分别握住远、近骨折段，按原来骨折移位方向逆行回旋，导引骨折断端相对。可从骨断端相互触碰音的有无和强弱来判断嵌入的软组织是否完全解脱。背对背移位的骨折以骨折移位时的相反方向施行回旋手法。回绕时，必须谨慎，避免损伤血管神经。如有软组织阻挡感时即应改变回旋手法的方向，常可使背对背的骨折断端变成面对面。

（四）屈伸收展

主要矫正骨折断端间成角畸形。靠近关节的骨折容易发生成角畸形，这是因为短小的近关节侧的骨折段受单一方向的肌肉牵拉过紧所致。此类骨折单靠牵引不但不能矫正畸形，甚至牵引越重，成角越大。对单轴性关节（肘、膝）附近的骨折，只有将远侧骨折段连同与之形成一个整体的关节远端肢体共同牵向近侧骨折段所指的方向，成角才能矫正。（图2-33）如伸直型肱骨髁上骨折，需要在牵引下屈曲；而屈曲型则需要牵引下伸直。伸直型股骨髁上骨折可以利用胫骨结节穿针作膝关节屈曲牵引；而屈曲型则需要在股骨髁上穿针作膝关节伸直牵引，骨折方能对位。对多轴性关节（如肩、髋关节）附近的骨折，一般有三个平面上的移位（水平面、矢状面、冠状面），复位时要改变几个方向，才能将骨折整复。如内收型肱骨外科颈骨折，病人在俯卧位，牵引方向是先内收后外展，再前屈上举过顶，最后内旋叩紧骨折断端，然后慢慢放下患肢，才能矫正其嵌插、重叠、旋转移位和向外、前的成角畸形。

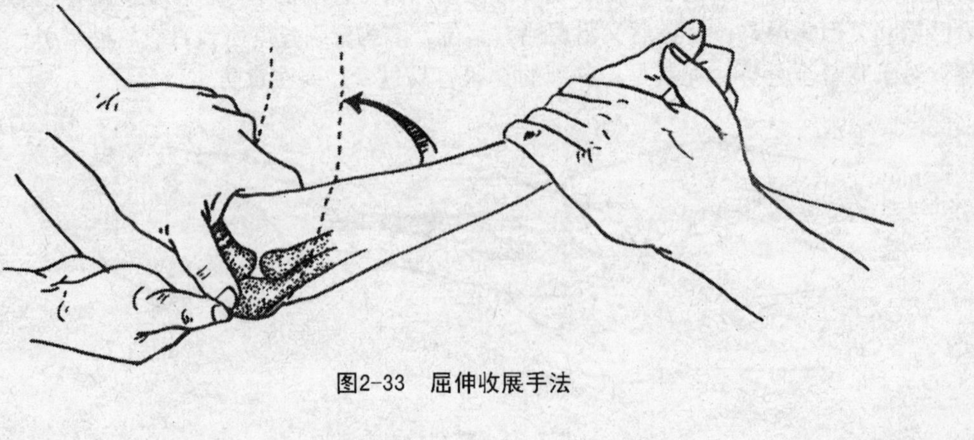

图2-33　屈伸收展手法

（五）成角折顶

锯齿型骨折或肌肉发达的横断骨折，患者单靠牵引不能完全矫正其重叠移位时，可改用折顶手法。这是一种比较省力的手法。折顶时，术者两手拇指抵压于突出的骨折一端，其他四指重叠环抱于下陷的骨折另一端，两手拇指用力向下挤按突出的骨折端（图2-34），加大骨折端原有角度；依靠手指感觉，估计骨折远近断端的骨皮质对顶相接，然后骤然反折，此时环抱于骨折另一端的四指将下陷的骨折端持续向上提，而拇指仍然用力将突出骨折端继续向下按，在拇指与其他四指之间形成一种捻搓力（剪力）。用力大小以原来重叠移位多少而定。用力方向可正可斜，单纯前后方重叠移位者可正向折顶，同时还有侧移位者可斜向折顶。通过这一手法，不但可以矫正重叠移位，侧移位也可一起得到矫正。前臂中、下1/3骨折，一般多采用分骨、折顶手法使复位成功。

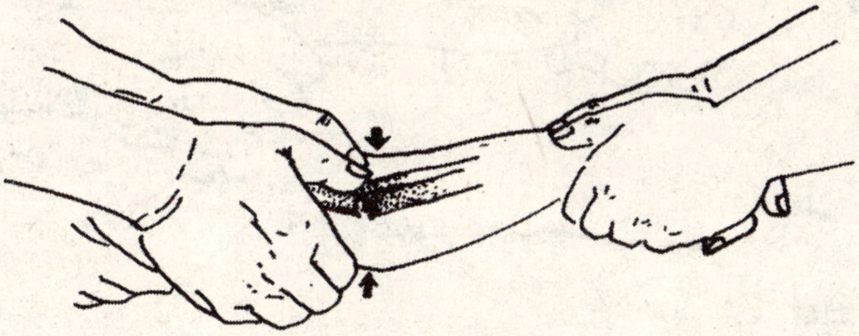

图2-34 成角折顶

（六）端挤提按

对于有重叠、旋转、成角的骨折，当重叠、旋转、成角畸形矫正后，侧方移位就成为骨折主要畸形。对侧方移位，可用拇指直接用力，作用于骨折断端迫使复位。以人体中轴为界，内、外侧移位（即左、右移位）用端挤手法；前后侧移位（即掌背移位）用提按手法。（图2-35）操作时，用一手固定骨折近端，另一手握住骨折远端，外端内挤或上提下按。部位要明确，用力要适当，方向要准，着力点要稳。

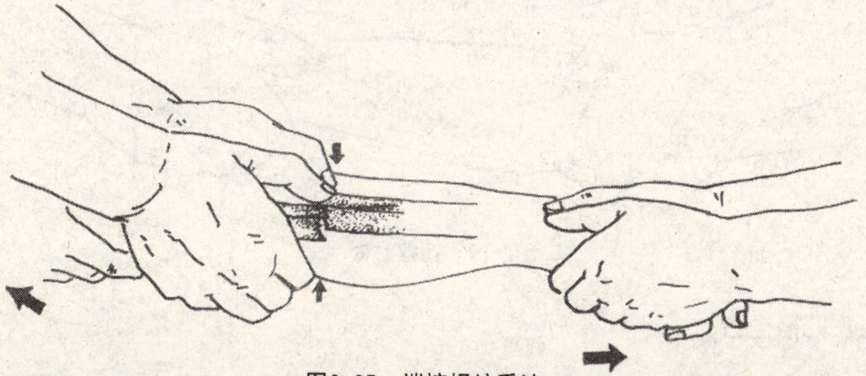

图2-35 端挤提按手法

（七）夹挤分骨

凡是两骨并列部位的骨折如桡尺骨、胫腓骨骨折等，骨折段都因骨间膜的收缩而相互靠拢。整复时，应以两手拇指及食、中、环三指，由骨折的掌背侧夹挤骨间隙，将靠拢的骨折断端分开，远近骨折段就各自稳定，并列双骨折就可像单骨折一样得到整复。（图2-36）但桡尺骨上1/3骨折，因骨间隙窄，肌肉层厚，上折段短，有时整复困难。可用综合手法，把牵引、分骨、端挤、旋转等手法综合起来成为一个连续动作，一气呵成。这就是在分骨的基础上，如还有些侧移位，可用端挤提按手法再加以矫正。

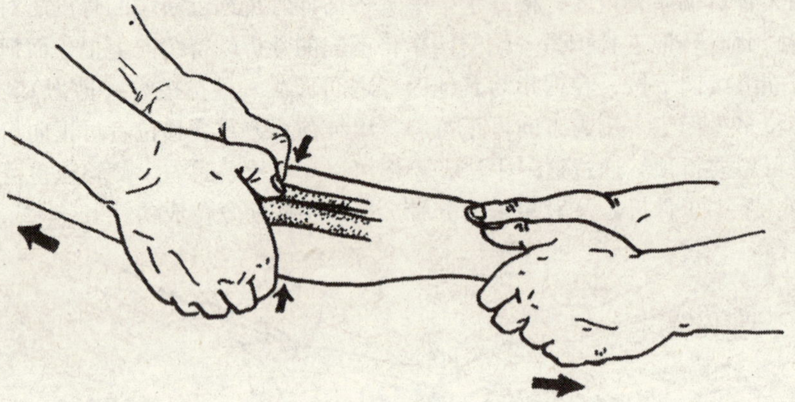

图2-36　夹挤分骨手法

（八）摇摆触碰

对于横断或锯齿型骨折，骨折断端之间有一定的间隙，使用摇摆触碰手法可使骨折面紧密接触。术者可用两手固定骨折部，助手在维持牵引下稍稍左右或上下摇摆骨折远端，使骨擦音变小至消失时，骨折面即已紧密吻合。（图2-37）横断骨折发生在骨折端松、密质骨交界处时，骨折整复固定后可用一手固定骨折部的夹板，另一手掌轻轻叩击骨折远端，使骨折断面紧密嵌插，整复可更加稳定。

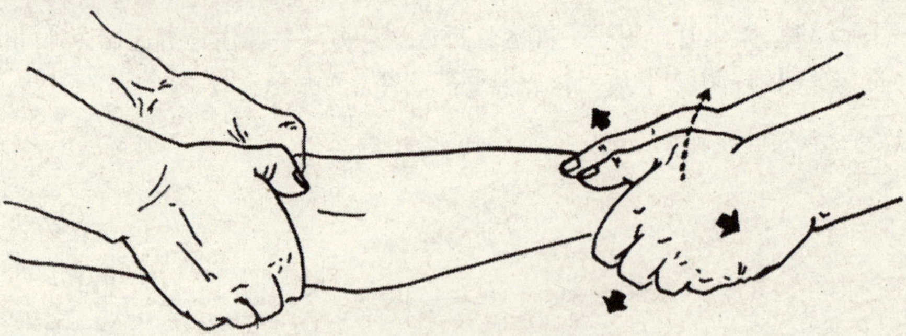

图2-37　摇摆触碰手法

（九）归挤捏合

适用分离性或粉碎性骨折。用两手手指交叉，两手掌合抱骨折部，双手掌对向归挤，把分离的骨块挤正归合；对粉碎骨块可用拇指与其他四指对向捏合。（图2-38）要保护仍然相连系的骨膜和其他软组织，否则会使碎骨块游离，影响愈合。在应用归挤捏合手法时，根据骨折的发生机制可在拔伸牵引的前提下进行或配合屈伸收展、迂回旋转等手法，使骨折复位顺利成功。

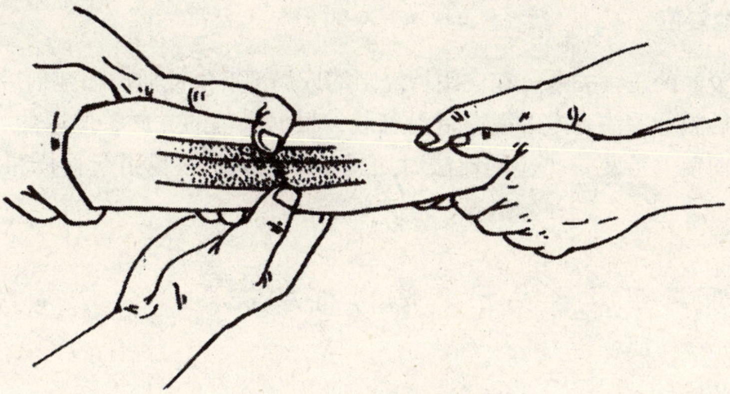

图2-38 归挤捏合手法

（十）捋筋顺骨

主要是调理骨折周围软组织，使扭曲的肌肉、肌腱等软组织舒展通达，可起到散瘀舒筋的作用，这对关节附近的骨折尤为重要。手法操作动作要轻柔，按肌肉、肌腱走行方向，由上而下，顺骨捋筋。

二 关节复位法

脱位的关节必须复位才能恢复其功能，整复关节脱位首先要掌握关节的解剖关系，克服因肌肉的收缩而带来的阻力，手法要求动作灵活，连续自如，力量的大小恰到好处。要达到手法运用自如，熟练掌握，必须加强手法技巧的基本功。这样才能使关节复位顺利成功。

（一）牵引复位

通过术者与助手对抗牵引达到使脱位复位的目的。例如肩关节前脱位的直接牵引复位法：患者仰卧位，助手用一长 3m、宽 15cm 的布带从患者腋下绕过躯干，并绕过自己腰部打结，同时助手扶患者健侧肩部和两髂前上棘部，术者立于患侧，将患肢外展约 80°，两手握其腕部，与助手对抗牵引，并轻度外旋患肢，即可复位。

（二）原路返回

根据造成关节脱位的病理机制，使脱出的关节头沿原路返回。例如单纯性肘关节后脱位，是肘关节在过伸位时尺骨鹰嘴受外力作用向上冲击，冠状突离开鹰嘴窝越过滑车，屈曲肘关节即可复位。

（三）杠杆复位

利用杠杆原理，以脱位肢体的远端为力点，脱位关节囊为支点，通过旋转、内收、外展或伸屈等活动拉松阻碍骨端复位的肌群，使脱位的骨关节回纳。

（四）松弛复位

为恢复关节面的正常关系，在应用神经阻滞或局部麻醉或肌肉松弛剂后，使肌肉和关节囊松弛，然后施行手法。术者缓慢牵引患肢，根据脱位的方向采取屈曲、旋转、迂回、收展等手法从而使关节复位。应用此法时切忌粗暴用力，以免引起骨折和加重关节囊损伤。

三　筋伤推拿法

（一）揉法

揉法是术者用掌根小鱼际部或拇指在体表作环形的运动以带动皮下组织回旋运动的一种手法。（图 2－39）

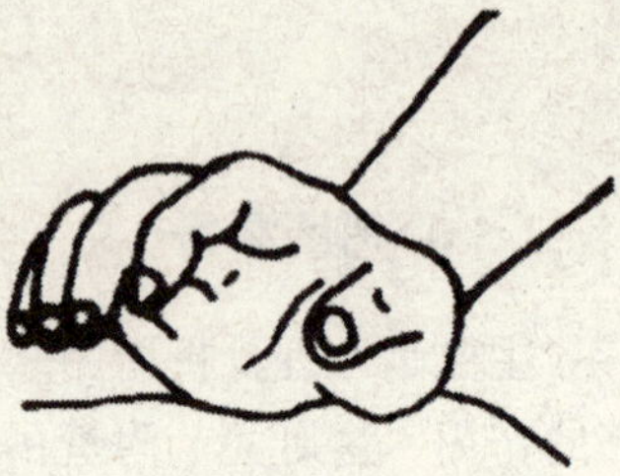

图2-39　揉 法

操作时以掌或指为着力点紧贴体表，腕部放松，以肘为支点，前臂主动摆动带动腕部使掌或指作环形运动。动作要协调，用力使皮下组织随之回旋运动为限度，操作过程要持续、均匀、柔和而有节律。

揉法刺激量适中，具有舒筋活络、温经散寒、调和气血、消肿止痛等作用。适用于全身各部软组织损伤痉挛、颈椎病、胸胁痛、肩背痛、腰肌劳损、关节肿痛等。

（二）摩法

摩法是以手掌附着于人体的一定部位上，以腕关节为中心，连同前臂作节律性的环旋运动。（图 2－40）

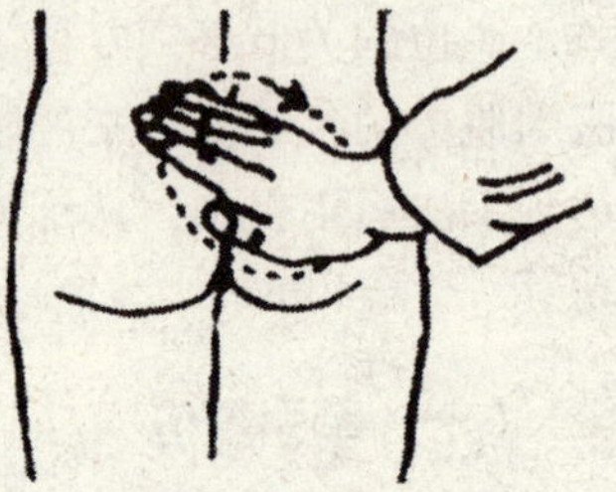

图2-40　摩 法

操作时肘关节要微屈，腕部自然放松，指掌自然伸直，轻放于体表的一定部位上，然后以腕关节为中心，连同前臂作有规律的环旋动作。

摩法作用柔和，具有松弛肌肉、缓解痉挛、理气止痛等作用。适用全身肌肉较丰满部位，如臀部肌肉损伤、坐骨神经痛、肩周炎、股外侧皮神经损伤、股骨头缺血坏死等。

（三）拿法

拿法是术者用拇指与其余四指对合呈钳形，夹提受术部位的一种手法。（图 2－41）动作要缓和而连贯，手指用力应对称、均匀，由轻到重，不可突然用力，不可挤拧、扭扯。

拿法常在人体颈部、四肢进行。具有通经活络、舒筋解痉、散寒祛邪、活血止痛等作用。适用于颈椎病、落枕、肩周炎、肩部扭挫伤、坐骨神经痛、股部肌肉痉挛疼痛等。

（四）按法

按法是术者用手掌或指端按压体表的一种手法。（图 2－42）

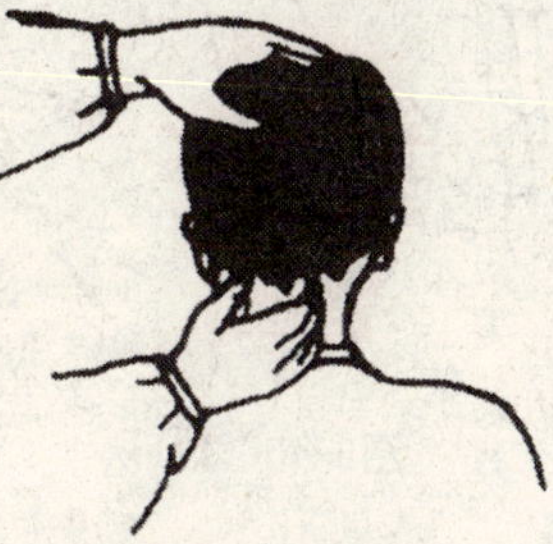

图2-41　拿法

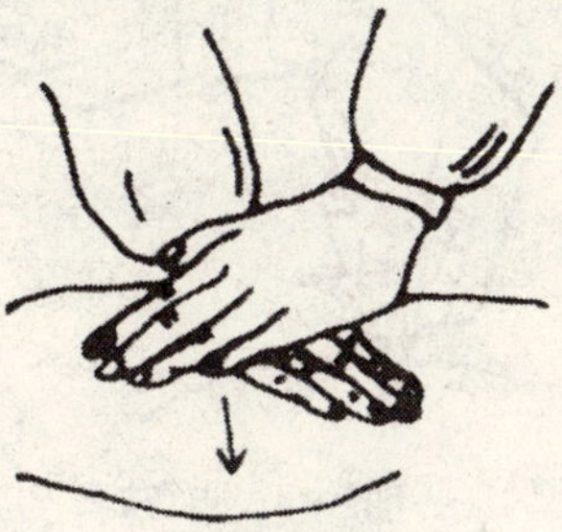

图2-42　按法

操作时着力部要紧贴体表，不可移动，用力由轻渐重，不可用暴力。

按法可用于全身各部位。具有放松肌肉、松动关节、开通闭塞、活血止痛等功能。适用于胸椎棘突后突症、肋椎关节错位、腰椎间盘突出症、腰椎滑脱等。

（五）㨰法

㨰法是术者通过腕关节的伸屈和前臂的旋转、协调运动带动小指掌指关节背侧及部分小鱼际在体表一定部位反复往返滚动的一种手法。（图 2－43）

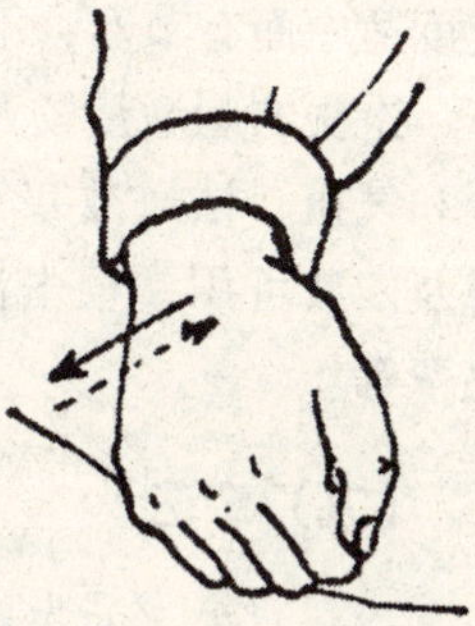

图2-43　㨰法

动作要求：手半握拳，以食指、中指、无名指、小指四指的第 1 指间关节突起部着力于体表某一部位，作均匀的前后往返摆动。着力紧贴皮肤，腕部要放松，压力要均匀，摆动要灵活。

㨰法刺激量大，作用面积广。具有舒筋活血、祛风散寒、解痉止痛等功能。主要用于四肢及腰背肌肉丰厚的部位，如腰肌劳损、腰椎间盘突出症、梨状肌损伤、坐骨神经痛等。

（六）点法

点法是用手指端按压体表的一种手法，又称点按法。若点按在穴位部位就是点穴法。使用此手法如单手指力不足时，可使用指间关节点按或肘尖关节点压。（图 2－44）点按时力量要求持续稳重，用力由轻到重，使力透彻到深处，有酸麻胀痛的感觉。

点法作用面积小，刺激性大，具有通经活络、消积破结、解痉止痛、调和阴阳等作用。适用于肢体疼痛、麻木、颈肩腰腿疾病。

（七）拨法

拨法是术者用指端着力于筋腱部并用力横推肌腱使之来回移动的一种手法。（图 2－45）动作要求：用力要适当，以能拨动筋腱为度，指端要紧贴皮肤，不可跳动或重力按压，连续拨动时持续而有节律。

拨法具有疏理肌筋、通经活络、解痉止痛、解除粘连等作用。适用于陈旧性软组织损伤所致肌肉痉挛、粘连等病症。

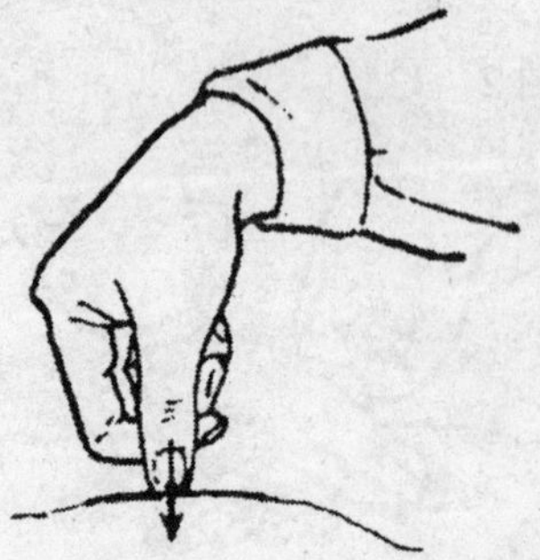

图2-44　点 法

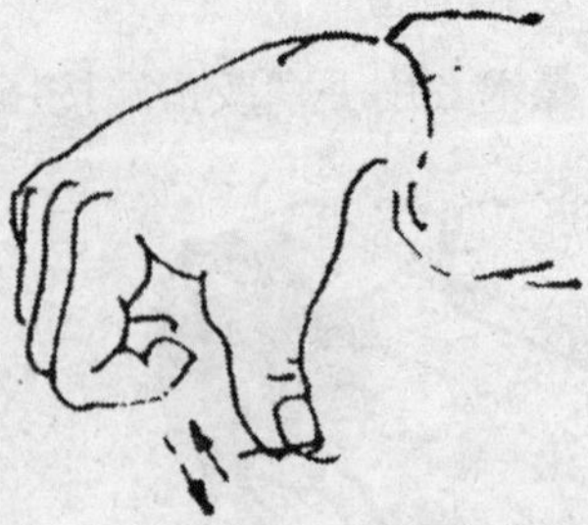

图2-45　拨 法

（八）击法

击法是术者用拳背、掌根、掌侧小鱼际打击受术部位的一种手法。（图 2-46）

操作时应垂直打击体表，用力快速而短暂，力量均匀，速度适中而有节奏，不可有拖抽动作。

击法的刺激量较大且较深透。具有舒筋通络、解痉止痛、调和气血、祛风散寒等作用。腰背部可用拳击法，头颈、腰臀及四肢可用掌根击法。适用于肢体麻木、肌肉痉挛、腰腿痉挛等。

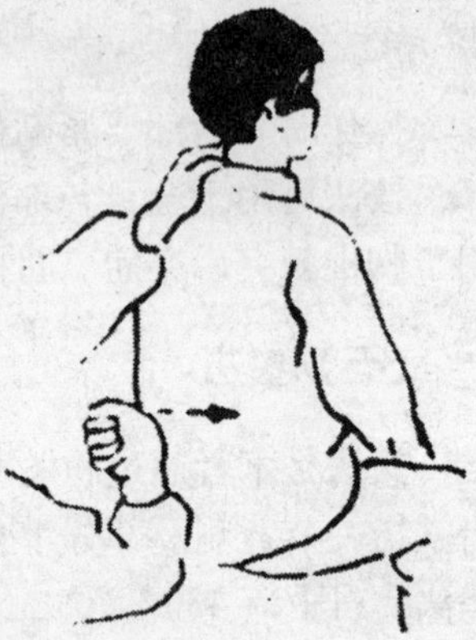

图2-46　击 法

（九）牵法

牵法是术者双手配合用力或在助手辅助下，固定受术者肢体或关节的一端，牵拉另一端的一种手法。（图 2-47）动作要求：用力要均匀而持久，动作要和缓，不可使用暴力。

牵法具有理筋整复、活血通络、解痉止痛作用。适用于关节错位、筋伤及肢体挛缩、关节僵直等。

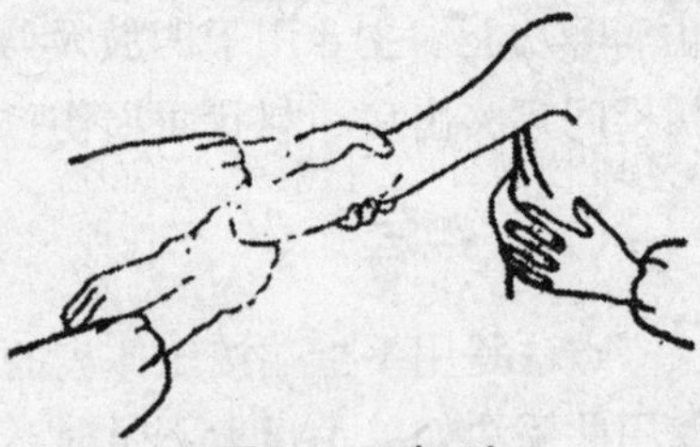

图2-47　牵 法

（十）扳法

扳法是术者双手用力作相反方向或同一方向的扳动受术肢体的一种手法。（图 2-48）

动作要求：不同部位的扳法，均有所不同，如腰椎的斜扳法：受术者侧卧位，术者用一手抵住其肩后部，另一手抵住髂前上棘部，使腰被动旋转到最大限度后，两手同时用力作相反方向扳动。

扳法具有舒通经络、滑利关节、理筋整复等作用。适用于关节错位、颈椎病、腰椎间盘突出症、腰椎后关节紊乱等。

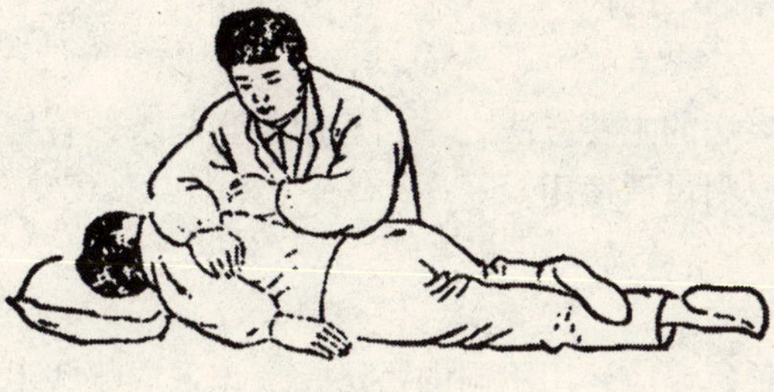

图2-48　扳 法

（十一）搓法

搓法是双手掌面夹住肢体的一定部位，相对用力作方向相反的来回搓揉。（图 2－49）动作要求：双手紧贴皮肤，移动进行，渗透用力，来回反复推进。

搓法具有舒筋通络、活血化瘀、解痉止痛等作用。适用于四肢及胁肋部损伤疼痛。

（十二）散法

散法是用手掌紧贴体表作快速的揉捻动作。（图 2－50）动作要求：手掌要紧贴皮肤，以手腕快速地抖动完成动作，不可在皮肤上来回搓捻，以防擦伤皮肤。

散法具有活血化瘀、舒筋通络等作用。适用于颈、肩、腰背及四肢损伤及疼痛。

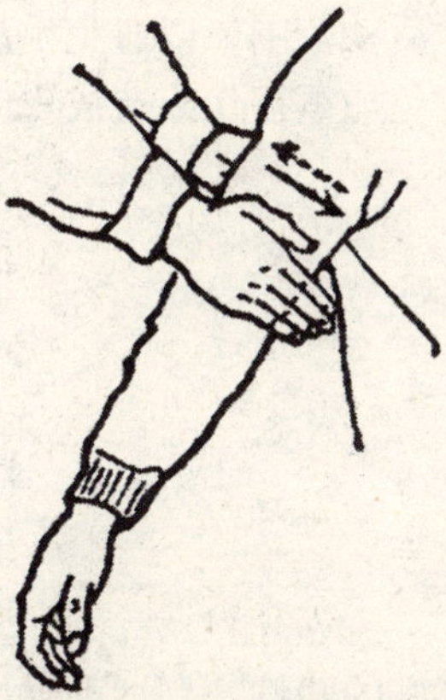

图2-49　搓 法

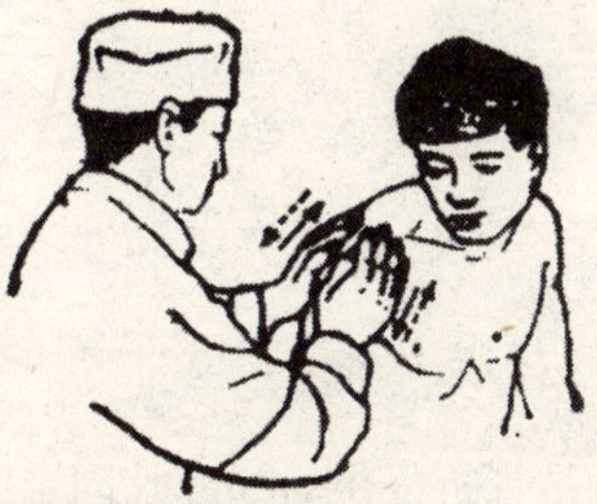

图2-50　散 法

四　手法治疗原则

（一）明确诊断

手法前要对疾病的性质、程度有充分的了解，明确诊断。认清是急性损伤，还是慢性劳损；是骨折、脱位，还是筋伤；手法是否适宜，治疗效果如何等都要心中有数。

（二）辨证施治

手法是治疗骨伤科疾病的主要方法之一，运用得当与否，直接关系着治疗效果。临床上必须根据辨证施治的原则灵活运用。

（三）手法的运用

对某种损伤、某一种疾病应运用不同的手法，应该采取哪些手法，先用什么手法，后用什么手法及患者取何种体位等都要做出适当的安排并灵活运用。

（四）手法的轻重

手法时，用力轻重要适当，对急性损伤局部肿胀较重者手法要轻，对慢性劳损手法可重些。原则是由浅到深，由轻到重，避免用力过猛、过重而加重原有的损伤。

（五）娴熟灵活

在治疗时医者思想要集中，手法要认真，做到手摸心会，动作要熟练灵活、准确、应用自如，尽量使患者不受痛苦或少受痛苦。

（六）避免损伤

使用手法时要注意局部的解剖和功能，如关节的正常活动范围，以避免手法操作过度而加重损伤，注意操作部位有无重要血管、神经等，以避免加重损伤或造成皮肤擦伤。

第六节　固定方法

一　夹板固定

夹板是骨折复位后局部外固定的主要用具，应具备良好的塑性、韧性和弹性。应用夹板固定骨折，可以随时调整松紧度，比较灵活、方便。另外，夹板固定不超过骨折的上、下关节，并能在骨折固定期间进行功能锻炼，符合动静结合的原则。目前，中西医结合治疗骨折部分采用木制小夹板，根据骨折类型、局部解剖特点和生物力学原则，合理应用各种小夹板，从而提高固定效果。

（一）夹板的种类

（1）肱骨外斜颈骨折夹板　又称上臂夹板，共4块。（图2－51）夹板的长度以能屈肘90℃为宜，后、外侧板长，前、内侧板短；前、外、后侧板上端各有一布带环，内侧板的一侧包一球形厚纱布垫或棉垫。

（2）肱骨干骨折夹板　共4块。内侧板下端要达到肱骨内髁，外侧板下端低于髁上。

（3）肱骨髁上骨折夹板　分为屈曲位夹板和伸直外翻位夹板。屈曲位夹位内、外侧

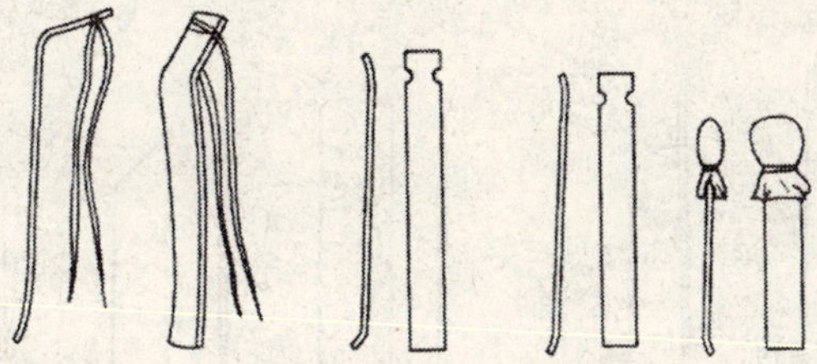

图2-51 上臂夹板

板下端有 10°~15°外翻角，后侧板较前侧板长 1/2，下端有 40°~45°的前倾角。伸直外翻板前、后侧板有 15°~20°外翻角，并有轻度前屈。另有内、外侧板两块，共 4 块。

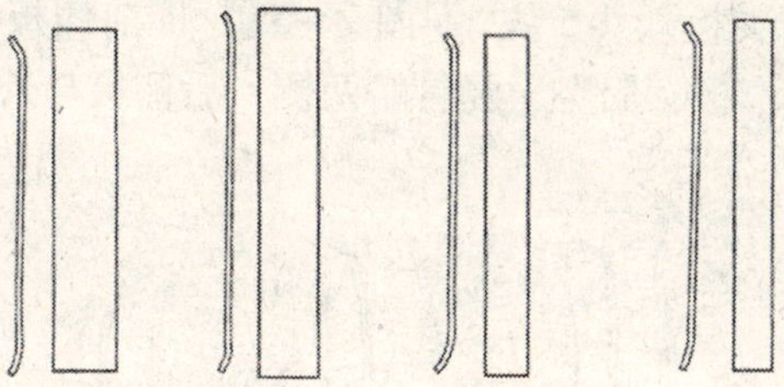

图2-52 前臂夹板

（4）前臂骨折夹板　包括掌、背侧和尺、桡侧板共 4 块。（图 2-52）掌背侧板上宽下窄，背侧板比掌侧板略长，尺侧板上、下各有一塔形垫，可以防止尺骨向桡侧成角，但不宜太厚，以免尺桡骨下 1/3 骨折时桡骨向尺侧成角或尺骨上 1/3 骨折向桡侧成角。

（5）桡骨远端骨折夹板　共 4 块。（图 2-53）背侧板比掌侧板长 1cm，桡侧板比尺侧板长 1.5cm。掌背侧板仍是上宽下窄。

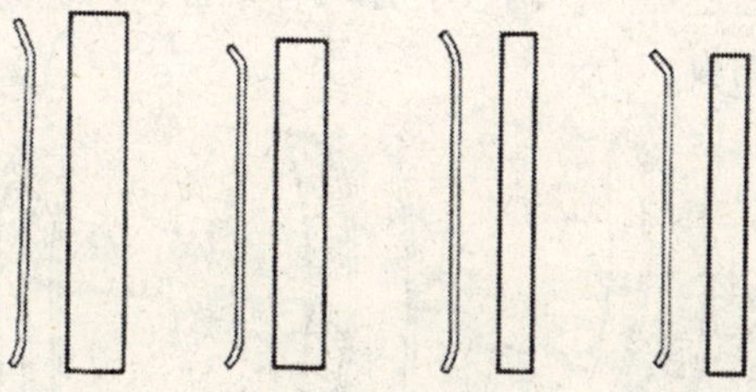

图2-53 桡骨远端夹板

（6）第 1 掌骨基底骨折夹板　只 1 块，板质要硬韧，夹板有 40°~50°的外展角。固定时于夹板弯曲部凸侧放一加压垫，用胶布固定，将拇指固定于背伸外展拉。

（7）掌骨干骨折夹板　共 2 块。复位后于手背部骨折两侧各放一分骨垫，再用掌骨夹板固定。掌侧板略小于背侧板。

（8）股骨干骨折夹板　共 4 块。（图 2-54）前侧板上端为斜边，后侧板与内侧板等长，内侧板上、下端均为轻度凹边，外侧板最长。固定时根据股骨不同部位的骨折加垫。

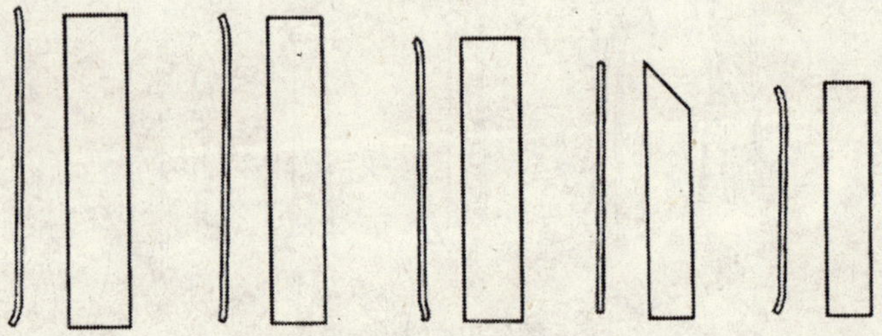

图2-54　大腿夹板

（9）胫腓骨中段骨折夹板　共5块。（图2－55）即前侧板2块，内、外侧板和后侧板各1块。前侧板为两条窄板，固定于胫骨嵴两侧，后侧板与外侧板相同，余下1块为内侧板。

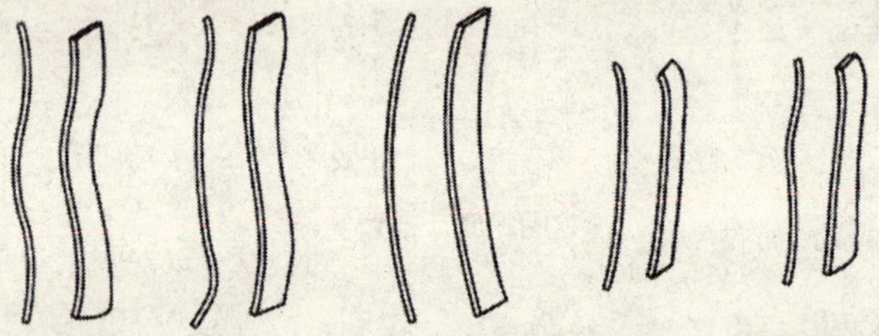

图2-55　胫腓骨中段骨折夹板

（10）胫腓骨干中下段及踝部骨折夹板（超踝夹板）　共5块。（图2－56）其中内外侧板等长，固定后下方超过足底，两板下方均有布带，以备固定后打结。后侧板抵至足跟。胫骨嵴两侧各放一前侧板。

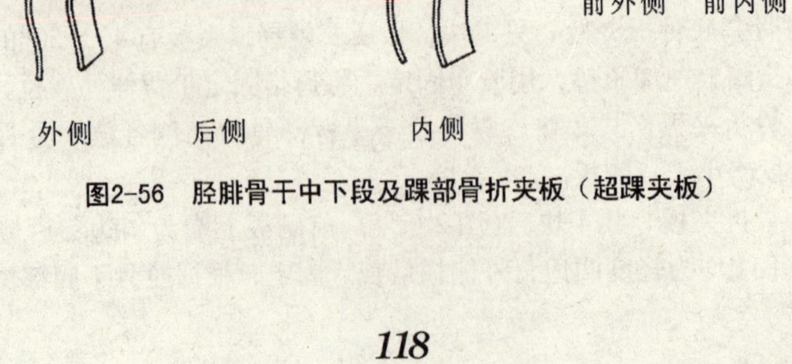

图2-56　胫腓骨干中下段及踝部骨折夹板（超踝夹板）

（二）夹板固定的适应证

（1）四肢闭合性骨折，下肢因肌肉丰厚、收缩力大，应结合持续牵引。
（2）开放性骨折，创面较小或经处理后创口已愈合者。
（3）陈旧性骨折适用于手法复位者。

（三）夹板固定的禁忌证

（1）较严重的开放性骨折。
（2）难以整复的关节内骨折。
（3）固定不稳定部位的骨折（如髌骨、锁骨、股骨颈等）。

（四）夹板的固定方法

1 夹板的选择

在骨折复位前，根据骨折类型和患者的身材选用适当型号的夹板，既不宜长，也不宜短，尽可能不固定骨折上、下关节，这样可使关节的运动不受或少受限制，肌肉能得以舒缩，使骨折愈合与功能恢复同时并进，因此疗程大为缩短。

2 固定垫的使用

由于肢体的生理形态及骨折移位的具体情况不同，所以，在运用夹板固定时，为了有效地对患肢起稳定的固定作用，要应用各型衬垫来达到固定目的。
（1）选材 常用的固定垫制作材料有毛头纸、棉絮或毛毡等。
（2）特性 具有弹性、支持力，能吸大，可散热及对皮肤无刺激作用等。
（3）固定垫分类
1）平垫：适用于肢体平坦部位，如长管骨等。
2）塔形垫：适用于肢体关节凹陷处，如肘、踝关节等。
3）梯形垫：适用于肢体斜坡处，如肘后、足踝部等。
4）高低垫：适用于锁骨骨折等。
5）抱骨垫：适用于髌骨骨折等。
6）葫芦垫：适用于桡骨头脱位等。
7）横垫：适用于下尺桡关节分离。
8）合骨垫：适用于下尺桡关节分离。
9）分骨垫：适用于前臂尺桡骨骨折，掌、跖骨骨折等。

3 结扎带的使用

夹板的固定力主要是扎带的约束力，捆扎松紧度要适宜。若过松则起不到固定作用；过紧，轻则引起肢体肿胀，皮肤压伤，重则血运障碍，造成肢体坏死。扎带系用尼龙粘带或1~2cm宽布带。纸板固定系用绷带包扎固定。

4 结扎方法

临床运用时，要根据骨折部位、类型，患肢长短、粗细，选用合适的夹板及固定垫进行固定。夹板一般放在患肢的前、后、内、外侧，有时可用5块夹板。放好夹板后，依次捆扎中间，远端、近端等3～4条扎带捆扎，全用活结，留结要在前侧或外侧，便于调整松紧度。松紧度应以能不费力地在夹板面上下移动1cm为准。

（五）夹板固定的注意事项

（1）适当抬高患肢，以利肢体肿胀消退。

（2）密切观察患肢的血液循环变化，尤其是固定后7天内，更应注意肢端的皮肤颜色、温度、感觉及肿胀程度。如见颜色青紫、疼痛加重、皮肤温度下降或肿胀严重，说明夹板捆得过紧，应稍松扎带，否则肢体易发生缺血性挛缩，甚至有坏死的危险。

（3）注意经常观察和调整扎带的松紧密。特别是在固定后7日内。若过松则失去夹板固定的意义，过紧易造成肢端坏死等。

（4）定期作X线复查，了解骨折固定后是否再移位，以便尽早发现，及时复位。

（六）夹板固定的日期

夹板固定的日期，主要根据骨折临床愈合的具体情况。结合成人或儿童临床愈合所需时间和临床愈合标准决定。

二　石膏固定

（一）石膏固定的种类

石膏固定分为石膏托和石膏管型两种。

1　石膏托固定

石膏托固定分为单托固定、前后托固定和“U”形托固定。石膏托可单独作固定，也可与石膏管型并用，起加强作用。“U”形托固定只适用与小腿下端或踝部骨折以及肩肘之间的固定。石膏托固定前需量好肢体长度，不宜过长或过短。

2　石膏管型固定

石膏管型的固定范围和位置与石膏托基本相同。固定前需将伤肢用棉垫包好，为加强固定效果，在骨折或易受力部位加一薄层石膏托，再用石膏绷带缠绕。常用的管型石膏包括前臂管型石膏、长臂管型石膏、小腿管型石膏、肩加强“人”字石膏和髋“人”字石膏等。随着科技的不断进步，新的外固定器具不断出现。如硬塑领和充气领代替了石膏围领；胸肱外固定支架代替了肩“人”字石膏；脊柱支具代替了石膏背心；蛙式外固定架和贝氏位外固定架代替了蛙式石膏和贝氏位石膏等。这些外固定架或支具具有重量轻、透气性能好、拆除方便等优点，为广大患者所接受。

（二）石膏固定的使用方法

1　石膏绷带的使用方法

先将石膏绷带按肢体宽度和长度往返折叠6～8层，然后从两头向中间叠好备用。使用时将石膏绷带卷平放在30～40℃的温水桶或盆内，根据使用速度，每次可放1～2个，待气泡消失后取出，以手握其两端，挤出多余水分，再将石膏绷带展开，让助手将其抹平，使每层绷带紧密接触形成一体即可使用：这是石膏托的制作方法。管型石膏是将石膏绷带直接放入水中，取出后作缠绕固定。切不可将所用石膏一次性全部投入水中，以免长时间浸泡，石膏凝固变硬不能使用。

2 石膏绷带的衬垫

石膏固定前，要先备好衬垫，尤其保护好骨突部位不被硬固后的石膏压伤。衬垫不宜过厚，以免影响固定效果。石膏托必须用衬垫，而管型石膏则可有衬垫或无衬垫，有衬垫石膏是将整个肢体用棉垫包好，然后包石膏绷带。临床上绝大多数情况下使用有垫石膏。无衬垫石膏也必须在骨突部位加垫，以免造成局部血运不良和皮肤压疮。

3 石膏绷带固定的操作要点及注意事项

操作前应洗净肢体皮肤，有伤口应处理或更换敷料。包石膏绷带时，肢体关节必须保持功能位或所需特殊位置不动，否则在石膏硬固前易产生皱褶。石膏绷带包顺序一般是由肢体的远端开始，向近端缠绕，以滚动或交叠方式进行，不可拉紧石膏绷带缠绕，以免造成血液循环障碍。交叠的面积应在上一圈石膏绷带的下1/3，这样才可使整个石膏绷带形成一体。在缠绕过程中，助手必须以手掌扶持，避免用手指扶持，以防造成石膏压凹，使局部皮肤受压。石膏绷带的松紧度以第1、2层最为重要，必须掌握适当。关节及骨折部位要多包2~3层，以免力量薄弱而折断。当右手缠绕时，左手随即将其抹平。在肢体上粗下细之处缠绕时，石膏绷带将有松弛部，应以左手向后方折叠，切不可翻转绷带继续缠绕。石膏的厚度以硬固后不致折断为原则，一般为8~10层。石膏包好后，需进行修整，剪去多余部分，充分露出不需固定的部位及手、足末梢，以便观察血运。

石膏固定需术者、助手密切配合，协调一致。包好的石膏应该是既美观又坚固。过薄起不到固定作用，过厚看上去太臃肿，不利于搬动和日后拆除。足部石膏跖侧应超过足趾末端，以免足趾承受被子的压力而感不适。

功能位固定是指肢体关节固定在最大限度发挥其功能的位置（即关节在这个位置强直的情况下），此位置称为关节的功能位。关节功能位是相对的，与职业特点密切相关。以髋关节为例，如以坐位工作为主的人，髋关节的功能位就要多屈曲一些；而以站立位工作为主的人，则髋关节屈曲要小一些。此外，有些关节损伤或其邻近部位的肌腱、韧带断裂则不能机械地套用上述关节固定的位置。如跟腱断裂，缝合后应采用屈膝和踝关节外翻损伤需用内翻位固定，内翻损伤则需用外翻位固定等。

4 石膏固定后，有感染创面者应局部开窗，以利伤口的处理和换药

在石膏未干之前，容易出现折痕或变形，因此搬动时要加以保护。夏天石膏容易晾干；冬天由于室内温度低，干得较慢，故应设法提高室内温度，还要通风良好。石膏固定后不应立即盖上棉被，以防被褥吸潮变湿，影响石膏干固。石膏固定的肢体应抬高，以减少或避免肢体肿胀。另外，要注意保持会阴部的清洁，避免大小便浸湿污染。

要特别注意观察肢端部分的颜色、温度、感觉和运动。如有肢端发绀、苍白、发凉、疼痛、感觉异常，以及手指和足趾活动不灵，说明石膏固定过紧，需立即纵行剖开以解除压迫。要鉴别是神经受压还是血运障碍。如骨突部有压迫性疼痛，在不影响固定的情况下予以开窗减压。

石膏固定后，如摄片发现骨折对位对线不良，应进行矫正。一般不必重新更换石膏，可在成角部位环形切断石膏绷带。根据畸形的轻重，凹侧多切除一部分，凸侧少切一些，以免矫正时石膏边缘形成压迫。然后以凸侧为支点，将肢体远侧段向凸侧方向扳按。位置满意后，凹侧开裂口以木块或其他材料填塞之，注意勿与皮肤紧密接触，再用石膏绷带固定。

5　**石膏的拆除**

拆除石膏需有专用的工具，如长柄石膏剪、短柄石膏剪、石膏刀、石膏锯、石膏撑开器、电锯等。管型石膏的拆除都是纵行剖开，或前、后侧，或左、右侧。可用石膏剪从石膏一端开始，向中间推进。石膏壳较厚部位，需先用电动石膏锯进行切割，然后用石膏剪剪开。拆除时，用石膏撑开器将石膏壳撑开，直到能把肢体从石膏内移出为止。

三　牵引

牵引是应用力学的作用力与反作用力原理，通过牵引装置来对抗肌肉的收缩力，达到矫正重叠移位和预防及矫正畸形的目的。牵引多施用于肢体或脊柱。临床上根据患者的年龄、体质及疾病的部位、性质和类型等不同，选用不同的牵引方法。下面介绍最常用的种牵引方法。

（一）皮肤牵引

皮肤牵引指利用粘胶条或泡沫塑料条粘贴于伤肢皮肤并予绷带包扎的方法，适用于10岁以下儿童及老年人肌肉力量较弱、骨折无移位或移位较轻者。因其牵引力量直接作用于皮肤，间接牵拉肌肉和骨骼，所以牵引重量一般较经（约5~6kg），牵引时间最多不超过4~6周。有皮肤创伤、静脉曲张、慢性溃疡、皮炎或皮肤过敏者不宜适用。牵引过程中如有胶布滑脱者，应及时更换。

（二）骨牵引

骨牵引是利用不锈钢针或牵引钳穿透骨质，并通过牵引弓、牵引绳及滑轮时行牵引的一种方法，适用于成人肌力度较强部位骨折、不稳定性骨折、开放性骨折、肢体明显肿胀或下肢静脉曲张、周围血管疾病不适宜作皮肤牵引者、颈椎骨折脱位等病人。

1　**常用的骨牵引部位**

有颅骨顶部、尺骨鹰嘴突、股骨髁上、胫骨结节跟骨结节等。

2　**骨牵引用具**

（1）局部麻醉和手术切开用具。

（2）穿针用具，如骨钻、钉锤、骨圆针、克氏针、牵引弓或颅骨牵引器（钳）等。

3　**操作方法**

常规备皮，剃去毛皮，用2.5%碘酒和75%酒精消毒皮肤，再铺上消毒洞巾，定好进针点，用1%普鲁卡因或2%利多卡因局部麻醉，深达骨膜。操作者带无菌手套，持钢针，将皮肤向上拉紧，用刀尖或针尖从进针点刺破皮肤，将骨钻的牵引针穿入深达骨膜。此时定准进针方向，牵引针应与骨干长轴垂直，与关节面平行（颅骨穿针应在选好点后，定准方向45°，深度为4mm左右，儿童约3mm），徐徐地把骨钻钻入，使针逐渐穿透骨皮质（颅骨除外），当达到对侧骨皮质时将皮肤向上拉紧，局麻后，将牵引针穿破皮肤，然后用酒精纱布和无菌干纱布垫保护两侧钢针伤口，用胶布条固定，最后在把牵引弓固定在钢针两端，旋紧牵引两侧的螺丝使钢针拉紧，再用橡皮塞瓿插于两端，以防刺伤健侧皮肤或刺破衣被。置患肢于牵引架上，按骨折类型及体质情况放牵重量。

4 **穿针部位及适应证**

根据骨折类型及病情需要选择一定的穿针部位。

（1）颅骨牵引 以两乳突连线与颅骨正中线在头顶部的交点为中心，向两侧旁开3.5cm，针尖内斜45°角进针。适用于颈椎骨折脱位，牵引重量3~4kg。

（2）尺骨鹰嘴牵引 在尺骨鹰嘴尖端下2cm，尺骨嵴旁开一横指处（约1cm），由内向外进针。牵引重量一般为2~5kg。适用于难以复位或较重的肱骨髁上骨折、粉碎性肱骨下端骨折及移位严重的肱骨开放性骨折。

（3）股骨髁上牵引 在髌骨上缘2cm处引一横线，再在腓骨小头前缘向上引一垂线，两线交点即是。也可在内收肌结节上方2cm处，由内向外进针。牵引重量一般为身体重量的1/6~1/8。适用于股骨干骨折、转子间骨折、髋关节中心性脱位及骨盆骨折、患肢短缩者。

（4）胫骨结节牵引 在胫骨结节下一横指处（约2.5cm）及胫骨前嵴后1.2cm处，由外向内进针。牵引重量及适应证同股骨髁上骨折。

（5）跟骨结节牵引 在内踝与足跟顶联线的中点，由内向外进针。牵引重量一般为3~5kg。适用于胫排骨骨折，膝关节屈曲挛缩畸形等。

（三）其他牵引

1 **颈椎牵引**

颈椎牵引即枕颌吊带牵引，适用于颈椎骨折脱位移位不大、颈椎病、痉挛性斜颈等。可分为坐位或卧位牵引两种。

（1）坐位牵引 患者取坐位，距头高约1m处安一横杠，其上附有两个滑轮，滑轮之间距离30cm，将枕颌牵引带套于患者的枕部及下颌部，左右两侧之前后固定带缚在一起，将牵引绳之一端与牵引连接，通过两个滑轮后，另一端挂上所需要的重量。

（2）卧位牵引 在床头的横梁上安装一个滑轮，牵引绳一端与枕颌牵引带连接，另一端通过滑轮后连接牵引重量；同时将床头抬高，以防止病人沿牵引方面移动。

（3）气囊充气式牵引 此种牵引是一种不需要上述一套牵引装置的牵引器，具有牵引带式牵引相同的作用，体积小，重量轻，易操作，便于携带，可自控且安全可靠，适用于家庭、工作等环境下牵引。

（4）牵引重量 牵引重量因人而异，瘦弱或年龄较大者重量适当要轻，青年体壮者牵引重量要适当重些，以病人能接受为宜。原则上应从小重量开始，让患者逐渐适应。一般从2.5kg开始，可逐渐增加到10kg。牵引时间为20~30min，1日1次，10次为1个疗程。

2　腰椎牵引

适用于腰椎间盘突出症或腰腿痛病人。

(1) 家庭牵引　患者仰卧位，采取腋下－骨盆固定方式，床尾放一滑轮，以砝码的重量持续牵引。牵引重量为10～15kg；牵引时间为1小时，1日1次，10次为1疗程。其特点是简单易学、使用方便，适用于家庭应用，可减轻神经根的压迫，缓解神经根的水肿。

(2) 普通牵引床牵引　患者仰卧于牵引床上，先用腰椎牵引带的上部带固定胸部腋下，再用其下部带固定骨盆髂棘处，通过摇动床尾螺旋杆，使牵引床滑动板分离，达到牵引目的。一般牵引重量为15～30kg；并可随时调节牵引重量的大小，牵引时间为30～60min，隔日1次或1日1次。此牵引特点是牵引重量可随时调节，应用灵活，可大重量牵引，临床效果较家庭牵引为好。

(3) 脊柱三维牵引床牵引　此类设备由微机控制动力装置，将三维动作向量精确量化，运用突加载荷，配合医生手法，纠正病变椎间的三维改变和松解椎间软组织紧张关系，使腰椎间盘突出症等脊柱椎间病的症状和体征随之消失的新疗法。是目前较为先进的牵引设备。适用腰椎间盘突出症、腰椎后关节紊乱症、腰椎滑脱等。

3　骨盆悬吊牵引

适用于耻骨联合分离、耻骨骨折、骶髂关节分离等。

4　髋关节牵引

患者仰卧，两下肢伸直，用下肢牵引带固定一侧或两侧小腿，床尾放牵引架或安装一滑轮，让下肢牵引带之绳索通过滑轮垂悬重物。一般重量为3～5kg，1日1次，每次1～2小时。适用于髋关节损伤、股骨头缺血性坏死等。

5　膝关节牵引

方法同髋关节牵引，用踝套代替牵引带，一般重量为2～5kg。每天1次，每次1～2小时。适用于膝关节损伤、膝关节骨性关节病等。

（翟羽东）

四　手术内固定

（一）螺丝钉内固定

分为皮质骨螺丝固定与松质骨螺丝固定两类。根据不同部位的骨折，使用不同直径、不同长度的螺丝钉。

1　皮质骨螺钉

以皮质骨螺钉进行骨折块间加压，可用于斜形、螺旋形和蝶形骨折，或在钢板固定后，对骨折端之间尚存在的分离进行补充加压。加压是依靠入侧皮质的滑行孔完成的。对侧皮质仍行常规钻孔（如钉螺纹为4.5mm时，钻孔则为3.2mm），使钉抓紧对侧皮质。入侧孔则用和螺纹同径之钻头钻孔，使成为滑行孔，当旋紧时即产生骨折块间的加压。另一种做法是，先将对侧的皮质钻孔，再复位，然后用导钻引导将入侧皮质钻成骨行道。对长斜形骨折加压时，其中央的螺钉垂直骨干纵轴。

2 **松质骨螺钉**

不同部位、不同大小的骨端骨折应选用不同型号的松质骨螺钉。螺钉之螺纹必须超过骨折线，否则不能形成加压。在钉帽下以垫圈保护，以免压入骨皮质内。这两种螺钉统称为拉力螺钉，可在骨折块间加压固定时使用。

（二）钢板内固定

钢板名称繁多，根据功能可分为普通钢板、加压钢板（用于骨干的普通直型加压钢板、用于髂关节的 DHS、用于膝关节的 DCS 等）；根据形状可分为直形钢板、角状钢板、异型钢板（解剖钢板）等；根据生物学固定原则又分出了限制接触型动力加压钢板（LC－DCP）、点状接触钢板（PC－Fix）、非接触钢板（NCP）、桥接钢板（dridging plate）等。兹根据临床常用名称分别介绍于下：

1 **加压器型钢板**

在钢板之固定侧以螺钉固定后，另一侧依靠固定器的牵拉而完成折块间的加压。由于此种加压需先将固定器用螺钉固定于骨干上，切口较长，近年来已逐渐认识到骨折块间无须增大加压力，因此，应用已减少。

2 **动力加压型钢板（DCF）**

螺钉之钉帽为球状，旋入时沿钉孔内之斜坡状滑移槽自外上滚向内下之槽底。推动其下之骨段向骨折端移行，达到轴向加压。钉孔之滑移槽与螺钉帽球形体旋转之轨迹严密吻合，因此，钉的入点必须准确无误。导钻是必不可少的引导工具。在固定侧使用的导钻，其钻孔为中心型；而加压侧者则为偏心型。加压固定后，有时对侧会存在分离，可用皮质骨加压螺钉或杆状螺钉进行补充加压。

3 **髋关节动力加压钢板（DHS）与膝关节动力加压钢板（DCS）**

动力加压钢板的一端与一个滑横槽装置相连，用一枚粗大的加压螺钉通过滑槽钻入股骨颈或股骨髁部，起到加压作用。

4 **角钢板**

用于股骨上下端骨折之固定。130°角钢板用于股骨上端，95°角钢板则主要用于股骨髁部，也可用于股骨上端。其钉翼呈“U”形，把持力强。此种固定无论是用于股骨上端或髁部，占位必须十分准确，既要保证其固定效果，又不能影响关节。因此，应在一套特殊的器械导引下完成。在股骨上端，130°钉板需由股骨大转子下方 3mm 处入骨，穿经股骨距上方 6～8mm，进入股骨头。95°之钉板则在股骨大转子部入骨，穿经股骨颈外侧皮质下方，进入股骨头下部，并以一枚皮质骨螺钉将钢板固定在股骨距上。在股骨髁部所用之 95°钉板的钢板翼应紧贴股骨外侧，钉之入点在髁在前部。固定股骨髁间骨折时，则需先以松质骨拉力螺钉将复位的骨折加压固定，然后再用 95°角钢板固定，并以加压器对髁上骨折加压固定。此种固定操作较复杂，而且固定必须准确，因此，术前应根据标准的 X 线片对手术进行设计。

5　**限制接触型动力加压钢板（LC－DCP）**

是针对动力加压钢板（DCP）所存在问题进行了改造的一种钢板。为改善钢板下局部血运，其贴骨面构形为若干深而宽的沟槽，截面呈梯形。实验观察证实此种改进不仅大大减少了对骨皮质血运的影响，而且沟槽部还会有少量骨痂生长，增强了骨折愈合部的坚强度。此外，钉孔两端的斜度加大，可以对皮质骨拉力螺钉进行加压。

6　**点状接触钢板（PC－Fix）**

钢板与固定骨仅以点状接触，而且螺钉只穿过一层皮质骨，螺钉帽通过特殊的自锁装置与钢板的钉孔锁定。

7　**非接触钢板（NCP）**

钢板置于骨旁、皮下或皮外，螺钉近端之螺杆呈正方形平台，而无螺帽。钢板置于平台上，以锁定栓固定。实验研究报道，如钢板距骨面≤5mm时，作用及固定强度近似DCP。

8　**桥接钢板**

严重粉碎的骨干骨折或确有缺损角，用桥接钢板固定，主要是维持其长度和对线。它不必侧重于稳定固定，但可以充分保存粉碎骨折部位软组织的附着及血供，以期获得二期愈合。桥式钢板跨越粉碎骨折部，远近两段则分别各以3枚以上螺钉固定。Weber钢板则较一般直式者更为合理。

（三）髓内钉固定

有传统的“V”形针、“梅花”形髓内针及新式的带锁髓内、自锁髓内针，还有弹性髓内针（Rush针、Ender针）、加压髓内针等。其优点是中心固定、固定力量可靠，可闭合置入，对外骨膜及血运破坏轻等，近年来应用日渐广泛。特别是带锁钉与自锁钉，能控制骨折旋转，适应证大大增加。

（四）钢丝张力带固定

因撕脱而形成的张力性骨折，如髌骨骨折、尺骨鹰嘴骨折均可行钢丝张力带固定。

（五）钢针内固定

可用于肱骨干、尺桡骨干、锁骨及下肢骨粉碎骨块的固定，具有应用灵活、价格低廉的优点。

（王　寅）

第七节 药物治疗

一 内治法

药物治疗是中医骨伤科重要的疗法之一，它是在辨证施治的基础上具体贯彻内外兼治、局部与整体兼顾的主要手段；也是骨伤科区别骨外科的特色和优势之一。中医骨伤科常用的药物治疗方法分为内治法与外治法两种，临床可根据病情有针对性地选用。

人体一旦遭受损伤，则络脉受损，气机凝滞，营卫离经，淤滞于肌肤腠里。“不痛则通”，“通则不痛”，无论气滞还是血瘀，都能引起疼痛，因此必须疏通内部气血。根据损伤的发展过程，一般分为初、中、后三期。三期分治方法是以调和疏通气血、生新续损、强筋壮骨为主要目的。临证时必须结合病人体质及损伤情况辨证施治。

（一）初期治法

初期一般在伤后1～2周以内，由于气滞血瘀，需消瘀退肿，以“下”、“消”法为主；若邪毒入侵，可用“清”法；气闭昏厥或瘀血攻心则用“开”法。

1 攻下逐瘀法

跌打损伤必定使血脉受伤，瘀血留滞，壅塞经道。瘀血不去，新血不生，且所生新血也不能安行无恙，终必妄行而致变证多端。故受伤后有瘀血停滞者，依据“留者攻之”的原则，须及时应用攻下逐瘀法。本法适用于损伤早期蓄瘀、大便不通、腹胀、苔黄、脉数的体实患者。常用的方剂有桃核承气汤、鸡鸣散、大成汤、黎洞丸等。攻下逐瘀法属于“下”法。常用苦寒泻下之品以攻逐瘀血、通泻大便、排除积滞，药效相当峻猛，临床不可滥用。对年老体弱、气血虚衰、失血过多、素有宿疾者皆不宜用；对妇女妊娠、产后及月经期间亦应当禁用或慎用。

2 行气消瘀法

又称行气活血法，为伤科内治法中常用的一种方法。气为血帅，气行则血行，气滞则血瘀。同时，血不活则瘀不能去，瘀血不去则新血不生。故损伤后有气滞血瘀者亦采用行气消瘀法。本法适用气滞血瘀、局部肿痛、无里实热证者；或宿伤而有瘀血内结者；或有某些禁忌而不能猛攻急下者。常用的方剂有以消瘀活血为主的消肿止痛丹、复元活血汤、活血止痛汤，以行气为主的柴胡疏肝散、加味乌药汤、金铃子散，以及行气活血并重的膈下逐瘀汤、顺气活血汤、血府逐瘀汤等方。临证可根据损伤的不同，或重于活血化瘀，或重于行气，或活血与行气兼顾而灵活选用。

3 清热凉血法

本法包括清热解毒与凉血止血两法。本法适用于跌仆损伤后引起的热毒蕴结于内，引起血液错经妄行、创伤感染，或邪毒侵袭、火毒内攻、热邪蕴结或壅聚成毒等证。常用的清热解毒方剂有五味消毒饮；凉血止血方剂有十灰散、四生丸、小蓟饮子等。

4 开窍通关法

开窍通关法是用辛香走窜、开窍通关的药物，以治疗标证的救急方法。常用的方剂有苏合香丸、安宫牛黄丸、紫雪丹、至宝丹、玉枢丹、行军散等。

（二）中期治法

中期是在伤后3～6周期间，虽损伤症状改善，肿胀瘀血渐趋消退，疼痛逐步减轻，但瘀血未尽，仍应以活血化瘀、和营生新、接骨续筋为主，故以“和”、“续”两法为基础。

1 和营止痛法

适用于损伤后虽经“消”、“下”等法治疗，但气滞血瘀尚未尽除，而继续采用攻下之法又恐伤正气者。常用方剂有和营止痛汤、定痛和血汤、正骨紫金丹、七厘散、和营通气散等。

2 接骨续筋法

适用于损伤中期骨位已正，筋已理顺，筋骨已有连接但未坚实，尚有瘀血未去者。瘀血不去则新血不生，新血不生则骨不能合，筋不能续，故主要使用接骨续筋药，佐以活血祛瘀之药以活血祛瘀、接骨续筋。常用的方剂有续骨活血汤、新伤续断汤、接骨丹、接骨紫金丹等。

3 舒筋活络法

本法主要是使用活血与祛风通络药，再佐以理气药，以宣通气血、消除凝滞，增强舒筋通络之功。适用于损伤肿痛稳定后而有瘀血凝滞、筋膜粘连的筋伤中期；或兼有风湿；或受伤之处筋发生挛缩，关节强直屈伸不利等证；或气血不通畅，肢体痹痛等。常用方剂有正骨伸筋胶囊、舒筋活血汤、活血舒筋汤、蠲痹汤、独活寄生汤等。

（三）后期治法

后期为伤后7周以后，瘀肿已消，但筋骨尚未坚实，功能尚未恢复，应以坚骨壮筋、补养气血、健脾胃、益肝肾为主。而筋肉拘挛、风寒湿痹、关节不利者则予以舒筋活络。故后期多用“补”、“舒”两法。

1 补气养血法

本法是应用补气养血药物使气血旺盛而濡养筋骨的治疗方法。凡外筋伤骨、内伤气血以及长期卧床出现气血亏损、筋骨痿弱等症者均可用本法。常用方剂有以补气为主的四君子汤，以补血为主的四物汤，以及以气血双补为主的八珍汤、十全大补汤等，临床可随证加减。

2 补养脾胃法

本法适用于损伤日久，耗伤正气，气血脏腑亏损；或长期卧床缺少活动，而导致脾胃气虚，运化失职者。治疗采用补养脾胃，以促进气血生化，使筋骨肌肉加速恢复。常用方剂有补中益气汤、参苓白术散、健脾养胃汤、归脾丸等。

3 补益肝肾法

又称强壮筋骨法。本法适用于筋骨及腰部损伤的后期、年老体弱、骨折迟缓愈合、骨质疏松而肝肾虚弱者，并多与补气养血法结合使用。常用方剂有壮筋养血汤、生血补髓汤、养筋健骨汤。肾阴虚用四物汤加左归丸；肾阳虚用四物汤加右归丸；筋骨疲软者用壮筋续骨丹等。

4 温经通络法

本法使用温性或热性的祛风、散寒、除湿药物，并佐以调和营卫或补益肝肾之药，以求达到去除留注于骨节经络之风寒湿邪，使血活筋舒、关节滑利、经络通畅。适用于一般损伤的气血运行不畅，或因阳气不足、腠理空虚、风寒湿邪滞留或筋骨损伤日久、气血凝滞者。常用方剂有麻桂温经汤、乌头汤、大红丸、大活络丹、小活络丹等。

二 外治法

骨伤科外治法疗效显著，应用简便，易于掌握，价格低廉，故经久不衰。骨伤科外治药非常丰富，按剂型可分为敷贴药、搽擦药、熏洗药与热熨药。

（一）敷贴药

敷贴药使用时是将药物制剂直接敷贴在损伤局部，使药力发挥作用，可收到较好的疗效。

1 药膏

（1）药膏的配制　将药碾成细末，然后选加饴糖、蜂蜜、油、水、鲜草药汁、酒、醋或医用凡士林等，调匀如厚糊状，涂敷伤处。近代药膏多选用饴糖，主要是取其熬药后药物本身的作用和固定、保护伤处的作用。饴糖与药物的比例为3:1。对于有创面的创伤，都用药物与油类熬炼或拌匀制成油膏，因其柔软，并有滋润创面的作用。

（2）药膏的种类

1）消瘀退肿止痛类：适用于骨折、筋伤初期肿胀、疼痛剧烈者。可选用消瘀止痛药膏、定痛膏、双柏膏、消肿散等。

2）舒筋活血类：适用于骨折、筋伤初期肿胀、疼痛剧烈者。可选用消瘀止痛药膏、活血散等。

3）接骨续筋类：适用于骨折整复后位置良好、肿痛消退之中期患者。可选用三色敷药、舒筋膏、外敷接骨散、驳骨散等。

4）温经通络、祛寒、祛风湿类：适用于损伤日久，复感风寒湿邪者。可选用接骨续筋膏外敷；或用舒筋活络类药膏内酌加温散风寒、利湿的药物外敷。

5）清热解毒类：适用于伤后感染邪毒，局部红、肿、热、痛者。可选用金黄膏、四黄膏、消营退肿膏等。

6）生肌拔毒长肉类：适用于创伤止血后创面清洁或感染者。可选用军术膏、生肌玉红膏、红油膏等。

（3）药膏临床应用的注意事项

1）药膏的换药时间：根据伤情的变化、肿胀的消退程度、气温来决定，一般2~4天换1次。气温高时可缩短时间，气温低时酌情延长时间；后期患者可酌情延长。生肌拔毒类药物应根据创面情况决定，创面脓液较多时应勤换药，以免脓液浸淫皮肤。

2）药膏的调制用法：药膏一般随调随用，凡用饴糖调敷的药膏，室温高时容易发酵，故不主张一次调制太多，或将饴糖煮过后再调制。寒冬气温低时可酌加开水稀释以便于调制拌匀。

3）药膏的注意事项：如患者对药膏过敏或产生接触性皮炎时应立即停药，给予抗过敏药物和对症治疗。

2　膏药

（1）膏药的配制

将药物碾成细末，配以香油、黄丹或蜂蜡等基质炼制而成。

（2）膏药的种类

1）损伤与寒湿类：适用于损伤者的有坚骨壮筋膏；适用于风湿者的有伤湿宝珍膏；适用于损伤与风湿兼证者的有万灵膏、损伤风湿膏等；适用于陈伤气血凝滞、筋膜粘连的有化坚膏。

2）提腐拔毒生肌类：适用于创伤而有创面溃疡者有太乙膏、陀僧膏，一般常在创面另外加药粉如九一丹、生肌散等。

3　散剂

（1）止血收口类　适用于一般创伤出血后敷用，常用的有桃花散、花蕊石散、金枪铁扇散、如意金刀散、云南白药等。

（2）祛腐拔毒类　适用于创面腐脓未净、腐肉未去，或肉芽过长的患者。常用的有九一丹、七三丹以及白降丹等。此类药物多含有汞等重金属，毒性较大，不宜久用。

（3）生肌长肉类　适用于脓液稀少、新肉难长的创面，常用的有生肌八宝丹等。也可与祛腐拔毒类散剂掺合在一起应用，具有新肉易生、创面易敛、促使创口迅速愈合的作用。

（4）温经散寒类　适用于损伤后期，气血凝滞疼痛或局部寒湿侵袭者。常用的有丁桂散、桂麝散等。具有通经活血、散风逐寒的作用。

（5）散血止痛类　适用于受伤局部瘀血结聚肿痛者。常用的有四生散、代痛散等。具有活血止痛的作用。

（6）取嚏通经类　适用于坠堕、不省人事、气塞不通者。常用的有通关散等，吹鼻中取嚏。

（二）搽擦药

搽擦药可用涂搽于伤处，或在施行理筋手法时配合推按等手法使用，或在热敷熏洗后进行自我按摩时涂搽。

1　酒剂

用药物与白酒、醋浸制而成，一般酒醋之比为8:2，也有单用酒浸者。常用的有活血酒、筋伤药水、息伤乐酊、正骨水等。具有活血止痛、舒筋活络、追风祛寒的作用。

2 油膏与油剂

用香油把药物熬煎去渣后制成油剂，或加黄蜡、白醋收膏炼制而成油膏。具有温经通络、消散瘀血的作用。常用的有跌打万花油、活络油膏、伤油膏等。

（三）熏洗药

1 热敷熏洗

即先用热气熏蒸患处，待水温稍减后用药水浸洗患处。每日 2 次，每次 15～30min。每副药可熏洗数次。药水因蒸发而减少时，可酌量加水再煮沸熏洗。具有疏松关节筋络、疏导腠理、流通气血、活血止痛的作用。凡关节强直拘挛、酸痛麻木夹风湿者，均有卓效。适用于四肢关节的损伤，腰背部损伤者如有条件也可熏洗。

（1）新伤瘀血积聚者　用散瘀和伤汤、海桐皮汤、舒筋活血洗方。

（2）陈伤风湿、冷痛、瘀血者　陈伤风湿冷痛以及瘀血已初步消散者，用八仙逍遥汤、上肢损伤洗方、下肢损伤洗方等。

（3）湿敷洗涤　多用于创伤，使用方法是“以净帛或新棉蘸药水”“渍其患处”。在临床上把药制成水溶液，供创伤溃破伤口湿敷洗涤用。常用的有甘葱煎水、野菊花煎水、2%～20%的黄柏溶液以及蒲公英等鲜药煎汁。

（四）热熨药

热熨法是一种热疗方法。临床上多选用温经祛寒、行气活血止痛的药物用布包裹，加热后热熨患处，借助其热力作用于局部。适用于脊柱躯干熏洗不便之处的新伤、陈伤。主要有下列几种：

1 坎离砂

用铁砂加热后与醋水煎成药汁搅拌后制成。临用时加醋少许拌匀置布袋中，数分钟内会自然发热，热熨患处。适用于陈伤兼有风湿证者。现在的制剂接触空气即能自然发热，使用更为方便。

2 熨药

将药置于布袋中，扎好袋口放在蒸汽上加热后熨患处，适用于各种风寒湿肿痛症。能舒筋活络、散瘀退肿。常用的有正骨烫药等。

3 其他

如用粗盐、黄砂、米糠、麸皮、吴茱萸等炒热后装入布袋中加热后熨患处，民间也有用葱姜豉盐炒热，布包掩脐上治风寒。这些方法简便有效，适用于各种风湿性筋骨痹痛等症。

三　常用的中成药

（一）舒筋类（以舒筋通络为主的药物）

1　伸筋胶囊

【组成】地龙，红花，马钱子，乳香，没药。

【功用】舒筋通络，活血化瘀，消肿止痛。用于颈椎病、肩关节周围炎、坐骨神经痛、慢性关节炎、增生性脊椎炎、腰椎间盘突出症等。

2　颈复康

【组成】葛根，羌活，乳香，没药，地龙，土鳖虫，丹参，川芎，白芍。

【功用】活血通络，散风止痛。用于颈椎病引起的脑供血不足、头晕、颈项僵硬、肩背酸痛、手臂麻木等。

3　腰痛宁

【组成】马钱子粉，乳香，没药，甘草。

【功用】消肿止痛，疏散寒邪，温经通络。用于腰椎间盘突出症、腰椎增生、坐骨神经痛、腰肌劳损、腰纤维织炎、慢性风湿性关节炎等。

4　伸筋活络丸

【组成】制马钱子，制川乌，当归，川牛膝，续断，木瓜，杜仲，土鳖虫。

【功用】舒筋活络，祛风除湿，温经止痛。用于风湿性、类风湿性关节炎，颈肩腰腿疼痛，关节肿胀变形、屈伸不利，手足麻木，半身不遂等。

（二）活血类（以活血化瘀为主的药物）

1　沈阳红药

【组成】当归，红花，三七，土鳖虫。

【功用】活血止痛，去瘀生新。用于跌打损伤、筋骨肿痛、风湿麻木等。

2　活血止痛胶囊

【组成】土鳖虫，煅自然铜，当归，三七，制乳香，冰片。

【功用】活血散瘀，消肿止痛。用于跌打损伤、瘀血肿痛等。如腰扭伤、胸椎、胸部损伤等。

3　伤科接骨片

【组成】三七，红花，海星，乳香，没药，土鳖虫。

【功用】活血化瘀，消肿止痛，舒筋壮骨。用于跌打损伤、闪腰岔气、筋伤动骨、瘀血肿痛、损伤红肿等。

4　三七片

【组成】三七。

【功用】散瘀止血，消肿定痛。用于跌仆损伤肿痛。如胸部迸挫伤、腰扭伤、颈部扭挫伤等。

5 **骨折挫伤散**

【组成】红花，大黄，当归，血竭，没药，乳香，土鳖虫。

【功用】消肿散瘀，舒筋活络，接骨止痛。用于跌打损伤、扭腰岔气等。

（三）壮骨类

1 **壮骨关节丸**

【组成】狗脊，淫羊藿，独活，骨碎补，木香，鸡血藤，川断，熟地。

【功用】补益肝肾，养血活血，舒筋活络，理气止痛。用于各种退行性骨关节病。如颈椎病、增生性脊椎炎、腰椎间盘突出症等。

2 **抗骨增生胶囊**

【组成】熟地黄，肉苁蓉，狗脊，女贞子，淫羊藿。

【功用】补腰肾，强筋骨，活血利气，止痛。用于增生性脊椎炎、颈椎病、腰椎退行性骨关节病、膝关节退行性骨关节病。

3 **骨刺丸**

【组成】威灵仙，熟地黄，肉苁蓉，淫羊藿，骨碎补，鸡血藤，鹿含草，莱菔子。

【功用】补肾活血，祛风软坚。用于骨质增生引起的颈椎病，腰椎、胸椎及四肢关节增生性骨关节病。

（四）膏药类

1 **追风膏**

【组成】威灵仙，独活，草乌，细辛，白芷，五加皮，牛膝，桃红，当归，麻黄，红花。

【功用】活血化瘀，祛风除湿，止痛。由于筋骨疼痛、四肢麻木、腰背疼痛、风湿性关节炎、增生性骨关节炎等。

2 **骨质增生一贴灵**

【组成】当归，川芎，红花，冰片，樟脑。

【功用】活血化瘀，散寒通络，祛风除湿，软坚散结，快速止痛。用于骨质增生引起的各种疼痛、肢体沉重麻木、活动不利、颈项强直、肩周炎、坐骨神经痛、椎间盘突出症引起的疼痛。

3 **伤湿止痛膏**

【组成】生川乌，生草乌，乳香，没药，生马钱子，丁香。

【功用】祛风除湿，活血止痛。用于风湿性关节炎、肌肉痛、扭伤等。

4 **壮骨麝香止痛膏**

【组成】麝香，芸香浸膏，伤湿止痛流浸膏等。

【功用】祛风湿，活血止痛。用于风湿性关节炎、增生性脊椎炎、软组织损伤等颈肩腰腿痛等。

（翟羽东　郭桂霞）

四　解热消炎镇痛药

（一）解热镇痛药

1　乙酰水杨酸（阿司匹林，醋柳酸）

（1）作用与用途　本药具有解热、镇痛和消炎、抗风湿作用；解热镇痛作用温和而确实，消炎、抗风湿作用较强。用于发热、头痛、神经痛、肌肉痛、风湿热、急性风湿性关节炎及类风湿性关节炎等。为风湿热、风湿性关节炎及类风湿性关节炎的首选药物。本品还有促进尿酸排泄的作用，对痛风有效。

（2）用法

1）解热镇痛：每次服0.3~0.6g，1日3次，或需要时服。

2）抗风湿：每次0.5~1g，1日3~5次。

2　阿司匹林精氨酸盐

（1）作用与用途　本品药理作用与阿司匹林基本相同，具有良好的解热、镇痛及抗炎作用。其特点为易溶于水，供肌注用可避免口服阿司匹林对胃肠道的刺激，并适宜于儿童使用。在解热、镇痛方面，本品的总有效率为89.64%。本品现多用于发热、头痛、神经痛、牙痛、肌肉痛及活动性风湿病、类风湿性关节炎及创伤性疼痛、手术后疼痛等的对症治疗。

（2）用法　肌注：每次1g，1日1~2次，或根据病情由医生决定用药。儿童：10~25mg/kg。临用时，每瓶内加入灭菌注射用水或0.9%氯化钠注射液2~4ml，溶解后立即使用。

3　双水杨酸酯（水杨酰水杨酸）

（1）作用与用途　本品的消炎镇痛作用及疗效与阿司匹林类似，副作用较小。因本药系由双分子水杨酸所组成的酯，在胃中不分解，而在肠道的碱性环境中逐渐分解出两分子水杨酸而起作用，因此对胃几乎无刺激性，可避免发生服阿司匹林所引起的严重副作用，如恶心、呕吐及胃出血等。可用于流行性感冒、急慢性风湿性关节炎、风湿热及头痛、牙痛、腰痛、神经痛、月经痛等中度疼痛。也可用于痛风，有较好疗效。

（2）用法　口服，1次量0.3~0.6g，1日2~3次。

4　二氟苯水杨酸

（1）作用与用途　本品为水杨酸衍生物，具有镇痛、抗炎及解热作用。其镇痛及抗炎作用机理不明。连续应用无习惯性、耐受性及成瘾性。

1）镇痛作用：对轻、中度疼痛，给药后1小时可产生明显镇痛作用，2~3小时作用最明显，持续约8~12小时。使用1 000mg的负荷剂量时，比开始用500mg的疼痛缓解快，镇痛效应达峰值的时间缩短及峰值效应增大。

2）抗炎作用：用于骨关节炎时，本品每日500mg或750mg的效应相当于阿司匹林每日2g或3g的效应。本品缩短关节炎病人安静时关节僵硬的时间较阿司匹林为佳，且消化系统不良反应、头晕、水肿及耳鸣的发生率均较低。人体对本品的耐受性较阿司匹林为佳。

3）促尿酸排泄效应：每日500mg或750mg分次服用时，可增加肾脏尿酸清除率及降低血清尿酸。长期服用，可使平均血清尿酸水平降至1.4mg%。

（2）用法

1）轻、中度疼痛：开胎服1 000mg，以后每8~12小时500mg。可根据疼痛程度、病人反应、体重或年龄增加而酌减剂量。

2）骨关节炎：每日500~1 000mg，分次服，可根据病情增减剂量。维持量一日不超过1 500mg。

5　贝诺脂（扑炎痛）

（1）作用与用途　本品为阿司匹林与扑热息痛的酯化产物，是一种具有消炎、解热、镇痛作用的抗风湿药。不良反应较阿司匹林小，病人易于耐受。主要用于类风湿性关节炎、急慢性风湿性关节炎、风湿痛、感冒发烧、头痛、手术后疼痛、神经痛等。

（2）用法　类风湿性、风湿性关节炎。口服，每次4g，每日早、晚各1次；或每次2g，1日3~4次。一般解热、镇痛：每次0.5~1.5g，1日3~4次。儿童：3月~1岁，25mg/kg，1日4次；1~2岁，每次250mg，1日4次；3~5岁，每次500mg，1日3次；6~12岁，每次500mg，1日4次；幼年类风湿性关节炎，每次1g，1日3~4次。

6　保泰松（布他酮）

（1）作用与用途　本品的作用和氨基比林相类似。解热镇痛作用不如氨基比林，但抗炎作用比氨基比林及水杨酸类强，对炎症性疼痛效果较好；也有促进尿酸排泄作用。主要用于治疗类风湿性关节炎、风湿性关节炎及痛风。由于症状易于复发，常须连续使用或与他药交互配合使用。

（2）用法　治关节炎：开始时1日量0.3~0.6g，分3次口服（减少对胃的刺激），1日量不宜超过0.8g。1周后如无不良反应，可继续服用，剂量应递减至维持量每日0.1~0.2g。

（二）消炎镇痛药

1　吲哚美辛（消炎痛）

（1）作用与用途　解热及对炎症性疼痛作用明显，对风湿性关节炎、类风湿关节炎有消炎镇痛作用，对痛风性关节炎及骨关节炎疗效最好。

（2）用法　开始时每次服25mg，1日2~3次，饭时或饭后立即服（可减少胃肠道副作用）。治疗风湿性关节炎等症时，如未见副作用，可逐渐增至每日125~150mg。现亦采用胶丸或栓剂剂型，使胃肠道副作用发生率较低，栓剂且有维持药效时间较长的特点，一般连用10日为1疗程。

2　炎痛喜康

（1）作用与用途　为抗炎镇痛药，其作用略强于消炎痛。用于治疗风湿性及类风湿性关节炎，有明显的镇痛、抗炎及一定的消肿作用，有效率达85%以上，副作用较轻微。有报道其疗效优于消炎痛、布洛芬及萘普生。其抗炎作用可能部分由于抑制前列腺素合成所致。其特点为服量小，每日20mg，4～7日可达稳态血药浓度。半衰期为45小时，长期服用不致产生蓄积作用。主要经肝脏代谢，以羟化产物及与葡萄糖醛酸结合物形式自尿排出，仅5%以原形自尿粪排出。

（2）用法　每次服20mg（必要时可酌增剂量），每日1次，饭后服。1日总量一般不超过40mg。1疗程自2周至3个月不等。

3　抗炎酸钠

（1）作用与用途　本品属于非甾体抗炎药，具有抗炎、镇痛及解热作用。临床药理学表明，本药在控制类风湿性关节炎及骨关节炎的体征和症状方面，可与阿司匹林相比，而胃肠道反应则较轻，一般不能耐受阿司匹林胃肠道反应的病人，可耐受本品。对于类风湿性关节炎的病人，经本品治疗后关节肿胀及疼痛减轻，晨起的僵直时间缩短，活动能力（如握力）增加，不易疲乏，但不能改变本病的病程。在治疗骨关节炎时，用药后可使运动及休息时的疼痛、夜间疼痛、关节僵直、肿胀等均减轻，关节活动范围增大。

（2）用法　口服：每日200～400mg，分3～4次服。开始用小剂量，以后增加剂量至症状改善为止。就根据病情及临床反应调整剂量。1日剂量不得超过400mg，应使用能控制临床症状的最小剂量。除少数病人可在服药数日后病情得到改善外，一般需2～3周始获得最佳疗效。

4　双氯灭痛

（1）作用与用途　本药为一种强效消炎镇痛药，其镇痛、消炎及解热作用比消炎痛强2～2.5倍，比阿司匹林强26～50倍。特点为药效强，不良反应少，剂量小，个体差异小。口服吸收迅速，服后1～2小时内血药浓度达高峰。排泄快，长期应用无蓄积作用。用于类风湿性关节炎、神经炎、红斑狼疮及癌症、手术后疼痛，以及各种原因引起的发热。

（2）用法　口服每次25mg，每日3次；栓剂每次50mg，每日2次；肌注每次75mg，每日1次，深部臀部注射。

5　痛灭定（托麦汀）

（1）作用　本品为吡咯醋酸的衍生物，是一新型的消炎镇痛药。其药理作用与阿司林等其他非甾体抗炎药相似，但副作用较轻。其镇痛作用与布洛芬相当，比阿司匹林强而较消炎痛弱。

1）用于类风湿性关节炎：可减轻症状。与皮质激素类制剂合用可增加疗效、减少后者用量，但与阿司匹林类合用则不如单用二药的疗效好。本品用于长期治疗（2年）时仍可维持疗效。

2）用于强直性脊椎炎：曾报道本品对该病的疗效不亚于消炎痛，但现有资料尚不能肯定。

3）用于髋关节或膝关节退行性病变：本品600～1 200mg的疗效与消炎痛75～150mg

或阿司匹林4.5g相似，但亦需进一步观察。

4）用于非关节性疼痛：可有效地减轻外伤、疾病及手术引起的软组织疼痛以及内脏合并症引起的疼痛。

（2）用法 口服，成人开始用量为1次400mg，1日3次。一般为每日600～1800mg。儿童开始为15～30mg/（kg·d），平均为20mg/（kg·d），奏效后根据病情调整剂量。非关节性疼痛为每日600mg。

6 萘普生（消痛灵）

（1）作用与用途 本品为芳香醋酸衍生物，为非甾体消炎镇痛药。动物实验证实，本品的抗炎作用为保泰松的11倍，镇痛作用约为阿司匹林的7倍，解热作用约为阿司匹林的22倍，为一种高效低毒的消炎、镇痛及解热药物。临床药理研究表明，本品口服吸收迅速而完全，一次给药后2～4小时血浆浓度达高峰，在血中99%以上与血浆蛋白结合，生物半衰期为13～14小时。约95%自尿中以原形及代谢产物排出。其排出速度与血浆中的消失速度一致。对于类风湿性关节炎、骨关节炎、强直性脊柱炎、痛风、运动系统（如关节、肌肉及肌腱）的慢性疾病及轻、中度疼痛如痛经等，均有肯定疗效。中等度疼痛可于服药后1小时缓解，镇痛作用于持续7小时以上。

（2）用法 口服，开始每日剂量500～750mg，维持量为每日375～750mg，分早晨及傍晚2次服用。轻、中度疼痛或痛经时，开始用500mg，必需时经6～8小时后再服250mg，日剂量不得超过1 250mg。

7 布洛芬

（1）作用与用途 动物实验证明，本品的抗炎、镇痛、解热作用比阿司匹林、保泰松或扑热息痛强。临床报道，用于风湿性关节炎，其消炎、镇痛、解热作用与阿司匹林、保泰松相似，比扑热息痛好。在病人不能耐受阿司匹林、保泰松时，可试用。本品服后对血象与肾功能无明显影响。

（2）用法 1日量0.6g，分3次，在饭时服。

8 芬布芬（联苯丁酮酸）

（1）作用与用途 为一新型的长效非甾体消炎镇痛药。动物实验表明，本品的消炎、镇痛作用虽较消炎痛低，但比阿司匹林强。用于类风湿性关节炎、风湿性关节炎、骨关节炎、强直性脊柱炎及痛风等的治疗，亦用于牙痛、手术后疼痛、外伤疼痛等的止痛。

（2）用法 口服，成人每次600～900mg，1次或分次服。多数患者晚上1次口服600mg即可。分次服用时每日总量不得超过900mg。

（翟羽东 王旭明）

第八节 其他治疗

一 封闭治疗

（一）封闭的作用机理

1 阻止病理反射，消除疼痛

骨伤科疾病的疼痛是因为痛刺激源造成的，痛刺激源发出的疼痛刺激，经感觉神经传入脊髓之后，上传至脑（中央后回），形成病理反射，于是患者感觉到疼痛。这种疼痛刺激在传至脑的途径中，在脊髓水平上已引起近处运动神经和交感神经的兴奋。运动神经的兴奋使肌紧张增强，交感神经的兴奋使血管收缩，结果疼痛处局部血流减少，供氧不足，致局部缺血、缺氧，代谢异常，由此产生乳酸等新的致痛物质。这种致痛物质，又成为新的疼痛刺激源，经感觉神经传导使疼痛加重，而后更加增加了运动神经和交感神经的兴奋。如此形成恶性循环。封闭治疗就是利用局部麻醉药物的特性，来阻止这种恶性循环，阻断病理反射，从而达到治疗的目的。局部麻醉药不仅阻断疼痛上传至脑的病理反射，使疼痛减轻；同时更重要的是解除局部的肌肉紧张痉挛和血管收缩，修复痛源组织，使之不仅是单纯的止痛，而且能逐渐达到治愈。

2 消除炎性反应，抑制结缔组织增生

骨伤科疾病的疼痛刺激源往往是局部损伤或无菌性炎症。封闭治疗是应用肾上腺皮质类药物，如强的松龙、曲安缩松等，这类药具有较强的抗炎及抗过敏作用，能抑制结缔组织的增生，降低毛细血管壁和细胞膜的通透性，减少炎症渗出，并能抑制组织胺类物质的形成与释放。用局部麻醉药加肾上腺皮质类药注射到痛点、关节腔或硬膜外腔，能直接作用于病变部位，消除粘连，去除致病因子，修复组织，从而达到消炎、消肿止痛、恢复功能作用。

（二）封闭方法

1 压痛点封闭

是临床上最常用的方法。一般是在肌肉、筋膜、肌腱、韧带及关节附近压痛最明显处注射，常能收到很好的局部止痛效果。

2 腱鞘内封闭

将药物注入腱鞘内。常用于腕部、手指屈肌腱鞘炎、腱鞘囊肿等。

3 关节腔内封闭

将药物注入病变的关节腔内。常用于肩关节周围炎、膝关节增生性关节炎、髋关节损伤等。

4　**神经根封闭**

将药物注射到疼痛的神经根部周围。可用于腰椎间盘突出造成的神经根水肿或坐骨神经痛等。

5　**椎管内硬膜外封闭**

将药物注入椎管内硬膜外腔。根据部位不同，可分为颈椎硬膜外腔、腰椎硬膜外腔和骶管硬膜外腔。因颈椎硬膜外和腰椎硬膜外距离蛛网膜下腔很近，易造成蛛网膜下腔麻醉，故需专业麻醉医生完成，而骶管硬膜外部仅为脊髓末端的马尾神经，故临床较为安全，是常用的方法。常用于腰椎间盘突出而致脊神经受压水肿或隐性骶椎裂、椎管狭窄等引起的腰腿痛等。

（三）封闭常用药物

（1）醋酸强的松龙 25～50mg，1%～2% 盐酸普鲁卡因 2～10ml 或 1% 利多卡因 2～10ml。

（2）醋酸氢化可的松 12.5～25mg，1%～2% 盐酸普鲁卡因 2～10ml 或 1% 利多卡因 2～10ml。

（3）曲安缩松 40～80mg，1%～2% 普鲁卡因 2～10ml 或 1% 利多卡因 2～10ml。较大关节腔内封闭，如肩关节腔、膝关节腔 1% 利多卡因用量可增加到 20ml。

（4）复方当归注射液 2～6ml，1% 利多卡因 2～10ml。

（5）复方丹参注射液 2～6ml，1% 利多卡因 2～10ml。

（四）注意事项

（1）应用普鲁卡因前必须先做皮试，皮试阴性后方可使用，为避免过敏反应临床上可选用利多卡因。

（2）严格无菌操作，防止感染发生。

（3）封闭部位要求准确，注意周围解剖关系，勿损伤神经、血管和内脏，特别是胸背部要防止刺入肺内造成气胸。

（4）封闭注射药物前应抽吸无回血，以防局麻药物注入血管内。

（5）选择好适当的药物及剂量，对于高血压、溃疡病、活动性肺结核的患者禁用类固醇激素，以防加重病情。

（6）对有感染及肿瘤、癌症部位不宜作封闭治疗。

二　针刀疗法

小针刀疗法是 20 世纪 80 年代后兴起的一种疗法，它来源于针刺疗法和手术疗法，是针刺疗法和手术疗法的有机结合和发展。治疗某些骨伤科疾病有较好的疗效，具有安全，有效，经济，病人痛苦少、易接受等特点。

（一）主要作用机理

1 切割瘢痕，阻止挛缩

骨伤科疾病大部分为软组织损伤。软组织的慢性损伤，易使韧带、肌肉纤维撕裂，局部出血，组织液渗出，从而出现炎性反应。在损伤和修复过程中，肌肉、韧带易产生瘢痕，造成局部组织挛缩、功能活动受限或障碍并产生疼痛。小针刀可以切割瘢痕，改善局部循环，解除挛缩。

2 剥离粘连，恢复运动

软组织粘连有骨骼和肌肉粘连、肌肉和韧带粘连、肌肉和神经粘连、肌纤维和肌纤维粘连等，这些粘连能限制相应的运动。针刀治疗能把这些粘连剥离开，恢复组织结构而能够正常运动。

3 疏通纤维，改善营养

纤维组织钙化大多是慢性积累性劳损引起的，由于某块肌肉或肌群长期处于紧张状态，人体为了加强这一肌肉的强度、硬度，使大量的钙质聚集于此处，由于钙质过多而挤压该处的微循环通道，使肌肉变性以至于钙化。小针刀治疗按肌肉纤维的纵行方面疏通，能使周围的营养水分不断渗到已变性的肌肉中去，便钙逐渐被吸收，慢慢恢复到肌肉原有的弹性。

4 减张减压，消肿止痛

对于狭窄性腱鞘炎，小针刀能切开狭窄部位，剥离粘连，同时又能减张减压，消肿止痛。人体内的滑液囊，是肌肉和关节活动所需润滑液的供给器官，滑液囊受到急慢性损伤之后，就会引起滑液囊闭锁，而使囊内的滑液排泄障碍，造成滑囊膨胀，而出现酸胀、疼痛、运动障碍等症状。小针刀闭合性将滑囊切开数刀，减张减压，达到消肿止痛的目的。

5 切断病理纤维，解除痉挛

肌肉损伤，易造成部分肌纤维痉挛。这些纤维的痉挛，牵拉并影响周围肌肉纤维，引起较广泛的痉挛或紧张。用小针刀把这一少部分痉挛或紧张的病理纤维切断，矫形外科和小针刀实践证明既不影响这一区域运动又能使症状迅速缓解。

（二）适应证

（1）各种软组织粘连、挛缩、瘢痕而引起的顽固性疼痛点。
（2）因软组织过度牵拉而引起的骨质增生。
（3）腱鞘炎、滑囊炎。
（4）肌肉、韧带钙化。
（5）某些手术损伤病理性损伤后遗症。

（三）禁忌证

（1）一切发热症状的患者。
（2）一切严重内脏病的发作期。

（3）施术部位有皮肤感染、肌肉坏死。

（4）施术部位有重要神经、血管或重要脏器而施术无法避开者。

（5）有血友病等出血性疾病。

（四）小针刀器具

目前市面上见到的小针刀器具，最常用的是北京中医药大学朱汉章发明的朱汉章氏小针刀。他根据临床治疗的不同需要，将小针刀做成Ⅰ型、Ⅱ型、Ⅲ型三种型号。

1　Ⅰ型小针刀

Ⅰ型又分为长短不同的四种，分别记作Ⅰ-1、Ⅰ-2、Ⅰ-3、Ⅰ-4，分别途述其形状和功用如下：

Ⅰ-1：全长15cm，针柄长2cm，针身长12cm，针头长1cm。针柄为一扁平葫芦形；针身为圆柱形，直径1mm；针头为楔形；末端扁平带刃，刀口线为1mm。刀口为齐平口和斜口两种。Ⅰ型小针刀的四种，结构模型全部一样，只是针身长度不一样而已。

Ⅰ-2：针身长度为9cm。

Ⅰ-3：针身长度为7cm。（图2-57）

Ⅰ-4：针身长度为4cm。

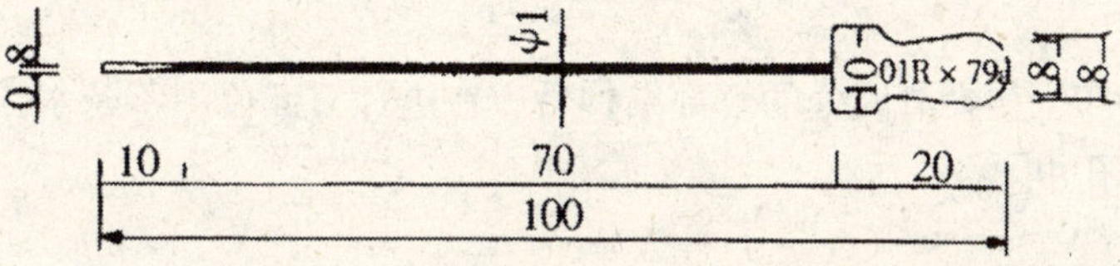

图2-57　Ⅰ-3号小针刀模式图（单位：mm）

Ⅰ型小针刀适用于各种软组织松解术、小骨刺铲削术、瘢痕刮除术。

2　Ⅱ型小针刀

Ⅱ型小针刀全针长12.5cm，针柄长2.5cm，针身长9cm，针头长1cm。针柄为葫芦状；针身为圆柱形，直径3mm；针头为楔形；末端扁平带刃，末端刀口线1cm。刀口线和刀柄在同一平面内，刀口为齐平口。（图2-58）

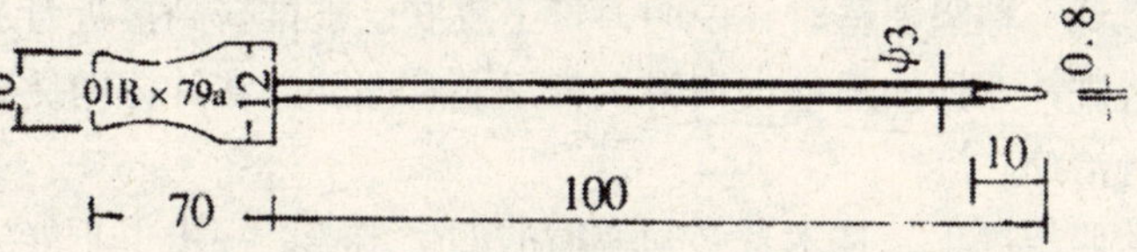

图2-58　Ⅱ号小针刀模式图（单位：mm）

Ⅱ型小针刀适用于较小骨折畸形愈愈合凿开折骨术。

3　Ⅲ型小针刀

Ⅲ型小针刀全针体长15cm，针柄长3cm，针身长11cm，针头长1cm，结构模型和Ⅱ型小针刀同。

Ⅲ型小针刀适用于较大软组织损伤瘢痕粘连等。

小针刀Ⅰ-1、Ⅰ-2、Ⅰ-3、Ⅰ-4，Ⅱ，Ⅲ。（图2-59）

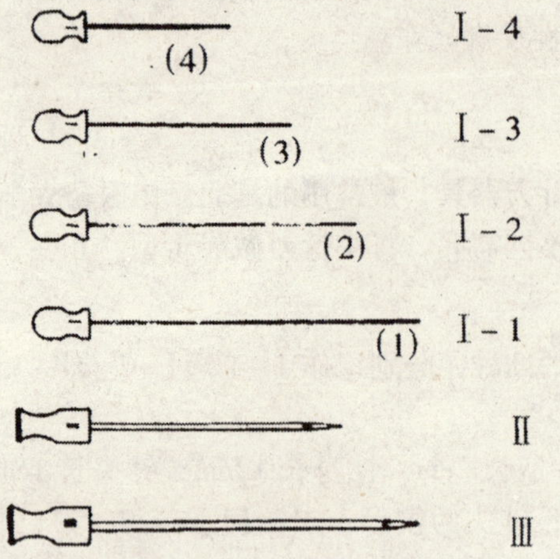

图2-59　三型六种小针刀实物图

（五）针刀切入四步规程

1　定点

在确定病变部位和弄清该处的解部结构后，在进针刀部位用紫药水作一标记，局部消毒后覆盖无菌小孔巾。

2　定向

使刀口线和大血管、神经及肌肉纤维走向平行，将刀口压在进针点上。

3　加压分离

在完成第二步后，右手拇、食指捏住刀柄，其余三指抓住针体，稍加压力不刺破皮肤，使针点处形成一个长形凹陷，刀口线和重要血管神经肌肉纤维走向平行。这样神经血管就会被分离在刀刃两侧。

4　刺入

当继续加压感到一种坚硬感时，说明刀口下皮肤已被推挤到接近骨质，稍一加压，即可穿过皮肤。此时进针点处凹陷基本消失，神经血管即膨起在针体两侧，此时可根据需要施行手术方法进行治疗。

小针刀手术的四步规程，是术者必须遵循的四个步骤，一步也不能省略。定点，就是定进针点，定点的正确与否，直接关系到治疗效果；定点，是基于对病因病理的精确诊断，采取何种手术方法，对进针部位解剖结构主体的微观掌握。定向，是在精确掌握进针部位的解剖的前提下，采取何种手术入路能够确保安全进行，有效地避开神经、血管和重要脏器，又能容易确保手术的成功。加压分离，是在浅层部位有效地避开神经、血管的一种方法。在前三步的基础上，才能开始第四步的刺入。刺入时，以右手拇指捏住针刀柄，其余三指作为支撑，压在进针点附近的皮肤上，防止针刀刺入皮肤后，超过深度损伤深部重要神经、血管和脏器；或者深度超过病灶，损伤健康组织。

（六）小针刀手术方法

1 纵行剥离法

粘连结瘢发生于肌腱韧带附着点时，将刀口线和肌肉韧带走行方向平行刺入患处，出刀口接触骨面时，按刀口线方向疏通剥离，按附着点的宽窄，分几条线疏剥，不可横形剥离。

2 横形剥离法

当肌肉与韧带和骨发生粘连，将刀口线和肌肉或韧带走行方向平行刺入患处，当刀口接触骨面时，作和肌肉或韧带走行方向垂直铲剥，将肌肉或韧带从骨面上铲起，当觉得针下有松动感时，即出针刀。

3 铲磨剥平法

当骨刺长于关节边缘或骨干，并且骨刺较大。将刀口线和骨刺竖轴线垂直刺入，刀口接触骨刺后，将骨刺头部或锐边削去磨平。

4 切开剥离法

当几种软组织互相粘连结瘢，如肌肉与韧带、韧带与韧带互相结瘢粘连时，将刀口线和肌肉或韧带走行方向平行刺入患处，将互相间的粘连或瘢痕切开。

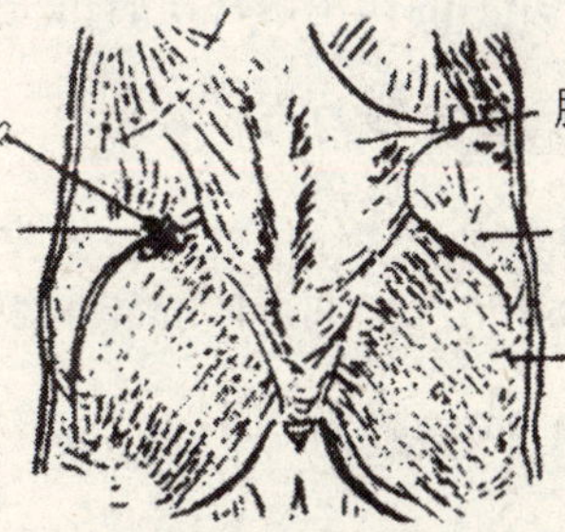

图2-60 小针刀刮除瘢痕法

5 瘢痕刮除法

瘢痕如在腱鞘壁或肌肉的附着点处和肌腹处，可用小针刀将其刮除，先沿软组织的纵轴切开数条口，然后在切开处反复疏剥二三刀，刀下有柔韧感时，说明瘢痕已切开，出针。（图 2－60）

6 通透剥离法

当某处有范围较大的粘连硬结，无法进行逐点剥离，在硬结处可取数点进针，进针点都选在肌肉和肌肉，或其他软组织相邻的间隙处，出针接触骨面时，除软组织在骨上的附着点之外，都将软组织从骨面铲起，并尽可能将软组织互相之间的粘连疏剥开来，并将结瘢切开。

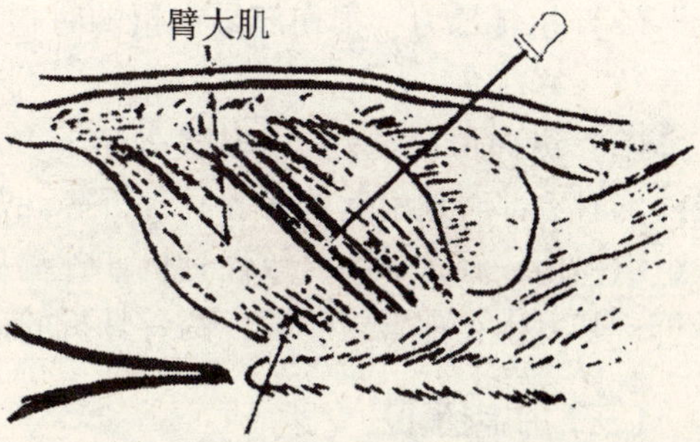

图2-61 小针刀切割肌纤维法

7 切割肌纤维法

当某处因为部分肌肉纤维紧张或痉挛，引起顽固性疼痛、功能障碍时，将刀口线和肌纤维垂直刺入，切断少量的紧张或痉挛的肌纤维，往往使症状立即缓解。此法可广泛应用于四肢、颈、肩、腰、背痛疾病和骨伤科疾病的治疗中。（图 2－61）

（翟羽东 李 虎）

第三章　骨　　折

第一节　骨折概论

一　骨折病因

由于外力的作用破坏了骨的完整性和连续性者，称为骨折。引起骨折有下列因素。

（一）直接暴力

外来暴力直接作用的部位发生骨折，如撞击伤、打伤、压伤等。这类骨折多为横断骨折或粉碎骨折，局部皮肤和软组织损伤常较严重。

（二）间接暴力

骨折发生在远离外来暴力接触的部位，不发生在外来暴力直接作用的部位为间接暴力，有以下几种：

（1）杠杆暴力　如走路滑倒，手掌着地，上肢与地面成角，造成桡骨远端骨折或肱骨外科颈骨折。

（2）扭转暴力　损伤部位在扭转时遭受暴力，如投掷手榴弹动作引起肱骨干螺旋骨折等。

（3）纵向传导暴力　如从高处坠下，足部着地，股骨髁撞击胫骨平台引起平台骨折，或跌倒时手部着地引起肱骨髁间骨折等。这类骨折多为斜形骨折或螺旋形骨折，骨折处的软组织损伤较轻，如为开放性骨折，骨端从皮下穿出，软组织损伤较重。间接暴力引起的骨折，若发生在前臂或小腿，两骨骨折的部位多不在同一平面。

（三）肌肉牵拉

由于筋肉急骤地收缩或牵拉，可拉断或撕脱筋肉附着处的骨骼而发生骨折。如跌倒时股四头肌收缩可引起髌骨骨折；前臂的屈肌群收缩引起肱骨内上髁骨折；足内翻时腓骨肌的牵拉引起第5跖骨基底骨折等。

（四）慢性劳损

骨骼长期反复受到震动或形变，集中作用于骨骼某一处，可逐渐形成骨折。如长途跋涉或长途行军，引起足部筋肉疲劳，导致后足弓下陷，使处于最高处的第2、3跖骨负重增加，引起第2、3跖骨骨折，故又称行军骨折。此外，还可见于腓骨下端、股骨颈等处。由于它是一种慢性骨折，为长期积累性外力引起，所以又称为疲劳骨折。该种骨折多无移位，骨小梁断裂和新骨增生同时进行，往往愈合时间较长。

（五）健康状况

外力作用于人体，还可由于年龄、健康状况、解剖部位、结构、受伤姿势、骨骼是否原有病变等内在因素的差异，而产生各种不同类型损伤。

二　骨折的移位

骨折的移位程度和方向，一方面与暴力的大小、作用方向等外在因素有关；另一方面还与肢体远端的重量、肌肉附着点及其收缩牵拉力等内在因素有关。

骨折移位方式有下列五种（图3-1），临床上常合并存在。

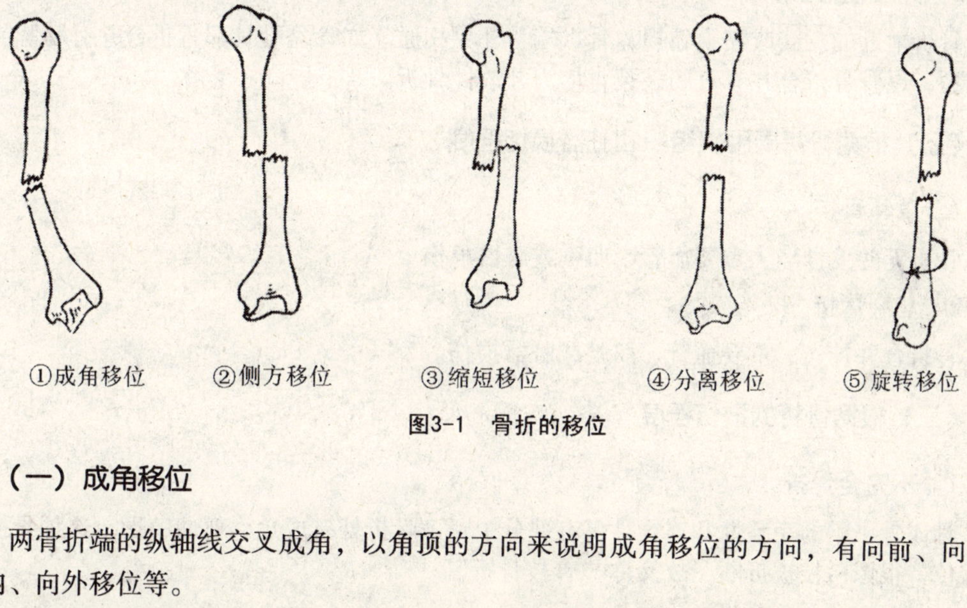

①成角移位　②侧方移位　③缩短移位　④分离移位　⑤旋转移位

图3-1　骨折的移位

（一）成角移位

两骨折端的纵轴线交叉成角，以角顶的方向来说明成角移位的方向，有向前、向后、向内、向外移位等。

（二）侧方移位

两骨折端移向侧方，一般四肢骨折以骨折端纵轴为基准，以远骨折端移位的方向来说明，但脊柱则按下段为基准，以上段移位的方向来说明。有向前、向后、向内或内外侧方移位等。

（三）缩短移位

骨折端互相重叠或嵌插，骨之长度因而缩短，又称重叠移位。

（四）分离移位

两骨折端互相分离，骨的长度因而增加。

（五）旋转移位

骨折一端围绕骨之纵轴旋转分离。

三　骨折的分类

骨折分类的目的是为了掌握伤情、指导临床治疗、采取不同的治疗方法、掌握其发展变化规律的重要环节。分类的方法较多，现将主要的分类方法介绍如下：

（一）根据骨折处是否与外界相通

1　闭合性骨折

骨折处的皮肤或黏膜完整，骨折端与外界不相通。

2　开放性骨折

骨折附近的皮肤或黏膜破损，骨折端与外界相通。如骨盆耻骨部骨折合并有膀胱或尿道破裂，尾骨骨折合并有直肠破裂，均为开放性骨折。

（二）根据骨折周围软组织和脏器损伤程度

1　单纯骨折

骨折无并发神经、重要血管、肌腱或脏器损伤。

2　复杂骨折

骨折合并神经、重要血管、肌腱或脏器损伤。

（三）根据骨折的损伤程度

1　不完全骨折

骨或骨小梁的完整性和连续性仅有部分中断，骨折处有成角、弯曲畸形，这种骨折多无移位，很像树枝被折断，故又称“青枝骨折”。

2　完全骨折

骨的连续性完全中断，骨折多发生移位。

（四）根据骨折线的形态（图3-2）

1　横断骨折

骨折线与骨干纵轴接近垂直。

2　斜形骨折

骨折线与骨干纵轴呈一定的角度，或成锐角，或成钝角。

3　螺旋骨折

骨折线呈螺旋状。

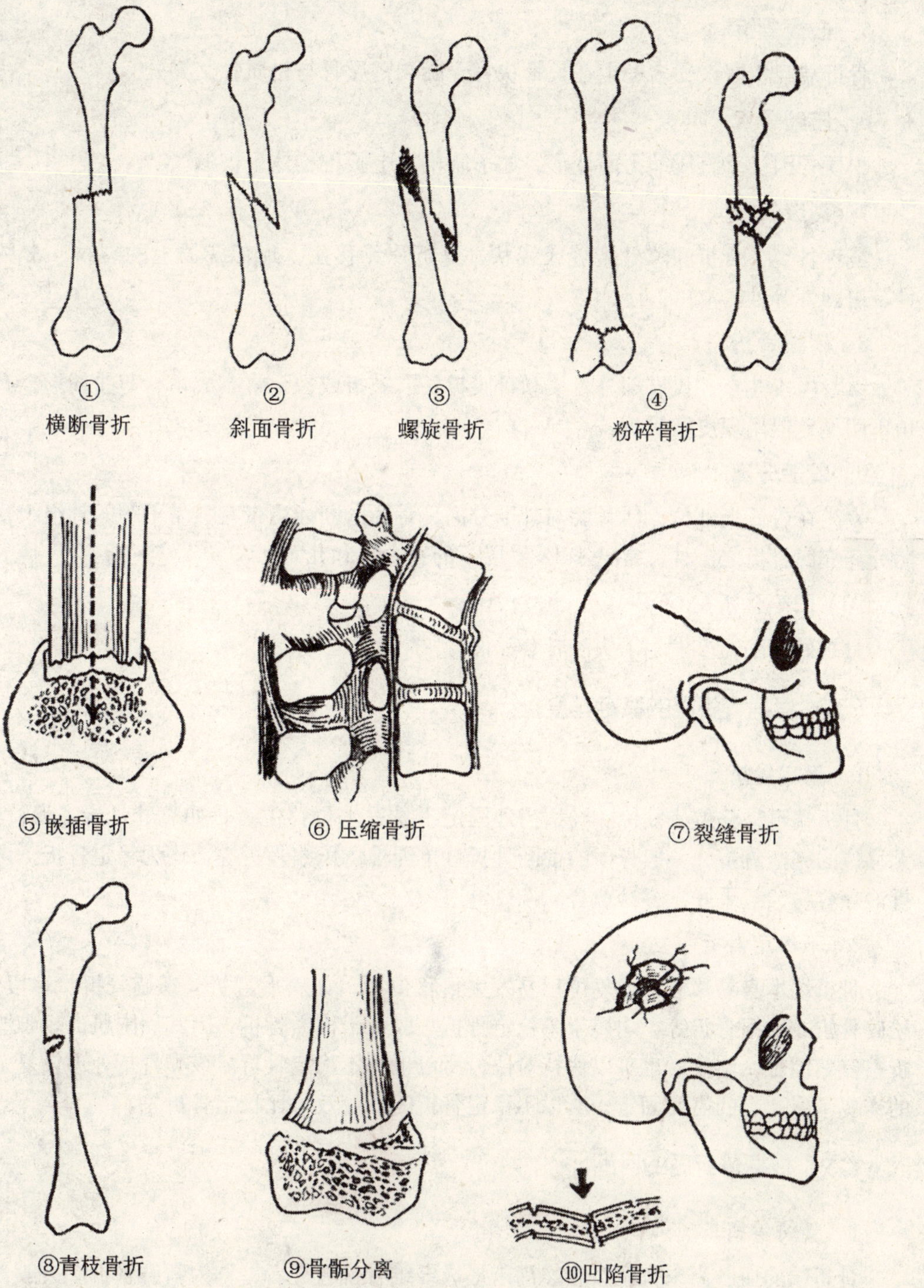

图3-2 根据骨折线的形态分类

4 粉碎骨折

骨折裂成三块以上，称粉碎骨折。骨折线呈“T”型或“Y”型时，又称“T”型或“Y”型骨折。

5 嵌插骨折

骨折端互相嵌入，多发生在长管状骨干骺端密质骨与松质骨交界处。

6 压缩骨折

松质骨因受垂直压缩力而变形，如下胸椎、上腰椎椎体呈楔形。

7 裂缝骨折

或称骨裂，骨折间隙呈裂缝或线状，骨折片无移位，形似瓷器上的裂纹，常见于颅骨、肩胛骨等处。

8 青枝骨折

多发生于儿童，仅有部分骨质和骨膜拉长、皱折或裂，常有成角、弯曲畸形，有时成角不明显，但出现皮质皱折。

9 骨骺分离

发生在骨骺板部位，使骨骺与骨干分离，骨骺的断面可带有数量不等的骨组织，故骨骺分离亦属骨折之一种。常见于18岁以下的青少年和儿童。

10 凹陷骨折

骨折处下陷，多发生于头颅骨、颜面骨。

（五）根据骨折端的稳定程度

1 稳定骨折

骨折端不易移位或复位后经适当外固定不易发生再移位者，如裂缝骨折、青枝骨折、无移位的完全骨折，一般骨干的横断骨折、单纯椎体压缩骨折等，均为稳定骨折。该类骨折治疗容易，效果好，容易愈合。

2 不稳定骨折

骨折端本身易移位，或复位后易发生再移位者，如斜形骨折、螺旋骨折、多段骨折、粉碎骨折或缺损骨折等，均属于不稳定骨折。股骨干横断骨折，因其周围肌肉较丰厚，骨折整复较困难，整复后也难以保持对位，所以也算不稳定骨折。该类骨折处理较复杂，有的需要牵引，有的需要固定，所以不稳定骨折的治疗效果比稳定骨折差。

（六）根据骨折后的时间

1 新鲜骨折

骨折端的血肿尚未完全吸收、尚未形成纤维骨痂包裹者，称为新鲜骨折。一般骨折后1～2周内（小儿除外）的骨干骨折属此类。对愈合较慢的股骨颈骨折、腕舟骨骨折，在伤后3～4周也属新鲜骨折。

2 陈旧骨折

骨折断端间已有纤维组织或骨痂包裹者称陈旧骨折，多为受伤2～3周以后的骨折，此类骨折复位较难，愈合缓慢。若时间过久，骨折可以畸形愈合、延迟愈合或不愈合。

（七）根据受伤前骨质是否正常

1 外伤骨折

骨折前，骨质结构正常，纯属外力作用而产生骨折者。

2 病理骨折

因骨质本身的病变，如骨髓炎、骨结核、骨肿瘤等而使骨质疏松、破坏变脆，在正常活动下或受到轻微的外力作用，就可发生骨折。这种骨折需要双重治疗，骨折需要治疗，引起骨折的疾病也需要治疗。

四 骨折的诊断

骨折的诊断是根据望、闻、问、切、摸、X线检查等方法收集资料，进行分析，从而做出正确的判断的一种方法。

（一）受伤史

确切的受伤史，对指导检查、决定诊断和处理甚为重要。首先应了解暴力的方式、性质（直接、间接、牵拉、持续劳损）、方向，暴力的大小、作用的部位，受伤姿势，伤后现场情况等，而后了解受伤前后局部和全身表现，以初步确定受伤部位。

（二）临床表现

1 全身情况

休克 对骨折患者，均应注意观察血压、脉搏、呼吸等。对多发骨折、股骨骨折、骨盆骨折、脊椎骨折和严重的开放性骨折，由于软组织损伤、大量失血、剧烈疼痛，或者并发内脏损伤而致血脱而休克。

2 局部情况

（1）一般症状

①疼痛：骨折后由于脉络受损，气血凝滞，阻塞经络，不通则痛，故骨折部出现不同程度的疼痛。当伤肢移动时，因骨折端刺激周围的软组织、神经，使疼痛增加，直接按压骨折处可产生锐痛，在伤肢远端作纵轴叩击，冲击力传至骨折端时亦产生疼痛，从远处向骨折处挤压时，可有间接压痛。

②肿胀：骨折后局部脉络损伤，营血离经，阻塞络道，瘀于肌肤腠理而出现肿胀。若骨折处出血较多，伤血离经，透过撕裂的肌膜及深筋膜，或肌肉部位较浅，瘀血扩散，溢于皮下，可形成青紫瘀斑。肿胀较重时，还可出现张力性水疱和血疱，对皮肤嫩弱的儿童尤为多见。

③功能障碍：骨折后肢体由于失去杠杆和支柱作用，以及神经、肌肉、血管、肌腱等软组织的损伤，使伤肢活动受限，失去负重功能。一般来说，不完全骨折、嵌插骨折的功能障碍程度较轻，完全骨折、有移位骨折的功能障碍程度较重。

（2）骨折的特征

①畸形：骨折后，大多数有不同程度的移位，引起肢体或躯干外形改变，而产生畸形。

②骨擦音：由于骨折端相互触碰或摩擦而产生响声。除不完全骨折和嵌插骨折外，一般在局部检查时用手触摸骨折处可偶尔感觉到，故又称为骨擦感；或者在移动伤肢时，可以听到或感觉到。若骨折端有软组织嵌入，可无骨擦音。

③异常活动：在移动伤肢或摇动伤肢的远端时，骨折处出现好像关节一样能屈曲、旋转等不正常的活动，又称假关节活动。

畸形、骨擦音和异常活动是骨折的特征，这三种特征中只要有其中一种出现，即可在临床上初步诊断为骨折。

（三）X线检查

为了确定诊断和进一步明确骨折部位、类型及病理变化，常常要借助X线的检查。因为它能显示临床检查难以发现的操作和移位，如不完全骨折、体内深部骨折、脱位时伴有小骨片撕脱等。X线检查又能验证整复效果，有利于提高整复效果。

五　骨折的并发症

人体受暴力打击以后，除发生骨折外，还可能出现各种全身或局部的并发症，这些并发症往往影响骨折的处理和预后。严重的并发症对人体的危害，远远超过骨折的本身，有的在短时间内影响生命，必须立即处理；有的需和骨折同时处理；有的需骨折愈合后处理。

（一）休克

骨和软组织损伤，通常伴随一定量的失血。多发骨折、出血多的骨折或骨折合并内脏损伤（如肝、脾破裂）时，出血量很大，多合并休克。休克的临床表现是面色苍白、四肢厥冷、出汗、指端发绀、周身无力、反应迟钝或烦躁不安、脉细虚数、血压下降甚至不能测出。该种并发症可在短时间内危及病人生命，宜及时抢救。

（二）脂肪栓塞

成人骨干骨折后，若髓腔内血肿张力过大，骨髓脂肪侵入血流，形成脂肪栓塞而堵塞血管，可引起肺脂肪栓塞、脑脂肪栓塞等。

（三）内脏损伤

1　肺损伤

肋骨骨折可能合并肺实质损伤或肋间血管破裂，引起血胸或闭合性气胸、开放性气胸、张力性气胸、血气胸等。

2　肝、脾破裂

暴力打击胸壁下段时，除可造成肋骨骨折外，还可发生肝或脾破裂，特别在有脾肿大时更易破裂，形成严重的内出血和休克。

3 膀胱、尿道、直肠损伤

骨盆骨折特别是耻骨与坐骨支同时断裂时，容易导致后尿道断裂。如果耻骨及坐骨骨折时，膀胱处于充盈状态，可被移位的骨折端刺破，发生膀胱损伤。骶尾骨骨折可能刺破直肠，而致下腹部疼痛，肛门指检时可能有血染指套。

（四）动脉损伤

多见于严重的开放性骨折、移位较大的闭合性骨折。如伸直型肱骨髁上骨折的近端伤及肱动脉，股骨髁上骨折伤及腘动脉，肱骨外科颈骨折伤及腋动脉，胫骨上段骨折伤及胫前或胫后动脉或两动脉自腘动脉分支处。

（五）缺血性肌挛缩

是筋间隔综合征的严重后果。上肢多见于肱骨髁上骨折或前臂双骨折，下肢多见于股骨髁上或胫骨上端骨折。其原因是由于伤肢受伤较严重，挤压动脉，导致气血循行进一步受阻。

（六）脊髓损伤

较严重的脊椎骨折脱位，可并发脊髓挫伤或断裂而发生损伤平面以下的截瘫。脊髓损伤多发生在颈段和胸、腰段。

（七）周围神经损伤

早期的神经损伤可因骨折时神经受牵拉，或骨折端压迫、挫伤、刺伤、刺激等所致。如肱骨干骨折可并发桡神经损伤，肱骨髁上骨折可并发正中神经损伤，腓骨颈骨折可并发腓总神经损伤等。

（八）感染

开放性骨折污染严重者，若清创不及时，或清创不彻底，均可引起化脓感染，严重者导致骨髓炎、败血症。若发生厌氧性感染如破伤风、气性坏疽，后果更为严重。对于开放性骨折应尽早彻底清创，术后给予内服祛瘀、清热、解毒药物并注射破伤风抗毒血清，或内服玉真散。

（九）坠积性肺炎

下肢和脊柱骨折，须较长时间地卧床，痰涎积聚，咳出困难，导致小气管阻塞和肺部坠积性充血，肺功能减弱，引起肺部感染，以老年患者多见，常因此而危及生命。故患者在卧床期间多做深呼吸，或主动按胸咳嗽帮助排痰。

（十）褥疮

长期卧床不能转动的患者，在骨突出部如骶骨、髂骨后上棘、股骨大转子、足跟、后枕等处因经常受压，而致局部血液循环障碍，组织坏死，形成溃疡，经久不愈。

（十一）骨化性肌炎

关节内或关节附近骨折、脱位后，尤其是肘部损伤后发生骨膜剥离，形成骨膜下血肿。因损伤严重，致使血肿扩散或局部反复出血，渗入被破坏的肌纤维之间。血肿机化后，逐渐变成软骨，然后再钙化、骨化，在X线照片上可能见到骨化阴影。

（十二）创伤性关节炎

关节内骨折脱位整复不良或错位愈合，骨干骨折成角畸形愈合，以致关节面不平整或关节面承重不平衡，长期的磨损使关节软骨面损伤、退变而产生创伤性关节炎。

（十三）关节僵硬

长期广泛的外固定，若不注意练功活动，可产生肌腱挛缩、关节囊和周围软组织纤维粘连、关节内积血机化，而致关节活动障碍。

（十四）缺血性骨坏死

骨折发生后，骨折段的血液供应被切断，可产生缺血性坏死。常见的有股骨颈骨折并发股骨头坏死、腕舟状骨腰部骨折并发近侧段坏死。范围较小的缺血性坏死，在一定条件下是可以修复的，修复的方式称为爬行替代。

六　骨折的愈合过程

骨折愈合过程一般可分为血肿机化期、原始骨痂期和骨痂改造期。

（一）血肿机化期

骨折后，由于骨膜、骨皮质及邻近软组织的血管断裂出血，在骨折部位形成了血肿，血肿于伤后6~8小时即开始凝结成含有网状纤维素的血凝块。骨折端因血循环中断，逐渐发生坏死，约有数毫米长，随着红细胞的破坏，纤维蛋白的渗出，毛细血管的增生，成纤维细胞、吞噬细胞、异物巨细胞的侵入，血肿逐渐机化，肉芽组织再演变成纤维结缔组织，使骨折端初步连接一起，这就叫纤维性骨痂，约在2~3周内形成。

（二）原始骨痂期

充塞在骨折端之间由血肿机化而形成的纤维结缔组织，大部分转变为软骨，软骨细胞经过增生、变性、钙化而骨化，称软骨内骨化。软骨内骨化过程复杂而缓慢。当内外骨痂和中间骨痂汇合后，又经过不断钙化，其强度足以抵抗肌肉的收缩、成角、剪力和旋转力时，则骨折已达临床愈合，一般约需4~8周。此时，骨折处无压痛，沿患肢纵轴叩击时亦无疼痛，自动或被动活动患肢时，骨折处也无异常活动。如X线照片显示骨折线模糊，周围有梭形的连续性骨痂，则可解除外固定，加强患肢的活动锻炼。

（三）骨痂改造期

骨折部的原始骨痂进一步改造，成骨细胞增加，新生骨小梁也逐渐增加，且逐渐排列规则和致密；而骨折端坏死部分经过血管和成骨细胞、破骨细胞的侵入，进行坏死骨的清除和形成新骨的爬行替代的过程，骨折部位形成骨性连接，一般需要8～12周才能完成。骨痂之骨小梁根据负重力线的需要，通过破骨细胞和成骨细胞的相互作用，进行重新排列，吸收不需要的骨痂，不足部位又生长出新的骨质，骨髓腔重新开放。最后，骨折痕迹在组织学或放射学上可完全或接近完全消失。成人所需时间一般要2～4年，儿童则在2年内。如骨折部破坏严重或复位不良，即使经过充分塑形，骨折的痕迹也不能完全消失。

七　骨折愈合标准

掌握骨折的临床愈合和骨性愈合的标准，有利于确定外固定的时间、活动或负重程度、练功计划和辨证用药。其愈合标准，应根据临床上的各种迹象和X线照片的表现加以判断，尤其是应通过连续不断的观察来进行判断。

（一）骨折的临床愈合标准

（1）局部无压痛，无纵向叩击痛。

（2）局部无异常活动。

（3）X线照片显示整个外骨痂呈梭形连续，密度一致，并通过骨折线，但不如皮质骨致密。内骨痂较薄，且被骨皮质及外骨痂覆盖，常不易显影。骨折端由于骨坏死，骨质被吸收，骨折线或隐约可见，或者模糊。

（4）功能测定　在解除外固定情况下，上肢能平举1kg重物达1min，下肢能连续徒手步行3min，并不少于30步。

（5）连续观察两周，骨折处不变形，此日期即为临床愈合日期。

以上第2条和第4条的测定必须慎重，以不发生变形或再骨折为原则。

（二）骨折的骨性愈合标准

（1）具备临床愈合标准的条件。

（2）X线片外骨痂与内骨痂的密度已与皮质骨无差别，骨折端已相互连接，有骨小梁通过。

八　影响骨折愈合的因素

影响骨折愈合的因素较多，有全身因素和局部因素，有有利因素，也有不利因素。

（一）全身因素

1 患者的年龄

骨折愈合速度与年龄关系密切，小儿生机勃勃，发育迅速，尤如旭日初升、草木方萌，组织的再生和塑形能力强，骨折愈合速度快。老年人则气血衰弱、肝肾亏虚，故骨折后滋生骨骼的速度较慢。如股骨干骨折的临床愈合时间，小儿需要1个月，成人往往需要3个月左右，老年人则更慢。

2 全身健康情况

身体总是动员体内一切力量促进骨折愈合。身体强壮，气血旺盛，筋骨得以气血温煦，对骨折愈合有利；反之，慢性消耗性疾病、气血虚弱、肝肾不足之患者，如糖尿病、重度营养不良、钙代谢障碍、骨软化症、恶性肿瘤或骨折后有严重并发症等，均可使骨折愈合迟缓。

（二）局部因素

1 断面的接触

在骨折端存在接触的基本条件下，断面接触大者，则愈合容易；断面接触小者，则愈合较难。整复后对位良好者骨折愈合快，对位不良者愈合慢；斜形、螺旋形骨折比横断骨折愈合快。因为骨折端面积大，开放的面积也较大，就会有较大范围的血管区来供应骨痂生长的需要，以利于骨折的愈合。此外，当骨折端形成纤维骨痂以后，接触面大的骨折，其骨折端之间骨痂较多，所受到的移位应力相对较小，故对骨折愈合有利。

2 骨折端的血液供应

血液供应好坏，是决定骨折愈合快慢的一个重要因素。正常骨骼的血运，除依靠骨的营养血管外，骨干的干骺端、关节囊、韧带和肌腱在骨骼上的附着处都有许多血管孔，故有充足的血液供应。除去特殊部位（如腕舟骨）以外，其他部位的松质骨骨折，以及长骨干两端的松质骨骨折，由于血运十分丰富，故骨折后容易愈合，如胫骨髁骨折、桡骨远端骨折等。若一骨折端完全丧失血液供应时，则可发生缺血性坏死。如股骨头的血液供应主要来自关节囊和圆韧带的血管，故头下部骨折后，血液供应较差，则可发生缺血性骨坏死。

3 软组织损伤的程度

严重的暴力引起的骨折，可同时损伤肌肉、血管、骨外膜等。由于软组织损伤严重，断端的血肿也较大，该种骨折多有明显移位，使骨膜遭到不同程度的损伤。反之，软组织损伤较轻而血肿较小，或骨折移位小而骨膜损伤较轻者，骨折愈合则较快。

4 软组织嵌入

两骨折端之间若有肌肉、肌腱等软组织嵌入，则愈合很困难，甚至可能不愈合。

5 局部感染

感染可以引起局部长期充血、脱钙，使骨折愈合延迟。在延迟愈合的过程中，若固定不妥，骨折端吸收明显而形成断端间的缺损，则骨折愈合过程可能停止，导致不愈合。

九　骨折的治疗原则

骨折的处理包括闭合性骨折的处理、开放性骨折的处理等。现分述如下：

（一）闭合性骨折的治疗

正确复位、良好固定、积极功能锻炼是治疗骨折的三个基本步骤。中医骨伤在传统中医理念及经验的基础上，结合现代自然科学（如生物力学、放射学等）的知识，确立了固定与活动统一（动静结合）、骨与软组织并重（筋骨并重）、局部与整体兼顾（内外兼治）、医疗措施与患者的主观能动性密切配合（医患合作）的治疗原则，丰富和发展了中医治疗骨折的理论与方法。

1　**早期复位**

常用的复位方法包括手法复位和切开复位。绝大多数骨折，包括关节内骨折、近关节骨折及部分陈旧骨折均可采用手法复位而获得满意结果。

手法复位时间原则上越早越好，尤其是儿童骨折愈合快，更强调早期复位。但如患者有昏迷、休克或内脏损伤，要先抢救患者生命。对患肢肿胀严重、影响复位者，可先行临时固定或皮牵引，待肿胀消退后再整复。手法复位时，可根据具体情况采用不同手法和整复方案，争取1次完成。

切开复位主要适用于一些难以整复固定的关节内骨折、多发多处骨折、骨折合并血管神经损伤、手法复位失败者及陈旧骨折畸形愈合等。

2　**科学固定**

常用的固定方法有外固定和内固定两种。外固定有夹板固定、石膏固定、持续牵引固定；内固定包括螺丝钉固定、接骨钢板固定、髓内钉固定等。小夹板主要用于四肢闭合性骨折；四肢开放性骨折，创面小，经处理后创口已愈合者。石膏固定主要用于小夹板难以固定的某些部位骨折，如脊柱骨折；开放性骨折经清创缝合术后，软组织不宜受压者；某些骨、关节手术后，例如关节融合术后，关节需固定于特殊位置；畸形矫正后，维持矫形后的位置；持续牵引主要用于股骨闭合性骨折；胫骨、股骨开放性骨折；已感染的开放性骨折，避免骤然用力导致感染的扩散。内固定物种类繁多，可根据骨折类型及患者的经济状况等选择适宜的内固定物。

3　**功能锻炼**

功能锻炼是骨折治疗的重要组成部分，骨折固定后，必须尽早进行功能锻炼，加速全身和局部的血液循环，促进骨折愈合，尽早恢复肌肉、关节等的功能，防止肌肉萎缩、骨质疏松、关节僵硬等并发症。

（1）骨折早期　伤后1~2周内，患肢局部肿胀、疼痛，容易发生再移位，此期功能锻炼的主要形式是患肢肌肉作舒缩活动，但骨折部上下关节则不活动或仅轻微活动。如前臂骨折可作轻微的握拳、手指屈伸活动，而腕、肘关节不活动。功能锻炼应循序渐进，活动幅度由小到大，时间由短到长，次数由少到多，以患部不痛为原则。

（2）骨折中期　两周后，伤肢肿胀基本消失，骨折端已有纤维连接，骨折部日趋稳定。练功活动作加强伤肢的肌肉舒缩活动外，应在医务人员的指导下活动骨折部位的上下关节。动作应轻柔缓慢，随时间的推移，相应增加活动次数，加大活动幅度和力量。

（3）骨折后期　骨折临床愈合后，此期功能锻炼的主要目的是尽快恢复患肢的肌力及关节功能，以加强患肢各关节活动为主，使各关节能迅速恢复正常范围。

4　药物治疗

内外辨证用药是治疗骨折的重要方法，是中医骨伤整体观念的体现。它有利于调动体内一切有利因素，促进骨折的愈合，最大限度地恢复肢体功能。

（1）早期　以活血化瘀、消肿止痛为治则。内服可选用消肿止痛丹、活血止痛汤、复元活血汤、八厘散等；外用消瘀止痛膏、双柏散等。

（2）中期　接骨续筋为治则。内服可选用接骨紫金丹、续骨活血汤、补骨方等；外用接骨续筋药膏、接骨膏、碎骨丹等。

（3）后期　以壮筋骨、养气血、补益肝肾为主，兼温经通络。内服可选用四君子汤、八珍汤、十全大补汤等补气血；六味地黄丸、健步虎潜丸等补益肝肾；麻桂温经汤、小活络丹、蠲痹汤等通经活络；外用药可选用坚骨膏、海桐皮汤外洗等。

（二）开放性骨折治疗

开放性骨折因有创口且已污染，有发生感染的危险，必须及时正确地处理创口，防止感染。如处理不当，并发感染或骨髓炎，导致治疗困难，甚至肢体的残疾和丧失生命。因此对开放性骨折的处理必须引起高度的重视。

1　一般处理

开放性骨折一般创伤严重，因此在清创前一定要详细检查，做好病情估计，注意抗休克等治疗，努力使患者一般状况较稳定后再行清创术。

2　清创处理

创口的周围应彻底清洗，创口内部一般不要刷洗。对仍有血运的皮肤只切除污染区域即可。脂肪组织血运差，容易引起感染，应多切除一些。一切碎裂、烂的肌肉、筋膜、肌腱、关节囊和韧带等均应彻底切除，对未断裂而仅受污染的肌腱血管，可仅切除表面的污染层，清除污染物，神经、骨膜尽量保留。

3　合理固定

在修复前再次清洗创口，用洗必泰、过氧化氢等浸泡创口。对骨折复位后选择适当固定，但三度开放性骨折及超过6小时清创的二度开放骨折，不宜选用内固定。可以选择外固定架、髓内针固定等。对重要血管的断裂，应迅速吻合，如果缺损较大可用自体静脉移植修补。神经断裂可行断端吻合，条件不允许吻合时，可先将其缝于附近软组织以待二期修复。肌腱断裂一般一期缝合。

（翟羽东）

第二节 肩部骨折

一 锁骨骨折

锁骨骨折是常见的上肢骨折之一，亦称缺盆骨损折、锁子骨断伤。锁骨呈“∽”形，内侧 2/3 凸向腹侧，且有胸锁乳突肌和胸大肌附着，外侧 1/3 凸向背侧，且有三角肌和斜方肌附着。锁骨由外向内逐渐变粗，内外两端各有一个关节面，分别参与胸锁关节和肩锁关节的组成，架于胸骨柄与肩峰之间，是连接上肢与躯干之间的唯一骨性支架。锁骨位于皮下，细长，位置浅表，易受暴力而发生骨折，发生率占全身骨折的 5%～10%。多发生在儿童及青壮年。

（一）病因病机

间接暴力造成骨折多见，如跌倒时手或肘部着地，外力自前臂或肘部沿上肢向近心端冲击；肩部着地更多见，撞击锁骨外端造成骨折。间接暴力造成的骨折多为斜形或横形，其部位多见于中外 1/3 处。直接暴力造成骨折因着力点不同而异，多为粉碎或横形。幼儿多为青枝骨折。锁骨骨折的典型移位多表现为近端受胸锁乳突肌牵拉向上后移位，远端因肢体重量及胸大肌牵拉向前、下、内侧移位，形成断端短缩重叠移位。

（二）临床表现

局部肿胀、皮下瘀血、压痛或有畸形，畸形处可触到移位的骨折断端，如骨折移位并有重叠，肩峰与胸骨柄间距离变短。伤侧肢体功能受限，肩部下垂，上臂贴胸不敢活动，并用健手托扶患肘。幼儿青枝骨折畸形多不明显，且常不能自诉疼痛部位，但其头多向患侧偏斜，颔部转向健侧，此特点有助于临床诊断。有时直接暴力引起的骨折，可刺破胸膜发生气胸，或损伤锁骨下血管和神经，出现相应症状和体征。

（三）诊断要点

上肢外展跌倒或局部被暴力直接打击等外伤史，伤后肩部出现疼痛，上肢不敢活动。X 线片可确诊，并显示骨折移位及粉碎情况。

（四）治疗方法

1 悬吊患肢

青枝骨折、不全骨折或内 1/3 移位不大的骨折，用三角巾或颈腕吊带悬吊患肢 1～2 周，疼痛消失后开始功能锻炼。

2 复位固定

有移位的骨折，手法复位，“8”字形绷带（图 3－3）或双圈固定（图 3－4）1～3

周。如患肢有麻木、疼痛、肿胀、苍白，应随时复查，及时调整绷带的松紧度。

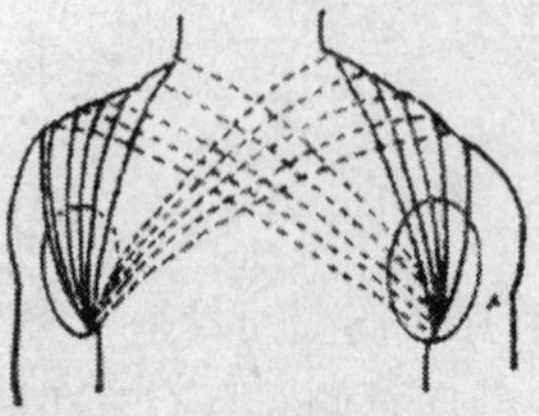

图3-3　双肩横“8”字绷带固定法

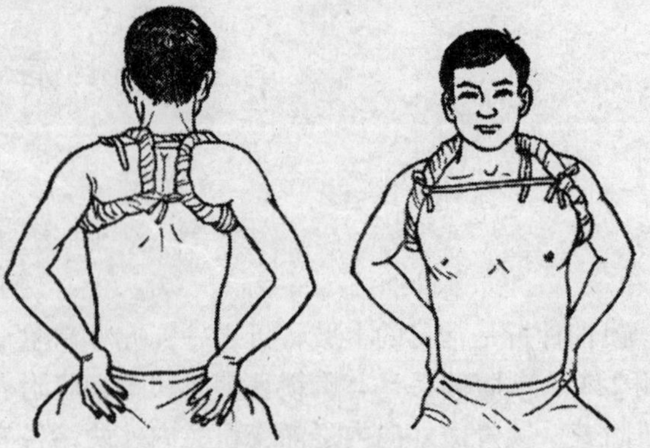

图3-4　双圈固定法

3　**手术治疗**

手术治疗指征：开放骨折；合并血管、神经损伤的骨折；有喙锁韧带断裂的锁骨外端或外1/3移位骨折；骨折不连接。内固定方法可视骨折的类型和部位等不同，选择“8”字钢丝、克氏针或钢板螺丝钉固定。

二　肩胛骨骨折

肩胛骨为一扁宽形不规则骨，位于胸廓上方两侧后方，与胸廓冠状面成30°~40°角，除通过锁骨及两个关节与躯干间相连外，直接连接皆由肌肉完成，因此肩胛骨与胸壁间有较大的活动度，是肩关节的重要组成部分，并参与肩部功能。肩胛骨分为肩胛盂、颈部、体部、肩胛冈、肩峰、喙突六个部位，骨折时也常在这几个部位发生。肩胛骨骨折时，由于丰厚的肌肉包绕，一般骨折移位不大，畸形并不明显，有时容易漏诊。

（一）病因病机

1　**肩胛体骨折**

多由直接暴力，如挤压、撞击或跌倒时背部着地所致，可为横断、斜形或粉碎性骨折，但多为粉碎性骨折。有的骨折只限于肩胛冈以下的体部，有的骨折线可通过肩胛冈。

2　**肩胛颈骨折**

多为间接暴力所致，跌倒时肩部外侧着地，或肘部、手掌着地，暴力冲击至肩部而发生肩胛颈骨折，其骨折线自关节盂下缘开始向上至喙突基底的内侧或外侧，也可延伸至喙突、肩胛冈和肩胛体，骨折远端可向骨折近端嵌插。

3　**肩胛盂骨折**

多为肱骨头的撞击所致，暴力经肱骨头冲击肩胛盂，可造成肩胛盂骨折，亦可为肩胛体粉碎性骨折，骨折线多往体部延伸，或沿肩胛冈上方横向走行；骨折线在盂中部或盂下1/3者，骨折线多往体部横形延续，或有另一骨折线向下纵行达肩胛骨外缘，并可由于肩关节前脱位时肱骨头撞击肩胛盂前缘而发生骨折。

4　**喙突骨折**

肩部受到暴力后，由于喙突受肱桡肌和肱二头肌短头牵拉而造成喙突撕脱骨折，或由于肱骨头对喙突的冲击而造成喙突骨折。

5　**肩峰骨折**

肩峰位置表浅，易遭受自上而下的直接暴力打击而造成肩峰骨折；肱骨极度外展而产生的杠杆作用，亦可造成肩峰骨折。当骨折发生于肩峰基底部时，其远端骨折块被三角肌和上肢重量的牵拉而向外下方移位；当骨折发生于肩锁关节以外的肩峰部时，因肩锁关节的韧带牵拉，骨块与锁骨一起向上移位。

（二）临床表现

1　**肩胛部疼痛、肿胀**

患肩不能活动，患肢不能抬高，活动时疼痛加剧。患者常用健侧手托持患侧肘部以固定、保护患侧。

2　**肩胛体骨折**

局部皮肤常有伤痕及皮下血肿，压痛范围较广泛，有移位骨折可扪及骨擦音，有时可合并肋骨骨折。

3　**肩胛颈骨折**

轻者无明显畸形，严重者肩部塌陷，肩峰隆起，外观形似“方肩”畸形，锁骨下窝处饱满。

4　**肩峰骨折**

局部可扪及骨擦音和骨块异常活动，肩关节外展活动受限。

5　**喙突骨折**

局部可扪及骨折块和骨擦音，肩关节外展或抗阻力内收及屈肘时疼痛加重。

（三）诊断要点

（1）有外伤史，主要由直接暴力引起。

（2）有上述症状和体征。

（3）X 线常规拍摄肩部前后位、侧位，怀疑肩胛颈、盂部骨折时应拍腋位片，可明确骨折及部位。

（四）治疗方法

1　**保守治疗**

（1）肩胛骨体部骨折　三角巾吊伤肢 3 周，3 周后做肩关节功能锻炼。

（2）肩胛颈及肩胛盂骨折　无明显移位或移位不大者，三角巾悬吊伤肢 2～3 周，尽早锻炼；严重移位者，牵引手法整复后外展架固定 4 周。

（3）肩峰骨折　无移位或不明显者，三角巾悬吊 2～3 周。远侧骨折端向下移位者，用胶布条或石膏条经伤侧肘肩及健侧胸壁行交叉固定3周。

（4）肩胛喙突骨折　肘关节屈曲90°以上三角巾悬吊2～3周。

2　手术治疗

对肩胛盂或肩峰骨折有移位者需手术切开复位内固定，以利于功能恢复和避免创伤性关节炎的发生。

三　肱骨外科颈骨折

肱骨外科颈位于解剖颈下2～3cm，即肱骨大结节之下，胸大肌止点之上，也就是肱骨干皮质骨与肱骨头松质骨交接处，因此处最易发生骨折故名为外科颈骨折。此种骨折好发于中老年人。

（一）病因病机

肱骨外科颈近段受冈上、冈下肌牵拉而外展与外旋，远端受胸大肌、背阔肌、大圆肌、肱二头肌和三角肌牵拉向前内上方移动。如果所受过大的暴力后，就会发生骨折或移位。

1　无移位型骨折

在外科颈部遭受直接或间接暴力时，暴力较小，仅产生外科颈裂缝骨折，骨折无移位；或跌倒时，上肢轻度伸直外展，手掌触地，会导致肱骨外科颈骨折，两骨折断端相互嵌插而无移位，产生无移位嵌入型骨折。

2　外展型骨折

间接暴力造成骨折。跌倒时上肢外展，手掌触地使外科颈处发生骨折。骨折近端内收，骨折远端外展，外侧骨皮质嵌插于近侧断端内侧，形成向内、向前成角移位；或者两骨折段断端重叠移位。骨折远端移位在骨折近端内侧，形成向前、向内成角畸形。

3　内收型骨折

跌倒时上臂在内收位，躯干向伤侧倾斜，手掌或肘部着地，暴力沿上肢纵轴向肩部冲击，加以肌肉的牵拉，导致骨折产生内收型移位。此型较少见。

（二）临床表现

（1）伤后肩部疼痛、肿胀，患肢较健侧略短，肩部常出现青紫瘀斑，除无移位骨折外，均可出现畸形，肩关节功能活动丧失。

（2）骨折处有明显压痛，患侧上臂纵轴叩击痛阳性，可触及到骨擦音和异常活动。

（3）外展型骨折肩部饱满，但肩部下方稍呈凹陷，在腋下肱骨近段内侧能摸到移位的骨折端。

（4）内收型骨折在上臂上段外侧可摸到突起的骨折远端和成角畸形。

（三）诊断要点

（1）有明显的肩部外伤史。

（2）根据临床表现。

（3）肩部正位 X 片可显示外展或内收骨折类型。还必须有侧位片（穿胸位）了解肱骨头有无旋转、嵌插、前后重叠移位畸形，以便明确有无骨折端向前成角。

（4）肱骨外科颈骨折应与肩关节脱位鉴别，有时，骨折同时合并肩关节脱位。

（四）治疗方法

1 保守治疗

（1）无移位骨折 单纯裂缝骨折或嵌插无移位骨折无需固定，三角巾悬吊患侧上肢 3 周。

（2）外展型骨折 移位明显的肱骨外科颈骨折在局麻下行手法整复，超肩关节夹板固定。病人坐位，助手沿外展方向牵引，肩部有反向牵引。术者两拇指抓住骨折近段外侧，其余四指环抱骨折远段内侧，待重叠完全矫正后采取牵拉、端挤手法，助手将病人肘关节内收。如果有向前成角畸形，可用前屈上举过顶法矫正。复位后用 4 块夹板超关节固定，或用石膏固定于贴胸位 3 周，固定后强调早期功能锻炼。

（3）内收型骨折 治疗原则与外展型相同，手法及固定形式相反。

2 手术治疗

手法复位不成功，复位不满意，或骨折后 3～4 周未经复位，仍有明显移位者，应采用手术复位，骨圆针或螺钉内固定。如骨骺分离，为了准确复位可切开复位，适当内固定。

第三节 上臂骨折

一 肱骨干骨折

肱骨干骨折是指肱骨外科颈以下 1～2cm 至肱骨髁上 2cm 之间的骨折，约占全身骨折的 3.5%，30 岁以下成人较多见。骨折多发生于肱骨干中段，下段次之，上段较最少。

（一）病因病机

1 直接暴力

如直接打击、车祸、机器绞伤以及枪伤、炸伤等。多为开放性粉碎骨折，可发生于任何部位。

2 传达暴力

跌倒时手或肘着地的传达暴力，多造成斜面或螺旋型骨折，多发生在肱骨干中段。

3 旋转暴力

外力作用于肱骨干时有旋转机制，如投掷标枪、垒球、手榴弹以及掰腕子所致骨折，多发生于中下 1/3 交界处，为螺旋型，骨折移位依骨折平面所受的肌肉牵拉力而定。

（二）临床表现

1 完全骨折

完全骨折移位者，症状明显，上臂出现短缩、成角畸形，局部肿胀、疼痛，触之有异常活动及骨擦音。

2 不完全骨折

不完全骨折或无移位者，主要为局部疼痛、压痛及功能障碍。

3 合并神经损伤

肱骨干骨折合并桡神经损伤者约占 5%~10%。由于伸腕肌、伸指总肌及伸拇长肌瘫痪，显示典型的腕下垂和伸拇及伸掌指关节的功能丧失。而示指至小拇指的指间关节因受骨间肌及蚓状肌的支配，仍可做伸直活动。

（三）诊断要点

（1）有外伤史。

（2）根据临床表现。

（3）结合 X 片进一步明确诊断。

（4）对于桡神经损伤的性质，是功能性还是解剖性的，临床上难以鉴别，可做肌电图看诱发电位。若一时难以确定，可进行观察。一般功能性损伤，骨折愈合后，神经功能也随之恢复。若骨折发生在中下 1/3 交界处，斜面骨折，远侧骨折段向桡侧移位者，应注意有无神经损伤。

（四）治疗方法

1 保守治疗

（1）手法复位

1）在局部麻醉或臂丛麻醉下，让患者坐位（幼儿及老人可平卧）。两助手沿身体纵轴轻轻对抗牵引。一人用布带通过腋窝向上牵，一人握臂在中立位向下牵。待重叠移位矫正后，术者两手分别置于骨折断端，根据骨折移位的情况进行整复。

2）上 1/3 骨折：术者立于患侧，两手拇指抵于远骨折端外侧，向内推送；两手四指环抱近折端的内侧，向外牵拉，骨折即可整复。

3）中 1/3 骨折：若骨折平面较高，骨折发生在三角肌抵止部以上时，两手拇指抵于骨折远端的外侧，向内推送，两手四指环抱近折端的内侧，向外牵拉，使骨折近段微向外角，继而拇指由外侧推送骨折远段，骨折即可复位。

4）若骨折在三角肌抵止部以下时，因三角肌牵拉近折段向外，其复位方法与上 1/3 骨折基本相似。两手拇指抵住骨折近段的外侧，其他四指环抱骨折远段内侧。在维持牵引下，两手拇指挤近段断端向内，同时两手四指拉远段断端向外，使骨折两断端内侧平齐，并略微外成角，两手拇指再向内推，两手四指再向外拉，矫正成角。然后，术者捏住骨折部，助手徐徐放松牵引，使骨折两断端互相接触，术者轻轻地前后内外摇摆骨折部可听到骨擦音，声音逐渐变小直至消失，断端也慢慢稳定，证明骨折基本复位。

5）在横断骨折复位过程中，如发现有弹性感，在推拉时能够对位，但放手后随即再变位，应当考虑骨折断端间有软组织嵌入，可试用回旋手法，解脱骨折断端间的软组织后，再进行整复，骨折基本复位后予以固定。

（2）固定方法

1）在维持牵引下，若肿胀严重，先敷消肿膏，缠裹绷带数周，再放纸压垫。如侧移位及成角畸形完全矫正，可在骨折部的内外侧各放一长形大纸垫，将两骨折段紧紧包围。如侧移位及成角未完全整复，可利用纸压垫加压逐渐矫正。侧移位不多，内外侧成角不大，采用两点直接加压法，两骨折端各放一个纸压垫，位置与移位方向相同。如骨折段移向内、前侧，纸垫就放在它的内、前方。如侧移位较多，成角较大，或原为斜形、螺旋、粉碎性骨折，除在两骨折段断端直接放垫加压外，还可在此垫的对侧上下各放纸压垫一个，形成三点挤压杠杆作用，使骨折逐渐（慢性）复位。

2）各纸压垫放置妥当后，用粘膏条固定，再放置夹板，用四根布带捆扎。骨干中段骨折，采用局部固定。上1/3骨折，同外科颈骨折，作超肩关节固定，只是内侧夹板没有蘑菇头。接近下1/3骨折可作超肘关节固定，内外侧夹板在肘下结扎固定。夹板虽然超过肩、肘关节，维持了骨折对位，肩肘关节仍能保持伸屈活动。

3）固定后肘关节屈曲90°，前臂中立位，用带柱托板及绷带将前臂悬挂胸前。

4）固定3~4周。

2 手术治疗

（1）经皮穿针内固定　手法复位成功后，选用直径2.5~3.0mm的克氏针自肱骨外髁或内上髁进针，进入髓腔内固定，并配合夹板外固定，使不稳定性肱骨干骨折固定更可靠。对少数长斜形或长螺旋形骨折，用克氏针髓腔内固定不能达到骨折端的稳定，可行骨折端附近局部穿针以加强固定，但局部穿针固定时应注意勿损伤桡神经。

（2）切开复位内固定　对严重的开放骨折，合并血管神经损伤的闭合骨折、多段骨折宜采用切开复位内固定。稳定骨折可采用动力加压钢板内固定；不稳定骨折可采用中和钢板、重建钢板、带锁髓内钉等固定。

二 肱骨髁上骨折

肱骨髁上骨折多见于10岁以下儿童，约占全身骨折的7.5%。儿童期肱骨髁上部位在结构上最为薄弱，为松质骨与皮质骨交界外。肘关节囊及侧副韧带相对比较坚固，故在肘关节损伤时容易发生骨折而不易发生脱位。

（一）病因病机

此种骨折多在儿童爬高墙、攀树时从高处跌下或走路奔跑跌倒时发生。根据暴力的形式及受伤时肘关节体位不同，可造成不同类型的髁上骨折，分为伸直型、屈曲型和粉碎型三种，其中伸直型最多，占此类骨折的90%以上；屈曲型最少；粉碎型多发生在成年人，又称为肱骨髁间骨折。

1　伸直型

跌倒时上肢伸出，手部着地，肘关节处于伸直位或近于伸直拉。地面的反作用力经前臂传达至肱骨下端，将肱骨髁推向后方。身体的重力由上而下将肱骨干推向前方，形成伸直型骨折。骨折线多由前下方斜向后上方。若暴力含有使肘外翻或肘外翻倾向，则骨折远端在向后移位过程中，可以偏向尺侧或桡侧，故伸直型又分为尺偏型或桡偏型。

（1）尺偏型　骨折远段向尺侧移位，此型占多数。尺侧骨皮质可有小的碎片及嵌压塌陷，尺侧骨膜多被剥离，桡侧骨膜多断裂。复位后骨折远段容易向尺侧再移位，即使达到解剖对位，也因侧骨皮质的压挤缺损而向尺侧偏斜，故此型骨折肘内翻畸形的发生率最高。

（2）桡偏型　骨折远段向桡侧移位，此型占少数，桡侧骨皮质因压挤而塌陷，桡侧骨膜多连续，尺侧骨膜多断裂。此型骨折即使不能完全复位也不会产生严重的肘外翻，但为求解剖对位矫正过度时，可形成肘内翻畸形。

2　屈曲型

跌倒时肘后侧着地，肘关节处于屈曲位。暴力由后下方向前上方撞击尺骨鹰嘴，造成髁上骨折，远折段向前上移位，骨折线多由后下方斜向前上方。此型很少发生血管神经损伤。

（二）临床表现

（1）肘部肿胀，疼痛，功能障碍。

（2）检查时可见局部肿胀，严重者皮肤发亮或有水疱形成，并可出现皮下瘀血斑。

（3）骨折部位周围有明显压痛。

（4）伸直型骨折移位明显时可呈靴状畸形，肘关节呈半屈曲位，肘部向后突出，骨折近端向前移位而使肘窝上方软组织向前突出，可看到或摸到骨折近端的骨尖端。

（5）伸直型骨折移位明显时很像肘关节脱位，但肘后三角（肱骨内、外上髁，尺骨鹰嘴之间构成肘后三角）关系仍保持正常。此外，髁上骨折尚可保持相当程度的肘关节被动活动。

（三）诊断要点

（1）患者多为儿童，有跌倒的外伤史。

（2）有上述临床表现。

（3）肘关节 X 线正、侧位片可显示骨折类型的移位方向及程度。

（4）要与肘关节后脱位、肱骨远端骨骺分离相鉴别。

（四）治疗方法

1　保守治疗

（1）对不全骨折或无移位骨折可置患肢于屈肘 90°位，夹板固定，用颈腕吊带悬吊胸前 2~3 周即可。但尺偏型青枝骨折，应尽可能矫正，以免将来发生肘内翻畸形。

（2）对移位骨折，以伸直型肱骨髁上骨折尺偏型为例。患者仰卧位，一助手握住患者上臂，另一助手握住患者腕部，两助手对抗持续牵引，纠正重叠移位。若患肢为右侧且远端有旋前畸形，在牵引下先使前臂旋后，然后左手握住骨折近段，右手握住骨折远端，两手相对挤压，矫正旋转和侧方移位后，术者以两手拇指从肘后推动尺骨鹰嘴向前，同时两手四指重叠环抱骨折近段向后拉，并让助手在牵引下徐徐屈曲肘关节，常可感到骨折端复位的骨擦感。注意勿将骨折远端过度推向前方，以免骨膜剥离广泛而影响骨折的稳定性。尺偏型骨折当复位后，术者一手将骨折部固定住，另一手将肘关节略伸直，将前臂向桡侧伸展，使骨折断端桡侧骨皮质嵌插或稍有桡偏，以预防发生肘内翻畸形；整复屈曲型骨折，手法与上述相反，应在牵引下，将远折段向后推，并徐徐伸直肘关节。

（3）夹板固定　仍以伸直型肱骨髁上骨折尺偏型为例，选用合适的肱骨髁上骨折夹板4块。尺骨鹰嘴部和肱骨内髁部各放置1个梯形垫，肱骨外髁上方放置1个塔形垫，肘窝上方放置1个小平垫，将各垫用粘膏分别固定在夹板的适当位置上。在肘上部包裹纱布垫再缠以绷带3~4层，将事先准备好的夹板和纸垫分别置于适当位置上，用3条布带固定捆好，固定后要注意检查桡动脉的搏动情况。肘关节屈曲90°~110°位，颈腕吊带悬吊于胸前，屈曲型骨折固定时，肘关节屈曲40°~60°位置。

2　**药物治疗**

内服药早期重在活血祛瘀、消肿止痛。肿胀严重、血运障碍者加用三七、丹参，并重用祛瘀、利水、消肿药物，如茅根、木通之类。中、后期可停用内服中药。成人骨折仍按三期辨证用药。合并神经损伤者，应加用行气活血、通经活络之品。解除夹板固定后，可用中药熏洗，有舒筋活络、通利关节的作用，以预防关节强直。

3　**手术治疗**

（1）钢针内固定术　复位后钢针内固定术，用2枚克氏针自内外髁交叉固定；也适于开放性骨折。

（2）切开复位　肱骨髁上骨折合并血管神经损伤者，应考虑手术探查并进行复位内固定。

（于长林　王立新）

三　肱骨髁间骨折

肱骨髁间骨折是较少见的关节内骨折，由于骨块移位复杂，或分离或旋转，以致整复困难，更因外固定不稳，再移位的机会较多，严重地影响肘关节的功能恢复。在该骨折的治疗方法上，国内外学者多主张切开复位，加强内固定，其疗效优良率为55%~88.75%，以方先之、尚天裕为首的国内学者用尺骨鹰嘴骨牵引复位，小夹板固定疗法，优良率为72%~81%。

（一）病因病机

1　**伸直型**

跌倒时肘关节半屈曲位或伸直位，掌心触地，地面的反作用力经前臂传达到肱骨下端，将肱骨髁推向后方，由上而下的重力将肱骨干推向前方及近端向两髁下劈的力量，造成伸直型髁间骨折。

2　屈曲型

肘关节屈曲位时跌倒，肘后侧着地，暴力由后下方向前上方撞击尺骨鹰嘴，使尺骨鹰嘴向上顶，将两髁劈开造成骨折，骨折远端向前方移位。

3　V度分型

根据X线片正位像骨折移位的情况及骨折的严重程度，依次分为V度。

Ⅰ：髁间骨折无移位。

Ⅱ：内、外髁骨折块分离，但无旋转移位。

Ⅲ：内、外髁骨折块分离，并有旋转移位。

Ⅳ：关节面粉碎骨折。

Ⅴ：滑车骨折块上移，伴有滑车与内上髁之间骨折。

（二）临床表现

伤后肘部肿胀和疼痛，肘部畸形，鹰嘴部突出，肘关节呈半屈曲位，前臂旋前，肘部三角关系改变，肘关节呈后脱位样畸形，稍用力掐捏肘部即有骨擦音。

（三）诊断要点

患者有肘部外伤史和临床表现；X线片侧位像显示骨折远端向肘后移位的为伸直型骨折；骨折远端向肘前方移位的为屈曲型骨折。根据X线片的正位像可确定为几度骨折。

（四）治疗方法

（1）髁间复位固定器疗法　髁间复位固定器是在骨折的近端穿一枚克氏针，骨折的远端用两枚骨针分别插在肱骨内、外髁上。克氏针固定栓与骨折由螺杆连接，两骨针由可伸缩的半环形钢架连接，调节螺杆，加大克氏针固定栓与骨针之间的距离，对骨折两端起牵引作用，缩短二者之间的距离，对骨折端起加压作用。内、外两骨针各有两个活动关节，由两个可调节的螺丝控制。调整螺丝1，可使内、外髁骨块上、下移动或旋转；调整螺丝2，可使内、外髁骨块前、后移动或旋转，由于两骨针的特殊形状，拧紧骨针可使内、外髁分离的骨块靠拢，因而能获得良好的复位效果。当复位满意后，旋紧各个螺丝，固定螺杆距离，一般不需其他外固定。

（2）手法复位克氏针固定　在电视X光机或透视机下，先用传统的中医手法复位，纠正过多的重叠移位和侧方移位，以免近端穿入时定位困难。X线的检查，基本纠正重叠移位后，在无菌操作下消毒、铺单，为避免神经损伤，一般采用局麻，近端在骨折线上2~3cm处穿入1枚克氏针，由桡侧穿向尺侧。将两枚骨针分别插入肱骨远端的内、外髁，进针的方向与关节面的方向相平行，固定半环形钢架时将骨针拉到适宜的位置，骨针对旋转移位的骨块有撬拨复位的作用，同时调整螺丝1和2移动骨针，以纠正骨块的掌、背，上、下及旋转移位，旋紧两枚骨针使分离的骨块靠拢，从而达到满意的复位，最后将螺杆及各螺丝拧紧，即可进行功能锻炼。

（3）术后处理及功能锻炼　肱骨髁间骨折，用髁间复位固定器复位固定之后，即可进行功能锻炼。根据生物力学测定及解剖动态观察发现，肘关节屈曲时，肱骨远端有一个向前的分力，远端向前移位。故伸直型骨折，复位后2~3周内以锻炼肘关节的屈曲功能为主，关节的活动范围在80°至可能屈曲的最大角度之间进行锻炼，以使向后移位的肱骨远端，通过功能锻炼向前与骨折近端扣紧。2~3周以后逐渐加大伸肘的度数。屈曲型骨折则相反，伸肘时肱骨远端有向后的分力，使骨折远端向后移位，故复位后2~3周内，其肘关节活动的范围在0°~100°之间进行功能锻炼，以使骨折远端向后与骨折近端扣紧，2~3周后加大屈肘范围。复位固定器应用时间一般为6周，也可视骨折愈合情况，4周去掉复位固定器改用小夹板固定。

四　肱骨外髁骨折

肱骨外髁骨折比内髁骨折多见，多发生于5~10岁的儿童。实际是肱骨外髁骨骺分离，属于关节内骨折，与肱骨内髁骨折共占全身骨折4.35%左右。外髁骨折远端往往包括外上髁、肱骨小头骨骺、部分滑车骨骺及干骺端骨质，亦有单纯肱骨小头骨骺分离者。

（一）病因病机

引起肱骨外髁骨折的原因基本上与肱骨髁上骨折相同，多由间接暴力所致，跌倒时手部先着地，肘关节处于外展位或内收位均可引起肱骨外髁骨折。外力从手部传达至桡骨头，撞击肱骨外髁而引起骨折，或因为附着于肱骨外髁的前臂伸肌群强烈收缩而引起外髁撕脱骨折。由于受伤时前臂伸肌群收缩力量大小不同，肘关节处于外展或内收位置不同，前臂的旋转方向不同，则骨折端发生不同的移位。根据骨折块移位方向和程度，一般分为三型。

1　无移位型

骨折块无移位，仅有骨折线。

2　侧方移位型

骨折块向上、外、后移位，常为外展位骨折移位情况。

3　旋转和翻转移位型

常为内收位骨折。骨折块受前臂伸肌牵拉而发生向下、外、前移位，并发生旋转和翻转，可旋转和翻转90°~180°。

（二）临床表现

肱骨外髁骨折患者，肘关节呈半伸直位，活动功能严重障碍，以肘外侧明显肿胀疼痛、局部压痛，骨折块有移位时，可触及突出的骨块及骨擦音。骨折块有翻转移位，驱散肿胀后，可触及光滑的关节面和粗糙的骨折面。但骨折早期，因肿胀局限，肘关节外形无明显变化。

（三）诊断要点

根据外伤史，临床表现和X线检查所见即可诊断。

（四）治疗方法

肱骨外髁骨折为关节内骨折，要求解剖学复位。若处理不当可以发生骨折畸形愈合、肱骨小头缺血性坏死、肘外翻畸形、肘关节屈伸功能障碍、创伤性关节炎以及迟发性尺神经炎等。

1　**保守治疗**

（1）无移位型　屈肘90°，前臂旋后位，石膏托固定2周，然后进行肘关节功能锻炼。

（2）侧方移位型　麻醉下患肢屈肘，前臂旋后。术者用拇指将骨折块向内侧推挤，骨折块进关节腔而复位。肘关节伸直、前臂旋后位用夹板或石膏固定3周。

（3）旋转和翻转移位型　此型骨折绝大多数可以用手法复位。

2　**手术治疗**

（1）钢针内固定　开放性骨折，在清创后复位，用2枚克氏针自内外髁交叉固定。

（2）切开复位　肱骨髁上骨折合并血管神经损伤者，应考虑手术探查并进行切开复位内固定。

（3）陈旧性肱骨髁上骨折的手术治疗　对于移位严重未得到正确治疗的陈旧性肱骨髁上骨折，采用鱼嘴式手术或骨突切除术。若无前后移位，仅有单纯肘内翻畸形可用肱骨内下端楔形截骨术。

五　肱骨内上髁骨折

肱骨内上髁为前臂屈肌群和旋前圆肌的附着点，其后方为尺神经沟，沟内有尺神经通过。

（一）病因病机

肱骨内上髁骨折多为间接暴力引起。常见儿童跌倒时，肘部伸直，手部着地，或者青少年进行投掷、举重等运动时，外力使肘关节强度外翻，同时前臂屈肌群猛烈收缩，将肱骨内髁撕脱，骨折块被拉向前下方，甚至发生旋转；或与肘关节脱位同时发生。

（二）骨折类型

按骨折块移位程度可分为四型。

Ⅰ型：仅有骨折或骨骺分离，但移位甚微。

Ⅱ型：骨折块有分离或旋转移位，可达肱尺关节线水平，但肘关节正常。

Ⅲ型：骨折块移位旋转，并进入肱尺关节，被肱骨滑车和尺骨半月切迹关节面紧紧夹住，肘关节有半脱位。

Ⅳ型：骨折块有旋转移位并伴有肘关节向桡侧完全脱位，骨折面朝向滑车。

（三）临床表现

（1）骨折后肘关节呈半屈伸位，肘内侧肿胀、疼痛、皮下瘀血、压痛明显。

（2）有分离移位时，可以触及活动的骨折块。

（3）重型骨折肘关节伸屈活动明显障碍。

（4）Ⅳ型骨折肘关节畸形明显，肿胀严重，肘后三角关系不正常，有弹性固定。常合并内侧副韧带损伤，故有肘内侧不稳，被动外翻度加大。肱骨内上髁骨折常合并尺神经损伤，检查时应注意尺神经的功能。

（四）诊断要点

（1）有外伤史。

（2）临床表现。

（3）X线片肘关节正、侧位可明确骨折类型和移位方向，但6岁以下儿童骨骺尚出现，如X线检查阴性，只要临床检查符合即可诊断。

（五）治疗方法

1 保守治疗

（1）手法复位

1）Ⅰ型骨折：用夹板纸垫或石膏托固定肘关节于屈曲90°位2周即可。

2）Ⅱ型骨折：手法整复时，肘屈曲45°，前臂中立位，术者以拇、示指固定住骨折块，拇指自下方向上方挤推，使其复位。

3）Ⅲ型骨折：手法整复时，两助手拔伸牵引，肘关节伸直，前臂旋后外展，使肘强力外翻，肘关节内侧间隙增大。术者拇指在肘关节内侧触及骨折块边缘时，助手强力背伸患肢手指及腕关节，使前臂屈肌群紧张，将关节间隙内的骨折块拉出。必要时术者可用拇、示指捏住尺侧屈肌肌腹近侧部向尺侧牵拉，帮助将骨折块从关节间隙中拉出，然后再按骨折分型进行手法整复。

4）Ⅳ型骨折：应先整复脱位的肘关节，助手在维持牵引下，尽量将前臂内收，使肘内侧间隙变窄，防止骨折块被嵌夹在关节间隙内。术者用手推挤整复肘关节向桡侧脱位，使其转化为Ⅰ型骨折，再按上法处理。整复时应避免转化成重型骨折。

（2）外固定 复位满意后，用超肘关节夹板纸垫（外侧放塔形垫，内侧用带缺口的梯形垫）固定或石膏托固定。固定肘关节屈曲90°位，2~3周解除外固定，进行肘关节的功能锻炼。

2 手术治疗

切开复位内固定。适用于骨折块嵌夹于关节内难以用手法复位者，或同时有尺神经损伤，需手术探查者。常用肘内侧切口，将骨折块缝回原位或用2枚克氏针交叉固定。术中注意勿损伤尺神经，必要时先暴露尺神经，保护起来或前移于皮下。术后石膏托固定肘关节于屈曲90°位。儿童2周后拔针去托，进行功能锻炼，成人可稍晚2~4周。

第四节　前臂骨折

一　尺骨鹰嘴骨折

尺骨鹰嘴骨折多发生于成年人，是肘部常见损伤之一，占全身骨折的1.17%。

（一）病因病机

1　间接暴力

跌倒时，肘关节突然屈曲，肱三头肌强烈收缩，将尺骨鹰嘴撕脱；近端受肱三头肌牵拉向上移位。骨折线多为横断或斜形，两骨折断分离移位。

2　直接暴力

跌倒时肘后部着力，外力直接撞击鹰嘴或肘后部受到外力直接打击，造成鹰嘴骨折，骨折片多无明显移位。

3　骨折类型

（1）无移位骨折　多由直接暴力造成，骨折块无移位。

（2）移位骨折　多由间接暴力造成，骨折块有明显移位，骨折线为横断或斜形。

（3）粉碎性骨折　严重的直接暴力造成，骨折碎片多无明显移位。

（二）临床表现

伤后尺骨鹰嘴部有局限性肿胀和疼痛，明显压痛，肘关节屈曲活动时疼痛加重，主动伸直时活动障碍。骨折有分离移位时，可触及骨折裂隙或骨擦音。肘关节内积血时，鹰嘴两侧凹陷处膨隆。

（三）诊断要点

有外伤史，结合临床表现；X线片肘关节正、侧位可以明确骨折类型和移位程度。鹰嘴骨折线多数侵入半月切迹，属关节内骨折，少数撕脱的骨折片较小，骨折线不影响半月切迹关节面。

（四）治疗方法

1　保守治疗

（1）无移位骨折或老年人粉碎性骨折移位不明显者，不必整复。用石膏托固定肘关节于伸直位2～3周，然后去除固定进行功能锻炼。

（2）骨折块较大，侵犯关节并有明显移位者，应进行手法整复。先抽出血肿内积血。术者站在患肢近端外侧，两手环抱患肢，以两拇指推挤骨折块近端向远侧与远折端靠拢，并将肘关节伸直，使其复位。用石膏托固定或超肘关节固定关节于伸直位3周，然后去固定进行功能锻炼。

（3）鹰嘴钩加压固定法 除一小块撕脱骨折外，均可采用此法。此法优点可加压固定，又不需要用切开手术。本法在臂丛麻醉下，先闭合手法复位，然后在电视X机下，首先固定尺骨嵴上的卡钳，其次再将鹰嘴钩穿过卡钳之圆孔，将钩夹钩在尺骨鹰嘴突上，拧紧螺旋母，使钩拉住骨折远端向近侧端靠拢，使之对位，然后在针眼处置纱布包紧。如效果满意，用三角巾将肘关节屈曲90°悬吊，次日即可进行握拳活动，1周后可进行肘关节伸屈活动，6~8周照X线片。如已愈合，即可去掉鹰嘴钩。

2 **手术治疗**

（1）对手法整复失败者可采用切开复位固定术。臂丛麻醉下，肘后纵行切口，暴露骨折端，直视下正确复位。然后使用螺丝钉固定，亦有用钩式钢板螺丝钉固定者。

（2）对于年龄较大的严重粉碎性骨折患者，骨折块未超过半月切迹1/3，移位较大，关节面难以恢复平整，可将骨折端切除，用阔筋膜修复肱三头肌腱，或将肱三头肌腱向下翻两片，固定到远折段的骨性隧道内。

（3）凡经手术切开复位或骨折块切除者，一般均用石膏托固定肘关节于伸直位，3周后去固定进行屈肘活动，预防肘关节僵直。

二 桡骨小头骨折

桡骨小头骨折包括桡骨头部、颈部骨折和骨骺分离，约占全身骨折的0.79%左右。桡骨小头关节面成浅凹形，与肱骨小头相接触，构成肱桡关节。桡骨小头尺侧边缘与尺骨桡切迹相接触，构成上尺桡关节。桡骨结节位于关节囊外，桡骨头和颈的一部分位于关节囊内，故桡骨头骨折属关节内骨折，若不及时处理或处理不当，可影响前臂功能或引起创伤性关节炎。桡骨头骨骺出现于5~6岁，至15岁骨骺线闭合。桡骨头部骨折可见于少年和青壮年，但以青少年多见。桡骨颈部骨折以儿童为多见，属骨骺分离。

（一）病因病机

桡骨小头骨折多由间接暴力引起。跌倒时，若肘关节伸直，前臂处于旋前位，手掌先着地，暴力沿桡骨纵轴向上传导，使桡骨小头向上冲击；躯体重力向下传导，使肱骨小头向下撞击桡骨头，而发生桡骨小头骨折。直接暴力造成桡骨小头骨折很少见。根据受伤机理和骨折形态的不同，骨折可分为以下五型：

1 **裂纹或劈裂骨折**

桡骨头形成裂纹或被劈裂，骨折线自桡骨头关节面斜向外侧，骨折块向下或向外下移位。

2 **嵌插骨折**

桡骨头受到较大的自上而下的垂直暴力时，在桡骨颈部产生纵向嵌插，骨折块移位不大。

3 **倾斜移位骨折**

桡骨头受较大暴力撞击，由于暴力垂直外翻作用，造成桡骨颈骨折或桡骨小头骨骺分离，桡骨头关节面向外倾斜，其关节面延长线与肱骨小头关节面的延长线由平行改为交叉，犹如“歪戴帽”。

4 **塌陷骨折**

桡骨头受较大暴力的撞击，桡骨头关节面被压而塌陷。

5 **粉碎骨折**

强大的暴力撞击，可造成桡骨头粉碎性骨折，骨折片有分离或部分被压缩。

以上各型骨折，在临床上可单独出现，亦可两型混合出现。

（二）临床表现

伤后肘部疼痛、外侧明显肿胀，前臂处于旋前位，肘关节微屈。桡骨头局部压痛明显，肘关节屈伸旋转活动受限，尤以旋转受限明显。骨折移位较大时，皮肤可有瘀斑，局部压痛较重，有时可扪及骨擦感和活动骨折块。

（三）诊断要点

根据外伤史、临床症状、体征和X线检查，可做出诊断。5岁以下儿童，桡骨头骨骺尚未出现，只要临床表现符合，即可诊断，不必完全依赖X线片。骨折无移位或轻度移位、临床症状轻者，易漏诊，必须仔细检查。临床上，有时需和桡骨小头半脱位相鉴别，后者多由牵拉引起，多发生于6岁以下儿童，一般无肿胀及其他骨折临床体征，X线片无异常改变。

（四）治疗方法

桡骨头骨折为关节内骨折，要求有良好的复位，以恢复肘关节的伸屈活动功能和前臂的旋转功能。复位不良，易造成肘关节伸屈和前臂旋转功能障碍。骨折线通过关节面的骨折，复位不良，且未早期进行功能锻炼者，可由于关节面的不平滑，至晚期可产生创伤性关节炎，造成肘关节屈伸疼痛和前臂旋转功能障碍。

1 **保守治疗**

（1）手法整复

1）推挤复位法：患者坐位或仰卧位，助手固定上臂，术者立于患侧，一手把持前臂，将肘关节伸直，并拔伸牵引，另一手置于患肘背侧，拇指在外，按住移位的桡骨头，余指在肘内侧扣住肱骨内髁部并向外扳，使肘关节在拔伸的基础上内翻，将肱桡关节的间隙张大。握持前臂之手将前臂轻轻地来回旋转，另一手的拇指把桡骨头向上、向内侧挤推，使其复位。复位后，术者拇指仍按住桡骨头，另一手将患肘缓慢地屈曲至90°。

2）针拨复位法：肘关节微屈或伸直位，两助手分别把持上臂或前臂进行拔伸牵引，将肘关节保持在内翻位，使肱桡关节间隙增宽。术者用不锈钢针自肘后外下方穿过皮肤，在X线透视下，使针尖顶住骨折块，向内、上方撬起，并顶回原位。此时应注意检查两骨折端的外侧皮质骨恢复良好，否则容易发生再移位。凡桡骨颈的两骨折端外侧皮质骨未恢复接触时，可在尺骨上端的后缘略外侧，相当于桡骨远侧断端平面处，用另一不锈钢针穿过皮肤，针尖先触及尺骨外侧面的后部，沿尺骨外侧面插入钢针，直至向前不再触及此骨面。将钢针倾斜，使它的前端抵住桡骨远侧断端的尺侧，向桡侧推挤，整复远侧断端向尺侧移位。同时，肘部外后下方的钢针继续撬起桡骨头骨折块，使两骨折端的外侧皮质骨接触。钢针撬拨时，应注意无菌操作，术者必须熟悉局部解剖，避开桡神经，切勿损伤桡骨头关节面。

（2）固定方法　对无移位骨折可屈肘90°，用三角巾悬吊2~3周。有移位骨折复位后，在桡骨头部放置一长方形压垫，从后、外侧至前侧环抱，尚可在前臂骨间隙的中、上1/3段掌、背侧各放置一分骨垫，将肘关节屈曲90°，前臂旋前，用前臂超肘4块夹板固定3周左右；亦可用石膏托固定。

2　手术治疗

（1）切开复位　可用细克氏针或小螺丝钉固定。术后石膏托固定2~3周。

（2）桡骨头切除术　成年人的粉碎性骨折、塌陷性骨折超过周径1/3以及倾斜移位骨折的关节面倾斜度在30°以上，且手法复位和钢针撬拨不能整复，影响前臂旋转功能者，可考虑行桡骨头切除术。桡骨头切除的时机：桡骨头骨折保守治疗无法恢复对位，则应早期施行桡骨头切除术；而部分边缘骨折，虽有移位，但不明显者，则宁可锻炼一个时期（3~4周），以获得最好的功能。如果活动范围受到明显限制或疼痛，再施行手术。一般14岁以下儿童不宜作桡骨头切除术。切除桡骨头1~1.5cm，必须保留桡骨结节。术后颈腕吊带悬吊患肢于肘关节功能位。2周后开始活动。

三　桡尺骨干双骨折

前臂骨骼由尺、桡两骨组成，桡骨在外侧，尺骨在内侧，两骨并列。尺骨上端膨大而下端细小，为构成肘关节的重要组成部分。桡骨则上端细小而下端膨大，为构成腕关节的主要组成部分。尺、桡骨均为略呈弧形弯曲的长骨。前臂旋转时，桡骨头在尺骨切迹里旋转，而桡骨切迹则围绕着尺骨小头旋转。前臂骨间膜为一坚韧致密的纤维组织，附着于桡尺、骨间嵴。骨间膜的纤维起自桡骨，斜向内下抵于尺骨，几乎连接尺桡骨、骨干的全长。因此，作用于桡骨下端的外力，沿其纵轴向近端传导，可借自上而下斜形的骨间膜纤维传至尺骨，以致发生尺、桡骨干共同骨折。骨间膜除供前臂肌肉附着外，对稳定上、下尺桡关节及维持前臂旋转功能起重要作用。尺、桡骨干双骨折多见于儿童及青壮年，约占全身骨折的5%~6%。骨折部位多发于前臂中1/3和下1/3部。由于损伤暴力及前臂肌肉力量的作用，二骨完全骨折后骨折端可发生重叠、旋转、成角和侧方移位。治疗时须将以上畸形矫正，使二骨远近折端在良好的对位对线条件下愈合，才能恢复前臂的旋转功能。94%的桡尺骨干双骨折可用手法复位、夹板局部外固定及功能锻炼的方法治疗。

（一）病因病机

直接暴力和间接暴力均可造成桡、尺骨干双骨折，但不同的损伤暴力造成不同类型的骨折。

1　直接暴力

多见于打击、机器或车轮辗压伤。两骨的骨折部在同一平面，偶有一骨或双骨多段骨折。骨折多为横断型或粉碎型，常伴有严重的软组织损伤。

2　传达暴力

多见于从高处坠落或滑倒跌伤，地面的反作用力由桡腕关节向桡骨干传递，在桡骨的中或上 1/3 生理弯曲部发生应力集中现象，造成该处骨折；然后残余暴力通过骨间膜即刻传达到尺骨，使之发生骨折。所以尺骨干骨折线低于桡骨干骨折线。骨折线桡骨为横断型或锯齿型，尺骨为短斜型。骨折移位较大，但软组织损伤并不严重。偶尔因暴力过大，骨折端刺破皮肤，造成开放骨折。

3　扭转暴力

多见于机器扭绞伤或跌倒时手掌着地，躯干向一侧过度倾斜，前臂突然旋前或旋后，造成两骨的螺旋型骨折。多数是由内上（尺骨内侧）而斜向外下方（桡骨外侧）。骨折线的方向是一致的，但平面不同，尺骨干骨折线在上，桡骨干骨折线在下。这类骨折常伴有皮肤及软组织的擦伤及挫裂伤。

（二）骨折分型

一般根据骨折线水平及形状、骨折发生时间及骨折周围软组织病理改变来区分。

1　根据骨折线水平及形状分类

（1）根据骨折线水平

1）上 1/3 骨折，骨折线在旋后肌止点水平。

2）中 1/3 骨折，骨折线在旋前圆肌水平。

3）下 1/3 骨折，骨折线在旋前方肌上缘水平。

（2）结合骨折线形状

1）尺桡骨干中 1/3 横形骨折，骨折线在同一水平，用分骨手法复位，可使两骨同时获得稳定，达到满意复位效果。

2）桡骨干上 1/3 横形骨折。

3）尺骨中 1/3 短斜形骨折，桡骨近折段由于旋后肌的作用，常发生旋转移位，用旋转复位手法将桡骨整复后则尺骨多同时对位满意。

2　根据骨折局部与外界是否相通

（1）闭合骨折　闭合性尺桡骨干双骨折常伴有严重的肢体肿胀，应警惕发生缺血性挛缩。

（2）开放骨折　穿破性尺桡骨开放骨折可于清创后关闭伤口，按闭合骨折处理。复杂的前臂开放骨折常伴有严重的血管、神经、肌腱损伤，需在清创的同时分别予以修复。

3　根据骨折后的时间

（1）新鲜骨折　骨折在 3 周之内，均可按新鲜骨折处理。

（2）陈旧骨折　骨折 3 周后，由于纤维骨痂的形成，可能给骨折的闭合整复带来一定困难。骨折后时间越长，整复的困难也越大。

（三）临床表现

局部肿胀、疼痛、畸形、旋转功能障碍。有移位的骨折，前臂可有缩短、成角或旋转畸形；儿童青枝骨折则仅有成角畸形。检查局部压痛明显，有纵向叩击痛，有移位的完全骨折，有骨擦音和异常活动。

（四）诊断要点

根据受伤史、局部肿胀、疼痛、畸形、前臂旋转功能丧失、骨擦音、异常活动以及X线检查，可做出诊断。儿童不完全骨折，局部无明显畸形、肿胀和疼痛，肘、腕关节活动功能也多无明显受限，易被漏诊。因此，对儿童患者应仔细检查前臂有无压痛、旋转活动受限和疼痛。若骨折后患肢剧烈疼痛、肿胀严重、手指麻木发凉、皮肤发绀、被动活动手指疼痛加重，应考虑为前臂筋膜间室综合征。

（五）治疗方法

1　治疗原则

主要是恢复前臂的旋转功能。无移位骨折可仅用夹板或石膏托固定；有移位的闭合骨折，均可应用手法整复，夹板或石膏托固定法治疗。伤口较小（在3cm以内）的开放性骨折，若创缘整齐、污染不重，经清创后，可行手法整复、夹板或石膏托外固定。桡尺骨干双骨折的复位要求较高，要求解剖对位或接近解剖对位。若对位不佳，有旋转、成角畸形，因严重骨间膜损伤或粗暴手术操作，使二骨间血肿相通，日后血肿机化、骨化而形成骨桥，影响前臂的旋转功能。若有以下情况，可切开复位内固定：

①伤口在3cm以上；②骨折端分离，骨间膜严重撕裂，失去手法复位、夹板固定基础者；③单骨或双骨的多段骨折，中间骨折段游离，移位严重者；④尺桡骨间隙有碎骨块嵌入，手法不能整复者；⑤桡骨上1/3骨折，经多次整复失败者。

2　保守治疗

（1）手法整复　尺桡骨干双骨折后，骨折端发生重叠、成角、旋转及侧方移位畸形。复位时，必须正确对位、充分矫正畸形，恢复二骨的等长及固有生理弧度。根据受伤机理，结合X线片显示的类型、部位及特点，认真分析，决定整复手法。中1/3骨折，若其中一骨干横形或锯齿形的稳定骨折，而另一骨干为不稳定的斜形或粉碎形骨折，应先整复稳定形骨折，以此为支架，再整复另一不稳定骨折。若尺桡骨干均为不稳定性骨折，对上1/3骨折，先整复该段较粗的尺骨；对下1/3骨折，则先整复该段较粗的桡骨；对中1/3骨折，应根据两骨的相对稳定性来决定整复尺桡骨的先后顺序，若两骨稳定性相同，先整复尺骨，若一骨向背侧移位，应先整复背侧移位的骨折。整复时，患者平卧位或坐位，患肩外展70°~90°，肘屈曲90°。

1）拔伸牵引：用于矫正重叠、成角和旋转畸形。

2）反折托顶：经拔伸牵引而不能矫正的重叠移位，宜采用折顶手法，可比较省力地整复残余重叠，又能顺利地矫正侧方移位。进行折顶时，应注意折角不宜过大，以免损伤神经、血管；并应注意骨折端勿刺破皮肤，以免使闭合性骨折转化为开放性骨折。

3）夹挤分骨：是整复前臂骨折的重要手法，还能矫正部分残余的侧方移位。

4）回旋捺正：用于整复斜形或螺旋形骨折。回旋时，两骨端要互相紧贴，以免损伤血管神经或加重软组织损伤。

5）扳提推按：横断或短斜骨折有侧方移位者，可采用扳提推按手法。

6）摇摆捺正：经上述手法复位后，若锯齿状横断骨折仍有轻微侧方移位，可采用摇摆捺正法。一般在开始摇摆时，可听到极微细的骨擦音，待骨擦音完全消失，而且骨折端无滑动感后，即提示骨折已整复成功。

7）触顶合骨：骨折复位后，如属稳定性骨折，可采用纵向触顶合骨法，使骨折端互相嵌插而紧密稳合，有利于骨折整复后的稳定性；若为不稳定骨折，则不宜采用此法。

8）按摩理顺：术者在分骨情况下，一手固定骨折部，另一手沿骨干纵轴往返捋摩，顺骨捋筋，以疏经脉、散瘀血和消肿止痛。

（2）固定方法　用4块夹板固定。掌、背两侧夹板要比桡、尺两侧夹板宽。掌侧夹板长度由肘横纹至腕横纹，背侧夹板由尺骨鹰嘴至腕关节或掌指关节，桡侧夹板由桡骨头至桡骨茎突，尺侧夹板自肱骨内上髁下达第5掌骨基底部。尺侧夹板超过腕关节，可克服因手部重力下垂而致尺骨骨折端向桡侧成角的杠杆作用。若复位前桡、尺两骨相互靠拢者，可采用分骨垫放置在两骨之间。掌、背侧骨间隙各置一个分骨垫。双骨的骨折线在同一水平时，分骨垫放在骨折线上、下各一半处；骨折线不在同一水平时，分骨垫放在两骨折之间。掌侧分骨垫放在掌长肌腱与尺侧屈肌腱之间；背侧分骨垫放在尺骨背面的桡侧缘。分骨垫放妥后，用两条胶布固定。放置分骨垫，可防止桡、尺骨骨折段向中间靠拢，并可使骨间膜张开，协助矫正各种残余移位。分骨垫不要卷得太紧，以免引起皮肤受压坏死。若骨折原有成角移位或侧方移位，则可按移位的方向，用三点加压法或两点加压法放置压垫。一般上1/3骨折及中1/3骨折，在前臂掌侧面（相当于骨折部）放置一小平垫，在前臂背侧上、下端各放置一平垫，上端放置部位与桡骨头平齐，下端放置在腕上2cm处，施行三点加压，维持桡尺骨干背曲的生理弧度。上1/3骨折，桡骨近端易向桡侧偏移，可在桡骨近端的桡侧再放置一小平垫。中1/3及下1/3骨折，骨折端易向掌侧及桡侧成角，除施行三点加压外，必要时可在骨折部的桡侧再放置一小平垫。各垫放置妥当并用胶布固定后，先放置掌、背侧夹板，用手扶住，再放置桡、尺侧夹板。然后在中间先绑扎一道或两道布带，后绑扎两端的布带，绑扎的松紧要适宜。绑扎后，再用前臂带柱托板固定，肘关节屈曲90°，三角巾悬吊胸前，前臂放在中立位。儿童青枝骨折固定3～4周，成人固定6～8周，待骨折临床愈合后，始可拆除夹板。

3　手术治疗

（1）闭合复位髓内针固定　骨折徒手复位后，在X线透视及无菌技术操作下闭合行桡、尺骨髓腔内穿针固定。尺骨可从鹰嘴进针，桡骨可从茎突进针。

（2）切开复位内固定

1）适应证：开放性骨折伤后在8小时以内者，或软组织损伤严重者；桡、尺骨骨干多段骨折或不稳定骨折而不能满意复位或难以固定者；上肢多处骨折；陈旧性骨折畸形愈合而手法已不能复位者；火器性骨折，伤口愈合而骨折端移位未整复者。

2）切口的选择：骨折端暴露要简单直接，通过解剖间隙进入，不要切开或切断肌肉纤维，避免损伤神经肌支；尺骨全长均在皮下，暴露容易；桡骨上1/3骨折，采用桡骨背侧切口，由桡侧伸腕长、短肌之间进入；桡骨中下 1/3 骨折，用桡骨干掌侧暴露法，自肱桡肌及桡侧腕屈肌之间进入。在暴露中要注意保留骨碎片，不要广泛剥离骨膜。

3）内固定物的选择：钢板螺丝钉宜用 6 孔或长 4 孔为佳，亦可用加压钢板。

4）髓内针固定：剥离骨膜范围要小或不剥离骨膜，有利于骨折愈合，采用的髓内针必须横径够粗，且使上端达到桡骨颈部，才能控制桡骨旋转，否则仍需加用外固定。

（翟羽东）

四　桡骨干骨折

桡骨的功能主要是参与前臂的旋转活动和支持前臂。桡骨干上 1/3 骨质较坚固，且有丰厚的肌肉包裹，不易发生骨折；桡骨干中、下 1/3 段肌肉较少，较易发生骨折。桡骨中、下 1/3 交界处，为桡骨生理弯曲度最大之处，是应力上的弱点，故骨折多发生于此。桡骨干单骨折，在临床上很少见，多发生于青少年。

（一）病因病机

直接暴力和间接暴力均可造成桡骨干骨折，但多由间接暴力造成。直接暴力多为打击或压砸于前臂桡侧所致，以横断或粉碎骨折较常见；间接暴力多为跌倒时手掌撑地，因暴力向上冲击，作用于桡骨干所致，以横断或短斜形骨折较常见。儿童骨质柔嫩，多为青枝骨折。桡骨干骨折后，因有尺骨的支持，且上、下桡尺关节多无损伤，故骨折端重叠移位不多。由于受骨间膜的牵拉可向尺侧成角，但主要是由于肌肉的牵拉而发生旋转移位。桡骨上 1/3 骨折，骨折线位于旋前圆肌止点之上时，由于附着于桡骨结节的肱二头肌及附着于桡骨上 1/3 的旋后肌的牵拉，骨折近端常向后旋转移位。由于附着于桡骨中部及下部的旋前圆肌和旋前方肌的牵拉，骨折远端常向前旋转移位。桡骨干中 1/3 或中、下 1/3 骨折，骨折线位于旋前圆肌止点之下时，因肱二头肌与旋后肌的旋后倾向，被旋前圆肌的旋前力量抵消，骨折近端处于中立位；骨折远端因受旋前方肌的牵拉而向前旋转移位。

（二）临床表现

局部疼痛、肿胀、畸形、功能障碍。检查可见局部压痛和纵向叩击痛，前臂被动旋转时疼痛剧烈，可扪及骨折端及骨擦感，有反常活动及骨擦音。

（三）诊断要点

根据受伤史、症状和体征、X 表现，一般可做出诊断。不完全骨折和无明显移位骨折的症状较轻，且尚有部分旋转功能，必须仔细检查，否则容易漏诊。桡骨下 1/3 骨折时，应注意检查下尺桡关节，若下尺桡关节压痛明显，且 X 线片上有下尺桡关节分离移位，则不是单纯的桡骨干骨折，而是合并下尺桡关节脱位，临床上应加以鉴别。

（四）治疗方法

1　保守治疗

无移位骨折和轻度成角的青枝骨折，不必整复；有移位骨折和成角较大的青枝骨折，则须进行手法整复。成人骨折的旋转畸形必须矫正，因为桡骨骨折端在旋转移位的同时必然会发生成角移位。

（1）手法整复　患者平卧，患肩外展70°~90°，屈肘90°，一助手握住肘上部，另一助手握住腕部，两助手作拔伸牵引，桡骨干上1/3骨折，骨折近端向桡侧和旋后移位，而远端向尺侧和旋前移位，故牵引时应逐渐由中立位改为旋后位，牵引3~5min，矫正骨折重叠移位。因上1/3段肌肉丰厚，骨间隙狭窄，不便于施行分骨、折顶等手法，可用推挤法进行整复。桡骨干中1/3及下1/3骨折，则将前臂置于中立位拔伸牵引，矫正骨折重叠移位。若骨折向尺侧成角及骨折远端向尺侧移位，术者先进行夹挤分骨，然后在牵引分骨下，术者一手固定骨折近端，另一手的拇指与食、中、环指捏住向尺侧倾斜移位的骨折远端，向桡侧提拉，矫正向尺侧移位，同时作轻微的摇晃以矫正骨折的残余移位。若骨折有掌背侧移位，则可用提按手法进行整复，一手将向掌侧移位的骨折端向背侧提拉，另一手拇指将向背侧移位的骨折端向掌侧按捺，使之复位。

（2）固定方法　复位后，在维持牵引下用前臂夹板固定，稳定骨折可用石膏托固定。尺侧夹板与桡侧夹板等长，不超过腕肘关节。固定时，先放置掌、背侧分骨垫各一个，再放好其他压垫。桡骨上1/3骨折须在骨折近端的桡侧再放一个小压垫，以防止向桡侧移位。然后放好掌、背侧夹板，用手捏住，再放桡尺侧夹板。桡骨中1/3及下1/3骨折，桡侧夹板下端超腕关节，将腕部固定于尺偏位，借紧张的腕桡侧副韧带限制骨折远端向尺侧移位。两骨折端如有向掌、背侧移位，可用两点加压法放置压垫。夹板用4条布带缚扎固定，患肢屈肘90°，三角巾悬吊于胸前。固定4~6周，待骨折临床愈合后拆除固定。

2　手术治疗

若手法复位不满意或合并桡神经损伤者，可行切开复位内固定，可用钢板，也可髓内针，同时探查修复神经。

五、尺骨干骨折

尺骨干上粗下细，比较表浅，整个骨骼均可在皮下摸得，中1/3及下1/3段较为细弱，且其背侧、内侧无肌肉保护，容易遭受暴力打击而致骨折。骨折多发生于中、下1/3交界处。

（一）病因病机

直接暴力和间接暴力均可造成尺骨干骨折，但绝大多数为直接暴力所致。直接暴力所致者多为前臂背侧遭受打击、撞击和挤压而引起，常见横断或粉碎骨折。如用前臂挡护面部被打击时，往往尺骨首当其冲，而被击伤。偶可由间接暴力所致，如跌倒时手掌着地，前臂突然极度旋前扭转，致使尺骨遭受扭转暴力，使较为细弱的中、下1/3交界处发生螺旋骨折。骨折后，因有完整的桡骨支撑，且有骨间膜相连，骨折一般移位不大。由于尺骨略向背侧突出，同时肌肉均附着于尺骨的前方，骨嵴上无肌肉附着，故虽在背侧遭受暴力，但仍可向背侧轻度成角。骨折近端因肱肌的牵拉而向前移位，骨折远端受旋前方肌的牵拉，易向桡、掌侧轻度侧方移位。

（二）临床表现

局部肿胀、疼痛、瘀斑、畸形。检查时局部有明显压痛和纵向叩击痛，前臂旋转时疼痛加重。因尺骨位置表浅，在皮下易摸到两骨折断端，有异常活动和骨擦音。

（三）诊断要点

根据受伤史、临床症状、体征和 X 线表现，一般可做出诊断。若早期的 X 线片无异常表现，但临床症状和体征明显，则应在伤后 1 周后重新拍片，往往骨折线可清楚地显示出来。若骨折有明显成角或缩短畸形，应进一步检查上、下桡尺关节。尺骨上 1/3 和中 1/3 骨折，应注意桡骨头是否有脱位；尺骨下 1/3 骨折，应检查是否有下尺桡关节脱位。

（四）治疗方法

1　保守治疗

无移位骨折可单纯用夹板或石膏托固定；有移位骨折，必须进行手法整复。由于一般骨折移位不大，尺骨全段位于皮下，整复并不困难。尺骨干骨折的成角畸形和旋转畸形必须矫正，以免影响前臂的旋转功能。

（1）手法整复　患者仰卧位或坐位，肩外展，肘关节屈曲 90°。一助手握住上臂下段，另一助手一手握持患侧拇指及大鱼际部，另一手握持其余四指；两助手进行拔伸牵引。尺骨上 1/3 及中 1/3 骨折，前臂置于中立位牵引；下 1/3 骨折，前臂则置于旋前位牵引，以矫正缩短和旋转移位。若骨折向背侧成角，在助手牵引下，术者两手拇指按于成角突起处，向掌侧按压，两手其余四指握凹侧两端同时向背侧扳提，以矫正成角畸形。若骨折有侧方移位，术者在捏挤分骨下，一手捏住骨折近端，另一手捏住骨折远端，用提按手法矫正前后移位，用推挤手法矫正内外侧方移位。尺骨下 1/3 骨折，术者在捏挤分骨下，将尺骨骨折远端向尺侧、背侧提拉，以矫正尺骨远端向桡侧、掌侧移位。若尺骨下 1/3 骨折伴有下尺桡关节脱位，术者可在牵引下用手掌分别在尺桡骨的下端向中心扣挤，使下尺桡关节的脱位得到整复。

（2）固定方法　无移位或移位不大的尺骨干骨折，可利用桡骨的支撑作用，采用石膏托固定，也可采用前臂夹板固定。移位较大的骨折，整复后，在维持牵引下进行固定。骨折前后移位者，分别在骨折端的掌侧、背侧各放置一平压垫；有内外侧方移位者，可在前臂掌、背侧骨间隙处各放置一分骨垫；有成角移位者，可用三点加压法放置压垫，防止骨折再移位。然后放置前臂 4 块夹板，用布带缚扎。尺骨下 1/3 骨折者尺侧夹板须超腕关节，将腕部固定于桡偏位，前臂固定于旋前位。尺骨上 1/3 及中 1/3 骨折，将前臂固定于中立位。固定时间 4～6 周，尺骨下 1/3 骨折若愈合较缓慢，可适当延长固定时间。值得注意的是，纸压垫不要压在背侧骨嵴上，以免发生皮肤压迫性坏死。

2　手术治疗

手法整复失败者，可采用切开复位内固定（钢板、髓内针等）。

六　尺骨上1/3骨折合并桡骨头脱位

尺骨上1/3骨折合并桡骨头脱位为上肢较常见的骨折并脱位（也称孟氏骨折），是指尺骨半月切迹以下的上1/3骨折，桡骨头同时自肱桡关节、上尺桡关节脱位，而肱尺关节无脱位。上尺桡关节由桡骨头环状关节面与尺骨桡切迹构成，桡骨头被附着于尺骨桡切迹前后缘的环状韧带约束。前臂旋转活动时，桡骨头在尺骨切迹里旋转。桡神经在肘前部向下分为深支和浅支，深支绕过桡骨头，进入旋后肌深、浅两层之间，然后穿出旋后肌，位于骨间膜表面走向远侧。此骨折脱位可发生于各种年龄，但多见于儿童。

（一）病因病机

直接暴力和间接暴力均可造成孟氏骨折，但以间接暴力所致者为多。根据暴力作用的方向及骨折移位情况，临床上可分为伸直型、屈曲型、内收型和特殊型。

1　伸直型

比较常见，多见于儿童。跌倒时，肘关节呈伸直或过伸位，前臂旋后，手掌着地，暴力由掌心通过尺桡骨传向上、前方，先造成尺骨上1/3斜形骨折，骨折端向掌侧及桡侧成角移位，由于暴力继续作用和尺骨骨折端的推挤，迫使桡骨头冲破或滑出环状韧带，向前外方脱出。在成人，外力直接打击尺骨上段的后、内侧，亦可造成伸直型骨折，骨折多为横断或粉碎。

2　屈曲型

多见于成人，跌倒时，肘关节处于微屈位，前臂旋前，手掌着地，暴力由掌心传向外上方，先造成尺骨上1/3横断或短斜形骨折。骨折端向背侧、桡侧成角移位，由于暴力的继续作用、尺骨骨折端的推挤和骨间膜的牵拉，使桡骨头向后外方脱出。

3　内收型

多见于幼儿。跌倒时，身体向患侧倾斜，肘关节处于伸直内收位，前臂旋前，手掌着地，暴力传向外上方，造成尺骨干骺端纵行劈裂或横断骨折。骨折端向桡侧成角，桡骨头被移位的尺骨骨折端推挤向外侧脱出。

4　特殊型

多见于成人，临床上最为少见。为尺桡骨双骨折合并桡骨头向前脱位，其受伤机制与伸直型大致相似，但暴力较大。孟氏骨折时，由于桡骨头的牵拉，常可造成桡神经深支的损伤，约有1/10的病例合并桡神经损伤。

（二）临床表现

受伤后肘部和前臂肿胀、疼痛、前臂旋转功能障碍、畸形。检查时，在肘关节前外、后外或外侧可以摸到脱出的桡骨，骨折和脱位处压痛明显，被动旋转前臂时有锐痛，可扪及骨擦音和异常活动。

（三）诊断要点

根据受伤史、症状和体征、以及X线片一般可做出诊断。对儿童的尺骨上1/3骨折，必须仔细检查桡骨头是否同时脱位。凡有明显重叠或成角移位的尺骨上、中段骨折，X线照片必须包括肘、腕关节，以免遗漏桡骨头脱位的诊断。正常桡骨头与肱骨小头相对，桡骨干纵轴线向上延长，一定通过肱骨小头的中心，如有向上或向外偏移，应诊断为孟氏骨折。

（四）治疗方法

1　保守治疗

新鲜尺骨上1/3骨折合并桡骨头脱位绝大多数均可采用手法复位、前臂超肘夹板固定治疗。合并桡神经挫伤者，亦可手法复位、前臂超肘夹板固定。桡骨头脱位整复后，桡神经多在3个月内自行恢复。

（1）手法整复　复位时应根据具体情况决定先整复骨折还是先整复脱位。一般原则是先整复桡骨头脱位，后整复尺骨骨折。桡骨头复位后，可以桡骨为支撑，使尺骨骨折易于整复。但若尺骨为稳定性骨折，或尺骨为斜形或螺旋骨折有背向移位者，则可先整复尺骨骨折。前者用稳定的尺骨作支撑，使桡骨头易于复位；后者因背向移位的尺骨抵住桡骨，以及变位的骨间膜的牵拉，使脱位的桡骨头难于复位，故应先整复尺骨骨折，消除障碍后，桡骨头才易于复位。

1）伸直型：

①方法1：患者平卧，肩外展70°~90°，肘伸直，前臂中立位。一助手握持上臂下段，另一助手握持腕部，两助手进行拔伸牵引，持续3~5min，矫正重叠移位。术者立于患者外侧，两拇指放在桡骨头外侧和前侧，向尺侧和背侧按捺，同时嘱牵引远段的助手将肘关节徐徐屈曲90°，使桡骨头复位，复位后嘱牵引近段的助手，用拇指固定桡骨头，维持复位，然后术者两手紧捏尺骨骨折断端，助手在牵引下来回小幅度旋转前臂，并逐渐屈曲肘关节，利用已复位的桡骨的支撑作用使尺骨对位。若仍有向掌侧、桡侧成角移位，术者可将尺骨骨折远端向尺侧、背侧按捺、提拉，使之复位。若仍有残余侧方移位，可用摇晃手法加以矫正。

②方法2：患者正坐，肩外展70°~90°，肘伸直，前臂中立位。助手握持上臂下段，术者站于患肢外侧，一手握持肘部，另一手握持腕部，进行拔伸牵引。术者一手拇指在肘部前外方将脱位的桡骨头向尺侧、背侧按捺，另一手将肘关节徐徐屈曲90°~100°，使桡骨头复位。然后嘱助手用拇指固定已复位的桡骨头，防止再脱位。术者两手拇指在背侧尺、桡骨间隙，余指在掌侧尺、桡骨间隙进行挤捏分骨，继而两拇指分别按压在尺骨骨折近、远端，矫正成角，再用推挤手法，矫正侧方移位。

③方法3：先整复桡骨头脱位，操作同方法1。桡骨头复位后，肘屈曲90°，将肩外展外旋，前臂反转向头之方向，尺骨向上，前臂仍保持中立位。在肩外展外旋时，术者应捏住尺骨断端，以免再移位。两助手继续拔伸牵引，牵引远段的助手将患者手腕向桡侧偏，以使尺骨远侧断端向尺侧翘起，术者捏住尺骨向上提拉，同时轻轻摇晃使骨折断端相嵌，使之复位。此法适用于尺骨远段向桡侧移位或成角较大、重叠较多的锯齿状骨折者。

2）屈曲型：

①方法1：患者平卧，肩外展70°~90°，肘半伸半屈位。一助手握持上臂下段，另一助手握腕部，两助手进行拔伸牵引。术者两拇指在背侧、桡侧按住桡骨头并向掌侧、尺侧按捺，同时助手将肘关节徐徐伸直，使桡骨头复位，有时还可听到或感觉到桡骨头复位的滑动声。然后术者在尺、桡骨间隙作挤捏分骨，并将尺骨骨折远端向掌侧、尺侧按捺，使尺骨复位。

②方法2：患者平卧，肩外展70°~90°，肘伸直，前臂旋前。一助手握持上臂下段，另一助手握腕部，两助手进行拔伸牵引，维持3~5min，以矫正重叠移位。术者两手握患者前臂，两拇指置于尺骨骨折向背侧成角突起部，向掌侧按捺以矫正成角畸形，然后术者双手在桡、尺骨间隙进行挤捏分骨，以矫正桡侧移位，桡骨头一般能随之复位。

3）内收型：

①方法1：患者平卧，肩外展，肘伸直或半伸半屈位，前臂旋后。两助手分别握持上臂下段和腕部，进行拔伸牵引。术者站于患肢外侧，拇指放在桡骨头外侧，向内侧推按脱出的桡骨头，使之还纳。同时助手在维持牵引下将患肘关节外展，尺骨向桡侧成角畸形亦随之矫正。

②方法2：即快速捶击复位法。患儿坐位，前臂旋后，放在铺有棉垫的桌面上，一助手固定上臂，术者一手固定前臂，在骤然用力拔伸牵引时，另一手握拳，由肘关节的桡侧捶击向桡侧脱位的桡骨头，脱位立即复位，向桡侧成角的尺骨骨折亦随之矫正。当患儿将要哭闹时，复位已告结束，复位后，肘关节屈曲90°。

4）特殊型：先整复桡骨头脱位，手法同内收型。桡骨头复位后，术者用手捏住复位的桡骨头作临时固定，再按桡尺骨干双骨折处理，应用牵引、分骨、反折、按捺等手法，使之复位。

（2）固定方法　复位后，在维持牵引下，先以尺骨骨折平面为中心，在前臂的掌侧与背侧各放置一分骨垫，在骨折的掌侧（伸直型），或背侧（屈曲型）置一平垫；在桡骨头的前外侧（伸直型、特殊型），或后外侧（屈曲型）或外侧（内收型）放置葫芦垫；在尺骨内侧的上、下端分别放一平垫，用胶布固定。然后在前臂掌、背侧与桡、尺侧分别放上长度适宜的夹板，用四道布带捆绑。伸直型、内收型和特殊型骨折脱位应固定肘关节于极度屈曲位2~3周，待骨折初步稳定后，改为肘关节屈曲90°位固定2~3周。屈曲型宜固定肘关节于近伸直位2~3周后，改为肘关节屈曲90°位固定2周。在X线照片显示尺骨骨折线模糊，有连续性骨痂生长，骨折临床愈合后，才可拆除夹板固定。

2　手术治疗

（1）新鲜骨折　若经多次手法复位失败或固定不稳固者，可考虑行闭合复位穿针内固定或切开复位内固定。闭合复位穿针内固定时，在麻醉下，先将桡骨头手法复位，屈肘90°，消毒铺巾，助手保持尺骨的对位，复位后用骨圆针自鹰嘴突部钻入，针达尺骨断端时，在X线透视下将尺骨远端髓腔对准，顺行穿过，针尾留于皮外1~2cm，覆盖无菌纱布，外用石膏托或夹板固定前臂于中立位；切开复位内固定时，一般采用尺骨切开复位内骨定，桡骨头手法复位，除非因环状韧带折叠在关节内，阻碍桡骨头的复位，一般不暴露桡骨头。

（2）陈旧性骨折　多需手术治疗。若骨折畸形愈合较轻，只因桡骨头脱位影响前臂旋转者，可单纯切除桡骨头。但在撕裂的环状韧带和骨间膜尚未愈合以前，不能早期切除桡骨头，否则将使桡骨干向近端移位，造成下尺桡关节脱位。若骨折不愈合或畸行愈合严重者，则需切开复位内固定，松质骨植骨，在成人可同时切除桡骨头。儿童陈旧性骨折，桡骨头不应切除，若切除必将影响桡骨的发育，使前臂不等长，造成肘外翻畸形、下尺桡关节脱位及腕关节尺骨小头外突畸形等，可施行尺骨斜形截骨延长内固定、整复桡骨头、重建环状韧带。

七　桡骨下1/3骨折合并下尺桡关节脱位

桡骨下1/3骨折合并下尺桡关节脱位是上肢较常见的骨折合并脱位（也称盖氏骨折），多见于成人，儿童较少见。近年来有人将桡骨干骨折和桡尺骨干双骨折伴有下尺桡关节脱位者均归此类损伤。桡骨干由中段移行至下1/3处后，逐渐由细小变为粗大，该处向外后呈较大的弯曲，为应力上的弱点。桡骨下端尺切迹与尺骨小头构成下尺桡关节。

（一）病因病机

直接暴力和间接暴力均可造成此类骨折，以间接暴力所致者多见。直接暴力为前臂被打击、砸压，或操纵机器时绞伤所致，桡骨多为横断或粉碎骨折，桡骨远折段常因旋前方肌牵拉而向尺侧移位，还常合并尺骨下1/3骨折。间接暴力多为向前跌倒时，手掌先着地，暴力通过腕关节向上传导至桡骨下1/3处，因该处为应力上的弱点而发生骨折，骨折线多呈短斜或横形。骨折远段向上移位并可向掌侧或背侧移位，同时三角纤维软骨及尺侧腕韧带被撕裂或尺骨茎突被撕脱，造成下尺桡关节脱位。跌倒时，若前臂在旋前位，桡骨远段向背侧移位；若前臂在旋后位或中立位，则桡骨远段向掌侧移位。一般向掌侧移位较多见。骨折后，桡骨骨折远段受拇长展肌和拇短伸肌的挤压而向尺侧成角和向尺侧、掌侧移位，且被旋前方肌牵拉而旋前移位。拇长展肌和拇短伸肌有时可嵌入骨折端，导致骨折不愈合。按骨折的稳定程度及移位方向，临床上可分为三种类型：

1　**稳定型**

桡骨下1/3横断骨折，合并下尺桡关节脱位，或尺骨下端骨骺分离，多见于儿童。

2　**不稳定型**

桡骨中下1/3短斜或螺旋骨折，偶尔粉碎，骨折移位较多，下尺桡关节脱位明显，多见于成人。

3　**特殊型**

桡尺骨双骨折伴有下尺桡关节脱位。成人骨折脱位较严重；青少年桡尺骨双骨折位置较低，移位不大，有时尺桡骨可有弯曲畸形，相对稳定。

（二）临床表现

伤后前臂及腕部肿胀、疼痛、畸形、局部压痛和叩击痛、异常活动、骨擦音、骨擦感，前臂旋转功能障碍。

（三）诊断要点

根据受伤史、症状、体征以及X线表现，可做出诊断。临床检查时，若只注意骨折征象，而忽视下尺桡关节的体征，或X线片没包括腕关节，则易漏诊；当桡骨干骨折单纯成角而无重叠移位时，尺骨远端向背侧或掌侧脱位，更易漏诊。

（四）治疗方法

对盖氏骨折的治疗，力求达到解剖复位或近于解剖复位。尤其对骨折断端的成角和旋转畸形必须矫正，以防前臂旋转功能的丧失。

1　保守治疗

（1）手法整复　稳定型骨折可按桡骨下端骨折处理，成角畸形矫正后，骨折即保持稳定。不稳定型骨折可先整复桡骨骨折的重叠、成角和侧方移位，后整复下尺桡关节的掌背侧及内外侧分离脱位。亦可先整复下尺桡关节脱位，后整复桡骨骨折。复位具体操作如下：

1）拔伸牵引：患者平卧，肩外展，肘屈曲90°，前臂中立位，一助手握持患肢上臂下段或用一宽布带绕过上臂下段固定于墙钩上，另一助手一手握持患者拇指，另一手握持其他四指，两助手行拔伸牵引3~5min，在牵引时应加大拇指一侧的牵引力，以矫正骨折重叠移位和由于旋前方肌之牵拉而发生的桡骨远折段向尺侧移位。下尺桡关节的关节面向近侧退缩者，桡骨干重叠移位矫正后，下尺桡关节脱位亦往往可随之自动复位。

2）分骨提按：矫正侧方移位。桡骨远折段向尺侧偏移者，术者一手在前臂远段骨间隙处作挤捏分骨，将桡骨远折端挤向桡侧；桡骨远折段向桡侧偏移者，术者一手在前臂中下段骨间隙作挤捏分骨，将桡骨近折端挤向桡侧；桡骨远折段向尺侧、掌侧移位者，术者一手作挤捏分骨，另一手拇指按近折段向掌侧，食、中、环三指提远折段向背侧，矫正桡骨远折段向尺侧、掌侧移位；桡骨远折段向尺侧、背侧移位时，术者一手作挤捏分骨，另一拇指按远折段向掌侧，食、中、环三指提近折段向背侧，使之对位。

3）分骨折顶：提按手法不能将掌、背侧移位矫正者，可用此法。若远折段向掌侧移位，术者可一手捏挤分骨，另一手拇指置近折段背侧，食、中、环三指置远折段掌侧，拇指用力将近折段推向掌侧，加大向掌侧成角。因尺骨未断，不能像双骨折一样成角太大，待感到有阻力后，托远折段的食、中、环三指骤然提托远折段向背侧反折，一般掌侧移位即可矫正。远折段向背侧移位者，手法相反。

4）推挤捺正：经上述手法，若桡骨远折段仍有向尺侧残余移位者，可用此法。术者一手拇指及食、中、环三指在挤捏分骨下，将远折段向桡侧推挤，另一手拇指将近折端向中心按捺，使之对位。

5）回旋捺正：若为斜形或螺旋骨折，有相互背向移位者，术者先在无牵引下将远折端由掌侧向背侧或由背侧向掌侧回旋，以矫正背向移位，然后两助手行拔伸牵引，待重叠移位矫正后，术者再用两手分别握持近、远折段，进行推挤捺正，使之对位。

6）整复下尺桡关节脱位：术者一手捏住已复位的桡骨骨折端作临时固定，另一手先将向掌或背侧移位的尺骨远端按捺平正，再用拇指、食指或两拇指由腕部桡、尺侧向中心挤捏，使分离的下尺桡关节得以复位。

7）若先整复脱位，后整复骨折者，可在牵引下整复下尺桡关节脱位后，将备好的合骨纸压垫置于腕部背侧，由桡骨茎突掌侧1cm处绕过背侧到尺骨茎突掌侧1cm作半环状包扎，再用4cm宽绷带缠绕4～5圈固定。然后嘱牵引远段的助手，用两手环抱腕部维持固定，持续牵引，术者再用上述手法整复骨折。骨折整复后，再将下尺桡关节扣挤一下。

8）特殊型骨折整复时，若尺骨有弯曲畸形，则须先矫正，再整复下尺桡关节掌背侧及内外侧分离移位，并在合骨垫保持下，然后按桡、尺骨双骨折手法整复骨折。

9）陈旧性骨折整复时，可先作手法折骨，再进行复位。

（2）固定方法　复位后，在维持牵引和分骨下，捏住骨折部，掌、背侧骨间隙处各放一个分骨垫。桡骨远折段向尺侧偏移者，分骨垫在骨折线远侧占2/3，近侧占1/3。用手捏住掌、背侧分骨垫，各用两条胶布固定。在骨折近端桡侧放一薄平垫，在桡、尺骨远端的桡、尺侧各放一平垫。然后用前臂4块夹板固定，夹板规格基本与桡、尺骨干双骨折相同。先放置掌、背侧夹板，用手捏住，再放桡、尺侧夹板。桡侧板下端稍超腕关节，以限制手的桡偏；尺侧板下端不超过腕关节，以利于手的尺偏，借紧张的腕桡侧副韧带牵拉桡骨远折段向桡侧，克服其尺偏倾向。桡骨远折段向桡侧偏移者，分骨垫置骨折线近侧。尺侧夹板改用自尺骨鹰嘴至第5掌骨颈部的夹板，以限制手的尺偏，有利于骨折对位。

2　手术治疗

（1）撬拨复位　伤后3～4周的陈旧性骨折，连接尚不牢固，手法复位亦难以成功，可在臂丛神经麻醉下，先行手法折骨。由于尺骨未断，有时折骨比较困难，须耐心操作。折骨后，在严格消毒下，采用小切口，将骨圆针插入骨折断端，借用杠杆的力量，使桡骨复位和下尺桡关节复位。经缝合包扎后，仍可用夹板按新鲜骨折固定。

（2）闭合复位穿针固定　三角软骨破裂、下尺桡关节脱位严重而夹板固定不稳定者，可用此法。令两助手拔伸牵引，第三助手用一手拇指和食、中、环指挤捏分骨并固定桡骨断端，另一拇指和食、中、环指分别置于桡、尺骨下端的桡、尺侧向中心挤捏，使下尺桡关节复位。术者持2mm不锈钢针由尺骨小头的尺侧向桡骨远端垂直钻入，固定下尺桡关节，针尖勿超过桡骨下端外侧骨皮质，针尾露出皮外5mm，无菌敷料包扎，夹板固定，尺侧板的末端应有一孔道，使外露针尾通过。钢针固定3～4周后拔除。

（3）切开复位内固定　若两骨都不稳定且下尺桡关节亦不能维持的特殊型骨折，可采用切开复位内固定。若畸形严重的陈旧骨折，影响前臂旋转功能者，可先作桡骨切开复位矫正畸形，内固定同时植骨，尺骨头一般不同时切除，待桡骨愈合后，再酌情而定。若畸形不明显的陈旧骨折，但有前臂旋转受限及疼痛者，可单纯将尺骨小头切除，改善功能。

八　桡骨下端骨折

桡骨下端骨折是指桡骨远侧端3cm以内的骨折。桡骨下端膨大，其横断面近似四方形，由松质骨构成。松质骨与坚质骨交界处为应力上的弱点，故此处易发生骨折。桡骨下端远侧为凹陷的桡腕关节面，容纳舟骨和月骨。正常人此关节面向掌侧倾斜（即掌侧倾斜角）10°～15°，向尺侧倾斜（即尺侧倾斜角）20°～25°。桡骨下端桡侧向远侧延伸形成桡骨茎突，尺骨小头背侧向下突出形成尺骨茎突，正常人桡骨茎突比尺骨茎突长1～1.5cm。桡骨下端还具有掌、背、桡、尺4个面。掌面光滑凹陷，有旋前方肌附着；背面稍凸且有4个骨性腱沟，有伸肌腱通过；桡面有肱桡肌附着，并有伸拇短肌和外展拇长肌通过此处的骨纤维性腱管；尺面有凹陷的关节面（即桡骨尺切迹），与尺骨小头的半环形关节面构成下尺桡关节，为前臂下端旋转活动的枢纽。当桡骨下端发生骨折时，上述正常解剖关系常被破坏，不但桡骨下端关节面的角度改变，背侧腱沟也随之扭曲错位。若复位不良，则均可造成腕与手的功能障碍。本骨折比较常见，多见于青壮年及老年人。

（一）病因病机

直接暴力和间接暴力均可造成桡骨下端骨折，但多为间接暴力所致。根据受伤姿势和移位的不同，可分为伸直型、屈曲型、关节面型。

1　伸直型骨折

跌倒时，前臂旋前，腕关节呈背伸位，手掌先着地，躯干向下的重力与地面向上的反作用力交集于桡骨下端而发生骨折。暴力轻时，骨折嵌插而无明显移位；暴力较大时，则腕关节正常解剖关系发生改变，骨折远端向桡侧和背侧移位，桡骨下端关节面改向背侧倾斜，向尺侧倾斜减少或完全消失，甚至向桡侧倾斜。严重移位时，骨折端可有重叠移位，腕及手部形成“餐叉样”畸形。常合并下尺桡关节脱位和尺骨茎突骨折。此类骨折若复位不良而致畸形愈合时，因掌侧屈肌腱和背侧伸肌腱在桡骨下端的骨沟内移位或发生扭转，可影响肌腱的滑动，对手指的功能，尤其是对拇指的功能产生严重障碍。由于桡骨下端关节面倾斜度发生改变，以及下尺桡关节脱位，往往会影响腕关节的背伸、掌屈及前臂的旋转活动。

2　屈曲型骨折

跌倒时，腕关节呈掌屈位，手背先着地，传达暴力作用于桡骨下端而造成骨折。骨折平面与伸直型骨折相同，但移位方向相反。骨折远段向桡侧和掌侧移位，桡骨下端关节面向掌侧倾斜，手腕部形成“锅铲”畸形。在桡骨远端的背侧被外力直接打击、碰撞、轧压等亦可造成屈曲型骨折。此类骨折比伸直型骨折较为少见。

3　关节面型

是桡骨远端骨折的一种特殊类型，又可分为背侧缘劈裂骨折和掌侧缘劈裂骨折。

（1）背侧缘劈裂骨折　跌倒时，在腕背伸、前臂旋前位，手掌先着地，外力使腕骨冲击桡骨下端关节面的背侧缘，而造成桡骨下端背侧缘劈裂骨折。远端骨折块呈楔形，包括该关节面的1/3，骨折块移向近侧及背侧，腕骨随之移位。

（2）掌侧缘劈裂骨折　跌倒时，腕关节呈掌屈位，手背先着地，外力使腕骨冲击桡骨下端的掌侧缘，而造成桡骨下端掌侧缘劈裂骨折。

（二）临床表现

伤后腕关节上方明显肿胀、疼痛；桡骨下端处压痛明显，有纵向叩击痛，触之骨擦音、骨擦感，腕关节活动功能部分或完全丧失，手指作握拳动作时疼痛加重；有移位骨折常有典型畸形（“餐叉样”、“枪刺样”或“锅铲样”）。

（三）诊断要点

根据受伤史、临床表现、体征和X线表现，多可做出诊断。但无移位骨折或不完全骨折时，肿胀多不明显，仅局部微痛，可有环状压痛和纵向叩击痛，腕和指活动不便，握力减弱，须注意与腕部软组织扭伤鉴别。

（四）治疗方法

1　**保守治疗**

无移位骨折或不完全骨折不需整复，仅用掌、背侧夹板或石膏托固定2～3周即可；有移位骨折必须根椐骨折类型采取不同的方法复位。

（1）手法整复

1）伸直型骨折：复位的手法很多，简介如下：

①手掌向下一人整复法：患者坐位，患肢前臂旋前，手掌向下，亦可将前臂置于台上，患腕垫以软枕，骨折远端以下垂于台旁。术者一手握前臂下段，另一手握腕部，两手按原来移位方向拔伸牵引，至嵌入或重叠移位矫正后，握前臂之拇指置于骨折远端的背侧向下按压，握腕部之手将患腕屈曲向下牵引以矫正其向背侧移位。然后再略向尺侧牵引，同时握前臂之拇指改置于骨折远端之桡侧用力向尺侧按捺，以矫正其向桡侧移位。此法适用于嵌入或重叠移位不严重、肌肉不发达的患者。

②手掌向上一人整复法：患者坐位或仰卧位，将患肢前臂旋后，掌心向上置于平板上。术者一手压在腕上桡骨近折端处，另一手握腕部，两手按原来移位方向拔伸牵引，待嵌入或重叠移位矫正后，握腕部之手将腕关节掌屈，并用力向掌侧、尺侧提拉，以矫正向掌侧成角和骨折远端向桡侧移位，使之复位。

③牵抖复位法：患者坐位或平卧位，患肢外展，肘部屈曲90°，前臂中立位。一助手握住上臂下段，术者两手紧握手掌，两拇指并列置于骨折远端背侧，其余四指置于其腕掌部，扣紧大小鱼际肌，先顺势拔伸2～3min，待重叠移位完全矫正后，将远段旋前，并利用牵引力，顺纵轴方向骤然猛抖，同时迅速尺偏掌屈，使之复位。此法适用于骨折线未进入关节、骨折段完整者。

④反折旋转复位法：患者坐位或平卧位，患肢外展，前臂中立位或旋前位，手掌向下。助手两手环握前臂上段，术者两手紧握手掌，两拇指并列置于骨折远端背侧，其余四指及腕掌部，紧扣大小鱼际肌，先顺势拔伸牵引2～3min，在拉开重叠移位的同时，术者两拇指将骨折远端用力向下按压，扩大向掌侧成角，使两骨折段背侧皮质互相抵触，然后用两食指将骨折近端向上顶起，同时将腕关节迅速掌屈，并向尺侧旋转使之复位。此法适用于重叠移位较多且骨折线未进入关节、骨折段完整者。

⑤提按复位法：患者坐位或平卧位，肘关节屈曲90°，前臂中立位，一助手握持患者拇指及其他四指，另一助手紧握患肢上臂下段，两助手行拔伸牵引，持续2～3min，使骨折断端的嵌入或重叠移位得以矫正，旋转移位亦应注意矫正。术者立于患肢外侧，一手握住前臂下段将骨折近端向桡侧推挤，另一手握掌腕部将骨折远端向尺侧推挤，握手部的助手同时将患腕向尺侧屈，以矫正骨折远端的桡侧移位。然后术者两手食、中、环三指重叠，置于近端的掌侧，向上端提，两拇指并列顶住远端的背侧，向掌侧挤按，握手部的助

手同时将患腕掌屈，以矫正掌、背侧移位。待骨折移位完全矫正，腕部外形恢复正常后，术者一手托住手腕，另一手拇指沿伸、屈肌腱由远端向近端推按，理顺肌腱，使之恢复正常位置。亦可先整复掌、背侧移位，再整复桡侧移位。此法适用于老年患者，以及骨折线已进入关节、骨折粉碎者。

2）屈曲型骨折：

①一人复位法：患者取坐位，患肢前臂旋前，手掌向下。术者一手握前臂下段，另一手握腕部，两手先沿原来移位方向拔伸牵引，待嵌入或重叠移位矫正后，握前臂之拇指置于骨折远端桡侧向尺侧按捺，同时将腕关节尺偏，以矫正其向桡侧移位。然后拇指置于骨折近端背侧用力向下按压，食指置于骨折远端掌侧用力向上端提，同时将患腕背伸，使之复位。

②三人复位法：患者取坐位，肘关节屈曲90°，前臂中立位或旋后位。一助手持握手指，一助手握上臂下段，两助手拔伸牵引2~3min。待嵌入或重叠移位矫正后，术者用两手拇指由掌侧将骨折远端向背侧推挤，同时用食、中、环三指将骨折近端由背侧向掌侧按压，与此同时牵引手指的助手徐徐将腕关节背伸、尺偏，使之复位。

3）关节面型之背侧缘劈裂骨折：患者取坐位，前臂中立位。助手握持上臂下段，术者两手紧握患腕，将患腕前后扣紧，与助手拔伸牵引，并将腕部轻度屈曲，然后两手相对挤压，在腕背之手用拇指直接推按背侧骨折片，使之复位。

4）关节面型之掌侧缘劈裂骨折：患者坐位，前臂中立位。一助手握持上臂下段，一助手握持手指，两助手拔伸牵引，并将患肢轻度背伸。术者两手掌基底部在骨折处掌、背侧相对挤按，使掌侧缘骨折片复位。

（2）固定方法　在维持牵引下，用4块夹板或石膏托超腕关节固定。伸直型骨折在骨折远端背侧和近端掌侧分别放一平垫。在骨折近端背桡侧尚可先放一横挡纸垫，一般长约6~7cm，以能包绕远段的背、桡两侧面为度，宽1.5~2cm，厚约0.3cm。如放横挡，则在背侧不用再放平垫。压垫固定妥后，再放上夹板。夹板上端达前臂中、上1/3，背侧夹板和桡侧夹板的下端应超过腕关节，限制手腕的桡偏和背伸活动，而掌侧夹板和尺侧夹板则不超过腕关节。屈曲型骨折则在远端的掌侧和近端的背侧各放一平垫，桡侧夹板和掌侧夹板下端应超过腕关节，限制手腕的桡偏和掌屈活动，尺侧夹板和背侧夹板不超过腕关节。背侧缘劈裂骨折在骨折远端的掌侧和背侧各放一平垫，背侧夹板下端应超过腕关节，限制背伸活动，将腕关节固定于轻度掌屈位。掌侧缘劈裂骨折在骨折远端的掌侧和背侧各放一平垫，掌侧夹板下端应超过腕关节，限制掌屈活动，将腕关节固定于轻度背伸位。压垫、夹板放妥后，扎上3条布带，最后将前臂悬挂胸前，保持固定4~5周，儿童患者则固定3周左右。石膏托固定体位同夹板，2周更换功能位，共固定4~5周。

2　手术治疗

骨折块较大、复位后不稳定、固定困难者，可闭合穿针或切开复位内固定。桡骨下端陈旧性骨折畸形愈合的青壮年患者，手法折骨不成功，或同时有神经刺激或压迫症状，肌腱功能受限或前臂旋转功能障碍者，可考虑施行矫形手术。若畸形不太严重，仅有前臂旋转障碍者，可行尺骨小头切除术；若畸形严重，而无前臂旋转障碍者，可行尺骨小头部分切除及桡骨下端截骨术。粉碎性骨折关节面损伤严重，后期并发创伤性关节炎者，可考虑行腕关节融合术。

第五节　手腕骨折

一　腕舟骨骨折

腕舟骨骨折是较常见的腕骨骨折，占腕部骨折的11.44%，仅次于科雷氏骨折及尺骨茎突骨折，居第3位；但为腕骨损伤的首位，约占总数的80%。腕舟骨是近排腕骨中最长、大的一块，呈长弧形，其状如舟，但很不规则，其远端超过近排腕骨，而平于头状骨的中部，其腰部相当于两排腕骨间关节的平面。腕舟骨分结节、腰部和体部3个部分，其远端呈凹面与头状骨构成关节；其近端有凸面与桡骨构成关节；尺侧与月骨，桡侧与大、小多角骨分别构成关节，故其表面大部分为关节软骨所覆盖。腕舟骨的血液供应较差，只有腰部及结节部有来自背侧桡腕韧带和掌侧桡腕韧带的小营养血管供应。因此，骨折的位置若在腰部近端或体部，常导致近侧骨块发生缺血而影响骨折愈合。正常腕关节的活动，一部分通过桡腕关节（此处的活动量最大），另一部分通过两排腕骨间关节及第1、2掌骨之间。腰部骨折后，腕舟骨远侧的骨块就与远排腕骨一起活动，两排腕骨间关节的活动就通过腕舟骨骨折线的活动，故腕舟骨骨折端所受的剪力很大，骨折两端难于固定在一起，以致骨折难于愈合。血运不良和剪力大，是造成腕舟骨骨折延迟愈合或不愈合的主要原因。腕舟骨骨折多发生于青壮年。

（一）病因病机

腕舟骨骨折多为间接暴力所致。跌倒时，手掌先着地，腕关节强度桡偏背伸，暴力向上传达，腕舟骨被锐利的桡骨关节面的背侧缘或茎突缘切断而发生骨折。按骨折部位可分为3种类型：

1　舟骨结节骨折

不论血管分布是属于哪一类，均不影响骨折端的血液供应，约6~8周可以愈合。

2　舟骨腰部骨折

大部分病例，给予及时适当的固定，骨折可在10~12周愈合。但少数病例，因局部血运不良和剪力大，骨折愈合缓慢，有时需固定半年至一年的时间，骨折始能愈合。有个别病例发生不愈合或近端骨块缺血性坏死。此型骨折临床最常见。

3　舟骨近端骨折

根据血运分布情况，决定骨折愈合速度，骨折固定时间与腰部骨折类同。

（二）临床表现

伤后腕背侧肿胀、疼痛，尤以鼻烟窝处最明显，局部有明显压痛，腕关节活动功能障碍。将腕关节桡倾，屈曲拇指和食指而扣击其掌指关节时可引起腕部剧烈疼痛。

（三）诊断要点

根据受伤史、症状、体征和X线表现可诊断。对于新鲜细微骨折，无移位骨折，骨折线难以看出，临床上怀疑骨折时，应暂按骨折处理，待2周后重拍X线片。由于骨折处骨质吸收，骨折线多能明显认出。或用牵引拇指的方法，拍腕正位片，骨折线即可显现。

（四）治疗方法

1 保守治疗

无移位骨折，可仅作前臂超关节夹板固定。有移位骨折，则必须进行手法复位。

（1）手法整复 患者取坐位，前臂轻度旋前。术者一手握患侧腕上，另一手拇指置于鼻烟窝处，其余四指环握拇指，在牵引下使患腕尺偏，然后以拇指向掌侧、尺侧按压移位的骨折远段，即可复位。

（2）固定方法 复位后，可在鼻烟窝处放置一压垫，然后用纸壳夹板固定腕关节伸直而略向尺偏、拇指于对掌位，固定范围包括前臂下1/3、腕至掌横纹处、拇掌指关节及指间关节，新鲜或陈旧性骨折均可采用。纸壳夹板可用硬纸板一块、略小于鼻烟窝的小圆纸板3片、绷带两卷作材料。固定时将大小纸板浸湿，小圆纸板下衬一薄层棉花，放于鼻烟窝上，相当于舟骨结节位置，用一条胶布固定于皮肤上，以免包扎时移位。然后将患腕尺偏位平放于纸板上，纸板中线置于患腕桡侧，纸板两缘向尺侧包裹而不许纸板两侧边缘互相接触，应留有间隙，以免包扎后纸垫上的压力不集中，最后用绷带包扎固定。固定期间若患者感觉固定已松动，可于原绷带上再加一卷绷带绑紧。包扎固定以不妨碍患肢末端血运为宜。亦可用经过塑形的四块夹板或前臂管型石膏固定，上至前臂中段，下至掌骨颈部，将腕关节固定于背伸25°~30°、尺偏10°、拇指对掌和前臂中立位。亦有人主张采用掌屈尺偏夹板固定，认为用腕关节功能位来固定腕舟骨骨折，骨折端必将承受较大的剪力，不利于骨折愈合，而置于腕掌屈30°、尺偏10°位时，骨折面与桡骨下关节面可完全平行，肌肉收缩张力对两断端可产生纵向压缩力，有利于骨折愈合。

2 手术治疗

新鲜骨折，复位不满意，固定困难者，可行切开复位内固定；年轻患者，骨折端有轻度硬化，但未并发创伤性关节炎时，可考虑钻孔自体骨植骨术，以促进骨折愈合；腕舟骨腰部骨折，若近端骨折片发生缺血性骨坏死，已有创伤性关节炎者，腕桡侧偏斜时，因桡骨茎突阻挡而发生剧烈疼痛，可行单纯桡骨茎突切除，以改善腕关节侧方活动度，解除疼痛；若腕舟骨近端骨折块缺血性坏死，腕关节疼痛，但尚无发生创伤性关节炎者，可行近端骨折块切除，防止创伤性关节炎发生；腕舟骨骨折不愈合，腕关节疼痛，关节活动已大部分受限，且有严重创伤性关节炎者，可考虑行腕关节融合术。

二 掌骨骨折

掌骨骨折是常见的手部骨折之一。第1掌骨短而粗，活动性大，骨折多发生于基底部，还可合并腕掌关节脱位，临床上较常见。第2、3掌骨长而细，握拳击物时重力点多落在第2、3掌骨，故容易骨折。第4、5掌骨既短又细，第5掌骨易遭受打击而发生掌骨颈骨折。手部周围的肌肉、肌腱较多，肌肉的收缩作用可影响掌骨骨折的移位。掌骨骨折多见于成人，儿童较少见，男多于女。

（一）病因病机

直接暴力和间接暴力均可造成掌骨骨折。可分以下几种：

1 **第1掌骨基底部骨折**

多由拇指受到纵向暴力冲击，如跌倒时拇指触地或外力击于第1掌骨头部所致。骨折多位于第1掌骨基底远侧1cm处，以横断型为多见，粉碎型较少见。骨折远端由于受拇长屈肌、拇短屈肌及拇收肌的牵拉，使其向掌侧及尺侧移位，骨折近端由于受外展拇长肌的牵拉而使其向背侧及桡侧移位，形成骨折端向桡侧背侧成角畸形，在尺侧骨折端可互相嵌入。

2 **第1掌骨基底部骨折脱位**

亦由跌倒时拇指受到纵向暴力冲击或握拳时纵向打击第1掌骨头所致。骨折线呈斜形，由掌骨基底内上方斜向外下方而进入腕掌关节内，掌骨基底内侧形成一个三角形骨块，为关节内骨折。此骨块因有掌侧韧带相连，仍留在原位，而骨折远端从大多角骨关节面上滑向外侧和背侧，同时因拇长展肌的牵拉和拇屈肌的收缩，造成腕掌关节脱位和掌屈。

3 **掌骨颈骨折**

由直接暴力和间接暴力所致，但以握拳时掌骨头受到冲击的传达暴力所致者较多见。第5掌骨因其易暴露和受打击，故最多见，常发生于打架或拳击运动中。第2、3掌骨次之。骨折后断端受骨间肌与蚓状肌的牵拉，而向背侧突起成角。掌骨头向掌侧旋转。又因手背伸肌腱牵拉，以致近节指骨向背侧脱位，掌指关节过伸，手指越伸直，畸形越明显。

4 **掌骨干骨折**

可为单根骨折或多根骨折。多由直接暴力所致，如打击或挤压伤等，多为横断或粉碎骨折。由扭转或传达暴力所致者，多为螺旋或斜形骨折。骨折后因骨间肌及屈指肌的牵拉，使骨折向背侧成角及侧方移位，单根的掌骨骨折移位较轻，而多根骨折则移位较甚，且对骨间肌的损伤也比较严重。

（二）临床表现

骨折后局部肿胀、疼痛、功能障碍，有明显压痛，纵压或叩击掌骨头则疼痛加剧，如有重叠移位，则该掌骨短缩，可见掌骨头凹陷。第1掌骨基底部骨折或骨折脱位，其拇指内收、外展、对掌等活动均受限，握力减弱。掌骨颈骨折和掌骨干骨折，常可扪及骨擦音，掌指关节伸屈功能障碍。

（三）诊断要点

根据受伤史、症状、体征和X线表现，多可做出正确诊断。

（四）治疗方法

1　保守治疗

掌骨骨折要求有良好的复位，合理而有效的固定。临床必须掌握不同部位骨折的处理特点，才不致造成手的功能障碍。

（1）手法整复

1）第1掌骨基底骨折：术者一手握腕，拇指置于第1掌骨基底部之突起处，一手握患侧拇指，先将拇指向远侧与桡侧牵引，然后将第1掌骨头向桡侧及背侧推扳，同时以拇指用力向掌侧及尺侧压顶骨折处以矫正向桡侧与背侧突起成角。

2）第1掌骨基底部骨折脱位：可采用与基底部骨折相同的整复方法，但应注意若仅使拇指外展而未将第1掌骨外展，反而加重掌骨内收，则脱位难以整复。亦可采用二人复位法，患者取坐位，助手之一手握患侧拇指处外展和轻微对掌，另一手握其余四指，术者用一手握腕上，进行拔伸牵引，然后术者用另一手拇指压第1掌骨基底部背侧与桡侧，同时用食指在第1掌骨头掌侧端向桡背侧提托，使第1掌骨外展而复位。

3）掌骨颈骨折：整复时，术者一手握手掌，手指捏持骨折近段，另一手握患指，将掌指关节掌屈90°，使掌指关节侧副韧带处于紧张状态，使近节指骨基底托住掌骨头，此时沿近节指骨纵轴推顶，同时用拇指将掌骨干向掌侧按压，畸形即可矫正。由于骨折端向背侧成角，常有错误地将掌指关节于背伸或伸直位牵引，这样会以侧副韧带在掌骨头上的止点处为轴，使掌骨头向掌侧旋转，反而加重掌骨头屈曲畸形，更难于复位。

4）掌骨干骨折：整复时，助手握持前臂，术者一手牵引患指，另一手施行手法。在拔伸牵引下，先提按骨折端矫正向背侧突起成角，然后用食指和拇指在骨折的两旁自掌侧与背侧行分骨挤压，矫正侧方移位。

（2）固定方法

1）第1掌骨基底部骨折或骨折脱位复位后，在基底部骨折远端桡背侧放一小压垫，控制骨折成角或关节脱位；另一小压垫放在掌骨头掌侧，以防止掌骨因屈肌收缩时向掌侧屈曲。两压垫各用胶布固定于皮肤上。用一弧形夹板放在前臂桡侧及第1掌骨的桡背侧，弧形夹板成角处正好对准腕关节。用较宽胶布将弧形夹板近端固定在前臂及腕部，然后用一胶布将置于掌骨头掌侧的小压垫，环绕固定于弧形夹板的远端，保持第1掌骨在外展30°位轻度背伸，拇指屈曲在对掌位。掌指关节及指间关节允许有一定的活动度。由于弧形夹板具有一定弹性，骨折脱位处又有小压垫的挤压力量，故可保持骨折对位。若骨折脱位复位后不稳定，容易引起短缩移位时，可再在拇指的两侧各粘一条胶布作皮肤牵引。亦可用粗铅丝制成的“鸭形”铁丝架固定，将“鸭形”架套入拇指，利用鸭嘴部在掌骨颈的掌侧加压，鸭颈部在掌骨基底的桡背侧加压，鸭身固定在前臂上，使骨折复位后保持位置不变。还可在采用局部加压短臂管型石膏外固定的同时，加用拇指牵引，在石膏上包一粗铁丝作皮肤牵引，或作拇指末节指骨骨牵引。

2）掌骨颈骨折整复后，用竹片夹板或铝板在背侧将掌指关节和侧关节固定于屈曲90°。

3）掌骨干骨折复位后，先在骨折部背侧两骨之间各放一分骨垫，用胶布固定。如骨折端向掌侧成角，则在掌侧放一小压垫并以胶布固定。然后在掌侧与背侧各放一块厚约2~3mm的夹板，以胶布固定，外加绷带包扎。斜形、粉碎、短缩较多的不稳定性骨折，宜加用末节指骨骨牵引，并用“丁”字铝板作功能固定加以牵引。一般牵引3周后，骨折处有纤维连接，可去掉牵引，继续用夹板固定至骨折愈合。

2　手术治疗

（1）第1掌骨基底部骨折若复位后仍不稳定者，可采用钢针内固定法。骨折复位后在X线透视下，经皮肤闭合穿入细钢针，将两骨块固定在一起。若内侧骨块较小，不易用钢针固定时，可在复位后将第1掌骨固定在大多角骨上。

（2）陈旧性骨折脱位，则宜切开复位、钢针内固定，拇指外固定于握拳位。若骨折脱位关节已粉碎者，如症状明显，影响功能，则可考虑作腕掌关节融合术。

（3）掌骨干多根骨折，错位明显而复位有困难或难于维持良好位置者，可采用切开复位内固定，以细钢针作髓内固定，钢针的远端应尽量在掌指关节背侧穿出，以减少对关节面的损伤。亦可选用微形钢板螺丝钉作内固定。

三　指骨骨折

指骨骨折是手部最常见的骨折。指骨周围附着的肌腱和肌肉收缩牵拉，可影响骨折的移位。在治疗过程中，如果处理不当，可发生骨折畸形愈合，或造成关节囊挛缩，或骨折端与邻近肌腱发生粘连而导致关节功能障碍，甚至关节僵直，对手的功能影响较大。骨折可发生于近节、中节和末节，可单发或多发。多见于成年人。

（一）病因病机

直接暴力和间接暴力均可造成指骨骨折，但多由直接暴力所致，且易引起开放性骨折。有横断、斜形、螺旋、粉碎或波及关节的骨折。其中闭合性骨折以横断骨折较多见，斜形骨折次之。开放性骨折以粉碎骨折较多见。

1　近节指骨骨折

多由间接暴力所致，以骨干骨折较多见，因骨折近端受骨间肌、蚓状肌的牵引，骨折远端受伸肌腱的牵拉，常造成向掌侧成角畸形。若颈部骨折，由于伸肌腱中央部的牵拉，远端可向背侧旋转90°，使远端的背侧与近端的断面相对，而阻止骨片的整复。

2　中节指骨骨折

中节指骨受直接暴力打击可引起横断骨折，受间接暴力可引起斜形或螺旋骨折。由于骨折部位的不同，可发生不同的畸形。骨折部位如在指浅屈肌腱止点的近侧，则远侧骨折段被指浅屈肌腱牵拉，形成向背侧成角畸形；如骨折部位在指浅屈肌腱止点的远侧，由于指浅屈肌腱的牵拉，使近侧骨折段向掌侧移位，形成向掌侧成角畸形。

3　末节指骨骨折

指骨末端粗隆及指骨干骨折，多因直接暴力所致，如被重物砸伤、挤压伤等。轻者仅有骨裂纹，重者可裂成骨块，多合并有软组织裂伤。因局部无肌肉牵拉，骨折一般无明显移位或畸形。末节指骨基底侧撕脱，多由于手指伸直时，间接暴力作用于指端，使末节指骨突然屈曲，由于伸肌腱的牵拉，末节指骨基底背侧可发生撕脱骨折。如在接球时，指端被球撞击所致。骨折后末节手指屈曲，呈典型的锤状指畸形。

（二）临床表现

骨折后局部肿胀、疼痛，手指伸屈功能受限。有明显移位时，近节、中节指骨骨折可有成角畸形；末节指骨基底部背侧撕脱骨折有“锤状”指畸形，手指不能主动伸直。有移位骨折可扪及骨擦音，有异常活动。

（三）诊断要点

根据受伤史、临床表现、X线表现较易诊断。

（四）治疗方法

1　保守治疗

骨折必须正确整复对位，尽量做到骨折解剖复位，不能有成角、旋转、重叠移位畸形，以免妨碍肌腱的正常滑动，造成手指不同程度的功能障碍。对闭合性骨折可手法复位、夹板固定；对开放性骨折作清创术后，亦可行手法复位和用夹板固定。复位时须用骨折远端去对骨折近端。手指应尽量固定在功能位，既要充分固定，又要适当活动。

（1）手法整复

1）近节指骨干骨折：整复时，患者取坐位，术者一手握住患侧的手掌，并用拇指和食指捏住骨折的近段固定患指，另一手的中指扣住患指中节的掌侧，用环指压迫其背侧，将患指在屈曲下进行拔伸牵引，以矫正骨折的重叠移位，然后术者用握骨折远段之手的拇指和食指，分别捏住骨折处的内、外侧进行挤捏，以矫正侧方移位，再将远端逐渐掌屈，同时以握近端之拇指将近端向背侧顶住，以矫正向掌侧成角畸形。指骨颈整复时，应加大畸形，用反折手法，先将骨折远段呈90°向背侧牵引，然后迅速屈曲手指，屈曲时应将近端的掌侧顶向背侧，使之复位。

2）中节指骨骨折整复时，术者一手拇指和食指捏住骨折近段固定患指，用另一手拇、食指扣住患指末节，先拔伸牵引，然后用该手的拇指和食指捏住骨折处的内、外侧进行挤捏，以矫正侧方移位。再将拇指和食指改为捏住骨折处的掌背侧进行提按，以矫正掌背侧移位。

3）末节指骨末端粗隆及骨干骨折整复时，可在牵引下，术者用拇指和食指在骨折处内外侧和掌背侧进行挤捏，以矫正侧方移位和掌背侧移位。如为开放性骨折，且其骨折片较小，在清创缝合时，应将碎片切除，以免将来指端引起疼痛。若甲根翘起者，须将指甲拔除，骨折才易复位，甲床可用凡士林纱布外敷，指甲可重新长出。末节指骨基底背侧撕脱骨折整复时，只要将近节指间关节屈曲、远侧指间关节过伸，便可使撕脱的骨折块向骨折远端靠近。

（2）固定方法　无移位骨折，可用塑形竹片或铝板固定于功能位3周左右。有移位的近节指骨干或指骨颈骨折，复位后根据成角情况放置小压垫，在掌、背侧各放一小夹板，如有侧方移位则在内、外侧亦各放一小夹板，其长度相当于指骨，不超过指间关节，然后用胶布固定。对于有向掌侧成角的骨折，可置绷带卷或裹有3～4层纱布的小圆柱状固定物，手指握在其上，使手指屈向舟状骨结节，以胶布固定，外加绷带包扎。如有侧方成角或旋转畸形，还可利用临近手指固定患指。中节指骨骨折复位后，骨折部位在指浅屈肌腱止点的远侧者，固定方法同近节指骨骨折；骨折部位在指浅屈肌腱的近侧者，虽然手指固定在伸直位较稳定，但不应在伸直位固定过久，以免造成关节侧副韧带挛缩及关节僵直。末节指骨末端或指骨干骨折复位后，可用塑形竹片夹板或铝板固定于功能位。末节指骨基底背侧撕脱骨折复位后，可用塑板夹板或铝板固定患指近侧指间关节于屈曲位、远侧指间关节于过伸位6周左右。

2　手术治疗

（1）近节指骨骨折手法复位不成功者，或是斜形骨折不稳定者，可考虑切开复位内固定。

（2）根据不同类型骨折采用不同方式穿针：如横断骨折，用交叉针固定。

（3）若为斜形骨折，复位后可与骨折线垂直方向穿入钢针。钢针不能穿过关节面，以免影响关节活动。骨折线位于指浅屈肌腱止点近侧的中节指骨骨折，为了避免手指在伸直位固定过久，影响关节功能，亦可采用钢针内固定。

（4）末节指骨基底背侧撕脱骨折，如手法整复不成功或陈旧性骨折，则考虑切开复位。如撕脱骨折块较大，可用细针将骨折块固定复位；如骨折块较小，可切除其后，将伸肌腱止点固定在末节指骨背侧。

（王中新　翟羽东）

第六节　大腿骨折

一　股骨颈骨折

股骨头下至股骨颈基底部的骨折称股骨颈骨折。股骨头俗称胯骨轴，靠股骨颈与股骨干相连接。股骨干与股骨颈两轴线之间形成的角，叫颈干角，在110°～140°之间，成人大多在125°～135°之间，平均为127°，儿童可达150°。颈干角大于或小于正常，称为髋外翻或髋内翻，均可引起功能障碍，临床常见髋内翻畸形，故治疗时要注意恢复和保持正常的颈干角。下肢处于中立位时，股骨头与股骨干不在同一冠状面上，股骨头居前，股骨颈向前倾斜，与股骨干冠状面形成一个角度，叫前倾角。新生儿为20°～40°，随着年龄增长逐渐减小，成人为12°～15°。股骨上端大部分为松质骨，股骨颈几乎中空，股骨头主要血供有3个途径，即来自旋股内动脉的关节囊支、来自闭孔动脉的圆韧带支和骨干营养动脉。

股骨颈骨折时容易损伤供血动脉致使骨折不易愈合，甚至发生股骨头缺血性坏死。

（一）病因病机

（1）股骨颈骨折临床较为常见，伤因可分为3种情况。

1）老年患者：股骨颈骨折大多发生于老年人，平均年龄在60岁以上。由于老年人骨质疏松，股骨颈脆弱，轻微的外力如走路跌倒、床上摔下或下肢突然扭转等，均可造成骨折。

2）青壮年患者：青壮年患者一般不存在骨质疏松，需要较大的暴力才能造成股骨颈骨折，如车祸伤或高处坠落伤等。

3）疲劳骨折：偶有因过久过度负重劳动或长途行走而发生骨折，称疲劳骨折，也多见于青壮年。

（2）股骨颈骨折可分为多种类型，与治疗方法的选择和预后的判断有密切关系。

1）按骨折部位分型：分为头下型、头颈型、经颈型和基底型。头下型骨折面完全在股骨头下，对血运的损伤较严重，但复位后可保持一定的稳定性，临床多见。头颈型骨折面一部分在头下，一部分则经过股骨颈，此型骨折由于遭受剪应力而稳定性最差，复位后稳定性亦差。骨折移位造成股骨头血运破坏，骨折不易愈合。经颈型骨折面全部通过股骨颈，甚为少见，因血运破坏少，故骨折尚可愈合。基底型骨折线位于股骨颈与大转子之间，血液循环良好，骨折容易愈合。

2）按骨折段之间关系分型：分为外展型、内收型。外展型两骨折端之间呈外展关系，股骨头处于内收位，骨折端嵌插，颈干角加大，位置稳定，愈合率高。内收型两骨折端完全错位，股骨头外展，颈段上移并外旋，呈内收关系。因断端移位，位置不稳定，骨折愈合率低。

另外还有按骨折线走行分型、按骨折错位程度分型、按受伤机制分型等多种方法。无论哪种方法分型，都是为治疗和判断预后提供依据。

（二）临床表现

股骨颈骨折临床主要症状及体征为患髋疼痛、功能障碍，患肢呈内收外旋短缩畸形，髋前侧压痛，叩击足跟及大粗隆部位时疼痛加剧。值得注意的是，在粉碎性骨折及移位骨折时，上述表现较为明显；在没有错位或嵌插型骨折时，往往症状轻微；患肢无畸形，有些病人甚至可以行走，所以易被误诊为软组织损伤而延误治疗。因此对老年人外伤后髋部疼痛且活动受限者，要详细检查，切不可掉以轻心。

（三）诊断要点

股骨颈骨折临床诊断并不太困难。对于患者有明确外伤史、临床症状突出、肿胀畸形及压痛叩击痛明显者，X线表现骨折常较为清晰，诊断也相对容易。对于临床症状不突出、体征不明显的患者，X线表现骨折线有时显示不清，须反复检查或嘱病人卧床休息1~2周后复查，此时因断端吸收，骨折线清晰可见，即可明确诊断。

（四）治疗方法

股骨颈骨折根据不同类型可有不同治疗方法。

1 保守治疗

（1）手法整复　对于无错位及嵌插型、外展型股骨颈骨折，保守治疗时可无需手法复位，予卧床患肢中立位牵引即可。牵引重量以2～3kg为宜，疼痛消失后即可进行股四头肌收缩运动。两周后复查，拍片如无错位，牵引6～8周后，即可扶双拐不负重行走。应每月拍片复查，约3个月后可拄单拐行走，5～6个月后，拍片如骨折已愈合，即可弃拐。

对于错位型骨折，复位和固定是基本的治疗原则。因股骨颈骨折的部位特殊，多选用内固定，良好的复位是内固定成功的重要条件。目前多采用Wellmerling方法复位，患者仰卧在复位台上，放置会阴柱，双下肢平行，双足放置在足板上并结牢。患肢在外展位，调整双下肢牵引不使骨盆倾斜，进一步牵引患肢，使其超过健肢0.64cm。开始骨折复位时，术者站立在患髋侧方，一前臂放在大腿前面，肘部接近腹股沟处，另一前臂放在大腿下面，肘部接近腘窝处且两手扣紧。在上面的前臂肘部压骨折远端向下，下面的前臂抬高膝部以恢复股骨颈倾斜角。这个作用力与内旋股骨和足踝相结合。由于关节囊紧张，且股骨头在髋臼中迫使股骨颈与地面平行。放松过度牵引。摄髋关节侧位X线片。X线片夹放置在会阴柱外侧，从患髋关节外上方投照。这有利于保持骨折复位后的稳定。

（2）固定方法　股骨颈骨折手法复位经拍片证实复位良好后且骨折比较稳定者，可以行皮肤牵引或骨牵引并辅以外展夹板固定，小儿也有利用石膏固定者。

2 手术治疗

股骨颈骨折部位特殊且多为粉碎性错位骨折，所以多选用手术内固定。良好的复位是内固定成功的重要条件。如果按照上述复位方法不能良好复位，说明骨断端有碎骨片或软组织填塞则需要手术切开复位。因股骨颈骨折多见于老年人，术前应全面检查各主要脏器的功能，特别是心血管疾病、肺气肿、糖尿病等，发现脏器疾病者，应给以妥善的治疗。内固定方法有很多，简要介绍如下：

（1）三翼钉固定　根据测定股骨颈正位X线片上自软骨下的股骨头中心到大转子下1.5cm的皮质骨的距离，选出几种不同长度的三翼钉，消毒备用。绝大部分的伤员是经手法复位后行内固定的。为保证骨折部位的血运及愈合，术中不要显露骨折端。三翼钉是循导针钉入的，因此定出导针插入的方向及深浅，是手术成功的关键之一。在电视X光机监视插针最为准确，也可切开后直视下穿针。一般插入2～3根导针，拍片选择位置最好的导针，沿导针方向拧入三翼钉。

（2）滑动式内固定　现有各种不同式样的加压钉或针。加压钉或针可在套筒内滑动，当骨折线两侧有吸收时，钉向套筒内滑动缩短以保持骨折端密切接触，早期承重更利于骨折端的嵌插。

（3）加压内固定　目前最常用AO松质骨空心加压螺纹钉。手术方法：在大粗隆下2cm取纵形长3～5cm的直切口。逐层切开，直至股骨外侧皮质。第1枚克氏针于股骨大粗隆下平小粗隆平面，沿股骨距钻入；第2、3枚克氏针在大粗隆下与第1枚克氏针呈三角形进针，沿股骨颈上皮质进入。3枚克氏针均穿到股骨头软骨面。电视X光机下观察股骨颈正位及蛙式位，显示股骨颈骨折对位良好，3枚克氏针均位于股骨颈内。然后沿3枚克氏针分别拧入3枚长度适中的空心钉，3枚空心钉的螺纹均超过骨折线。

（4）多针（或钉）内固定　根据股骨上端骨结构和生物力学原则分别插入2～4根螺丝钉或钢钉，不但固定牢靠，而且可减少对股骨头的损伤。如Moore或Hagia针等。

二　股骨粗隆骨折

股骨粗隆骨折系指股骨颈基底至小粗隆水平之间的骨折，包括粗隆间骨折、大粗隆骨折、小粗隆骨折。粗隆间骨折最常见，后两者罕见，故本节只介绍粗隆间骨折。股骨粗隆间骨折多见于老年人，男性多于女性，男女比例约为1.5∶1，属于关节囊外骨折。由于股骨粗隆部位的血液供应丰富，很少发生骨折不愈合或股骨头缺血性坏死。

（一）病因病机

本病多因老年人骨质疏松，身体不灵活，跌倒时下肢突然扭转或急剧过度外展或内收，或外力直接冲击大粗隆而发生骨折。因骨质疏松，骨折多为粉碎性。若不及时治疗，因长期卧床，可引起褥疮等并发症。且治疗不当可引起畸形愈合，影响患肢功能，所以应及时治疗。根据骨折部位、骨折线的走形及方向、骨折形态等情况，有多种分类方法。

1　根据骨折线走行方向

（1）顺粗隆间骨折　骨折线由大粗隆斜向内下达小粗隆，为顺粗隆间骨折，多为稳定骨折。

（2）逆粗隆间骨折　骨折线由大粗隆下斜向内上达小粗隆，为逆粗隆间骨折，多不稳定，易造成髋内翻畸形。

2　根据骨折原始形态

（1）不稳定骨折　伤后即有髋内翻畸形者，为不稳定骨折，且原始内翻愈严重，治疗后遗留髋内翻畸形的可能性愈大。

（2）稳定骨折　原始无髋内翻畸形者，为稳定骨折，后遗髋内翻畸形的可能性大大减少。

3　根据内侧骨皮质粉碎情况

（1）内侧骨皮质未粉碎　能够支撑股骨距，为稳定性骨折，即使小粗隆骨折，也不影响稳定性。

（2）内侧骨皮质粉碎，则为不稳定骨折，虽经解剖复位及内固定，仍可能不稳定。

（二）临床表现

外伤后局部疼痛、肿胀、压痛和功能障碍均较明显，有时髋外侧可见皮下瘀血斑，下肢短缩及外旋畸形明显，远侧骨折段处于极度外旋位，严重者可达90°外旋。无移位的嵌插骨折或移位较少的稳定骨折，上述症状比较轻微。叩击足跟部常引起患处剧烈疼痛。

（三）诊断要点

根据患者髋部外伤史、临床症状及体征有时和股骨颈骨折不易鉴别，但是因为粗隆间骨折属于囊外骨折，因而肿胀压痛均较股骨颈骨折显著。另外股骨颈骨折很少出现皮下瘀血。但是最后诊断及分型仍需X线检查。

（四）治疗方法

患者多为高龄老人，首先注意全身情况，预防由于骨折后卧床不起而引起危及生命的各种并发症，如肺炎、褥疮和泌尿系感染等。骨折治疗的目的是防止发生髋内翻畸形，具体治疗方法应根据骨折类型、移位情况、患者年龄和全身情况，分别采取不同方法。

1　**保守治疗**

（1）手法整复　不完全或嵌插骨折无需手法复位，完全骨折则需手法整复。助手固定骨盆，术者握住患肢，沿骨干纵轴方向拔伸，待骨折部有向下摩擦感，重叠移位矫正后，再根据骨折移位类型将患肢置于外展内旋位。

（2）固定方法　骨折手法整复后需固定制动。常用固定器材为外展夹板，但因为外展夹板容易滑脱，需随时检查调整，且老年人使用时不舒服，目前已不常用。目前常用制动方法为牵引制动。牵引疗法适应所有类型的粗隆间骨折。对无移位的稳定性骨折并有较重内脏疾患不适宜手术者，骨折严重粉碎、不适宜内固定及病人要求用牵引治疗者均适用。对各型不稳定性骨折牵引的要求是：①牵引重量要足够，约为体重的1/7，否则不足以克服髋内翻畸形；②持续牵引过程中，要保持足够牵引重量，一旦髋内翻畸形矫正后，不可减重太多，须保持占体重1/7～1/10的牵引重量，以防髋内翻畸形再发；③牵引应维持足够时间，一般均应超过8～12周，骨折愈合初步坚实后去牵引，才有可能防止髋内翻的再发。此方法的缺点是，膝关节长期处于伸直位，易于发僵，需要及时的功能锻炼以恢复膝关节屈伸功能。

2　**手术治疗**

牵引治疗需长期卧床，易形成坠积性肺炎等并发症，死亡率高，骨折畸形愈合多，故近来多倾向内固定手术治疗。手术治疗的目的是尽可能达到解剖复位，避免髋内翻畸形，坚强内固定，早日活动，避免并发症。目前常用内固定方法有以下几种：

（1）闭合经距多根斯氏针内固定　先行胫骨结节牵引，进行复位，行全身系统检查，伤后3～7天内在骨折台上手术。用4枚直径3.5mm斯氏针，方法同股骨颈骨折多根斯氏针固定术。

（2）钉－板类内固定　本方法适用于成人各种类型骨折，常用的内固定有DHS（动力性髋螺钉）和Charnley滑动加压钉等。

（3）Ender钉固定　钉从股骨内髁上2cm处凿孔，在X线电视荧光屏上观察Ender针，穿过骨折部直达股骨头关节面下0.5cm左右。使数根钉端呈“扇形”或“鱼叉”样散开，以固定近端骨块。术后施皮牵引或穿防外旋鞋。

（4）Gamma钉固定　20世纪90年代初，一些国家采用Gamma钉，即一根带锁髓内针，斜穿一根通过股骨头颈部粗螺丝钉，因主钉通过髓腔，从生物力学分析，力线离股骨头中心近，因此，Gamma 钉股骨内侧可承受较大应力，可达到早期下地负重的目的。

三　股骨干骨折

股骨又名髀骨、大楗骨、末躯骨，是人体中最长的管状骨，俗称大腿骨。股骨干骨折指包括粗隆下 2～5cm 至股骨髁上 2～5cm 的骨干骨折。股骨干为 3 组肌肉所包围，其中伸肌群最大，由股神经支配；屈肌群次之，由坐骨神经支配；内收肌群最小，由闭孔神经支配。由于大腿的肌肉发达，骨折后多有错位及重叠。股骨干周围的外展肌群，与其他肌群相比其肌力稍弱，外展肌群位于臀部，附着在大粗隆上，由于内收肌的作用，骨折远端常有向内收移位的倾向，已对位的骨折，常有向外弓的倾向，这种移位和成角倾向，在骨折治疗中应注意纠正和防止。股骨下 1/3 骨折时，由于血管位于股骨的后方，而且骨折远断端常向后成角，故易刺伤该处的腘动、静脉。

（一）病因病机

股骨干骨折多由强大暴力所造成。

1　主要是直接外力

如汽车撞击、重物砸压、辗压或火器伤等，骨折多为粉碎、蝶形或近似横形，故骨折断端移位明显，软组织损伤也较严重。

2　其次是间接外力

致伤者如高处坠落、机器绞伤所发生的骨折多为斜形或螺旋形，旋转性暴力所引起的骨折多见于儿童，可发生斜形、螺旋形或青枝骨折。骨折发生的部位以股骨干中下 1/3 交界处为最多，上 1/3 或下 1/3 次之。骨折端因受暴力作用的方向，肌群的收缩，下肢本身重力的牵拉和不适当的搬运与手法整复，可能发生各种不同的移位。

3　骨折后移位机制

股骨上 1/3 骨折后，近折段受髂腰肌、臀中肌、臀小肌和髋关节外旋诸肌的牵拉而屈曲、外旋和外展，而远近段则受内收肌的牵拉而向上、向后、向内移位，导致向外成角和缩短畸形。股骨中 1/3 骨折后，其畸形主要是按暴力的撞击方向而成角，远折段又因受内收肌的牵拉而向外成角。股骨下 1/3 骨折段受腓肠肌的牵拉而向后倾倒，远侧骨折端可压迫或刺激腘动脉、腘静脉和坐骨神经。

（二）临床表现

股骨干骨折多数均有较严重的外伤史。合并多处伤或内脏伤及休克者较常见，局部疼痛比较剧烈，压痛、肿胀、畸形和骨摩擦音和肢体短缩功能障碍非常显著，有的局部可出现大血肿、皮肤剥脱和开放伤及出血。

（三）诊断要点

股骨干骨折因外伤史明确，且临床症状及体征明显，所以诊断不十分困难。X 线照片可显示骨折部位、类型和移位方向。检查时必须密切注意合并伤和休克的发生，以及伤肢有无神经和血管的损伤。有些小儿青枝骨折，即使临床症状及体征不明显，根据X线也可明确诊断。

（四）治疗方法

股骨干骨折的治疗，应根据患者的年龄、骨折的部位和类型、软组织损伤的程度和有无合并血管神经损伤等，考虑采用相应的治疗方法。对亡血气脱者，应即急救挽脱。

1 保守治疗

（1）手法整复 患者取仰卧位，一助手固定骨盆，另一助手用双手握患肢小腿上段，顺势拔伸，并徐徐将患肢屈髋90°、屈膝90°，沿股骨纵轴方向用力牵引，矫正重叠移位后，再按骨折不同部位分别采用不同整复方法。

1）上1/3骨折：握小腿之助手将患肢外展并略加外旋，以矫正成角和旋转畸形。术者一臂放于骨折近端的外前方，另一臂放在骨折远端的内后方，两手交叉，相对挤压，施行端提捺正，以矫正侧方移位。

2）中1/3骨折：握小腿之助手将患肢外展，术者用手自断端的外侧向内挤压，以矫正向外成角畸形，然后以双手在断端前后、内外夹挤，以矫正侧方移位。

3）下1/3骨折：在助手维持牵引下，术者将膝关节徐徐屈曲，并以紧挤在腘窝内的两手作支点，将骨折远端向近端推迫。

若骨折重叠移位较多，手力牵引未能完全矫正时，可用反折手法矫正。若斜形、螺旋骨折背向移位，可用回旋手法矫正，嵌入断端间的软组织亦随之解脱。此外，对成人或较大儿童亦可采用较重的骨骼牵引使其逐渐复位，矫正重叠，通过及时调整牵引方向，往往可自动得到良好的对位。若尚有侧方移位，可配合手法整复。

（2）固定方法 儿童的稳定骨折用夹板固定3周即可。儿童及成人的不稳定骨折，则须夹板固定并配合持续牵引。

1）夹板固定：用前、后、内、外4块夹板固定，上1/3骨折尚可加用一块外展板以防止内收畸形。骨折整复后，先根据不同部位和骨折移位方向放置固定垫。上1/3骨折的固定垫放置在骨折近端的前方和外侧，中1/3骨折的固定垫放置在骨折断端的外侧和前方，下1/3骨折的固定垫放置在骨折近端的前方。然后再放置夹板，内侧板由腹股沟至股骨内髁，外侧板由股骨大转子至股骨外髁，前侧板由腹股沟至髌骨上缘，后侧板由臀横纹至腘窝上缘，最后用3~4条布带缚扎。

2）持续牵引：3岁以下的幼儿可采用垂直悬吊皮肤牵引，牵引重量以患儿臀部离床为度，必须注意双下肢血运情况。较大儿童和成年患者根据年龄、性别、肌力的强弱，可采用平衡持续皮肤牵引或骨牵引。股骨髁上牵引，适用于中1/3骨折及远侧骨折端向后移位的下1/3骨折。胫骨结节牵引，适用于上1/3骨折及远侧骨折端向前移位的下1/3骨折。股骨髁间牵引，适用于骨折位置很低且远端向后移位的下1/3骨折。儿童的牵引重量约为体重的1/6，时间约3周；成人的牵引重量为体重的1/7，时间8~10周。1周后即可将牵引重量逐渐减轻至体重的1/10维持。上1/3骨折，患肢应置于屈髋外展位；中1/3骨折，患肢应置于外展中立位；下1/3骨折远端向后移位时，患肢应置于屈髋屈膝中立位。

2 手术治疗

（1）适应证 ①股骨干上、中1/3横形及短斜形、蝶形骨折或陈旧性粉碎骨折；②股骨多段骨折；③股骨中上、上1/3陈旧性骨折、延迟愈合或不愈合；④股骨上、中1/3骨折，并发大腿神经、血管损伤，需修复者；⑤多发性骨折（包括股骨骨折）或多发伤。

（2）手术方法

1）加压钢板内固定：适应证：股骨上、中下1/3横形骨折，短斜形骨折。AO方法自20世纪60年代起逐渐普及，可分为加压器钢板和自身加压钢板两种。手术在侧卧位进行，大腿外侧切口，在外侧肌间隔前显露股骨干外侧面，推开骨膜后，钢板置于股骨干外侧。

2）带锁髓内针内固定：1978年Grosse和Kempt，用绞锁髓内针治疗所有股骨干骨折。绞锁髓内针上有斜形或横形孔道，于骨折远近端分别用1～2枚螺丝钉穿过孔道。应力通过完整骨、螺丝钉、髓内针、螺丝钉、完整骨的途径传导，骨折的压应力，弯曲、扭转应力得以控制，达到控制旋转、重叠等移位。Grosse－kempt针通过螺钉锁住近端及远端骨皮质，远端通过针分叉将骨松质锁住。

四 股骨髁上骨折

发生于股骨自腓肠肌起点上2～4cm范围内的骨折称股骨髁上骨折。

（一）病因病机

1 外来暴力

多由间接暴力引起，也可因直接打击造成。若膝关节强直、废用性骨质疏松，更容易因外力而发生股骨髁上骨折；如自高处坠下，足部或膝部着地，可发生股骨髁上骨折。

2 骨折分型

股骨髁上骨折可分为屈曲型、伸直型，一般以屈曲型多见。屈曲型骨折远端向后侧移位，骨折呈横断或斜形。骨折线由后上斜向前下方，骨折远端因受腓肠肌的牵拉和关节囊的紧缩而向后移位，容易压迫或损伤腘动、静脉和神经；伸直型骨折，远端向前移位，骨折线从前上斜向后下。

（二）临床表现

临床表现与股骨干下1/3骨折相类似，伤处有明显疼痛及压痛，大腿中下段高度肿胀，患肢短缩，有异常活动和骨擦感。检查时应注意防止膝关节过伸而造成血管神经损伤。若局部出现较大血肿，且胫后动脉、足背动脉脉搏减弱或消失时，应考虑为腘动脉损伤。

（三）诊断要点

根据外伤后典型的症状及体征，诊断并不困难。根据膝关节正侧位X线照片，可确定骨折类型和移位情况。

（四）治疗方法

1 保守治疗

（1）对青枝骨折或无移位的骨折，无需整复，用夹板固定，前侧板下端至髌骨上缘，后侧板的下端至腘窝中部，两侧板以带轴活动夹板超膝关节固定，小腿部的固定方法与大腿骨折相同，膝上以4根布带固定，膝下亦以4根布带固定。

（2）有移位的屈曲型骨折可采用股骨髁部冰钳牵引，伸直型骨折则采用胫骨结节牵引。骨牵引后只要稍配合手法即可复位，整复时要注意保护腘窝神经、血管，用力不宜过猛，复位困难者，可加大牵引重量后整复。屈曲型骨折，术者可将骨折远断端向上端提，助手向下挤按骨折近断端，即可复位。伸直型骨折整复手法则相反。骨折对位后局部用夹板固定，两侧板的下端呈叉状，骑在冰钳或克氏针上。4～6周去除牵引，改用超关节夹板固定，X线片上出现骨性愈合时，去除夹板。

2 手术治疗

（1）若用上述方法仍不能复位或合并腘动、静脉损伤和压迫者，考虑手术探查、切开整复内固定。

（2）切开复位内固定治疗股骨髁上骨折的治疗主要有两个问题，一为骨折复位不良时，因其邻近膝关节，易发生膝内翻、外翻或过伸等畸形；二为膝上股四头肌与股骨间的滑动装置，易因骨折出血而粘连，使膝关节伸屈活动障碍，尤以选用前外侧切口放置内固定物、术后石膏固定者为严重。因此，切开复位内固定的要求应当是，选用后外侧切口，内固定物坚强并放置于股外侧，术后可不用外固定，尽早进行膝关节功能锻炼。较常用的方法是选用角状钢板固定。20世纪90年代出现的股骨髁上钉（GSH钉），是一种由股骨远端逆行打入的绞锁髓内钉，尤其适用于股骨髁上骨折，固定坚强，可以早期活动膝关节，近年来国内已开展该手术，获得满意疗效。

五 股骨髁部骨折

股骨髁骨折占全身骨折的0.4%，但其疗效却不满意。股骨髁周围有关节囊、韧带、肌肉及肌腱附着。骨折块受这些组织的牵拉，不易复位也不易维持复位。股骨髁骨折，可并发腘动脉、神经及其周围软组织的广泛损伤。在伴有相邻支持结构如侧副韧带、交叉韧带损伤时，可造成膝关节不稳定，也因股四头肌、髌上囊损伤而造成伸膝装置粘连，损害膝关节功能。

（一）病因病机

1 骨折损伤机理

（1）直接外力 多见于高速撞击，外力经髌骨将应力变为造成单髁或双髁骨折的楔形力。

（2）间接外力 由高处坠落，在膝关节伸直位或屈曲位，不同方向的应力，可造成股骨下端不同部位的骨折。膝关节常有生理性外翻，外髁的应力比内侧集中，且外髁的结构较内侧薄弱，因此损伤常在外髁。外翻应力，可造成股骨外髁斜形骨折，有时产生内上髁撕脱骨折、内侧副韧带撕裂。内翻应力可造成股骨内髁斜形骨折。

2　根据骨折部位及骨折类型

（1）单髁骨折（外髁、内髁）前、后、斜、中间型。

（2）髁间骨折“V”型、“T”型、“Y”型和粉碎型。

（二）临床表现

有明确的外伤史，膝关节积血、肿胀、局部疼痛及功能障碍，可出现各种畸形，有异常活动，常合并半月板或韧带损伤。应注意合并血管神经损伤。

（三）诊断要点

根据外伤史、临床表现可初步诊断髁部骨折。为进一步明确诊断，及时拍摄股骨髁部及膝关节正侧位 X 线片，有助于显示骨折类型及移位程度。

（四）治疗方法

股骨髁骨折，属关节内骨折，应保证达到良好的对位，使关节面完整光滑，才能有效地恢复关节功能和防止创伤性关节炎。

1　保守治疗

（1）整复前应将膝关节内积血抽吸干净，无明显移位者，可用胫骨结节牵引。

（2）有移位者，如手法复位达到满意复位者，可采用股骨髁冰钳牵引，复位不满意者，应施行切开复位内固定。5～7 周后解除牵引，改用超膝关节夹板固定，直至骨折愈合。

2　手术治疗

（1）随着内固定器材不断改进，使比较复杂的股骨髁骨折，也能得到较为可靠的内固定，因此当前在治疗方面的总趋势，倾向于手术。手术指征除与一般关节内、关节旁骨折所共有外，在此部位还有以下几种情况：合并韧带或半月板损伤，合并严重的血管神经损伤，以及骨折块游离，血液供应不良。

（2）内固定方法

1）单髁骨折的治疗：内髁或外髁单髁移位骨折，选用膝前内侧或外侧切口。选择 2 枚适当长度的松质骨螺丝钉，自髁的侧面关节外部分向另一髁拧紧固定。对单髁后部骨折，切口远端应向后转，显露骨折块后，直视下复位，自后向前或相反以松质骨螺丝固定。术后以石膏托固定膝关节于伸直位 2 周，拆线后进行膝关节伸屈活动练习，直至骨折愈合前，患肢不能负重。

2）髁间“Y”形或“T”形骨折内固定的选择有几种：

①以螺栓固定髁间，另以钢板固定髁上骨折。

②将螺栓穿过钢板的下端螺孔固定髁间，钢板固定髁上。

③用 90°左右角状钢板，其髁部固定髁间，侧部螺丝钉固定髁上，还可加用骨螺栓固定髁间骨折。以第③种固定效果最好。股骨髁上钉亦可用于股骨髁间骨折。

（3）术后处理　长腿石膏托固定屈膝20°~30°，2~4周，骨折线较稳定并复位固定良好者，2周可除去石膏；粉碎骨折不稳定者，4周除去石膏。在床上进行膝关节伸屈活动，骨折完全愈合前不能负重。

总之，股骨髁部骨折属关节内骨折，治疗比较复杂，尤其是粉碎性骨折处理更棘手，多后遗关节粘连或不同程度功能障碍，后期可引起创伤性关节炎，因此如何准确复位、有效固定、尽早活动是治疗时始终应当考虑的问题。因骨折靠近关节或关节内，易发生膝关节功能受限，所以应尽早进行股四头肌锻炼和关节屈伸功能锻炼。

（王久瑞　王立新）

六　髌骨骨折

髌骨又名连骸骨，俗称膝盖骨，是人体中最大的籽骨，也是膝关节的一个组成部分。切除髌骨后，在伸膝活动中可使股四头肌力减少，因此，髌骨能起到保护膝关节、增强股四头肌肌力、伸直膝关节滑车作用。在治疗中应尽量使髌骨后面是完整的关节面，其内外侧分别与股骨内外髁前面形成关节面恢复平整，减少髌股关节炎的发生。

（一）病因病机

骨折为直接暴力和间接暴力所致。

1　直接暴力

多因外力直接打击在髌骨上，如撞伤、踢伤等，骨折多为粉碎性，但髌前腱膜及髌两侧腱膜和关节囊多保持完好，亦可为横断型骨折。

2　间接暴力

多由于股四头肌猛力收缩形成的牵拉性损伤，如突然滑倒时，膝关节半屈曲位，股四头肌骤然收缩，牵髌骨向上，髌韧带固定髌骨下部，而造成髌骨骨折。间接暴力为横形骨折，骨折线可通过上、中、下不同部位，以中下1/3处较多，不但髌前腱膜完全断开，而且骨折线两侧的关节囊均伴有不同程度的撕裂，髌骨两断端互相分离较远，移位大，髌前筋膜及两侧扩张部撕裂严重。

（二）临床表现

外伤后关节内大量积血，膝部明显肿胀、髌前皮下瘀血，严重者皮肤可发生水疱。髌骨漂浮、局部压痛、有移位的骨折，可触及骨折线间隙。膝关节不能自主伸直。

（三）诊断要点

根据外伤史及典型临床表现，诊断髌骨骨折并不困难。侧位X线片可显示髌骨骨折类型及移位情况。

（四）治疗方法

1 保守治疗

（1）手法整复 一般纵裂骨折、粉碎骨折、边缘骨折及横断骨折移位在0.5cm以内者，其关节面仍光滑完整，均无需整复。有轻度分离移位的骨折，先予局麻，在无菌操作下将膝关节内的积血抽取干净，然后将患膝置于伸直位，或微屈呈160°~170°，术者用两手拇、食、中指捏住骨折远近两段，分别由上、下对向挤推，使之复位。再用一手的拇、食指按住上下两断端，以另一手触摸髌骨，以确定固定是否满意。复位满意与否，在于关节面是否平坦密接。整复时，因骨折远端只有较短的髌韧带附着而近端则附有股四头肌腱，伸展性较大，所以必须用近端去对远端。

（2）固定方法 无移位髌骨骨折在患肢后侧（由臀横纹至足跟部）用单夹板固定膝关节于伸直位4~6周。有轻度分离移位的骨折，整复后用抱膝环固定或弹性抱膝兜固定，后侧长夹板将膝关节固定在伸直位4~6周。《医宗金鉴·正骨心法要旨》采用的抱膝圈，在今天仍有推广应用价值。“抱膝者有四足之竹圈也。以竹片作圈，较膝盖稍大些须，再用竹片四根，以麻线紧缚圈上，作四足之形，将白布条通缠于竹圈及四足之上，用于膝盖，虽拘制而不致痛苦矣。”

近年来也有采用外固定器治疗髌骨骨折取得满意疗效者，其中抓髌器是行之有效的外固定器之一。抓髌器固定一般6周左右可达愈合。抓髌器是应用机械加压力和金属弹性应变力而使骨折闭合复位、加压固定以治疗髌骨骨折的。

2 手术治疗

对横形髌骨骨折分离移位1cm以上、手法整复失败者、骨折端有软组织嵌入者及大多数粉碎性骨折可采用手术切开复位内固定。难以整复及内固定的粉碎骨折可作髌骨部分切除术或髌骨全切除术，术后固定膝关节于伸直位4~6周。

内固定方法有多种，对于髌骨横断骨折应尽可能采用张力带固定，此法优点是固定牢固，不需外固定，可以早期活动膝关节。对于髌骨粉碎骨折可采用髌骨环扎术，术后需加石膏外固定。记忆合金髌骨爪形固定器，可用以固定髌骨横断骨折及粉碎骨折，术后无外固定，膝关节亦可较早活动。髌骨部分切除术适用于髌骨横断骨折、下段或上段粉碎骨折及上下极骨折有移位者。切除较小骨块或骨折粉碎部分，将髌韧带附着于髌骨上段，或将股四头肌附着于髌骨下段骨块。术后长腿石膏伸直位固定3周，去石膏后不负重练习关节活动。6周后扶拐逐渐负重行走，并加强关节活动度及股四头肌肌力锻炼。此法有保全髌骨作用，韧带附着于髌骨，愈合快，股四头肌功能得以恢复，无骨折愈合及关节面不平滑问题。只要准确按上法处理，术后及时做关节活动及股四头肌锻炼，可以达到关节活动好、股四头肌肌力强的治疗目的，且因关节面平滑，不致因骨折引起髌骨关节炎。髌骨全切除适用于不能复位、不能部分切除的严重粉碎骨折。切除粉碎骨块时，应尽量保护其骨膜及股四头肌腱膜。切除后缝含撕裂的扩张部及关节囊，使其恢复到正常松紧度。然后，将股四头肌腱下拉与髌腱缝合。不能直接缝合者，可用股四头肌腱翻转修补缝合，在股四头肌腱上做倒“V”形切口，把切下的腱瓣下翻，修补切除髌骨后新形成的缺损；也可用股外侧肌及股四头肌腱的外侧部的腱膜瓣向下翻转修补切除髌骨处的缺损。

第七节 小腿骨折

一 胫腓骨干双骨折

胫、腓骨是膝下、踝上小腿骨的总称，俗名臁胫骨，胫骨较粗大，上端两侧的内外两髁与股骨下端的内外两髁连接，并构成膝关节。胫骨下端内侧突起为内踝，与腓骨下端所形成的外踝共同构成踝穴，骑在距骨之上构成踝关节。胫骨干的中下1/3交界处比较细弱，为骨折的好发部位，同时因无肌肉附着，血液供应较差，骨折后易发生延迟愈合或不愈合。

（一）病因病机

胫腓骨干骨折可由直接暴力或间接暴力造成。多为侧方重物直接打击、挤压或从高处坠下，足部先着地，由小腿旋转的间接暴力引起。

1 **直接暴力**

胫腓骨干骨折以重物打击、踢伤、撞击伤或车轮碾轧伤等多见，暴力多来自小腿的外前侧。骨折线多呈横断形或短斜形。巨大暴力或交通事故伤多为粉碎性骨折。因胫骨前面位于皮下，所以骨折端穿破皮肤的可能极大，肌肉被挫伤的机会较多。如双骨折则两骨折线都在同一平面，骨折后可发生重叠及向内、向后成角畸形。

2 **间接暴力**

间接暴力如高处坠跌、扭伤或滑倒所致多为斜形或螺旋形骨折。如系双骨折，则两骨折线多不在同一平面，骨折后亦可有重叠成角或旋转畸形。腓骨的骨折线一般较胫骨为高。儿童胫腓骨骨折遭受外力一般较小，加上儿童骨皮质韧性较大，可为青枝骨折。

（二）临床表现

伤后局部肿胀、疼痛，活动功能障碍。有移位骨折者，可有肢体缩短、成角及足外旋畸形。局部压痛明显，可有异常活动和骨擦音。损伤严重者，在小腿前、外、后侧骨筋膜室单独或同时出现极度肿胀，扪之硬实，肌肉紧张而乏力，有压痛和被动牵拉痛，胫后或腓总神经分布的皮肤感觉丧失，即属合并骨筋膜室综合征。胫骨上1/3骨折时，足背动脉及胫后动脉若不能扪及，且患肢远端血液循环障碍，应考虑是否合并胫前、后动脉损伤。腓骨上端骨折时，若出现足下垂及腓总神经分布的皮肤感觉丧失，则应考虑合并腓总神经损伤。

（三）诊断要点

胫腓骨干骨折的临床表现和体征一般明显，故诊断较易。X线检查可以明确诊断骨折部位及移位方向。因胫骨和腓骨骨折处可以不在同一平面，故X线摄片应包括胫腓骨全长。

（四）治疗方法

胫腓骨骨折的治疗目的是恢复小腿的承重机能。由此骨折端的成角畸形与旋转移位应该予以完全纠正，以免影响膝踝关节的负重功能和发生关节劳损。除儿童病例外，虽可不强调恢复患肢与对侧等长，但成年病例仍应注意使患肢缩短不多于1cm，畸形弧度不超过10°，两骨折端对位至少应在2/3以上。小腿负重功能是以胫骨为主，腓骨为次，因此其复位及固定亦必须以胫骨为主。治疗方法应根据骨折类型和软组织损伤程度选择外固定或开放复位内固定。

1 **保守治疗**

（1）手法整复　患者仰卧，患肢膝关节屈曲20°~30°。一助手用肘关节套住患侧腘窝部，另一助手握住足部，作相对拔伸牵引，矫正重叠和旋转畸形。若近端向前内侧移位，则在维持牵引下，术者两手环抱骨折远端并向前端提，上方助手将近端向后按压，矫正前后移位。如仍有内外侧移位，术者可一手推近端向外，一手拉远端向内，使之复位。螺旋、斜形骨折时，远端易向外侧移位，术者可用拇指置于胫腓骨间隙，将远端向内侧推挤，其余四指置于近段的内侧，向外用力提位，并嘱助手将远端稍稍内旋，即可完全对位。

（2）固定方法　根据骨折断端整复前的移位方向及其倾向性，放置适当的固定垫。上1/3骨折，患膝屈曲40°~80°。5块夹板外固定，内、外侧夹板超膝关节，前侧两块夹板分别置于胫骨前嵴两侧，不宜直接压在胫骨前嵴上，以免发生压疮。腓骨小头处应以棉垫保护，以免夹板压迫腓总神经而引起损伤。中1/3骨折及下1/3骨折，超踝关节5块夹板固定，内、外、后侧夹板下抵足跟下方。骨突部需用棉垫保护，避免造成压疮。配合跟骨牵引者，牵引重量3~5kg，要定期拍摄X线片，以免发生过度牵引。每天应注意调整布带的松紧度，检查夹板、固定垫有无移位，加垫处或骨突部位有无受压而产生持续性疼痛。若骨折对位良好，在4~6周后拍摄X线片复查，如有骨痂生长，则可解除牵引。

2 **手术治疗**

（1）胫腓骨骨折，一般骨性愈合期较长，长时间的夹板外固定，对膝、踝关节的功能必然造成影响。另外，由于肌肉萎缩和患肢负重等因素，固定期可能发生骨折移位。因此，对不稳定骨折采用开放复位内固定者日渐增多。

（2）根据不同类型的骨折采用不同的术式和内固定方法

1）螺丝钉内固定：斜或螺旋形骨折，可采用螺丝钉内固定，于开放复位后，用1~2枚螺丝钉在骨折部固定，用以维持骨折对位，然后用石膏固定10~12周。但1~2枚螺丝钉仅能维持骨折对位，只起到所谓骨缝合（bone suture）的作用，固定不够坚固。整个治疗期内必须有坚强的石膏外固定。

2）加压钢板螺丝钉固定：斜形、横断或粉碎骨折均可应用。由于胫骨前内侧皮肤及皮下组织较薄，因此钢板最好放在胫骨外侧、胫前肌的深面。

3）绞锁髓内钉固定：曾用于胫骨骨折的髓内钉有多种：如Lotter三棱钉、Ender钉、“V”形钉及国人发明的距形钉等，目前已较少使用。现在使用较多的是胫骨绞锁髓内钉。胫骨绞锁髓内钉固定坚强，可以不切开骨折端闭合穿钉，术后无需外固定。不论何种类型髓内钉对胫骨骨折的治疗，均具有操作简单、对组织损伤小、一般不需要超关节的长期外固定、患肢负重时间早等优点。因此骨折平均愈合时间较单纯外固定短，患肢功能恢复较快。

4）外固定架：有皮肤严重损伤的胫腓骨骨折，外固定架可使骨折得到确实固定，并便于观察和处理软组织损伤，尤其适用于肢体有烧伤或脱套伤的创面处理。粉碎性骨折或骨缺损时，外固定架可以维持肢体的长度，有利于晚期植骨。外固定架的另一优点是，膝、踝关节运动不受影响，甚至可带支架起床行走，因此近年来应用较多。

二 胫骨髁骨折

胫骨髁骨折指胫骨上端内髁和外髁的骨折，又称胫骨平台骨折。胫骨髁的骨质较股骨髁疏松，因此胫骨髁骨折发生率远较股骨髁要高。胫骨髁骨折，约占全身骨折中的0.38%，是较为常见的骨折，好发于青壮年，男性患者多于女性。胫骨外髁骨折又较内髁骨折多见。胫骨髁骨折为关节内骨折，骨折波及胫骨近端关节面。严重者还可合并有半月板及关节韧带损伤。因此胫骨髁骨折，容易引起膝关节的功能障碍。为了获得最大限度的恢复功能，处理这种骨折时，应根据损伤的严重程度、损伤的类型以及合并损伤的情况等，采用不同的治疗方法。

（一）病因病机

间接和直接暴力均可导致胫骨平台骨折，间接暴力常因高处坠落，足部着地，地面反作用力经胫骨挤压胫骨髁造成骨折，根据暴力方向的不同有单髁骨折、双髁骨折和胫骨平台压缩及粉碎骨折之分。由于胫骨上端骨质疏松，骨折时易发生挤压塌陷，不易整复，日后常因关节面的不完整，造成创伤性关节炎。单髁骨折中，外髁骨折多于内髁骨折。

成人胫骨上端两侧为海绵质骨，外侧边缘下面无坚强的支持，成为骨的弱点而容易发生骨折。直接与间接暴力均可引起胫骨髁骨折。直接暴力常见的是汽车保险杠的撞击引起。间接暴力多由于高处坠落双足着地，挤压胫骨髁而引起；或内外翻应力造成合并膝关节韧带损伤的骨折。因内侧有对侧下肢保护，不易发生内翻应力，因而外髁骨折多于内髁骨折。

垂直压缩力常引起“T”形或“Y”形双髁骨折。扭转应力亦可导致胫骨髁骨折合并韧带损伤。当膝关节伸直位受伤，多造成整个单髁骨折，而在屈曲位受伤，则骨折多局限于胫骨髁中部或后部。膝关节屈曲小腿外旋位外翻应力致伤，可造成胫骨外髁前部骨折。反之内旋位内翻应力，可引起内髁前部骨折。由于外力作用方向、大小，作用时间与患者在受伤时的姿势不同，胫骨髁骨折的分类方法甚多。一般常用的方法如下：

1 单髁骨折

多为单纯骨外应力造成，又分为劈裂型与塌陷型。前者骨折线将一髁分离，后者主要是骨小梁骨折关节面塌陷。外翻损伤较多见，轻者造成内侧副韧带损伤，重者造成胫骨外髁骨折。有时合并腓骨上端骨折或腓总神经损伤。

2　双髁骨折

常为垂直压力致伤。如果伴有外翻应力，则一侧损伤较重。垂直压缩骨折，骨质损伤可能较重，但常不合并韧带损伤。复位后预后较好。

3　胫骨平台压缩及粉碎骨折

此类损伤为胫骨髁骨折中最重者。

4　北京积水潭医院

根据骨折发生机理以及损伤程度将胫骨髁为三型。

(1) 外翻型　外翻应力引起，最多见，约占此种骨折的70%。按损伤的程度又分为4度。

Ⅰ度：无移位或轻度移位的胫骨外髁劈裂或压缩骨折，压缩关节面不超过0.5cm。

Ⅱ度：胫骨外髁外侧1/3关节面劈裂骨折向外侧移位，内侧2/3关节面被股骨外髁压缩，不超过1cm。

Ⅲ度：双髁骨折，外髁骨折情况同Ⅱ度，但压缩骨折超过1cm。常呈粉碎状甚至波及髁间棘。胫骨髁增宽超出胫骨髁，关节面完整。内髁骨折线斜向外上方通过外髁压缩骨折处。

Ⅳ度：胫骨外髁内侧2/3压缩情况同Ⅲ度。内髁关节面完整。自外髁压缩骨折处至内髁下方为一斜形骨折，短缩移位明显。胫骨外髁外1/3与胫骨保持连续（可能有裂纹骨折）。并一并向近侧移位，达股骨外髁的外侧方，呈脱位状，造成膝内翻内旋畸形。

(2) 内翻型　内翻应力引起，约占此种骨折的18.2%。胫骨内髁压缩或劈裂骨折，均无严重移位。接近膝伸直位的损伤，表现为内髁整个髁的骨折。屈膝位损伤，表现为后半侧胫骨内髁的劈裂骨折。如屈膝位，后小腿内旋致伤，则表现为内髁前半侧骨折。

(3) 垂直伤　垂直应力引起。伸膝位致伤者，内外髁均有压缩骨折或劈裂骨折，甚至粉碎骨折，常有胫骨棘骨折。屈膝位致伤者，则仅表现为胫骨内外髁后半侧骨折。

（二）临床表现

膝关节有严重的外伤史。伤后出现膝关节疼痛及压痛，有功能障碍，不仅患侧小腿不能负重，而且不能主动伸屈活动。重者可有不同程度的关节内积血，并有广泛的或局限性肿胀。另外，还可出现不同程度的畸形。外髁骨折可出现膝外翻畸形。粉碎性骨折，可触到骨擦音。侧副韧带部位肿胀、压痛，说明有侧副韧带损伤，应作前后抽屉试验以除外交叉韧带的损伤。

（三）诊断要点

(1) 外伤史，应注意询问受伤史，是外翻还是内翻损伤。

(2) 伤部疼痛肿胀　伤后膝关节肿胀疼痛。

(3) 活动障碍　因系关节内骨折，均有关节内积血。

(4) 关节稳定性检查　常受到疼痛、肌肉紧张的限制，特别是在双髁粉碎骨折者。在单髁骨折者，其侧副韧带损伤在对侧，该侧副韧带的压痛点，即为其损伤的部位。在断裂者，侧方稳定性试验为阳性。

（5）X线检查 清晰的膝正侧位X线片可显示骨折情况，特别对于无移位骨折有诊断价值。疑有胫骨上端骨折者，必须拍摄正、侧位X线像，以了解骨折的程度与特点。显示受累的胫骨髁后方的轮廓拍摄斜位像很重要。

（四）治疗方法

为了最大限度地恢复膝部功能，避免关节不稳定、畸形、僵硬与疼痛，应根据胫骨上端原始的骨折情况，采用合适的治疗方法。并应注意两原则：①早期活动：可以避免关节内粘连引起的活动障碍与疼痛，更好地塑造被破坏的关节面，应尽早开始关节活动，损伤越严重，越需要早期活动关节。②准确的复位与维持骨折复位的位置：可以防止关节不稳定和畸形，但并不强求解剖复位。为了既能维持复位的位置，又能早期活动，牵引是较好的方法。

1 保守治疗

（1）手法整复 移位不多，关节面压缩塌陷不超过1cm者，可以在麻醉下和X线透视下进行手法复位，吸尽关节内积血。助手用一手推住患膝健侧，另一手握住患肢小腿下部向健侧牵引，使患侧的关节间隙加大；术者双手握膝，用两拇指将骨折片向上向关节中线推挤复位。

（2）固定方法 手法整复术后用超关节夹板或长腿石膏固定于伸直位4～6周。牵引治疗是胫骨上端骨折常用而有效的方法，对内、外翻伤，垂直伤移位较大者，以胫骨下端或跟骨牵引为宜。应将患肢置于Thomas架上，小腿置于Pearson将患肢置于Pearson附架与Thomas架的结合点，应与膝关节屈伸运动轴相符合，利用附架进行膝关节屈伸锻炼。同时根据骨折的特点，利用附架将小腿置于内翻或外翻位置。待骨折初步连接后，将滑动牵引改为固定牵引，加大膝关节功能锻炼的范围。6周后去除牵引，但负重应在骨折坚固愈合后，以免发生畸形。

2 手术治疗

治疗的目的及原则包括使下陷及劈裂的骨折片复位，恢复膝关节面平整，纠正膝外翻或内翻畸形，减少创伤性关节炎的发生，早期活动关节，预防或减少粘连发生。据此目的，对下陷移位较大之骨折应切开复位，适宜地内固定，早日活动膝关节。

单纯劈裂骨折移位明显者，应切开复位，松质骨螺钉内固定或支撑钢板固定。伴有髁塌陷的劈裂骨折应切开复位，撬起塌陷的骨块，恢复关节面平滑，同时植骨，保持塌陷骨块的复位位置，用松质骨螺钉固定。胫骨髁中央的塌陷骨折若骨折块塌陷超过1cm或有膝关节不稳定，应行手术切开复位，撬起骨折块，在骨折块下植骨，石膏固定4～6周。胫骨内侧髁骨折伴有骨塌陷者和合并交叉韧带损伤者，应切开复位，恢复髁的平整及交叉韧带张力，重建交叉韧带。骨折块复位后遗留的间隙，应植骨充填。术后用石膏固定4～6周。若内固定确实可靠，可在术后早期用CPM机器活动关节。

胫骨髁为松质骨，位于关节内，骨的类型多种多样，无论用什么方法治疗，都难以绝对恢复软骨面的平滑，再加损伤软骨的再生能力极低，后期常遗留骨关节炎改变或关节稳定性差。

第八节　踝足骨折

一　踝部骨折

踝关节是下肢最大的负重关节，在人体行走、跳跃等活动中，全身的力量及由此所生的地面冲击力都集中于踝关节；而踝关节自身却存在着一定的结构不完整。此解剖生理特点使得踝部在外力作用下极易导致损伤，在下肢所有关节中踝部损伤仅次于髋。踝部骨折均属关节内骨折，多发于青壮年，男性多见。骨折时常伴距骨外移，致胫距关节接触面积减少，单位面积应力增加，此是日后发生创伤性关节炎的主要原因。治疗踝部骨折必须尽可能地恢复踝关节完整和稳定，并早期进行功能锻炼，才能获得满意治疗效果，防止严重的踝关节疼痛和功能障碍的发生。

（一）病因病机

踝部骨折多由间接暴力所致。直接暴力如作用于踝部，亦可致踝部骨折。常为粉碎性或横断性，一般移位不大，开放性骨折多见。

踝部骨折损伤机制较复杂，受伤时足所处位置不同、暴力作用方向和大小不同，所出现的骨折类型也不同。

1　旋前外展型损伤

足位于旋前位，暴力使距骨滑车在踝穴中强力外展。暴力初始，三角韧带紧张，因其较坚强，不易被撕裂，而多引起内踝撕脱性骨折，骨折块或大或小，但骨折线均为横形（Ⅰ度损伤）。暴力继续作用，撕裂下胫腓前韧带，致下胫腓联合不全分离；亦可将下胫腓前后韧带及骨间韧带全部撕裂，致下胫腓联合完全分离。若下胫腓横韧带未被撕裂，则发生后踝撕脱性骨折（Ⅱ度损伤）。如外展暴力继续，外踝可在关节面上0.5～1cm处发生骨折，多为短斜形或蝶形骨折，骨折片向外侧移位（Ⅲ度损伤）。

2　旋前外旋型损伤

足位于旋前位，暴力使距骨滑车在踝穴中强力外旋。暴力初始，三角韧带紧张，致三角韧带撕脱伤或内踝撕脱性骨折（Ⅰ度损伤）。暴力继续，距骨在踝穴中向前外摆动，先后撕脱下胫腓前韧带、骨间韧带，致下胫腓联合不全分离；亦可将下胫腓前韧带自其胫骨下端腓切迹的附着处撕脱（Ⅱ度损伤）。暴力进而使腓骨旋转可造成下胫腓联合上2.5cm至腓骨颈间的高位腓骨螺旋形骨折，骨折线与旋后外旋型操作相反，起自腓骨前缘至远端后方骨皮质（Ⅲ度损伤）。更严重者，在Ⅱ度损伤基础上，继续撕裂下胫腓后韧带，致下胫腓联合完全分离；亦可发生后踝撕脱性骨折，骨折块常累及胫下关节面的1/4以上（Ⅳ度损伤）。

3　旋后外旋型损伤

足在旋后位，暴力使距骨滑车在踝穴中强力外旋。暴力初始，首先出现下胫腓前韧带紧张，继之发生下胫腓前韧带断裂或其胫骨附着部的撕脱性骨折（Ⅰ度损伤）。暴力继续作用，外踝发生螺旋形骨折，骨折线自胫骨关节面水平处向近端后方骨皮质延伸，一般移位较小，较稳定（Ⅱ度损伤）。进一步发展，则将后胫腓下韧带撕裂，或发生后踝撕脱性骨折，骨折块可被完整的下胫腓后韧带连于外踝，使之向后外移位（Ⅲ度损伤）。更严重的外旋暴力，在Ⅲ度损伤的基础上，进而撕裂三角韧带或致内踝骨折（Ⅳ度损伤），此型骨折较不稳定。

4 旋后内收型损伤

足于旋后位，暴力作用于前足外侧使距骨滑车在踝穴中强力内收。暴力初始，外侧副韧带紧张，如暴力较小，可致外侧副韧带部分撕裂；较大的暴力，则可致外侧副韧带完全撕裂或外踝尖发生撕脱性骨折，骨折线多位于踝关节水平线以下或于外踝尖水平（Ⅰ度损伤）。暴力继续作用，加之距骨的推挤，常发生外踝垂直或斜形骨干骨折，也可致胫骨下关节面与外踝关节面交接处的压缩骨折，极少情况下仅有骨折而无外侧副韧带损伤（Ⅱ度损伤）。

5 垂直压缩型损伤

足处在不同伸屈位，距骨承受垂直压力的位置不同，所引起的踝关节骨折类型不同。足于中立位，垂直暴力沿肢体纵轴传导，距骨滑车将胫骨下关节面劈裂，且使劈裂的碎片嵌入胫骨下干骺端的松质骨内；足于背伸位，可导致胫骨下关节面前缘骨折，继之可发生外踝骨折；足处于跖屈位，则发生后踝骨折。

（二）临床表现

伤后患踝疼痛，足踝部畸形，继而出现局部肿胀和皮肤青紫。多不能负重行走，勉强行走可使疼痛加重。检查踝部瘀肿明显，足踝部呈不同表现的反转畸形，被动活动患踝疼痛加剧，由于疼痛剧烈，患者拒绝负重、行走，局部明显压痛，可摸及骨擦音或骨折端的裂隙。

（三）诊断要点

（1）有明显踝部外伤史。

（2）伤后患踝剧烈疼痛，不能负重。踝部明显瘀肿，反转畸形，局部压痛，有时可摸及骨擦感。

（3）X线平片显示骨折征象。常规踝关节正、侧位片能清楚地显示骨折的具体部位和移位情况。小腿内旋20°踝关节正位片上应重点观察胫腓骨下端骨皮质的连续性、踝关节间隙的平行程度和间距；正常外踝关节面应与胫骨下关节面成一连续的曲线；如此曲线中断且外踝弧线上移，提示外踝上移或旋转。踝关节侧位平片可显示胫下关节面前、后唇及胫距关节面呈平行关系；如距骨后脱位，此关系异常。

（4）由于受伤时足的位置不同、伤力大小及其作用方向不同，所造成的骨折类型也不同，其治疗方法也各异。在诊断踝部骨折时应同时做出正确分型，此可通过详细询问患者受伤时的身体姿势、足踝部位置并结合适当X线片来实现。但如患者病史不清，分型往往很难进行。以下几点有助于正确分型并进一步了解骨折的病因病机。

1）内踝骨折：骨折线一般在胫下关节面水平以下，如骨折线呈水平位，常因三角韧带牵拉而导致，见于旋前型损伤；如骨折线斜形或自胫骨下关节面内侧垂直向上，多是旋后损伤在距骨推挤作用下引起。

2）腓骨骨折：骨折线在下胫腓联合下方，一般为旋后内收型损伤。骨折线在下胫腓联合上0.5～1cm，多为旋前外展型损伤。骨折线在下胫腓联合上2.5cm近端，常为旋前外旋型损伤，且均合并下胫腓韧带断裂。诊断此型骨折应常规检查腓骨上端，必要时拍片确诊。腓骨外侧皮质碎裂，多为外展暴力所致；外侧皮质裂开、开口，常由内收暴力引起。

3）腓骨螺旋形骨折：骨折线自胫距关节水平、腓骨前侧，向其近端后方骨皮质延伸者，最多见于旋后外旋型损伤。此型骨折，在侧位X线片上，显示得较清晰。骨折线起自腓骨前缘而至远端后方骨皮质者，多见于旋前外旋损伤。

如高度怀疑内、外踝骨折而常规投照又辨别不清时，可加照内踝或外踝斜位片。应参考踝关节正侧位片。通过观察关节间隙的改变，有助于诊断合并的韧带撕裂，常需在麻醉后进行并与健侧相对照。外翻或外旋位前后投照，如踝关节内侧间隙增宽超过2～3mm，常提示有三角韧带和下胫腓韧带的断裂；内翻应力下的前后位投照，若距骨倾斜大于10°，应考虑外侧副韧带断裂。

（四）鉴别诊断

儿童期胫、腓骨下端独立的骨骺，以及成年时仍未愈合所形成的各种胫骨下骨、腓骨下骨及外踝部三角骨，均应与其相应部位的踝部骨折鉴别。这些病例均可有外伤、疼痛史，但无局部压痛，X线片示骨块边缘光滑，与邻近骨界限清晰，骨骺处还可见先期钙化带。我国元代危亦林曾较早地将踝部损伤分为内翻与外翻两大类型。(《世医得效方》) 由于分类依据不同，踝部骨折可有不同的分类方法。按骨折部位，分为内踝、外踝、双踝骨折；按骨折线形态，分为稳定性及不稳定性骨折；按照骨折的病因，又可分为外展、外旋、内收及垂直压缩性骨折。

目前，临床上较普遍接受的是Lauge-Hansen分类法，其将踝部骨折分为5类，分类名称的前半部分的含义是指受伤时足所处的位置，后半部分的含义是指外力作用的方向；每类又根据暴力大小及所导致的骨折程度不同分为相应的度，具体分类方法如上所述。各型踝部骨折中以旋后外旋型最常见，占50%～60%；其次是旋后内收型，占20%；旋前外展型与旋前外旋型合占20%。

（五）治疗方法

1 保守治疗

（1）手法整复　局部麻醉或腰麻。骨折类型不同，整复手法也不同。原则上先在足损伤位行顺势牵引，再于逆损伤位进行拔伸牵引，与此同时沿暴力作用的反方向采用端提按捺法进行整复。整复成功的关键在于对骨折损伤机制的彻底了解。具体复位手法如下。

1）旋后外旋型损伤：患者平卧，患侧跖屈。一助手站于患踝近端外侧，以肘勾住患侧膝后，另一手抱于膝前，作原位对抗牵引；另一助手站在患踝远端，握住患侧足跟及中足部，作拔伸牵引。术者立于患踝外侧，两手环抱踝周，拇指平持顶住外踝骨折远端外侧，余手指交叉置内踝上部。足端助手先置患足用力向内前上方推挤外踝骨折远端，余指经内踝部扳胫骨远端向外，形成内外对挤的力量，经此手法外踝分离移位即可矫正。维持此位置，术者再从踝内侧用拇指向外后上方推挤移位的内踝骨折远端，使之复位；如内踝骨折间隙较宽或复位后再移位，多为软组织嵌夹所致，可先用拇指在骨折间隙处作缓慢的上下推挤手法，待嵌夹物解脱后再行复位。合并的下胫腓分离一般会自动复位。若复位不理想，可在侧方移位矫正后，以两手掌掌根用力对挤下胫腓联合侧方，使之复位。如有后踝骨折或距骨后脱位，应在侧方移位矫正前进行复位。方法是持续牵引下，术者一手顶住胫骨上端前上方，另一手将跟部向前推挤，同时足端助手配合踝关节背伸，即可使之复位。

2）旋后内收型：患者体位、术者及助手位置同上。助手先置患足于内翻内收位顺势牵引，然后转外翻外展位拔伸牵引。术者以两拇指用力向内后上方推挤外踝骨折远端，矫正外踝移位；再于内侧用拇指向外前上方推挤移位的内踝骨折远端，使之复位。余处理同上。

3）旋前外展型：助手置患足于外翻位顺势牵引后，转为内翻位拔伸牵引。术者以两拇指向内上方推挤外踝骨折远端，使之复位；再于内侧用拇指向外上方推挤内踝骨折远端，矫正其移位。余处理同前。

4）旋前外旋型：方法同上。不同的是助手需置患足于外翻外展位顺势牵引后，转内翻内收位拔伸牵引。术者则用与旋后外旋型损伤相反的手法矫正内外踝骨折移位。

5）垂直压缩型：患者体位、助手与术者位置同上。根据伤时足所处的不同伸屈位，采用不同的顺势牵引和拔伸牵引。术者用手指或手掌进行挤捏合骨或采用错对捺正手法矫正骨折块侧方移位；后踝骨折的复位可参考旋后外旋型损伤的复位手法；胫骨下端前唇骨折与后踝骨折复位手法相反；如存在距骨前脱位，在踝关节中立位作相应的错对捺正手法。

（2）外固定

1）小夹板的规格：共5块，即内侧夹板、外侧夹板、后侧夹板、前内侧夹板及前外侧夹板等，以柳木或杉树皮制作为宜。各板长度依患者腿长而定，但固定时，其上端均应达胫骨结节下水平，前内侧与前外侧夹板下端达踝前两侧，其余夹板与跟后或侧缘相平，同时可根据固定位置适当缩短相应夹板。夹板宽度以小腿最大周径为依据，内外侧夹板为其1/6，后侧夹板为1/5，前内与前外侧夹板为1/10。前内与前外侧夹板厚度一般为0.25cm，其他夹板为0.4cm。所有夹板使用前均需火烤后塑形，使之与小腿及踝部形状相符合。

2）压垫的放置：

①中立位固定：在内、外踝侧部上方各放一塔形垫，以防止双踝受压；跟部两侧、内外踝下方一梯形垫，高坡在下，并在跟腱部衬一适当厚度的塔形垫，以保持踝关节于中立位。

②内翻位固定：内、外侧踝部及跟后压垫方法同中立位固定，再于外踝下方、跟骨外侧放一较厚的塔形垫，高坡在下，在踝前偏外置一薄平垫。

③外翻位固定：内外踝侧部及跟后压垫方法同中立位固定，再于内踝下方、跟骨内侧放一较厚的塔形垫，高坡在下，在踝前偏内置一薄平垫。

④跖屈位固定：在后侧跟腱部放一厚塔形垫，使跟骨结节离开夹板2～3cm。在踝关节前稍下置一平垫，其他压垫方法同中立位固定。

⑤背伸位固定：在跟骨结节部放一空心垫，在踝前上方置一较厚平垫，内、外踝侧部压垫方法同中立位固定。

3）固定方法：骨折复位且稳定的骨折，直接于中立位固定治疗，其他骨折需手法复位后再行固定。手法复位后，助手维持复位位置，术者按续增包扎法进行小夹板绷带固定，绑带捆扎顺序为先小腿三道后足底一道。

一般情况下，旋前外展型、旋前外旋型及旋后外旋型骨折固定于内翻位；旋后内收型骨折固定于外翻位。如存在胫骨下端前缘骨折并距骨向前脱位应在跖屈位进行固定；后踝骨折合并距骨向后脱位者固定于背伸位。根据受伤机制如需加强足旋转位固定，可在包扎夹板后，外面加用“8”字形宽胶布固定。对骨折不稳定、夹板不宜固定，可选用石膏托或骨型石膏固定，临床上往往习惯使用石膏固定。

4）固定时间：骨折位线好且稳定，于中立位固定6周，最后2周载石膏负重行走。所有非中立位固定者，应于4周后改为中立位固定，4～6周后去除外固定。

2　撬拨复位

（1）适应证

1）内踝骨折间隙软组织或肌腱嵌塞，阻碍手法复位或手法复位失败者。

2）后踝骨折骨折块较大，手法复位不能达到良好的复位者。

（2）操作方法　局部麻醉或腰麻，严格无菌操作条件下进行。一般以斯氏针作穿刺针，也可用特制的穿刺。

1）内踝骨折：患者平卧，髋外旋，使患侧内踝在上。取内踝尖后1.5cm为穿刺点，术者在皮肤表面手指导引下，用一斯氏针经皮向骨折间隙处刺入，如有落空感揭示针端已进入骨折间隙。此时，用针尖在骨折间隙内由前及后向外拨动，以解脱骨折间隙的软组织嵌塞；如有肌腱嵌塞，施以挑拨手法。嵌塞物解脱后，术者再以拇指于内踝前下方向后方推送骨折的远端，使之复位。

2）后踝骨折：患者侧卧，于跟腱外侧、胫骨下关节面上4cm处，作一5cm长的纵行切口，在电视X光机监视下，将一斯氏针经切口穿至后踝骨折块中上部表面，也可刺入骨质内。用力顶针体，使后踝骨折块向远端移动，直至电视X光机显示骨折块已解剖复位。

3　经皮穿针内固定

（1）适应证

1）骨折块较大的内、外踝横断形骨折。

2）内、外踝斜形或螺旋形骨折手法复位夹板固定易再移位者。

3）后踝骨折手法复位后易再移位，或经撬拨复位的后踝骨折。

（2）操作方法　均在麻醉及严格无菌操作条件下进行以克氏针或长螺钉作固定物。

1）内踝骨折：手法或撬拨复位后，维持复位位置。在内踝尖前、后骨性凹陷处沿内踝纵轴经皮分别穿入一克氏针，踝前针略朝后，踝后针偏前进针，二者交叉贯穿骨折端，至骨折端上1.5～2cm止，针尾预弯、剪断，外留0.5cm，也可用巾钳挑起针孔周围的皮肤，另针尾埋植皮下。注意踝前针尾应弯曲向前，踝后针尾弯曲向后，以防压迫皮肤，引起坏死。如用螺钉内固定，应取内踝尖小纵切口，逐层切至骨质，沿内踝纵轴固定。

2）外踝骨折：具体操作方法同内踝骨折。最好在电视 X 光机监视下操作，以保持踝 10°~15°的倾斜角。如外踝为斜形或螺旋形骨折而难以贯穿骨折端固定，或合并下胫腓分离，可用一长螺钉将外踝骨折远端固定于胫骨下端。

3）后踝骨折：手法或撬拨复位后，维持复位位置。于跟腱外侧、胫骨下关节面上 2cm 处，在电视 X 光机监视下，分别将 2 枚克氏针经皮穿入，呈交叉状固定骨折端。

4 功能锻炼

骨折固定后，在抬高患肢的同时，即可作轻微的足趾屈伸活动。伤后 2~3 周内，疼痛渐减轻，可进行小腿肌肉的舒缩活动及轻度的踝关节屈伸。3 周后踝关节在屈伸锻炼的同时，可进行一定的旋转活动。夹板去除后，开始扶拐下地作不负重行走练习，同时应配合搓擦舒筋、按摩、理疗等，直至骨折愈合方可弃拐。

5 手术疗法

（1）适应证

1）内踝骨折手法复位失败，或复位后不稳定，或需修补三角韧带断裂者。

2）外踝骨折手法复位不能达到解剖复位，或复位后不稳定者。

3）累及胫骨下关节面超过 1/4 的后踝骨折。

4）合并严重的下胫腓分离，或内外踝骨折整复后存在下胫腓分离而经手法复位仍不理想者。

5）严重的开放性骨折。

6）陈旧性骨折而难以手法复位者。

（2）操作方法

1）最好伤后 6~8 小时内进行。若软组织状况差，待组织情况改善后进行，一般 4~6 天。有明显水肿或水疱存在，应在局部软组织水肿或水疱消退后进行。

2）外踝及腓骨干的处理：重建外踝结构应视为治疗踝部骨折的关键。手术重点是保持外踝正常外倾角、防止腓骨短缩和旋转。外踝或腓骨干骨折移位手术整复后，距骨将随之复位，因下胫腓后韧带和横韧带的牵拉，后踝骨折片有时也可自动复位。外踝用加压螺丝钉、张力带钢丝或 1/3 环形钢板内固定。腓骨干骨折以钢板为内固定物。腓骨颈骨折合并下胫腓联合部分离，若有短缩、重叠，只需恢复下胫腓联合的结构，使踝穴恢复正常，腓骨颈骨折可自行恢复，不需切开复位。陈旧性骨折，行腓骨截骨延长术，缺损处植骨，用钢板螺丝钉固定。

3）内踝的处理：应解剖复位，恢复内踝与距骨的正常间隙，保持内踝原有的平滑关节面。必要时同时修补断裂的三角韧带。骨折块较大者，用加压螺钉固定。骨折片较小或骨质疏松者，用张力带钢丝固定。粉碎性骨折可用多根钢针固定。

4）后踝的处理：应在其他骨折固定前进行，否则因胫距关节分离困难而影响复位。可用一螺钉经前方、后方或后外侧切口固定，一般后外侧切口较其他切口可提供更可靠的复位和固定。

5）下胫腓联合分离的处理：内外踝骨折移位整复后，如仍存在明显的下胫腓分离，应进行手术固定，此往往是手术成败的关键。先缝合修复下胫腓韧带，然后用一枚长螺钉，由腓骨外侧皮质，在踝关节水平面上，向上呈20°斜穿下胫腓联合，直达胫骨内侧皮质，将腓骨固定于胫骨的腓切迹中。

6）垂直压缩型骨折的处理：手术的目的是恢复踝关节关节面尤其是胫下关节面的完整。较小骨片、固定困难者，可予以切除；关节面塌陷，可用骨凿撬起，遗留的缺损用松质骨充填植骨。严重粉碎性骨折，整复困难，可考虑踝关节融合术。

7）开放性骨折的处理：彻底清创，凡无新鲜渗血的挫伤皮缘应予以果断切除，疏松缝合，力争早期关闭切口，所遗留的创面植皮覆盖。较大伤口关闭困难者，也可行延迟初期缝合。内固定物以螺钉或克氏针为佳，严重的创伤应使用外固定支架治疗。

8）陈旧性骨折：应积极进行治疗。无关节面严重破坏者，争取在伤后6个月内进行手术，超过6个月也可手术治疗。一般行踝关节调整术。如患踝伤后已愈6个月，亦可考虑踝关节融合术。手术时需切除胫腓下关节及踝关节内侧间隙内的瘢痕组织，固定下胫腓联合，恢复外踝解剖位置及长度。不论受伤时间，若已出现骨性关节炎而行走疼痛或困难者，应采用踝关节融合术。

6 踝关节融合术

（1）适应证

1）严重粉碎性骨折内固定困难者。

2）已有严重创伤性关节炎的陈旧性踝关节骨折。

（2）操作方法

1）硬膜外麻醉或腰麻。取踝前外侧纵行切口，逐层切开，注意保护足背动脉、静脉及腓神经的外侧皮神经。暴露踝关节前方关节囊，切开关节囊后，剥离胫骨下端骨膜，凿除胫骨下端关节面与距骨上关节面的关节软骨和纤维组织。

2）在胫骨前下方凿一长条骨块，并使之向下滑入距骨颈预先凿好的骨槽内。再将足背伸，使距骨和胫骨相对关节面紧密接触，再用两枚螺钉将滑动骨条分别固定于距骨下端及距骨。术后石膏靴固定踝关节于功能位。

二　距骨骨折

距骨俗称“马鞍骨”，居双踝之间，跟骨之上，具有向足部传导身体重力的作用，可分为头、颈、体三部。前端向前内的半球形隆起为距骨头，与舟骨的相应关节面组成距舟关节，头后缩细处即距骨颈，颈后是较大的距骨体。距骨体有上、内、外关节面，作为一整体与踝穴相关节。其下面为前、中、后三个小关节面，分别与跟骨上相应的关节面构成距跟关节。距骨体切面呈楔形，前宽后窄，踝背伸时，较宽的前部进入踝穴，距骨较稳定，无侧向活动能力；踝跖屈时，较窄的后部进入踝穴，允许距骨作轻微的摇摆活动，此时距骨存在相对不稳定，易发生损伤。

距骨骨折临床上较少见，然而一旦发生骨折，可引起距骨血液供应障碍，导致严重后果。这主要是因为距骨无肌肉附着，其营养血管多在距骨颈周围进入，而距骨骨折极易引起这些血管损伤。在治疗距骨骨折时，要求采取适当措施，以防止距骨体缺血性坏死的发生。

（一）病因病机

距骨骨折几乎皆由间接暴力所致，常见于高处落下，地面的反冲暴力经跟骨传导作用于距骨，使距骨在跟骨与踝穴间被挤压。根据伤时踝部所处的位置，可将距骨骨折的伤力分为如下两种：

1 踝背伸外翻暴力

见于自高跌下，呈踝伸位着地，也可见于汽车驾驶员脚踩刹车或减速器时发生撞车。胫骨下端前缘如斧刃样自上而下楔入距骨颈，使距骨颈发生垂直方向的骨折。如暴力较大，踝呈过度背伸位，足跟后部着地，距骨颈产生骨折后，距骨体被嵌在踝穴内，身体重力经胫骨下端使踝穴连同距骨体向后下移位；因距下关节后方韧带断裂，跟骨与距骨头则向前上方移位，产生距下关节脱位，骨折间隙变宽。如暴力继续，整个距骨体将脱出踝穴，移至踝关节内后侧。暴力作用消失，向后移位的距骨体可借软组织的弹性而自行复位，但距骨体前方则被载距突绞锁，不能复位，而脱出至踝穴后方，造成距骨体后脱位；转向后内侧的距骨滑车，紧贴内踝下皮下，可致皮肤压迫坏死，也可引起距骨缺血性坏死。

2 踝跖屈内翻暴力

见于自高坠下，踝呈跖屈位着地，由于距骨体骨质较坚硬，且大部分处于踝穴中，此时距骨不易骨折，故临床上此型骨折较少见。自高跌下，足呈90°位或跖屈位着地，踝关节承受向后脱位的倾向力，胫骨下端后缘冲击距骨体，可造成距骨体骨折，多为劈裂形或粉碎性，常伴关节脱位，骨折移位情况则与距骨颈骨折合并距骨体脱位类似，但其可为开放性。距骨体后缘撞击或距腓韧带牵拉撕脱也可引起距骨后突骨折，常无移位或向后、上方稍移位。如前足着地，暴力沿舟骨传至距骨，可造成距骨头骨折，多移位不大。

（二）临床表现

伤后患者踝下剧烈疼痛，不能站立，踝关节活动障碍，随即出现踝部瘀肿，有时可见踝关节畸形。检查踝部肿胀，常出现青紫色瘀斑，有时可见异常骨性隆起。压痛部位多较弥散，跟下叩击痛，被动活动踝关节疼痛明显加重。常可在踝前或踝后触及移位的骨块，如距骨颈骨折合并距骨体后脱位还可在踝内侧稍后摸到移位的距骨体。

（三）诊断要点

1 病史及表现

有明显外伤史，踝下疼痛，踝部肿胀，跟下叩击痛，可触及距骨异常活动。

2 X线表现

（1）踝部正、侧位平片能清楚地显示距骨骨折。

（2）距骨体骨折表现为距骨体压缩、塌陷，滑车后部关节面下陷呈阶梯状，骨折线可为纵行、斜形或粉碎性，一般有骨折移位。

（3）严重者常有骨折端分离及距骨后、内脱位，此时骨折线常位于颈、体交界处。距骨颈骨折的骨折线多纵行，部分可至距骨体累及距下关节，距下关节可呈脱位或半脱位，但距骨头与骰骨的关系正常，严重者整个距骨体向后内侧脱位。

（4）距骨外突骨折常于正位片上显示较清晰，骨折线为水平位，骨片常下移。

3　鉴别诊断

（1）距骨二次骨骺或三角骨可被误诊为距骨骨折，在诊断距骨骨折时，应予以鉴别。

（2）二次骨骺常于八九岁时与距骨体融合，不融合者成为三角骨，但二者依距骨后下侧或前上侧，边缘清晰、光滑，且左右对称。

（3）必要时拍摄对侧侧位X线平片，有助于鉴别。

4　辨证分型

按照骨折的部位及移位情况，一般将距骨骨折分为4类。

（1）距骨头骨折　较少见。

（2）距骨颈骨折　多见，分3型。

Ⅰ型：无移位或轻度移位。

Ⅱ型：合并距下关节脱位或半脱位。

Ⅲ型：合并距骨体脱位。

（3）距骨体骨折　较少见，可为劈裂形或粉碎性骨折，常并发关节脱位。

（4）距骨后突骨折　多为撕脱性骨折。

（四）治疗方法

1　保守治疗

（1）手法整复　患者仰卧，在麻醉或腰麻下，针对不同类型的骨折，采用不同的整复手法进行整复。

1）距骨颈骨折：合并距下关节脱位者，患足伸出床头外，并在膝下垫一厚枕，使之呈30°屈曲位。一助手双手握患肢小腿下段作对抗牵引，另一助手一手握患足跖部，一手握跟部，沿小腿纵轴行拔伸牵引，以松弛骨折周围软组织，加大踝部各关节间隙。约1min后，助手再置踝关节于15°跖屈位进行拔伸牵引，牵引的同时，远端助手向后偏上方推送前足，并配合轻度的摇晃和旋转手法。术者则用两拇指在踝前向后下方按压推挤骨折远端，使之与距骨体相对合。此时，距下关节可随之自行复位，无需特殊处理。合并距骨体后脱位者，患者体位同上。助手置患足于踝背伸、外翻位拔伸牵引，以加大踝后内侧关节的间隙，解除距骨体与跟骨载距突间的绞锁。然后，术者以两拇指向前外挤捺推顶后内脱位的距骨体，同时助手配合轻度的踝关节摇晃伸屈手法。距骨体滑入踝穴后，助手再于踝跖屈位向后推送前足，令距下关节复位。

2）距骨体骨折：患者体位如上。复位手法与距骨颈骨折并距骨体后脱位相似，但助手需置踝关节于背伸位拔伸牵引，同时术者从踝关节后内（或外侧）推挤移位的骨折块。

3）距骨后突骨折：患者体位及牵引方法同上，术者以两拇指分别由跟腱两侧向前下挤压、推顶上移的骨折片，使之复位。

（2）固定

1）小夹板规格：共5块，规格同踝部小夹板，但内、外、后侧夹板的长度均应达足底侧缘，同时准备一适当规格的超踝夹板。

2）压垫的放置：距骨颈骨折合并距下关节脱位者，压垫的目的是固定后能保持踝关节于稍跖屈、外展位，具体压垫方法可参考踝关节骨折部分，但后侧夹板固定垫应上移少许，以防止距下关节再移位。距骨颈骨折合并距骨体后脱位者，前侧两夹板下端抵足背，并在其下端近踝关节处各加一平垫；踝后在相当于后移的距骨体处置一较厚塔形垫；内踝后放一平垫。距骨体、距骨头、距骨后突骨折者，复位后多较稳定，可参照踝部骨折中立位压垫法，进行超踝固定。

3）固定方法：骨折整复后，维持患足于复位后位置，用小腿超踝小夹板加超踝托夹进行固定。距骨颈骨折合并距下关节脱位者，先固定夹板、托夹，再用5cm的长胶布条，在前足底趾根部，经足背交叉呈“∞”字，拉紧后粘贴于超踝托夹上，使踝关节于跖屈、轻度外展位。8周后，改中立位固定。其他类型骨折，皆一次固定于中立位。

4）固定时间：无移位的骨折固定5~6周；距骨颈骨折并距下关节脱位或距骨体后脱位，一般固定8~12周。夹板去除时间取决于骨痂生长情况，如有大量骨痂生成即可去除固定。

2 药物治疗

距骨骨折易导致距骨体缺血性坏死，故在治疗期间，除按骨折三期分治外，在骨折中后期，应大力给予补气血、养肝肾之剂。骨折早期，瘀肿较重者，外敷奇正消痛贴、弃杖散或截血膏，内服接骨七厘片、一盘珠汤或复元活血汤加减。骨折中期内服筋骨痛消丸、八厘散、接骨丹或牡丹皮汤。骨折后期根据不同证候，辨证调治，同时需加强中药熏洗。

3 功能锻炼

固定后早期可进行非固定关节的活动，但患足不可负重，以免影响愈合。无移位骨折每日拆开足部托夹作适当的功能锻炼，有移位者固定6周后，定期拆开托夹作踝关节轻微伸屈活动，如搓擦舒筋等。夹板完全去除后，逐步进行借拐的功能锻炼。

4 手术治疗

（1）切开复位内固定

1）适应证：

①距骨颈骨折合并距下关节脱位或距骨体后脱位经手法复位失败后10天，估计手法复位困难者。

②存在较大移位的距骨颈粉碎性骨折。

③伤口较大的开放性骨折，彻底清创后，可将骨折复位，同时进行内固定。

④陈旧性距骨骨折畸形愈合合并创伤性关节炎或距骨体坏死者。

2）操作方法：硬膜外阻滞麻醉。手术过程中应注意，不可过多地剥离距骨周围的关节囊，也不要轻易断离与骨折块相连的关节囊和韧带组织，以免引起距骨供血障碍；开放性骨折应彻底清创并切除坏死的组织。

①距骨颈骨折合并距下关节半脱位：患者仰卧，置伤足于外旋位。取踝前内侧切口，起自踝关节前上方，向前、下弯曲，止于舟骨内侧，长约7cm。逐层切开皮肤、皮下组织，将胫后前肌腱向后侧牵开，打开关节囊，锐性剥离骨膜，暴露距骨头与距骨颈部，清除游离的碎骨片，修正骨折面，解脱骨折端嵌入的软组织。再置踝关节于跖屈位，配合手法将前足向后推送，或加用骨膜剥离器撬拨距骨体，使之与颈部对合。用巾钳维持二者对

合位置，取一枚松质骨螺丝钉，沿距骨颈前内向后外，经骨折端与距骨体部固定。术后短腿石膏固定于中立位。

②距骨颈骨折并距骨体后脱位：患者体位同上。取踝内后方纵形切口，长约8cm。游离胫后肌腱、神经及血管，保护后向后牵开，暴露脱位的距骨体及跟骨后内侧。将前足向前拔伸牵引后，背伸、外翻踝关节，推挤或撬拨距骨体。距骨纳入踝穴后，再置踝关节于跖屈位，维持复位位置，用一枚长螺钉由距骨体后方向前，经骨折端钻入距骨头部固定。手后外固定同上。

（2）胫距及胫跟关节融合术

1）适应证：

①严重的距骨体粉碎性骨折。

②移位较大的陈旧性距骨颈骨折。

③距骨缺血性坏死。

2）手术方法：硬膜外麻醉或腰麻。踝前纵行切口，起自踝关节上5cm、胫骨嵴内侧，至距舟关节处。逐层切开皮肤、皮下组织，将腓浅神经皮支向外侧牵开，切开深筋膜及小腿横韧带，向内侧牵开胫前肌，将胫前血管及腓神经拉向外侧，切开前部关节囊，跖屈踝关节，暴露骨折端，清除关节内碎骨片。在胫骨下端前部纵向凿一2cm×6cm~2cm×8cm的长条骨块，推移此骨使其下端1.5~2cm滑入预先凿好的距骨颈部骨槽内。维持骨条位置，用两枚螺钉将其固定在胫骨上。冲洗伤口后，再将髂骨嵴上取下的松质骨骨片植入条状骨块周围，逐层缝合切口。术后石膏夹固定，4~6周后改为石膏靴固定。

5　并发症及处理

（1）距骨体缺血性坏死　距骨供血系统损伤所致，以距骨颈骨折最为多见，其中Ⅰ型至Ⅲ型的坏死发生率逐渐增加，发生率取决于距下关节与距骨体脱位的程度、治疗方法是否适当及复位技师的优劣。伤后定期复查X线片，能及时发现并做出距骨坏死的诊断。如伤后6~8周距骨体软骨下有X线透亮区，提示有血供存在，一般不会发生缺血性坏死。良好复位和固定，适时负重，及必要的中药辅治，是预防此症发生的关键。距骨已塌陷变形，并继发创伤性关节炎者，可考虑关节融合术。

（2）创伤性关节炎　可发生于踝关节，也可发生在距下关节。发生率仅次于距骨体缺血性坏死。如只有疼痛、关节活动障碍，而X线片无阳性改变，应适当延长固定时间，同时加强中药熏洗；距骨塌陷变形并距骨体缺血性坏死，应进行距跟或胫距关节融合术。

（翟羽东　李宏兴）

三　足舟骨骨折

足舟骨古亦称之为“下力骨”，居距骨头、楔骨与骰骨之间。其状前凸后凹，内侧面有圆形隆突即舟骨粗隆，为胫骨后肌腱附着处；外侧面有不恒定关节面，与骰骨相关节。

足舟骨骨折较少见，好发于青壮年。由于足舟骨居内侧纵弓顶部且其背面仅有较薄弱韧带附着，故足舟骨骨折时常合并背侧韧带损伤。

（一）病因病机

（1）直接暴力和间接暴力均可引起舟骨骨折，见于砸伤、压伤、挤压伤和扭伤等；间接暴力多为撕脱外力。

（2）足居跖屈位，重物打击或车轮压轧足背偏内，可导致舟骨背侧缘骨折或舟骨粉碎性骨折，前者多表现为裂隙骨折。

（3）足部遭受强烈跖屈暴力，也可导致舟骨背侧缘骨折，但一般表现为小片撕脱骨折。

（4）足部遭受突然外翻暴力或猛烈跖屈、内翻患足，可引起舟骨结节撕脱骨折，常无移位，青年人多见。

（5）前足强力背伸，舟骨在距骨头和楔骨挤压作用下，可导致水平或横断骨折，背侧骨折块一般较大且有背侧移位。因该骨折仅有少许未撕裂韧带附着，血运极差，易发生缺血性坏死，晚期可发生创伤性关节炎。

（6）舟骨骨折可发生在舟骨背侧，也可发生在舟骨结节及舟骨体等不同部位，以背侧缘骨折最常见。

（二）临床表现

伤后患足局部疼痛，尤以舟骨横形骨折疼痛较为剧烈，稍后出现肿胀，局部皮下常出现青紫瘀斑，检查局部肿胀、压痛，舟骨背侧缘骨折多于足背皮下触及骨性隆起及异常活动；舟骨结节撕脱骨折可有结节部隆起，明显压痛；舟骨横形骨折常表现为局部显著隆起，第1~3跖骨纵向叩击痛，被动内翻或外翻患足可诱发剧痛，患足不能负重。

（三）诊断要点

1 病史及表现

（1）重物压轧或足强力扭伤史。

（2）局部疼痛，患足负重时加重或不能负重。

（3）足背肿胀，偏内侧明显压痛，第1~3跖骨纵向叩击痛。

2 X线所见

常规拍摄足正、侧位X线平片，必要时可加拍舟骨斜位片。如需与其他跗骨骨折鉴别，可于内翻位投照。背侧缘骨折于侧位片上显示较清晰，舟骨体骨折及结节撕脱骨折一般无移位。

3 鉴别诊断

舟骨结节撕脱骨折及陈旧性骨折需与可能存在副舟骨鉴别，后者多存在于双侧，圆形或椭圆形，对足舟骨边缘平整、光滑，可有疼痛史，但无外伤史，亦无局部骨折征象。

（四）治疗方法

1 保守治疗

（1）手法整复　舟骨骨折经手法整复，需在局部麻醉下操作。一般可获得良好复位。

1）背侧缘骨折：助手握患者前足作跖屈位拔伸牵引，术者双手握患足踝部进行对抗牵引。同时用双拇指按捺移位之骨块，使之还纳。

2）挤推移位骨块，使之复位。

3）足舟骨横形骨折：助手一手握患足足跟，一手握足前部作跖屈、外翻位拔伸牵引，加大距骨头与楔骨间距。术者用双拇指向下向外按捺推挤移位的骨块，至足背局部平整。

（2）固定

1）无移位骨折或移位较小的稳定性骨折，直接用足底托板固定患足于中立位。严重移位者，手法复位后，用足底托板加足背宽扇形夹板固定，也可用短腿石膏固定。足底托板大小与足底相等，足背宽扇形夹板用杉树皮或硬纸板制成，长度以不超过足趾为度，宽度前足侧缘。患侧足底垫一足托，足背相当于移位骨块处置一小平垫，上覆扇形夹板，然后用2cm宽的胶布粘贴固定，绷带绑扎。

2）背侧缘骨折将患足固定于中立位；结节骨折用铁丝夹板固定患足于跖屈、内收、内翻位；舟骨横形骨折将患足固定在跖屈、外翻位，3周后改中立位固定。

2　药物治疗

固定期间外敷弃杖散或接骨膏，解除固定后加强熏洗。若患足早期血瘀较重，可内服复元活血汤加减，中期内服八厘散或接骨丹，后期以滋补肝肾方剂为主。

3　功能锻炼

骨折整复固定后，早期进行非固定关节自主锻炼，但患足禁止过早下地负重行走。一般4~6周去除外固定后，扶拐下地练习不负重行走。如X线片证实骨折临床愈合，可循序渐进地进行负重行走，此时应穿有足弓垫的矫形鞋，以防足弓下陷。内固定钢针一般4周后拔除，拔除后仍需保持外固定3~4周。

4　手术治疗

骨折块较大的背侧缘骨折及水平横断骨折，如移位严重，难以手法整复、牢固固定，或手法整复后失败，可在严格无菌操作条件下，用2枚克氏针经皮穿刺交叉固定，钢针应贯穿两骨折块并固定于邻近骨骼，针尾预弯留置皮下。较复杂的粉碎性骨折可考虑切开复位螺钉内固定。术后石膏靴或石膏夹外固定。

四　跟骨骨折

跟骨可分为三部：前部有关节面，与骰骨相关节，其内上方骨突为三角韧带附着处。中部即跟骨体，上有前、中、后关节面，后关节面最大，沿纵轴凸起，中关节面呈凹面，前关节面位于中关节面前外侧，后关节面与中、前关节面以跟骨沟相隔，三者作为一整体与距骨相应关节面构成距下关节。其中，距下关节前中关节面部与距舟关节共处同一关节囊内，合称距跟舟关节；后关节面部则有独立的关节腔。跟骨后部为较短而肥厚粗涩的跟结节，其下部有跟腱附着。此外，前、后关节面下方，压力骨小梁汇聚，通常称丘部；跟骨内前部的载距突承接距骨颈，上附坚强的跟舟韧带，下有拇长屈肌肌腱通过，可支持距骨头，承担重量；滑车突居跟骨外侧，下有腓骨长肌腱绕过。跟骨是跗骨中最大、最强壮的骨骼，行走时可承担身体重力的50%；但主要由松质骨组成，除结节部及跗骨窦处的皮质较厚外，跟骨周围仅有一层较薄的皮质骨包绕，故跟骨骨折常为压缩性。跟骨骨折常见，约占跗部骨折的60%，其中60%~70%为关节内骨折，10%~20%发生在双侧，男性约占75%。

（一）病因病机

直接暴力和间接暴力均可造成跟骨骨折，常因高处跌落，足跟着地所致，少数与肌肉、肌腱强力收缩有关。通常根据暴力作用机制，将跟骨致伤暴力分为以下三种。

1 垂直压缩力

高处坠落，以足跟垂直着地，距骨下传的重力和足跟撞击地面产生的反冲力集中作用在跟骨上，使之受挤压而发生压缩、断裂或劈裂，表现为跟骨体骨折、丘部横形塌陷骨折或跟骨结节骨折。轴向负荷作用时，距骨前外侧突首先被楔入十字角，形成由外向内走行的骨折线，并可继续劈裂中关节面与上内侧骨块。内侧骨块通常由后关节面一部、中关节面及跟骨内侧壁组成。由于跟骨内侧的距跟韧带及骨间韧带非常强壮，不易撕裂，骨折后内侧骨块可一直与跟骨保持联系，无明显移位；外侧骨块则因缺乏这种联系而处于嵌塞状态，其常向跖侧旋转移位，由此产生后关节面的台阶征。在跟骨外侧壁，典型骨折线形状为倒置“Y”形。其后支走向不一，舌形骨折呈水平走向，关节压缩性骨折走向垂直。如外侧壁碎裂并向外移位，则引起跟骨长轴短缩及形状改变。跟骨前外侧可产生一特征性的三角形骨块，骨块由坚厚的皮质骨组成，多数情况下可包括整个跟骰关节面，骨折线由跟、骰关节指向十字角。

2 剪切力

高处坠落，踝部呈外翻或内翻位着地，身体重力经距骨内侧缘或外侧缘作用于跟骨，使跟骨在剪切暴力作用下发生骨折，此暴力作用时多有压力参与。原发骨折线常为两条，其位置取决于伤时足所处位置。后足内翻骨折线偏内，载距突承受距骨下内侧缘冲击力可形成载距突骨折，严重者伴丘部和后关节面骨折；后足外翻，骨折线偏外，跗骨窦底部承受距骨下外侧缘楔入力，可将后关节面劈裂成前内侧和后外侧两部，随着暴力作用方向、轻重程度不同，原发骨折线可向不同方向延伸，形成形态不同的继发性骨折。如骨折线向前延伸，可累及前关节面与跟骰关节面。前关节面与距骨联系较密切，一般无移位。跟骰关节面通常移位1~2mm，有时可见撕脱骨折。

3 扭转力

多为腓肠肌强力收缩所引起，如处在跖屈位的足踝部突然遭受到背伸暴力或急骤的起跳动作，跟腱受到强力牵拉，常发生跟骨结节撕脱骨折。偶尔由韧带或其他肌肉牵拉引起，如足突然强力内翻、内收和跖屈，牵拉三角韧带或趾短伸肌，可导致其跟骨附着部撕脱骨折（跟骨前突，骨折或趾短屈肌撕脱性骨折）。

（二）骨折类型

根据骨折具体部位、骨折线是否波及跟距关节与骨折线形态，跟骨骨折可作如下分类。

1 未累及跟距关节的骨折

(1) 前端骨折，包括累及跟骰关节面者。

(2) 载距突骨折。

(3) 结节骨折，包括纵形、横形及结节内外侧骨突骨折。

(4) 体部关节外骨折。

2 累及跟距关节的骨折

(1) 丘部骨折，包括无移位的骨折、舌形骨折及半月形骨折。

(2) 外侧跟距关节面塌陷骨折。

(3) 全部跟距关节塌陷骨折。

(三) 临床表现

高处跌落或急骤起跳后，跟部剧烈疼痛，不能以后足负重，行走时疼痛明显加重。检查跟部肿胀、压痛或挤压痛，常见瘀斑。严重挤压者可见跟部变宽或增厚，高度降低，压痛点与骨折具体部位及其严重程度有关。前突骨折于外踝略前方压痛，被动内翻、跖屈患足可使疼痛加剧。载距突骨折的压痛点居内踝下方，足内翻或拇指背伸可使疼痛加重，严重者足呈内翻外观。结节骨折表现为足跖屈力减弱或消失，踝背伸时疼痛加重。横形骨折还可在跟后上部触及后突的骨折端，严重者可摸到翻转的骨折面。骨突骨折踝关节活动受限较小，但局部压痛明显，足跟负重时疼痛加重。累及跟距关节者，跟部肿胀较重，后足内、外翻疼痛均加重，足弓塌陷或消失，足跟增宽，外踝下方正常凹陷消失，内、外踝尖与足底的距离明显缩短。

(四) 诊断要点

1 外伤史及表现

(1) 高处跌落或急骤起跳史。

(2) 跟部疼痛，不能以后足承重。跟骨局部压痛或挤压痛，跟部肿胀、瘀斑或畸形。

2 X线表现

(1) 常规拍摄跟骨侧位和轴位片。

(2) 跟骨结节关节角，即在侧位X线片上，跟骨结节最高点与后关节面最高点的连线，同跟骨前突最高点与后关节面最高点的连线之间的后方夹角，是跟骨形态及跟距关系的重要标志，正常为20°~40°，一般约35°，双足相差不大于3°。

(3) 跟骨压缩骨折时，结节上移或关节面向下变位，此角减小、消失或出现负角。轴位片用来观察关节面及跟骨高度减低、宽度增加和结节部骨块角度的变化。

(4) 足正位片也可显示跟骰骨关节面是否骨折及跟骨外侧壁是否隆起；安氏位有助于观察载距突。

(5) 自高跌下所致的跟骨骨折尤其发生在双侧者，常合并其他骨折，如胸腰段脊柱骨折、骨盆骨折、颅底骨折及下肢其他骨折等。故在诊断时，应注意观察，必要时行X线检查。同时，在诊断这些骨折时，也要常规检查跟部，防止遗漏跟骨骨折。

3 鉴别诊断

（1）跟骨上关节面侧缘的二次骨化中心常被误诊为骨折片，但此骨化中心除具有一般骨骺特点外，通常在足正位片上不显示，可资鉴别。

（2）腓骨长肌腱的籽骨在侧位片上似撕脱骨折，但其形状细长，两端光滑，正位片不显示。

（3）跟骨载距突的侧位投影极似跟骨关节面骨折，也需与跟骨骨折鉴别。

（五）治疗方法

1 保守治疗

（1）手法整复 局部麻醉下进行不同部位的骨折采用不同的复位方法。

1）载距突骨折：患者平卧，助手一手握患足前部，另一手握拇趾，先行拔伸牵引，再置拇趾于屈曲位牵引，以松弛拇长屈肌。术者双手反向环握患足踝部作原位的对抗牵引，在助手置拇趾于屈曲位牵引的同时，以双拇指在内踝下方向外上推顶按压移位之骨块，使之复位。此时助手可配合轻微的前足内旋手法。

2）结节骨折：患者俯卧，小腿及踝前垫一软枕，使患侧膝呈半屈位。助手双手固定小腿中下段，术者双拇指分别置骨折块近端两侧，余手指置足背中部并后扳，使踝关节呈极度跖屈位。最后，术者用双拇指向下推顶按压上移的骨块，迫其复位。如因骨折块嵌入跟腱或骨折端嵌插而致复位困难，可先弹拨跟腱或行骨块的摇晃手法，待嵌插解除后，再依上法复位。

3）体部关节外骨折：患者体位同上。一助手用双手握小腿中下段作原位对抗牵引，另一助手双拇指置跟骨结节部，其余手指置足背中部，使踝关节成极度跖屈位，进行拔伸牵引。术者双手交叉，两掌根相对置跟部两侧，并用力对挤，恢复跟骨正常宽度。同时，用两拇指叩住骨折块近端并向下用力推挤，以恢复结节关节角，直至骨擦感减弱或消失。因骨折端嵌塞而复位困难者，可在结节部由内及外横穿一骨圆针，辅助拔伸牵引，再行复位。

4）累及跟骰关节面或合并距舟关节半脱位的骨折：患者平卧，助手双手固定患侧踝部，术者一手置患足外侧跖跗关节部，一手置内踝稍前，作前足内收、内移的两点捺正手法。此可使跟骰关节外移的骨块和向外脱位的距舟关节一并得到整复。

5）丘部塌陷骨折：患者平卧，助手握患侧小腿中下段，置于90°屈曲位行原位对抗牵引。术者用双手掌及交叉的手指环握踝前、跟骨两侧及结节部，向后作大力拔伸牵引，同时施以内外翻摇晃手法，然后再用力挤压跟骨两侧，直至骨擦感消失。

6）跟距关节外侧塌陷骨折：首先使后关节面骨折复位，具体手法同丘部塌陷骨折。然后，置踝关节于外翻位，在外踝下方，用拇指或手掌用力按压外移的外后侧骨块，此时移位的骨块、跟距关节一般均可得到复位。

（2）撬拨复位

1）适应证：

①丘部塌陷骨折手法复位困难或复位失败者。

②手法复位失败的结节骨折。

2）操作方法：均应在麻醉后，严格无菌操作下进行。操作器械包括导引针和拨骨针、三棱针或骨圆针制成，也可直接使用骨圆针或克氏针。

①结节骨折：在跟部内侧相当于骨折间隙水平刺入拨骨针。如为有骨折端嵌插的纵形骨折，将嵌插撬拨分开。如为有软组织嵌入的横形骨折，则将软组织挑开。骨突骨折常在骨折间隙处刺入拨骨针，将嵌入其间的骨片拨出。最后，施以推挤按压手法或用拨骨针顶推骨块，使之复位。

②丘部塌陷骨折：患足在上侧卧位。在跟骨结节后上部，沿跟骨长轴向前下穿入一骨圆针或克氏针，向后下牵拉上移的结节，恢复结节关节角下部的正常位置。再取跟骨后方偏外为进针点，将导引针针尖向前下略偏内进针，如有落空感，说明针尖已进入骨折间隙。缓慢退出导引针，改用拨骨针，由原针道进入。然后在X线监视下，使拨骨针尖端定位于骨片下方。如为横形塌陷骨折，针尖应抵至骨片中下部；若有骨片向下翻转，针尖应至其前下端少许。最后，进行撬拨，使骨片向上抬起复位。撬拨复位后，保持牵引针及拨骨针位置。助手两掌根相对挤压跟骨两侧，恢复跟骨正常宽度。跟距关节外侧塌陷骨折也可首先应用拨骨术撬拨后关节面骨片，复位后再配合手法矫正其他移位。

3）固定方法：根据骨折类型及骨折端是否稳定，选用不同的固定方法，常用的固定器材有足部托夹铁丝夹板及短腿石膏等。骨折位线好、未波及跟距关节面的跟骨骨折或经关节面的裂隙骨折，不需进行复位，直接固定伤足于功能位；有移位者应在复位后进行固定。载距突骨折部托夹或石膏足托固定患足于功能位；前端骨折足部托夹加铁丝夹板或石膏足托固定患足于外翻位；结节骨折足部托夹加铁丝夹板或短腿石膏将患足固定于跖屈位；体部关节外骨折足部托夹加铁丝夹板固定患足于跖屈位。移位大者，用短腿石膏将跟骨结节牵引针并固定；丘部塌陷骨折用足部托夹加铁丝夹板或短腿石膏将患足固定于跖屈位；跟距关节外侧塌陷骨折用短腿石膏将患足固定于跖屈、稍内翻位。

2　经皮穿针内固定

（1）适应证

1）手法复位后骨折块不稳定者。

2）撬拨复位后可同时进行经皮穿针内固定术。

（2）操作方法

1）在麻醉及严格无菌条件下进行，常以骨圆针或克氏针为内固定材料，铁丝夹板或短腿石膏固定。

2）丘部塌陷骨折：撬拨复位后，维持牵引针和拨骨针位置。在跟骨结节后外略偏上经皮刺入一克氏针，在X线下，使固定针恰由骨片下缘穿至跗骨窦部皮质。若骨片较大，固定针也可贯穿此骨片，进入距骨固定。

3）其他类型骨折：如手法复位或撬拨复位后，骨块不稳定，可按上述操作原则进行经皮穿针内固定，通常固定针应贯穿骨折端并将骨块固定于邻近骨骼。

3　药物疗法

按骨折三期证施治。骨折早期瘀肿、疼痛较重者，外敷弃杖散、奇正消痛贴或消肿止痛膏，内服复元活血汤加减，或接骨七厘片。中、后期内服健步虎潜丸、八厘散或接骨丹、筋骨痛消丸、仙灵骨葆胶囊等，后期同时加强中药熏洗。

4 功能锻炼

骨折整复固定后，早期主动活动足趾与小腿肌肉。拆除固定后，再用弹力绷带包扎，并循序渐进地增加活动量。累及跟距关节者，外固定拆除早期不可作过量的足背伸活动，后期以锻炼时无锐痛、活动后无不适为度。跟腱松弛患者，需加强腓肠肌的主动舒缩活动。手术病人术后足部抬高，3~5天后开始主动活动，白天去石膏穿弹力袜触地负重。各种类型骨折的外固定均应于4~6周后拆除，内固定需在骨折愈合后去除，一般5~8周。

5 手术治疗

（1）切开复位内固定

1）适应证：

①累及跟距关节，存在关节面的分离移位而上述方法复位困难或失败者。

②存在跟骨结节骨块或后关节面下骨块而合并后距下关节脱位者。

③有明显距下关节紊乱、跟骨体骨块旋转，或伴有腓骨肌腱移位和损伤的跟部增宽。

④畸形愈合的陈旧性骨折，严重影响患肢功能、步履困难者。

2）操作方法：伤后即刻手术，或伤后7~10天即肿胀消失后手术。术前抬高患肢，局部冰敷，加压包扎，应用抗生素。常采用螺丝钉或钢板作内固定物。腰麻或硬膜外麻醉。患者伤足在上侧卧位。取扩大的跟骨外侧切口，起自外踝尖上5cm，在腓骨与跟腱间、平行于跟腱至外躁尖下1.5~2cm，再弧形延伸至第5跖骨基底。一次切开皮肤和皮下组织，将腓骨肌腱、腓肠神经与皮瓣掀向上方，暴露跟距关节及跟骨外侧面，用骨凿将下陷的关节面撬起。如遗留缺损较大，取自体髂骨充填植骨。然后，手法整复跟骨内侧骨折，复位困难者另取一内侧切口。最后，用1/3钢板或螺钉固定。如以螺钉固定，在跟骨下方的螺钉应上斜以抓住载距突，靠后者应下斜以进入跟骨体后部较致密的骨质内。术后短腿石膏固定于90°位。

（2）关节融合术

1）适应证：

①严重的粉碎性骨折累及跟距关节者。

②畸形愈合的陈旧性骨折合并创伤性关节炎，存在疼痛。

2）手术方法：跟骨变宽增厚者先用手法恢复跟骨外形，石膏固定2~3周后再行关节融合术。仅距下关节受累，作距下关节融合术。如波及跗间关节可作三关节融合术。跟距关节融合术切口及手术步骤同切开复位术，用骨刀切除距下关节软骨面，在附骨窦植入自体髂骨的碎骨片。拆线后石膏靴固定，6周后改行走石膏固定。

（六）常见并发症的预防和处理

1 创伤性关节炎

骨折整复不良、后关节面不平整、关节软骨破坏或缺血变性是创伤性关节炎的主要病因，表现为跟距关节僵硬疼痛，关节活动明显减少，X线平片显示距下关节面粗糙硬化，骨性改变与疼痛不一致。如关节面损伤较重或伤后历时较久，距下关节可因骨性强直而自感疼痛减轻。若伤后2年仍无减轻，可考虑关节融合术。

2 跟骨畸形或骨突形成

可表现为跟外翻、跟内翻、扁平足、外踝下骨膨出与跟骨短缩等，常妨碍穿鞋、负重行走痛。骨突骨折致骨皮质不平整，可压迫其内外侧神经或发生跖筋膜炎而出现疼痛。如合并扁平足，因足纵弓下陷，损伤脂肪垫，还可影响负重时的缓冲作用，早期手术复位和侧方挤压能予以改进或预防。局限的骨突压迫，可进行切除修整，穿矫形鞋，外用舒筋汤熏洗，内服透骨丹，可使疼痛缓解。外踝下骨膨出或移位的跟骨结节撞击外踝和软组织，可引起腓骨肌腱压迫、腱鞘炎或神经压迫，也可导致痛性痉挛性扁平足。表现为外踝下压痛，正常凹陷消失，可摸到硬性肿物，外踝尖与足底距离减小，足外翻轴位 X 线平片显示外踝下骨性团块。广泛切除卡挤的跟骨，同时松解肌腱，即可缓解症状。单纯腱鞘炎行局部封闭或腱鞘切开。

3 跟腱无力

结节关节角减小、结节上移致跟腱相对松弛，或骨折后长期固定致废用性肌萎缩，是跟腱松弛的常见原因。典型表现是行路时无力，呈跟足步态。良好的跟骨复位及早期功能锻炼可预防。晚期可考虑跟骨楔形截骨倒转后植入固定，外翻者也可截骨矫正。

五 跖骨骨折

跖骨古称“脚掌骨”，属短管状骨，可分为头、颈、体及底等 4 部分。5 根跖骨居足纵弓前段，并共同构成足横弓前部，是前足的主要着力处。其中第 1 跖骨最短且坚强，在足部负重中占有重要地位。其与第 2 跖骨间无关节、韧带相连或相接，故该骨相对较灵活。其余跖骨基底间均有关节相连，韧带相接，较固定，尤以第 2 和第 3 跖骨最稳定。第 5 跖骨基底外侧的乳头状凸起名跖骨粗隆，为腓骨短肌腱附着处。

跖骨骨折在足部骨折中最常见，各年龄均可发病。治疗跖骨骨折必须恢复足弓形态，保持足弓稳定，以防止足部正常功能的丧失。

（一）病因病机

（1）直接暴力是跖骨骨折的主要病因，见于重物坠落于足背、车轮压挤等。另外，间接暴力如意外扭伤，也可导致骨折发生。

（2）高处重物坠落于足背跖部，多造成第 1 或第 2 跖骨骨折，一般无明显移位；车轮轧伤足背，常发生多根跖骨骨折，移位明显，病情较严重，可为横形、斜形或粉碎性骨折；足突然向内扭转，腓骨短肌强烈收缩，可致第 5 跖骨基底部撕脱骨折，以成年人多见，多无移位，但此部骨折也可由直接暴力局部打击所致。

（3）砸伤及轧伤皆可引起开放性骨折，发生在第 2～4 跖骨者，因局部血运差易发生感染或坏死。由于跖骨间多有韧带相连，单一跖骨骨折一般无移位；若暴力较大或强力扭转致韧带损伤，骨折常有明显移位，且通常多根跖骨受累。因屈肌及骨间肌的牵拉作用，跖骨干骨折一般表现为骨折端向背侧成角，而跖骨颈骨折在骨间肌牵拉下多呈跖侧成角。

（4）跖骨骨折常为数根跖骨受累，单一跖骨骨折少见。骨折可发生在跖骨任何部位，其中以基底部居多，颈部最少。骨折线可有横形、斜形、粉碎性等不同表现，少数可表现为纵行劈裂骨折。

（二）临床表现

1 症状体征

伤后局部剧烈疼痛，不能借患足负重行走。检查足背不同程度的肿胀、压痛，伤骨轴向挤压痛，多数可触及骨擦感；砸伤或轧伤所致者，肿胀常较严重，有些可有足部明显畸形。跖骨干骨折多有骨折端背侧成角或骨折远端居下的重叠移位；跖骨颈骨折多有受累跖骨内外侧跖间隙不平整；第5跖骨基底骨折常表现为轻微或中等度肿胀，有时可见足外侧中部皮下瘀肿或瘀血斑，试图内翻患足，疼痛明显加重。

2 X线表现

常规拍摄足部正、侧、斜位X线片。跖骨骨折累及多根跖骨者常见，单发者较少。阅片过程中，应重点观察骨折成角情况，跖骨干骨折一般表现为骨折端向背侧成角，但如为裂纹骨折，因骨折线细如发丝，极易漏诊；跖骨颈骨折通常表现为跖骨头向跖侧旋转，也可表现为跖骨头向外错位、向内成角；第5跖骨基底骨折多有骨折块分离，但移位较小；第1跖骨基底骨骺分离在近端干骺端背侧常可发现一骨折片，骨骺向内、背侧稍移位。

（三）诊断要点

（1）明显外伤史，伤足不能负重行走。局部压痛、挤压痛或内翻时疼痛加重。

（2）X线片可显示骨折部位及移位与成角畸形程度。

（3）诊断跖骨骨折，应同时注意趾端血运状况，以防止骨筋膜室综合征发生。严重肿胀是其主要原因，但胫后动脉痉挛，以及第1、2跖骨基底部骨折所致的足背动脉终支损伤，也可以引起局部血液循环障碍，导致严重后果，均需予以足够重视。

（四）鉴别诊断

（1）第5跖骨基底部骨折，儿童期需与跖骨基底部正常骨骺线相鉴别，成人要与腓骨长肌腱的籽骨鉴别。跖骨基底部骨折线锐利，位置不固定，多横向与骨皮质垂直，常有骨折块分离，无先期钙化带；后二者骨块较光滑、规则，多为双侧，无局部疼痛、肿胀和骨纵向叩击痛等征象，其中正常骺线位于跖骰关节之外，与跖骨外侧骨皮质平行，有先期钙化带。

（2）无错位的跖骨干骨折，如骨折已愈合，在随诊中可出现环形骨痂，不要误诊为第1、2跖骨骨折，也应与此二骨间有时出现的跖间骨相鉴别。

（五）治疗方法

1 保守治疗

（1）手法整复　无移位的跖骨骨折及移位小于5°的第5跖骨基底部骨折，无需整复，可直接进行固定治疗。其他骨折应首先予以手法整复，重点矫正上下重叠移位及跖侧成角，以防止日后遗留疼痛、胼胝形成而影响负重及行走。方法是局部麻醉或腰麻后，用绷带系住骨折远端趾骨。一助手握住患足踝部，作原位对抗牵引，另一助手握住绷带远段，先作纵向伸牵引，矫正成角形及重叠移位后，再向足远端偏下方牵拉。术者一手握足背，另一手用拇指从足底往跖侧移位的骨折远端作两点捺正手法，使之向背侧成角，再作折顶手法，骨折端跖侧成角即可矫正，此时手缓慢减小牵引力，维持牵引。如骨折端残留侧向移位，可在拔伸牵引下，从其两跖间隙，作夹挤分骨手法，迫使其复位。最后，再以同样手法整复其他跖骨骨折。

（2）固定　准备一套足底托板与扇形小夹板，足底托板与患足足底大小相等，上加足纵弓、横弓塑形垫，也可用石膏塑形足托代替；扇形小夹板近端依踝前形状剪成半月形，远端呈弧形至趾蹼，宽度恰好铺满足背。将足托置于足底，扇形夹板放在足背，用2cm宽胶布条进行“8”字粘贴固定，绷带绑扎。如有侧向移位或成角，在跖间隙纵向附加条装分骨垫；第5跖骨基底部骨折在其基底近端加适当厚度塔形垫，并用弹力绷带环绕足中部绑扎固定。

2　**经皮穿针内固定**

（1）适应证　适于手法复位后骨折端不稳定或再移位的跖骨干长斜形骨折，开放性骨折清创时可同时进行经皮穿针固定，均需严格无菌条件下操作。

（2）操作方法　麻醉及复位方法同上。复位后，助手用一手拇、食指分别从足底及背侧夹持住骨折端，另一手轻轻牵拉骨折远端足趾，并使之背伸。术者持一枚小克氏针，在骨折远端跖面，经近节趾骨基底部皮肤，沿趾骨轴线向近端刺入。至骨质后，用手摇钻缓慢摇进钢针。如阻力突然减小，说明针尖已进入髓腔，继续摇入。穿跖趾关节腔后，再沿跖骨纵轴进针，直至针尖越过骨折端2cm，也可进入近端跗骨。折弯，皮外留约0.5cm，余者剪断。同法依次固定其他跖骨。

3　**药物治疗**

按骨折三期灵活选用方药，解除固定后，给予外洗药熏洗。

4　**功能锻炼**

一般4~6周后，去除外固定，开始负重行走。第5跖骨基底部骨折愈合较慢，去除石膏后，若无局部症状，即可负重行走。若4~6周后仍存在局部症状，应适当延长固定时间。

5　**手术治疗**

（1）切开复位内固定

1）适应证：

①手法整复失败者。

②开放性骨折。

③存在成角畸形并严重影响行走的陈旧性骨折。

2）操作方法：腰麻或硬膜外阻滞麻醉，患者仰卧。跖骨背侧纵行切口，逐层切开皮肤及皮下组织，侧向牵开伸肌腱，暴露骨折端。将骨折远端稍提出切口，用一枚克氏针，在髓腔内沿背侧皮质并平行于跖骨长轴向远端进入，同时用一纱布条缚住骨折远端足趾，向上牵引使其背伸，令克氏针经跖骨头、近节趾骨基底下方，在足趾跖面皮肤穿出。用手摇钻缓慢摇出钢针，至钢针近端退到远折端断面。使骨折复位，再将克氏针逆行穿入骨折近端约 2cm，如需要可进入邻近跗骨。折弯，剪断皮外多余钢针，约留 0.5cm 长。同法依次固定其他跖骨。

第 1 跖骨骨折取足背内侧纵切口，用小钢针交叉固定；邻近两块跖骨骨折取其间一个纵切口；多根跖骨骨折取一个弧形切口，也可用两个纵切口。操作过程中，应尽量少剥离软组织，以防坏死。手术后石膏靴固定并抬高患肢，卧床 4 周后拔除钢针，继续石膏靴固定 2 周，去石膏后穿矫形鞋，练习负重行走。

六　趾骨骨折

趾骨骨折的发生率在足部仅次于跖骨，其中以拇趾骨折最常见。足趾居足前端，借助其对地面的附着力，以防止人体在站立或行走时滑跌，辅助足的推进与弹跳；跖趾关节的跖屈和背伸运动则对维持正常步态有重要作用。治疗趾骨骨折必须保持骨折端跖面平整并恢复跖趾关节的自如活动。

（一）病因病机

直接暴力和间接暴力均可引起趾骨骨折，以直接暴力最常见，多为重物砸伤、压伤或足趾踢碰硬物时撞击伤。

趾骨骨折可发生在趾骨的任何解剖部位，包括趾骨头下、趾骨干及跖骨基底部等。可单发于任一趾骨，也可多根趾骨一起骨折。由于暴力大小及作用部位不同，所导致的骨折线形状也各异，可为横形、斜形、纵形或粉碎性等。重物砸伤多引起纵裂或粉碎性骨折，踢碰伤引起横形或斜形骨折。此外，还可表现为趾骨基底撕脱骨折、趾骨粗隆边缘骨折及趾骨头“Y”形骨折等特殊类型。

（二）临床表现

伤后患趾剧烈疼痛，不能以前足着地行走。查体受累足趾肿胀，局部触痛，可触及骨异常活动，常有甲下瘀血。如为开放性损伤，趾甲可脱落。近节趾骨骨折由于蚓状肌和骨间肌牵拉多使足趾呈爪状外观，骨折端向跖面凸起；第 5 趾骨骨折多向外侧成角。

（三）诊断要点

综合望诊和摸诊结果即可做出趾骨骨折的诊断，X 线检查通常被用来观察骨折成角情况及骨折是否累及关节面。但需注意，不要把趾骨有时存在的发育不全性裂隙误诊为骨折，尤其在诊断拇趾近节趾骨骨折时。

（四）治疗方法

1　保守治疗

（1）手法复位

1）趾骨骨折的处理比较简单，经适当方法处理后一般可获得满意效果。趾骨末节骨折及无移位的其他趾骨骨折不用手法复位，直接进行固定治疗。但如有严重的甲下积瘀，应于固定前在甲上用细针灼刺放血或开窗引流。明显移位的趾骨骨折需手法复位后再行固定。

2）具体复位方法是经趾根阻滞麻醉后，助手用双手握住患侧足踝部作对抗牵引，术者一手捏住患趾趾端，沿纵轴方向纵向牵引，同时用另一手拇食指纠正骨折成角或移位。骨折端重叠或嵌插的趾骨骨折也可以采用纱布条绑系趾端牵引法。开放性骨折，伤口较大者给予清创缝合术，必要时拔除趾甲。若伤口较小，仅需清洁包扎即可。

（2）固定方法

1）趾骨骨折的固定方法较多，以邻趾固定法最为常用，即在患趾与邻趾间垫数层纱布，用宽约20cm的粘膏将患趾固定于邻趾上。

2）其他固定方法还有微型铝制夹板固定、压舌板塑型固定及短腿石膏固定等。

2　经皮穿针内固定

不稳定或难以固定的趾骨骨折及移位严重且累及关节面的拇趾骨折可行经皮穿针内固定术。即手法复位后，用一枚细克氏针，沿趾骨轴线由趾骨远端向近端经皮穿入，将其固定于近节趾骨或跖骨上，针尾留置皮外。

3　切开复位

钢针固定困难，可予以切开复位，螺钉或钢针固定。骨折整复固定后，置患足于抬高位以促进趾端血液回流。一般1~2周后，不适症状可消失，此时应扶拐行走。邻趾固定者每周更换胶布一次，3周后拔除内固定钢针，4周后可去除所有外固定物。固定期间，如存在足趾严重疼痛，可根据不同征候予以药物治疗，如外搽紫金酒、内服透骨丹。

（李海群　宫春明）

第九节　脊椎骨折

一　颈椎损伤的分类

有关颈椎损伤的分类法较多，但多有一定局限性。临床上，由于损伤机制的复杂性，又不能直接观察。因此，损伤暴力的判断只有依赖于病史、临床和放射学检查。最有可能是多种损伤暴力同时存在，且以某一种暴力为主，而不是单一的外力作用。从人工控制的实验模型所获得的颈椎损伤结果，与临床损伤的分类分为解剖部位和损伤机制两种。

1　根据解剖部位分类

（1）寰枕脱位　又分为寰枕前脱位、寰枕后脱位。

（2）单纯寰椎骨折

1）寰椎后弓骨折；

2）寰椎前弓骨折；

3）寰椎前后弓骨折；

4）侧块压缩性骨折。

（3）寰枢椎脱位 寰枢前脱位、后脱位及旋转脱位。

（4）枢椎骨折脱位

1）合并齿状突骨折的寰枢前脱位、后脱位；

2）枢椎椎弓骨折。

（5）低位颈椎骨折脱位（颈3~7）

1）后结构损伤：①单侧小关节脱位；②双侧小关节脱位；③双侧小关节绞锁；④关节突骨折；⑤棘突骨折；⑥椎板骨折。

2）前结构损伤：①椎体压缩骨折（无脱位）；②椎体压缩骨折合并脱位；③撕脱骨折；④椎间隙骨折（滑脱）。

3）侧方结构损伤：如侧方结构骨折。

（6）火器性损伤

2 根据损伤机制分类

（1）屈曲暴力

1）过屈性扭伤（向前半脱位）；

2）双侧小关节半脱位；

3）单纯楔形骨折；

4）屈曲泪状骨折（椎体前缘大块三角形撕脱骨折）；

5）棘突撕脱骨折（多在颈6~胸1）。

（2）屈曲旋转暴力 如单侧小关节脱位。

（3）伸展旋转暴力 如单侧关节突关节骨折。

（4）垂直压缩暴力

1）寰椎爆裂性骨折；

2）其他椎体爆裂性骨折。

（5）过伸性脱位

1）过伸性脱位；

2）寰椎前弓撕脱骨折；

3）枢椎椎弓骨折；

4）寰椎后弓骨折；

5）椎板骨折；

6）过伸性骨折脱位。

（6）侧屈暴力 如钩突骨折。

（7）纵形牵拉力 如纵形分离骨折脱位。

（8）不明损伤机制

1）寰枕脱位；

2）齿突骨折。

二　寰枕关节脱位

临床上寰枕关节脱位极为罕见。据推测，该部发生脱位而能存活者甚少，可能在遭受损伤的同时毙命。

（一）病因病机

1　不易损伤的原因

枕骨大孔两侧各具一枕骨髁，其表面隆凸与寰椎侧块的上关节凹面互相咬合，构成寰枕关节。它属于椭圆关节，头部可借助此关节作俯仰和侧屈活动。寰枕关节借助于寰枕前、后膜及关节囊、韧带加强其稳定性。由于该部深在，又有诸多骨和肌肉保护，不易遭致外伤。

2　主要致伤原因

高速行进的车辆肇事和高处坠落是寰枕脱位的主要致伤原因。头面部遭受突然打击，而颈和躯干的惯性继续向前，可能在枕骨和寰椎连接处造成剪切作用，导致寰枕关节脱位。临床上寰枕前脱位不多见，也可因暴力骤停后肌肉猛烈收缩而复位，致临床上 X 线片查不出。

（二）临床类型

Tuaynelis 将寰枕关节脱位分为 3 型，即前脱位、后脱位、垂直脱位，最常见的是前脱位。寰枕关节脱位可根据 Powers 比率进行测定，其测量方法是在颈椎侧位片上，设枕骨大孔前缘为 b 点，枕骨大孔后缘为 o 点，寰椎前弓为 a 点，寰椎后弓为 c 点，bc/oa 的比率平均 0.77，如 bc/oa 的比率大于 1，则表示有枕寰关节前脱位。罹患者绝大多数立即死亡，其神经损伤常为远端 10 对脑神经、脑干、脊髓近端和近端 3 对颈神经，常导致肢体运动丧失并进行性加重。（图 3－5）

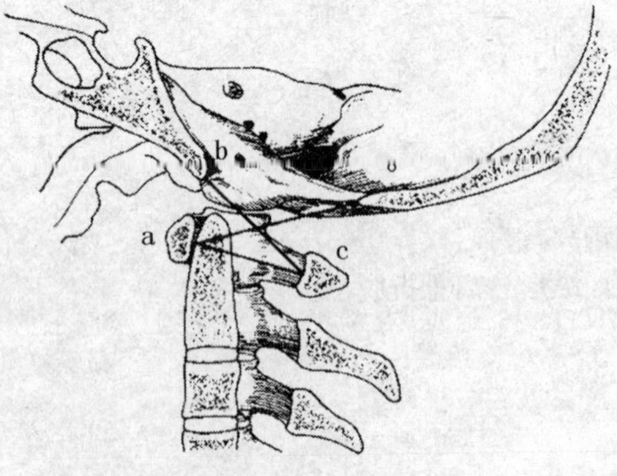

图3-5　比率测定

（三）治疗方法

病例少见，尚无统一治疗程序和方法。根据一些作者报告，采用非手术治疗可获得成功。损伤初期必须采用一系列的改善呼吸功能的措施，同时处理寰枕脱位，急诊处理应用头环背心固定或 1～2kg 的颅骨牵引，但必须密切观察复位情况和全身状况的变化。对于复位后仍不稳定者可进行枕颈融合，以达到永久性稳定。

三　寰椎骨折

寰椎骨折是一种比较少见的上颈椎损伤，其发生率约占整个颈椎损伤的 2%～4%。

（一）病因病机

1　传导暴力

自上而下的传导暴力已被公认是造成寰椎骨折的主要作用形式。当暴力作用到头顶后，通过枕骨髁状突分别向下并向外到达寰椎两侧块的关节面。

2　对抗冲击力

由于枢椎两关节对侧块作为人体纵轴对抗这种冲击暴力，致寰椎介于两个外力之间，就可能导致寰椎前后弓与其侧块连接处的薄弱带发生骨折。损伤的具体原因有多种，然而，头顶直接遭到外力作用，例如最常见的重物击中头顶部、跌倒、交通肇事及跳水运动创伤，都有可能造成此类损伤。

3　直接暴力

作用多是由于刀或子弹引起穿透性损伤，此时可因椎动脉和颈髓损伤立即死亡。在平时医疗单位极少遇到。

（二）临床表现

颈部僵硬和枕下区域疼痛是寰椎椎弓骨折的主要临床表现。

有时出现咽后血肿，但通常不会引起呼吸困难和吞咽障碍。头部前倾呈强迫头位，有时用手扶持头部，避免头颈的任何方向转动，脊髓或神经根受压比较少见，这与该区椎管矢径大、骨折后其骨折片离心分离有关，颈 2 神经根受到压迫或刺激，可出现枕大神经分布区域放射性疼痛或感觉障碍。如果单侧脱位可能致头部向外侧倾斜或斜颈，并伴有颈肌痉挛。局部压痛限于枕粗隆下方，被动头部运动以旋转受限最明显。

合并脊髓损伤，表现严重四肢瘫痪和部分颅神经损伤症状，呼吸困难常常是损伤初期的致命原因。

（三）X 线表现

寰椎椎弓骨折的诊断主要依赖 X 线检查，普通的前后位和侧位 X 线片常因该部结构复杂造成阴影重叠，影响对损伤的判断。因此，寰枢区前后位开口拍片，能够集中显示该部解剖形态。

X 线检查是此类损伤诊断和鉴别诊断必不可少的手段。X 线特征性表现如下：①寰椎管两侧块移位，可以同时向外侧分离移位，也可能为不对称的移位，移位的范围可达 2～4mm；②判断侧块移位应参照颈 2 的棘突是否维持在中央，若棘突阴影在中央而有侧块移位，则表明并非因旋转所致侧块与齿状突距离的差异；③断层拍片对了解细微结构的变化有帮助，可能发现寰椎侧块的内侧有一小游离骨片，系为横韧带撕脱所致，但这种小的撕脱骨片在普通 X 线片上无法显示出来；④咽后壁软组织肿胀阴影能在 X 线片上清晰显示出来，表示该部骨折出血性血肿。

正常人寰枢椎开口拍片可因不同程度的旋转和侧屈引起寰枢椎向内或外侧倾斜。因此两侧都偏斜时，应仔细观察颈 2 棘突的位置是否居中，对正常或异常的判断至关重要。如颈 2 棘突位置居中，侧块移位意味着既不是旋转也不是侧屈，而是由于损伤所引起的骨折移位。双侧寰椎侧块都发生偏斜，这是 Jefferson 骨折所特有的表现。但在没有旋转和侧屈异常条件下，发生偏屈也见于寰枢椎前脱位。应结合上颈椎的侧位 X 线片来判断。必要时可作 CT 检查。

（四）诊断要点

寰椎骨折可分为后弓骨折、爆裂性骨折、前弓骨折、侧块骨折。其中后弓骨折最为常见，由于颈椎过伸，同时伴有轴向重力作用，使颈椎后弓在枕骨后缘与枢椎棘突之间挤压引起。后弓骨折常为双侧，骨折线分别位于后弓与两侧块交界部位。寰椎后弓骨折约超过 50% 合并有其他骨折，如Ⅱ型或Ⅲ型枢椎齿突骨折，C_2 创伤性滑脱，或枕骨髁骨折。其次是爆裂性骨折，由轴向暴力引起 Jefferson 骨折即属此型骨折。爆裂性骨折根据寰椎横韧带是否断裂可分为稳定性骨折和不稳定性骨折，如有横韧带断裂，为不稳定性骨折；如没有横韧带断裂，则为稳定性骨折。

（五）治疗方法

对于寰椎骨折的治疗应根据骨折的类型、移位的程度以及合并的其他椎体骨折情况来决定。单纯寰椎骨折多采用非手术治疗。单纯后弓骨折、爆裂骨折或侧块骨折，张口位 X 线片上侧块移位小于 2mm 的，可采用支具固定 10～12 周。爆裂性骨折或侧块骨折移位 2～6.9mm 的，进行颅骨牵引 1 周使颈部肌肉痉挛解除，然后采用头环背心固定 3 个月。如移位大于 6.9mm，则应用颅骨牵引进行复位，复位后仍保持牵引 4～6 周，撤除牵引后拍颈椎张口位 X 线片，如撤除牵引后复位能维持 1 小时以上，则可改用头环背心固定 6～8 周，如不能维持 1 小时以上，后继续牵引，直至撤除牵引能维持复位 1 小时以上，后改用头环背心固定。固定拆除后须拍颈椎伸屈动力性侧位片，如有寰枢椎不稳，则后期手术行寰枢椎融合。

寰椎骨折伴有枢椎骨折的应根据枢椎骨折类型采取不同的治疗方法，大部分可采用头环背心固定 8～14 周，如寰椎合并齿突Ⅲ型骨折、寰椎合并 Hangerman 骨折等。寰椎骨折合并齿突Ⅱ型骨折的治疗根据齿突骨折移位情况来决定，齿突骨折移位小于 5～6mm 的可采用头环背心固定，齿突骨折移位大于 5～6mm 的不愈合率较高，应早期手术治疗。应用牵引的方法治疗也存在一定争议，如果枕颈部的韧带保持完好，则牵引可通过韧带限制骨折块的移位达到骨折复位的目的，但需要维持牵引 6～8 周。有的病人通过初期的颅骨牵引达到复位后，改用头环背心牵引固定常出现复位丢失。长期应用头环背心牵引固定也容易出现各种并发症，而且头环背心固定并没有足够的牵引力维持复位，因此有作者提出采用牵引治疗很难达到充分复位。

寰椎骨折的手术指征包括：合并神经损伤；合并枢椎齿突骨折且骨折移位大于5~6mm；经非手术治疗后存在寰枢椎不稳；寰椎爆裂性骨折侧块移位大于6.9mm且合并Ⅱ型齿突骨折。对于寰枢椎不稳的可考虑行寰枢椎融合，但必须考虑寰椎后弓是否稳定，侧块骨折及一侧后弓骨折的后弓尚稳定，可直接行寰枢椎融合，如有寰椎后弓双侧骨折，则需行枕颈融合，或待寰椎后弓骨折愈合后再融合寰枢椎。寰枢椎融合传统的方法采用后路钢丝技术，包括Gallie钢丝固定术和Brooks钢丝固定术。后路钢丝技术需要寰椎后弓完整，如寰椎后弓缺如，则可行枕颈融合。近年来应用经侧块关节螺钉固定进行寰枢椎融合要优于传统的后路钢丝技术，它不需要寰椎后弓完整。同时应用经侧块关节螺钉固定也有助于合并的齿突骨折或枢椎滑脱，术后可早期下床活动，可不用头环背心外固定。枕颈融合可使上颈椎的旋转功能丧失80%~90%，颈椎屈曲功能丧失50%，而融合寰枢椎仅使上颈椎旋转功能丧失20%~50%。因此对于寰椎骨折，颅骨牵引和经侧块关节螺钉固定考虑为首选方法。

四　枢椎椎弓骨折

枢椎椎弓骨折是一种少见的损伤，最早发现于被施行绞刑者，故称hangman骨折。后来在日常交通事故和运动伤者中发现有类似此类损伤，其发生率比人们想象得高。椎弓骨折的同时可伴有枢椎椎体脱位，故又称之“创伤性枢椎滑脱”。其发生率占颈椎损伤的5%~10%。

（一）病因病机

大部分枢椎椎弓骨折发生于摩托车事故，头部被甩向前面，撞击前面的挡风玻璃，导致颈椎产生轴向负荷和过度后伸，引起后面椎弓骨折。发生骨折后，若暴力继续作用于枕部和上颈椎引起进一步后伸，可导致前纵韧带和椎间盘的损伤。偶尔也会引起C_3前上缘撕裂性骨折，导致颈椎不稳。如这一复合体完全破坏，引起颈椎多方向的不稳，导致向前脱位，有时也可向后脱位。

（二）诊断要点

常常因为缺乏准确的损伤史和对于该损伤特点的认识不足，造成延误。严重暴力造成的损伤较为复杂，常合并有多发伤，尤其存在明显的致命性非颈部损伤而被忽视。在这种情况下，伤者只要颈项疼痛和活动受限就应在医生陪同下行常规颈椎拍片，一旦发现上颈椎X线解剖关系有可疑征象，就必须拍摄颈椎屈、侧位片。有的作者主张采用头部牵引下拍片，既可确定骨折，又可明确骨折的稳定程度。有时尚需要作断层拍片才能清楚地显示骨折线。

X线的典型表现是枢椎椎弓根部断裂。骨折移位程度可有不同。骨折线有时垂直，有时斜型，枢椎椎体前面倾斜。应该注意，有时病损只有在斜位X线片可以看出来，此外，常合并有临近椎体上缘或下缘的撕脱骨折。

（三）骨折分类

目前最常用的分类是根据 C_2 和 C_3 之间的成角和移位程度。角度是测量 C_2 和 C_3 下终板之间的成角，移位则测量 $C_{2\sim3}$ 椎间盘水平上 C_2 和 C_3 后缘距离。可分三型骨折。（图3-6）

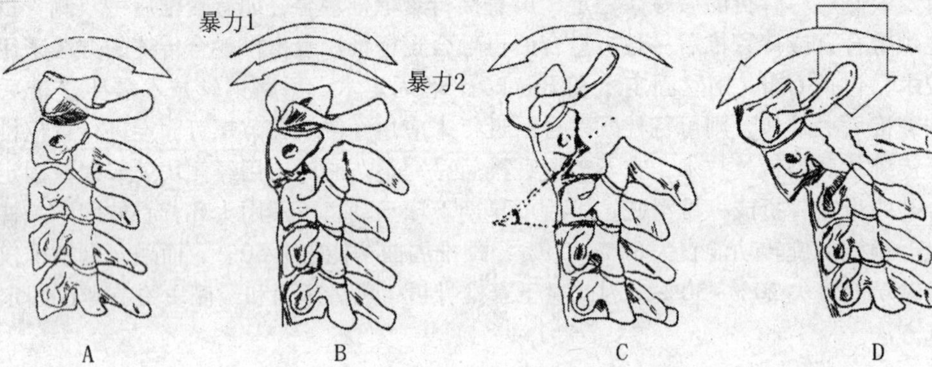

图3-6　枢椎椎弓骨折

A. Ⅰ型骨折；B. Ⅱ型骨折；C. ⅡA型骨折；D. Ⅲ型骨折

Ⅰ型骨折的骨折部位位于椎弓靠近椎体后缘部位，在双侧峡部骨折部位相同，骨折线在冠状面上几乎垂直。在X线片上，骨折移位小于3mm，无成角。此型骨折遭受的过伸及轴向负荷刚好引起椎弓骨折。在X线片上 C_3 椎体的前上缘无骨折，在侧位X线片上，骨折线很明显。对于无神经损伤的病人，要诊断为Ⅰ型骨折，通常要在医生的指导下拍坐位颈椎伸、屈位片，因为在仰卧位下拍片，颈椎常处于后伸位，Ⅱ型骨折可被复位而诊断为Ⅰ型骨折。如为Ⅰ型骨折，颈椎屈伸位片表现为稳定骨折。

IA型骨折属于不典型的绞刑骨折。此型骨折和其他Ⅰ型骨折，在X片上表现几乎无移位或成角，但骨折线通常不平行，因此在X线片上不易发现。典型的X线表现是 C_2 椎体前后变宽，椎体前缘前移2～3mm。引起此型骨折机制是过伸同时伴有侧屈暴力，导致两侧骨折线不对称。骨折在轴位的CT扫描上很容易发现，骨折线为斜形，一侧通过椎体及横突孔，另一侧通过椎弓后部。在颈椎屈伸片上仍表现为稳定骨折。

Ⅱ型骨折是指骨折移位超过3mm并有明显的成角。骨折移位及成角程度取决于两个因素：一个因素是拍片时的体位，在颈椎后伸位时常部分复位；另一个因素是在受伤时引起椎体向前移位的暴力的大小。引起Ⅱ型骨折的机制和Ⅰ型骨折相同，常由于过度后伸结合轴向负荷引起。骨折线通常双侧对称，位于椎体后缘椎弓峡部的冠状面上。此外还有第二暴力，即颈椎的屈曲，在后弓被破坏后，自后向前破坏椎间盘，前纵韧带常常自 C_3 椎体上缘撕裂，C_3 椎体前上角被 C_2 椎体压缩骨折。

ⅡA型骨折是Ⅱ型骨折的一种变型，仅有轻度移位或无移位，但有明显的成角。成角可超过15°，但移位很少超过3mm。ⅡA型骨折在X线片上一个很重要的特点是骨折线的方向，位于椎弓根和椎体后缘结合部的骨折线在冠状面上不是垂直的，而是斜形的。沿椎弓峡部自前下部至后上部。损伤的机制是屈曲占主要成分并伴有牵张成分的暴力。

Ⅲ型骨折是双侧椎弓骨折同时伴有后侧小关节突的损伤。最常见的是双侧椎弓骨折伴两侧 $C_{2\sim3}$ 小关节突脱位；也可是一侧椎弓骨折，另一侧小关节突骨折。因为 C_2 小关节突脱位伴随有后部韧带的损伤及峡部的骨折，因此不能通过闭合复位。此型损伤的机制尚不清楚，可能是屈曲损伤导致小关节脱位，紧接着过伸损伤导致创伤性滑脱。

（四）治疗方法

1　治疗原则

治疗枢椎椎弓骨折的原则是根据骨折的机制来治疗其导致的不稳，治疗的关键是正确评估不稳的程度。对于Ⅰ型骨折和Ⅱ型骨折不伴有神经损伤的，应通过骨折的解剖形态，必要时借助于颈椎屈伸位X线片加以区分，并评估其稳定性。Ⅲ型骨折属于不稳定骨折，不易复位，通常需要手术治疗。在确诊枢椎椎弓骨折后，应尽可能通过侧位X线片确定骨折的类型，急诊处理包括评估损伤的性质、了解神经损伤情况以及进行合适的外固定。对于合并严重移位的齿突骨折或有神经损伤的，应立即行Halo牵引。枢椎椎弓骨折的治疗方法包括颈椎矫形器固定，Halo牵引或Halo支具固定、以及外科手术。对于Ⅰ型骨折，即移位不超过3mm、成角很小、屈伸侧位片证实为稳定骨折，此型椎间盘及韧带通常无损伤，对于此型骨折，Halo支具通常不如颈围领，如费城围领固定可靠。如颈围领不能达到良好的固定，出现移位而导致治疗失败，则可能是Ⅱ型骨折，通过屈伸位X线片可鉴别出来。如果合并有颈椎其他部位的损伤，则治疗方法根据最不稳定的那一部位损伤来确定。患者有Ⅰ型创伤性枢椎脱位，可通过颈围领固定治疗，如同时合并有后弓骨折，也可通过颈围领固定治疗，则无需改变治疗措施。如患者为向后移位的Ⅱ型齿突骨折，需采用Halo支具固定，同时合并创伤性枢椎滑脱，则仍采用Halo支具固定。对ⅠA型枢椎椎弓骨折仍属稳定性骨折，通过外固定，对于有轻度移位的骨折仍可达到一期愈合。Ⅱ型和ⅡA型骨折均属不稳定骨折，但两者的治疗选择却不一样。Ⅱ型骨折由于过伸同时有轴向暴力，随后出现的屈曲暴力损伤椎间盘最终导致移位及成角畸形。

2　保守治疗

对于Ⅱ型骨折，其不稳定是由最后导致软组织损伤的屈曲暴力引起的，与导致骨折的过伸及轴向暴力无关。由于骨折移位及畸形是由于屈曲压缩暴力所致，因此复位应行后伸位牵引，牵引可采用颅骨弓牵引或Halo牵引。由于Halo支具不能保持轴向牵引，很容易出现复位丢失，恢复到原来的畸形。对于此型骨折的治疗目的是重建 $C_2\sim C_3$ 的稳定性，可通过骨折的一期愈合或前纵韧带和椎间盘撕裂引起骨愈合而导致的 $C_2\sim C_3$ 僵硬达到。治疗也要求恢复该水平脊柱的解剖序列，消除后凸畸形。因为骨折部位的后凸畸形会使其上下阶段过伸，容易出现退变性疾病，出现晚期疼痛，而需要行脊柱融合术。对于移位3～5mm，成角小于10°的患者，通常行Halo牵引复位后即可改为Halo支具固定。改为Halo支具固定后，大部分复位将会丢失，但不影响骨折愈合，而且轻微的畸形尚可接受，可取得较满意的临床效果。Ⅱ型骨折移位超过5mm，或成角超过10°，如立即将患者置于Halo支具固定，则效果不太理想，因为一方面骨折移位分离将导致骨折不愈合，出现颈椎不稳，另一方面明显的成角容易出现疼痛。对此类骨折应行Halo牵引，可从小重量开始，起始3kg，逐渐增加重量直至复位。如果 $C_2\sim C_3$ 间隙高度已恢复，成角畸形尚未恢复，而且 $C_2 \sim C_3$ 椎间隙未见病理性增宽，可继续增加牵引重量。可将一个直径 10～16cm 的圆枕垫在水平，有助于后伸位牵引。因为是轴向结合后伸位牵引，因此必须准确分型，如果是将ⅡA 型错误地行轴向结合后伸位牵引，将加重骨折畸形。通过牵引达到解剖复位后，可维持牵引 4 周，待骨痂形成后测试骨折稳定性，在坐位去除牵引 1 小时后拍片，如无移位，直立位带上 Halo 支具，24 小时后拍片如骨折仍无移位表示骨折已稳定，可继续用 Halo 支具固定，整个治疗约需 12 周。如牵引 4 周后仍不稳定，则继续牵引 1 周后测试，如仍不稳定可再牵引 1 周后测试。年轻人通常牵引 4 周后即可有足够的骨痂达到稳定，老年人常需要较长时间。如患者不能长时间卧床，在牵引复位后可通过手术固定，采用 C_2 的椎弓根螺钉进行固定。

ⅡA 型骨折也属不稳定骨折，但治疗方法与Ⅱ型骨折不同。因为ⅡA 型骨折位于屈曲牵张性损伤，轴向牵引会使骨折进一步分离，因而对其治疗应采取与导致其损伤的暴力相反的作用力进行复位，即轴向加压加后伸。可在伤后立即应用 Halo 支具固定而不需要牵引。应用 Halo 支具可对颈部进行压缩及后伸，使骨折复位。然后用 Halo 支具固定 3 个月，骨折愈合率可达 95%。

3　**手术治疗**

伴有双侧关节突间关节脱位的Ⅲ型骨折是所有 Hangman 骨折中唯一有手术指征的骨折类型。C_2 的下关节突发生脱位，同时下关节突与前面的椎体因椎弓根骨折而无连接，因此不能闭合复位。此型骨折需要开放复位，同时根据骨折类型选用合适的内固定，如棘突钢丝或钢板。对此类损伤术前应行 MR 检查，以了解 C_{2-3} 椎间盘是否有突出，在此节段通常很少有引起临床症状的椎间盘突出，如无椎间盘突出，则复位方法和其他双侧关节突关节脱位复位方法一样。

五　齿状突骨折

枢椎齿状突骨折是累及寰枢椎区域稳定性的严重损伤，发生率约占颈椎损伤的 7%～15%。由于具有特殊的解剖学结构，其不愈合发生率也较高，不稳定性因素的存在，可能导致急性或延迟性颈椎脊髓压迫并危及生命。

（一）病因病机

枢椎上接寰椎，下连第 3 颈椎，无典型椎体，只是与第 3 颈椎椎体连接部呈椎体形态。其上部为一骨性柱状突起，形若牙齿状，故称齿状突，长约 1.5cm。与寰椎前弓内侧形成关节，借助坚强的横韧带等维持其稳定，并限制齿状突的活动。

头颈屈曲性损伤是引起齿状突骨折的主要原因。当外力突然作用，头部屈曲时，齿状突与寰椎前弓和横韧带构成的牢固解剖结构向前冲击，齿状突即可与椎体分离造成骨折。外力也可能是剪切和撕脱联合作用，造成不同类型骨折。

（二）损伤类型

根据齿状突骨折的 X 线解剖部位分 3 种类型。（图 3－7）

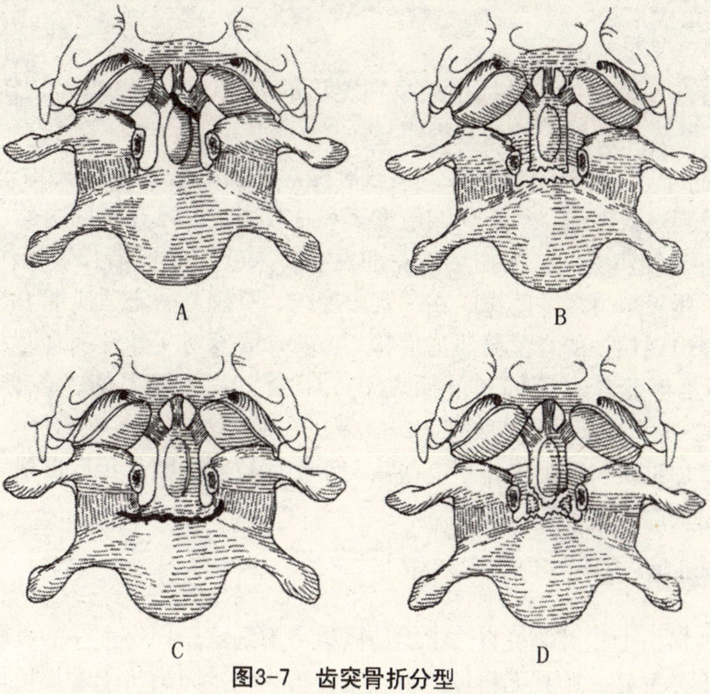

图3-7 齿突骨折分型

A. Ⅰ型；B. Ⅱ型；C. Ⅲ型；D. ⅡA型

Ⅰ型：属于齿状突尖部斜形骨折，有时也表现为撕脱骨折。这是由于附着在其尖部的翼状韧带牵拉后引起的齿状突尖部一侧性骨折。

Ⅱ型：齿状突与枢椎椎体连接部骨折。

Ⅲ型：骨折线波及枢椎椎体的骨松质，是一种通过椎体的骨折。作者又将每种骨折类型分为移位和无移位两类。

齿状突骨折及其骨折后的病理变化与力的形式、大小和解剖结构有密切关系。顶韧带和翼状韧带分别从齿状突的顶部和尾部的两侧呈扇形分散，前面与前寰枕膜混合在一起，翼状韧带的后面附着在枕骨大孔的前缘及枕骨髁部；横韧带的两端附着在寰椎两侧块内侧缘并自齿状突后面绕过，二者被一个小滑液囊分开并形成关节。当齿状突根部骨折（Ⅱ型）时，这些韧带都附着或绕过近侧骨段上，如果采用颅骨牵引，将使寰椎和齿状突二者因韧带连接成一体，因寰枢关节囊和颈部肌肉方法限制，故可使枢椎椎体与寰椎齿突分离。翼状韧带主要是传导扭曲外力并引起Ⅰ型头段骨片的旋转移位。Ⅲ型骨折后虽也有韧带牵拉作用，但骨折的接触面积较大，引起损伤如屈曲外力，骨质段具有互相嵌压作用，故认为它是稳定骨折。因此，这些韧带附着和牵拉作用说明了Ⅰ型骨折具有内在稳定作用、Ⅱ型是不稳定骨折的原因。

寰枢区椎管的前后内径约30mm，颈髓和齿状突的直径各约10mm。因此，在寰枢区的脊髓有一定自由活动的缓冲间隙，即寰枢间有不超过10mm的前后移位变化范围，如果超过10mm就有可能引起脊髓压迫。但对各病例也不都如此，寰枢不稳定时脊髓有潜在危险。但是，如果齿状突骨折并与寰椎椎弓一并向前移位，则这种危险在减少；相反，如齿状突没有骨折而寰椎向前移位，则齿状突或寰椎后弓可能对脊髓造成压迫。

（三）临床表现

（1）局部症状　颈项疼痛是损伤后早期突出的表现。疼痛的部位限于上颈椎。头颈运动功能受限，尤其是旋转运动受限最明显。

（2）神经症状　早期神经症状多数比较轻微。主要表现为四肢无力，或肢体深反射活跃，枕部感觉减退或疼痛。严重者四肢瘫痪和呼吸困难，可在短期内死亡。

（3）迟发性脊髓病多见　损伤后不立即发病，未获治疗或治疗不当，寰枢椎逐渐移位。相对而言，缓慢减少缓冲间隙，在一定限度内，脊髓有一定适应能力，但超出了脊髓的适应极限就会出现相关的脊髓受压迫症状。Anderson 复习文献发现有迟发性颈脊髓病报道 50 多例，受累程度各有不同。包括痉挛性半瘫、大小便失禁、布朗－半切综合征（Brown Sequard' s syndrome）、单肢瘫、四肢瘫、吞咽困难和枕大神经痛。神经损害症状可表现为渐进性加重或间歇性发作；有些病例于伤后数年、数十年后出现症状，也有因一次轻微外伤而出现严重的脊髓压迫症状。

（四）诊断要点

详尽准确的损伤史和局部检查，常能使医生考虑到这种损伤存在的可能。

早期诊断十分重要，尤其无移位的齿状突骨折，常常因满足于常规拍片未发现骨折而误诊；有时虽已拍摄开口位片，常可由于开口及拍片角度不合适，齿状突骨折处显示不清或多重骨影掩盖。必要时，多次拍开口片，或侧位伸屈位片，对有临床上可疑者经此密切观察常能确诊。必要时还可作断层拍片。清晰的开口位片可显示齿状突骨折及其骨折的类型；侧位片看齿突和寰椎前弓的距离能够提示寰枢椎是否脱位。必须注意齿状突骨折可能合并寰椎骨折。

（五）治疗方法

1　非手术治疗

系统而正确的非手术治疗通常能使绝大多数病例获得骨性愈合，非手术治疗适用于所有类型骨折。

治疗方法包括牵引复位、持续牵引或外固定。牵引方法系采用枕颌带牵引，取正中位，牵引重量约 3～4kg。为期 1～3 周，证明骨折已经复位，即行头颈胸石膏固定，维持 3～4 月。颅骨牵引在移位严重或伴有下颈椎骨折脱位时应用，但牵引重量不宜太大，以避免牵引过大引起齿状突骨折部分离影响愈合。近年来，一些作者采用头环－石膏固定治疗齿状突骨折，因强调复位且能够保持高度的稳定作用，故获得较好的效果，但这种装置的安装给病人带来一定不便，由于穿钉和固定其并发症不少见，这种装置和技术也比较复杂，头颈胸石膏虽可能日后发生少许松动而不如头环－石膏固定那样稳定，但是头颅胸石膏是以枕颌和肩部为支点。能够保留骨折端的生理压力性接触，对骨折愈合有好处。

2　手术治疗

手术治疗并非为早期首选的治疗方法。手术的目的是稳定寰枢椎，防止因不稳定造成迟发性脊髓压迫。手术治疗主要适用于齿状突骨折不愈合或（和）合并寰椎不稳定者。

陈旧性损伤，多数就诊者合并不同程度的脊髓和神经根压迫。

手术方法分为寰椎固定和枕颈固定术。对于合并神经损害者，不能单纯施行寰枢椎固定，必须切除寰椎后弓减压，必要时还将枕骨大孔后缘压迫脊髓部分切除，再施行枕颈融合。

六　低位颈椎骨折

低位颈椎又称下颈椎，是指第3~7颈椎，是颈椎损伤最多的部位。

（一）病因分型

各种暴力，包括伸展、屈曲、旋转、压缩和剪切等都可能导致低位颈椎骨折或骨折脱位。通常合并不同脊髓和神经根损伤。根据损伤机制分为6种类型：屈曲压缩型、垂直压缩型、牵张屈曲型、伸展压缩型、牵张伸展型、侧方屈曲型。

1　屈曲压缩型

Allen等描述了五度屈曲压缩型损伤。（图3-8）这一类型的许多损伤易于和垂直压缩型损伤混淆。这五度损伤大部分骨创伤较轻，临床症状不明显。而且这类损伤在早期评估常被认为较轻，但常伴随明显的韧带损伤，致使脊柱不稳。常见的损伤水平是$C_{4\sim5}$和$C_{5\sim6}$。压缩负荷作用于屈曲的脊柱导致前柱压缩后柱牵张。在Ⅲ度和Ⅳ度损伤（椎体骨折无移位或移位少于3mm），后部韧带有可能破坏。这类病人要求行MR检查以排除后颈部韧带损伤。后部韧带损伤致使损伤节段高度不稳定。

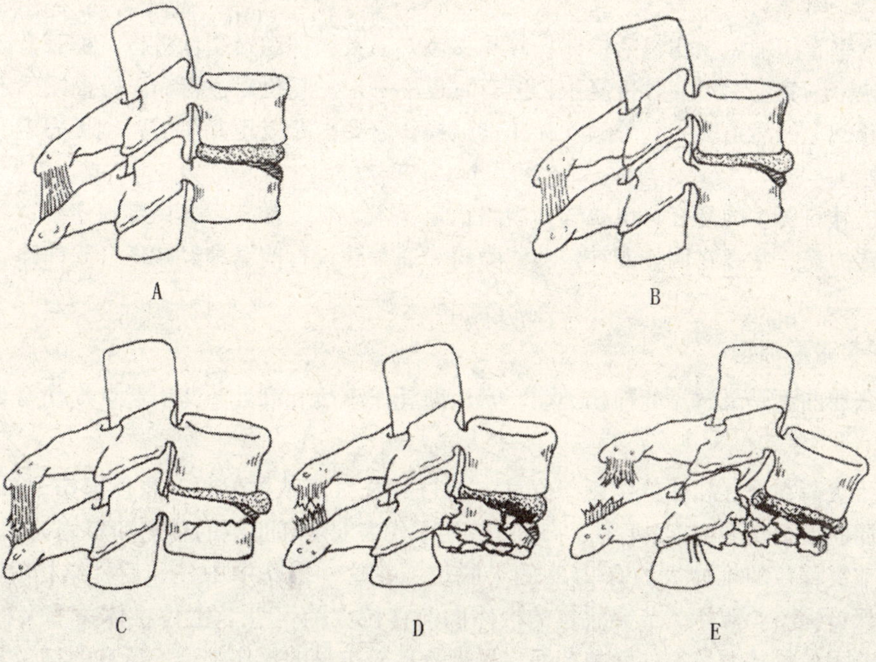

图3-8　屈曲压缩型损伤

Ⅳ度和Ⅴ度损伤常被称为泪滴骨折，包括椎体向后移位至椎管并常伴有脊髓损伤。后纵韧带常保持完整，可在骨折复位过程中指引脊柱序列的对位。这类骨折需与过伸性损伤引起的椎体前下角撕脱性骨折相鉴别，而这种损伤较轻。对于这类没有神经损伤的不稳定损伤，可进行后路稳定手术，然后行 Halo 支具固定。合并神经损伤的常需前路减压，然后行前路或后路稳定手术。

2　垂直压缩型

垂直压缩型（图 3－9）损伤最常见于交通事故、潜水事故和头顶遭受直接打击。最常见的损伤水平是 C_6 和 C_7。这些损伤由于脊柱中线受压缩暴力所致，导致前柱和中柱均缩短。Ⅰ度和Ⅱ度损伤仅仅只是椎体一个或两个终板呈杯口状。在这两度中后部韧带结构未破坏，晚期很少有后凸畸形。可将病人固定在牢固的颈椎支具或 Halo－vest 支具 6～8 周。对于较少出现的神经受累，应行 MR 检查。

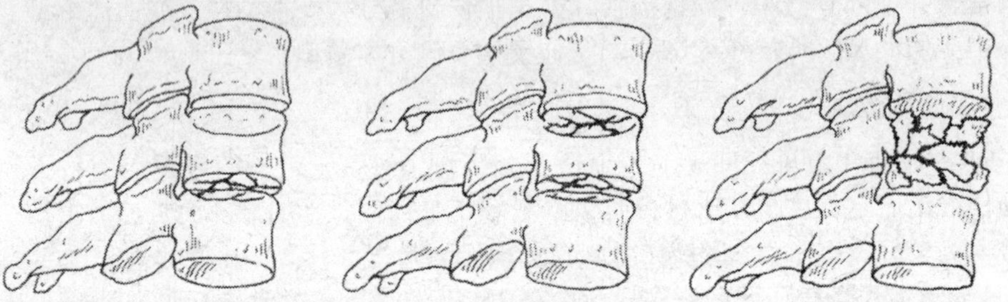

图3-9　垂直压缩型损伤

Ⅲ度垂直压缩型损伤包括椎体粉碎和移位，通常被称为爆裂性骨折。椎管常因骨折块后移而狭窄。骨牵引可使骨折复位，但有时也不一定。复位后进行 MR 检查以确定是否有残留的解剖上的压迫。大部分病人存在神经损伤需要前路减压并用前路钢板固定，重建脊柱稳定性。

根据外科医生的爱好，也要选择后路稳定手术。Ⅲ度常有后部韧带损伤。这些都是高度不稳定损伤，常存在明显的神经功能障碍。通常建议行前路神经减压合并前路或后路稳定手术。

3　牵张屈曲型

牵张屈曲型是最常见的损伤类型，常由摩托车事故和高处坠落引起。损伤常见于 $C_{5\sim6}$ 和 $C_{6\sim7}$。

牵张负荷在脊柱屈曲位作用于脊柱，通过拉长后部结构引起牵张性损伤。Allen 所述的牵张屈曲型损伤分四度。（图 3－10）包括了代表Ⅱ度和Ⅲ度的单侧和双侧关节突脱位。单侧关节突移位的椎体大约有 25% 的半脱位。在这一损伤中中柱和后柱结构完全破坏，前柱可保持完整。双侧关节突脱位的椎体向前移位大约 50%。上位椎体关节突的后关节面背对着下位椎体关节突的前关节面。Ⅳ度是比较少见的损伤类型，所有的韧带复合结构完全破坏，整个椎体发生移位。

关节突半脱位，后部韧带损伤不太严重，代表Ⅰ度损伤。这类损伤因放射改变轻微，

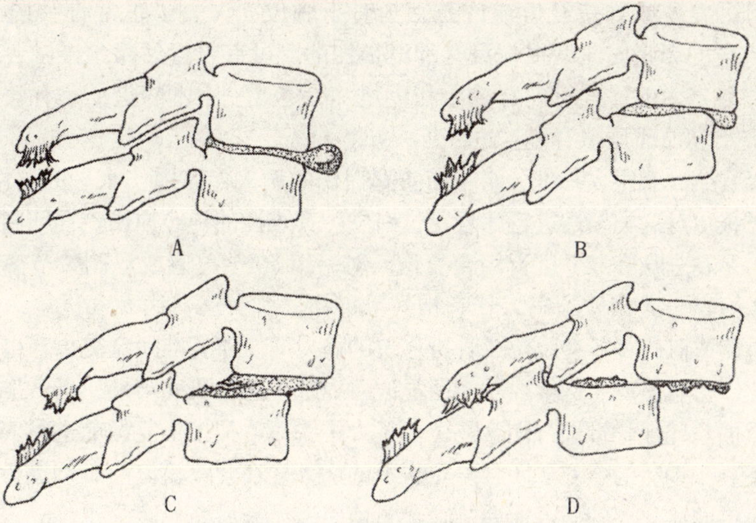

图3-10 牵张屈曲型损伤

常常被漏诊。许多这类病人开始并没有严重的疼痛，但随着炎症反应的发生疼痛加重。体检时医生并不能触及关节突或棘突间隙增宽。在屈伸位 X 线片上，超过的 3.5mm 的移位或大于 11°的成角被认为是不稳定的。MRI 可辨别后部韧带的损伤。表现为棘突间隙或关节突间关节高信号以及韧带的连续性中断。CT 图像矢状面重建也有助于辨别这些损伤。

单侧关节突脱位可伴随关节突骨折，也可由于同侧椎弓和椎板骨骨折导致侧块骨折分离，出现浮动侧块。在侧位片上受累侧块与对侧和相邻节段相比发生旋转。在前后位片上，侧块旋转并且可辨别出椎弓根骨折。MRI 图像显示单侧关节突脱位的病人椎间盘突出的发生率为 10%~20%。大部分单侧关节突脱位的病人无神经损伤。但是已存在椎管狭窄的病人会出现明显的脊髓损伤。更常见的是大约有 50% 的病人在损伤水平存在单纯的神经根受压。

双侧关节突脱位是一种很不稳定的损伤，伴随后部所有韧带结构损伤，如后纵韧带、后部纤维环。前纵韧带常是唯一未受损的结构。软组织损伤非常广泛，有 30%~50% 的病人伴随有椎间盘突出。大部分病人发生明显的脊髓损伤，由于损伤部位下位椎体和上位椎板之间的直接压迫和脊髓受到牵拉而引起。偶尔也有神经完好无损，尤其是如果病人椎管较大或移位的椎板同时伴有骨折时。前面已提到，在侧位 X 线片上椎体至少向前移位 50%。如果不注意颈胸结合部，这一损伤常常被漏诊。对于创伤的病人，T1 椎体必须显示出来。Willis 研究发现关节突脱位的病人 50%~60% 有椎动脉阻塞，但没有临床症状。

所有牵张屈曲型损伤的病人在病人病情稳定后应立即试行闭合复位。资料显示在损伤后 8 小时内成功复位可使神经障碍得到明显恢复。有好几个作者提出了计算复位所需重量的公式，但没有一个证明是有效的。有作者建议牵引重量不超过 50 磅，以防过牵。有人报告大重量的牵引复位可使复位成功率明显提高。在一篇报告中对 81 例尝试闭合复位的牵引重量达到了 50kg，复位成功率为 91%。在进行这种大重量牵引复位时，必须注意进行连续的神经和放射拍片监测。如出现任何过牵或神经状况改变，就应终止。复位后应进行 MR 检查以评估神经压迫情况。

牵张屈曲型损伤的病人应用 Halo 背心等非手术治疗，晚期不愈合发生率高达 64%。

不能达到充分的复位或维持复位或许是因为骨折脱位，失去了正常骨结构而易于向前移位。所有不稳定的牵张屈曲型损伤没有神经损伤的，可首先行后路颈椎融合术。有神经损伤的在行后路稳定术前需进行前路减压和重建。决定这一手术的指征是有效放射学征象显示有椎间盘突出自前面压迫脊髓。

前面已经提到，有很大一部分牵张屈曲型损伤的病人伴有损伤水平的急性椎间盘突出。有部分作者已报道对这类损伤进行闭合复位时发生灾难性的神经损伤。仔细回顾这些研究便发现许多病人是在全身麻醉下进行闭合复位。对一组 50 个单侧或双侧关节突脱位的病人复位前进行 MR 检查显示 54% 的病人伴有椎间盘突出。所有这些病人尝试急诊复位成功率达 80%。这些单侧或双侧关节突脱位或骨折移位的病人即便伴有椎间盘突出，也没有 1 例出现神经功能恶化。事实上有 4 例神经功能明显改善。基于这一研究结果，仍然推荐对所有的颈椎脱位和严重的粉碎性骨折进行闭合复位。不太主张对这类损伤复位前进行 MR 检查，由于检查的延误不利于神经的恢复。闭合复位失败的病人，在开放复位前必须进行 MR 检查。没有复位并伴有椎间盘突出的病人需要结合进行前路减压和后路稳定手术。

对于没有神经损伤的单侧或双侧关节突脱位的病人，最好从后路进行稳定手术。对于那些单纯脱位并没有关节结构损伤的病人，可行 Bohlman 三重钢丝技术。对于单侧关节突脱位，可行单节段融合。

因为关节突骨折会失去旋转的控制能力，因此棘突间钢丝固定不够充分。在这种情况下建议加用一个关节突钢丝或侧块钢板。建议手术前行 MR 检查以了解是否有椎间盘突出。如果是单侧关节突脱位或骨折脱位同时脊髓受到突出的椎间盘的压迫，建议行前路减压，然后行后路稳定手术。如果神经根受到突出椎间盘或关节突骨折压迫，可考虑行前路减压，然后行前路椎体间融合、前路钢板固定或后路稳定手术，也可选择后路椎间孔切开结合后路融合术。对于少见的闭合复位失败的病例，可从后路撬拨关节突间关节达到复位，有时需操纵棘突来达到对位。可去除少部分上关节突以便于复位。

双侧关节突脱位合并完全或不完全神经损伤的患者，应立即进行闭合复位。如果复位后 MR 检查显示仍有椎间盘突出压迫脊髓，可行前路椎间盘摘除自体骨移植钢板内固定。根据医生的爱好可选择性地同时行后路关节固定术。如不伴有椎间盘突出，可应用棘突间钢丝或侧块钢板固定单纯行后路融合术。

4　压缩后伸型

枢椎以下均可发生压缩后伸型损伤，而且可伴随 $C_{1\sim2}$ 水平的损伤。在颈椎后伸情况下给予压缩暴力导致后柱的损伤，接着前柱发生损伤。在损伤初期的侧位片上不容易发现损伤。斜位片和 CT 有助于诊断。压缩后伸型分为三度。（图 3－11）压缩后伸型Ⅰ度颈椎斜位片显示骨折通过损伤椎体的椎弓根和椎板，可伴有或不伴有椎体旋转移位。椎板骨折很难在平片上显示。斜位片对于显示压缩后伸型Ⅰ度是最可靠的。压缩后伸型Ⅱ度斜位片显示双侧椎板骨折，最常见的是多处相邻节段椎板骨折。在颈椎运动阶段显示没有其他软组织损伤。此类损伤无神经损伤，可用坚固的颈椎矫形器或 Halo 支具进行固定。压缩后伸型不太常见，代表脊柱三柱均有损伤。对于伴有脊髓损伤的压缩后伸型损伤，应行 MR 检查了解脊髓受压状况，然后行减压与稳定手术。由于存在多节段椎板骨折，因此后路内固定应用较困难，前路钢板螺钉内固定适应用于此类损伤。

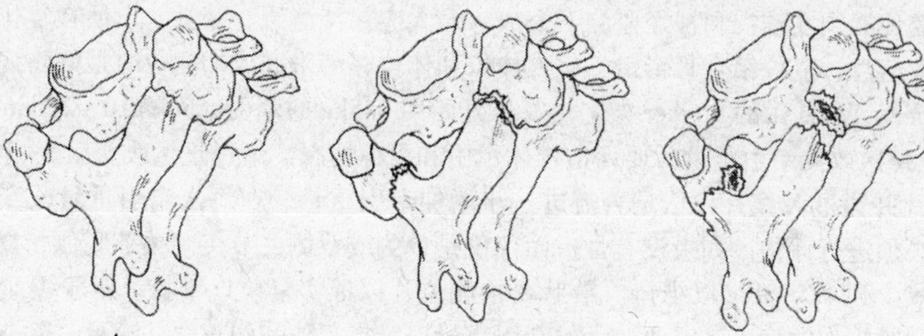
A B C

图3-11 压缩后伸型损伤

5 牵张伸展型

牵张性暴力作用于伸展位的脊柱导致张力性损伤，脊柱前柱和后柱均拉长。损伤既可发生在骨也可发生于韧带结构。MRI 常有助于确定软组织损伤的程度。这是较少见的一类损伤。在屈伸位拍片没有明显的椎体移位（牵张伸展型Ⅰ度）可用颈椎支架或 Halo - vest 支具进行治疗。可发生自发性的关节强直。对于有前部韧带损伤的患者，也可考虑应用钢板固定行前路融合术。

椎体移位意味着所有三柱韧带复合体均发生损伤，椎体有可能移位至椎管内。在最初的 X 线片检查可能只有轻微的异常，因将头置于轻度屈曲位可使损伤复位。MRI 常能显示脊柱三柱韧带损伤情况。这种损伤不稳定，需要进行前路融合钢板内固定。对于极度不稳的病人，可加用后路融合。

6 侧方屈曲型损伤

侧方屈曲型损伤常发生于车祸伤或头部一侧遭受打击。在脊柱冠状面上不对称的负荷导致脊柱一侧牵张性损伤，对侧压缩性损伤。大部分此类损伤临床症状较轻，可用颈围领进行治疗。较严重的损伤可导致一侧韧带破坏而有可能出现移位。这类损伤较少见，需要手术进行稳定。术前 MR 检查可有助于确定软组织损伤程度。

（二）治疗方法

1 复位和固定

对于所有怀疑颈椎损伤的病人，均应在完成影像学检查后行支具固定。损伤一旦明确，常行颈椎牵引。可选择不影响做 MRI 的 Gardner - Wells 钳，钉子打在正中或外耳道靠后 1cm 正好位于耳郭上面。如钉子靠前则使脊柱后伸，而靠后使脊柱屈曲。牵引的重量因人而异。经牵引固定后，即可拍侧位片了解整个对线情况。必须反复进行神经检查以确保神经状况没有加重。对于那些创伤复苏困难不允许进行全面评估和牵引的病例，应用牢固的颈椎支具固定。

创伤引起的脊柱畸形可导致脊髓损伤，但血液循环的破坏和水肿同样可导致脊髓损伤。颈椎损伤出现缩短、成角或移位均可尝试闭合复位。闭合复位的目的是恢复脊柱的正常序列，间接达到椎管减压，促进神经恢复。最近许多临床和实验研究显示神经受压的程度和时间影响恢复的程度。基于这些事实，闭合复位应尽早进行。

闭合复位必须在透视和神经监测下完成。病人应保持清醒、警觉，以便在复位过程中向医生反馈信息。复位结合骨牵引、病人体位和体位移动来完成。复位时最好将病人置于应用 Gardner – Wells 钳的 Stryker 架上。复位开始用 4.5kg 的牵引，间隔 10~20min 后再增加 4.5kg。每次改变牵引重量后要评估椎体牵引和复位情况。牵引重量改变后 5~10min 拍侧位 X 线片并通过 X 线片评估是否需进一步增加牵引重量。在每次牵引重量改变后对神经状况也必须进行评估。如果没有骨折而仅仅是单侧或双侧关节突间关节脱位，复位后将牵引重量减少到 4.5~9kg 以维持。最后要拍侧位片以证实复位以维持。对于爆裂性骨折和骨韧带同时损伤的病人，需要较大的牵引重量以维持复位和纠正脊柱畸形。除非是预计需要大重量牵引复位的病例，最好选择能做 MRI 的牵引钳。对于这种情况，需选择不锈钢牵引钳以防其断裂。在闭合复位过程中应用手法复位尚有争议，只能是那些熟悉其适应证和技巧的医生应用。颈椎损伤复位所需的重量不尽相同。最大的安全重量尚不知道。出现以下任何一种情况必须终止闭合复位：①脊柱已复位；②在损伤区域或其他任何部位超过 2cm 的分离；③病人神经状况恶化；④医生确信进一步的尝试不能获得成功。这种闭合复位的方法成功率达 90%~95%。

Halo – vest 支具（头环背心）被用于固定颈椎，它较传统的支具能更有效地限制颈椎活动。与长时间卧床和骨牵引相比，对下颈椎损伤的病人进行 Halo 支具固定优点包括早期固定在生理及心理上的好处，避免长时间卧床的并发症，缩短了住院日和康复时间。Halo 支具的优点还包括将颈椎固定在准确位置防止颈椎不稳。Halo 支具的这些优点使其在下颈椎损伤病人无论是非手术还是术后处理方面都有吸引力。颈椎损伤非手术治疗应用 Halo – vest 支具要严密随防，根据损伤的类型不同，其失败率在 10%~40%。

Halo – vest 支具的并发症常常发生，主要是钉松动和钉道感染。如适当注意加以预防这些并发症可大大减少。Halo 固定圈应放在头颅最大周径以下，减少环向头侧移位的可能。钉子最开始拧 2.7~3.6kg，应用 24~48h 后再拧同样力量。前面的钉子应放在安全的位置，正好位于眼眶中或外 1/3 偏上，保护眶上神经。如果钉松动，应再拧至原来的水平，使骨有相当于 1~2 圈的抵抗。仔细调整背心的位置对于消除额外活动也非常重要。

2 防止并发症

脊髓损伤和病人被固定，像其他创伤一样，病人易于出现各种并发症：肺功能障碍，静脉血栓形成，消化性溃疡，皮肤破溃。通过预防可减少病人发生并发症的危险，包括防止误吸，侵入性的肺灌洗，早期肠内饲养及应用 H_2 受体阻滞剂。据报道 9%~40% 的病人应用了胃肠内饲养，在损伤后最初 14 天最常见。脊髓损伤深静脉血栓形成发生率为 25%~95%，有临床症状的占 25%~35%。目前预防建议用低剂量肝素、抗栓子袜套、加压长统靴。皮肤破溃通过细心护理和应用可旋转床预防。已出现的皮肤溃疡必须进行清创、局部创口治疗和解除压迫等措施治疗。

3 应用激素

激素对急性脊髓损伤的病人有益，可减轻炎症并在细胞水平减少神经组织损害和功能障碍。在理论上其缺点包括免疫抑制和胃肠道出血。早期研究应用低剂量激素数周导致感染和胃肠道出血明显增加而神经功能无改善。在入院后 8 小时内开始大剂量应用甲泼尼松龙并维持 24 小时以上显示能提高不完全损伤病人的运动功能评分。研究中将甲泼尼松龙与一种安慰剂或纳洛酮比较，激素和安慰剂组感染发生率分别为7.9%、3.6%，胃肠出血为45%、3%。但这些病例仅包括钝性脊髓损伤8小时内进行治疗的病人，不包括脊髓穿透伤的病人。建议对急性钝性脊髓损伤（8小时以内）大剂量应用甲泼尼松龙30mg/kg体重，接下来应用5.4mg/（kg·h），超过23小时。

七 胸腰椎骨折

（一）病因病机

1 常见外力

脊柱在损伤过程中，常受到复杂的外力作用使脊柱结构发生破坏。导致胸椎损伤及腰椎损伤的常见外力包括：轴向压缩、屈曲、侧方压缩、屈曲－旋转、剪切、屈曲－牵张及后伸。

（1）轴向压缩　由于胸椎有生理性的后凸，因此轴向负荷在胸椎表现为向前的屈曲负荷。在胸腰部，则表现为单纯的压缩负荷。这样常引起终板的破裂进而引起椎体的压缩。暴力达到一定的程度，出现爆裂性骨折。骨折可通过血管孔传递到椎体后部皮质骨的中部。随着暴力的进一步作用，椎体和椎弓根连接部发生骨折，两椎弓根间距增宽，如果还存在屈曲暴力，则导致椎板的青枝骨折。如压缩严重，后柱可出现明显的损伤。

（2）屈曲　屈曲暴力导致前面沿椎体和椎间盘的压缩、后部的牵张。后部的韧带常无损伤，尤其是在较快的暴力作用下，但后部常出现撕裂性骨折。前部随着骨折及椎体成角增加，暴力被分散，如后部韧带无损伤，常表现为稳定性骨折。通常中柱无损伤，无半脱位及椎间盘突出。如果后部的韧带有损伤以及关节突间关节囊损伤，则出现不稳定。如果前部压缩超过40%~50%，则容易出现韧带及关节突间关节的破坏，晚期出现不稳及畸形加重。屈曲压缩损伤伴随中柱损伤及容易出现脊柱不稳、畸形加重及神经损伤。

（3）侧方压缩　侧方压缩暴力导致的损伤类似于前方压缩暴力，唯一的区别是暴力来自于侧方。损伤通常仅限于椎体骨折，也可伴有后部的韧带损伤。单纯椎体骨折通常是稳定骨折，如伴有韧带损伤则为不稳定损伤，易导致疼痛及畸形加重。

（4）屈曲－旋转　屈曲－旋转损伤包括屈曲及旋转两种暴力。单纯的屈曲暴力常导致前柱的损伤，加上旋转暴力，则容易损伤韧带及关节突间关节囊，导致前后柱同时损伤。随着后部韧带及关节囊的破坏以及前面椎间盘及椎体的破坏，导致脊柱不稳。与颈椎不同，在胸椎及腰椎单纯的脱位不常见。这是由关节突的大小及方向决定的。要使胸椎及腰椎的关节突间关节单纯发生脱位，需要有牵张暴力加屈曲和旋转暴力。仅有屈曲旋转暴力，常引起关节突骨折或其他后部结构损伤而导致脊柱脱位。

（5）屈曲－牵张　屈曲－牵张损伤最早由Chance通过X线检查于1948年提出，但其损伤机制很长时间以后才被阐明。在这一损伤过程中，屈曲的轴线常移至椎体前面，整个脊柱受到强大的牵拉暴力，椎体、椎间盘及韧带撕裂，与大部分脊柱损伤模式不一样。这一暴力可导致单纯的骨质损伤，骨质和韧带复合伤或单纯的椎间盘及韧带损伤。由Chance最先描述的单纯骨质损伤，表现为自棘突经椎板、横突、椎弓根延伸至椎体的横形骨折。这一损伤通常位于 $L_{1\sim3}$ 水平，虽然在急性期韧带复合损伤以及单纯椎间盘及韧带损伤常发生于 $T_{12}\sim L_2$ 水平，为不稳定定损伤，不易愈合。屈曲－牵张暴力可在胸椎和胸腰段引起双侧关节突脱位。韧带、关节囊及椎间盘发生损伤，而前纵韧带保持完整，但下位椎体的前缘常被撕脱。如果屈曲的轴线远离椎体前缘，暴力较大，则引起前纵韧带的撕裂，损伤导致脊柱严重不稳，这种损伤基本上属于牵张性的损伤。如果屈曲轴线靠近椎体前缘，则可发生压缩性损伤。

（6）剪切　剪切暴力很容易导致严重的韧带损伤，使椎体向前、后或侧方滑脱。创伤性向前滑脱最常见，常导致完全性的脊髓损伤。偶尔可伴随椎弓峡部骨折，剪切暴力常与其他暴力同时存在，导致复杂的脊柱损伤。

（7）后伸　后伸暴力引起的损伤与屈曲暴力相反，前纵韧带和纤维环的前柱部分受到张力，后柱受到压力，导致关节突、椎板以及棘突骨折，椎体前下部发生撕裂性骨折。此类损伤大部分为稳定性，除非上位椎体有明显的滑脱或合并有剪力作用，则出现不稳定损伤。

2　**脊柱失稳**

Denis 提出了脊柱的三柱理论。后柱由后面的椎弓（包括棘突、椎板、关节突、椎弓根）和韧带结构（包括棘上韧带、棘间韧带、黄韧带和关节突间关节囊）组成。中柱由椎体后半部分、后部的椎间备用纤维环和后纵韧带组成。前柱由前纵韧带、前面的纤维环和椎体前半部分组成。Denis 三柱理论对界定脊柱的稳定性有帮助，但其三柱理论中没有包含脊髓和神经根，虽然脊髓和神经根对脊柱稳定性没有直接作用，但仍是一个不容忽视的因素。

Denis 根据脊柱的稳定性及稳定类型将脊柱骨折分为 4 型：稳定性损伤、机械性不稳、神经性不稳、机械性及神经性不稳。

稳定性损伤包括轻度和中度压缩骨折，后柱无损伤，可防止脊柱异常屈曲。中柱通常也无损伤，防止骨折或椎间盘突入椎管以及明显的半脱位。不伴有后柱损伤的压缩性骨折是典型的稳定性损伤。

机械性不稳指三柱中有两柱损伤，可出现异常活动。比如有前柱和后柱损伤的严重的压缩性骨折，可通过未受损的中柱出现异常的屈曲，这一损伤表现为疼痛，但一般无神经损伤。屈曲－牵张性损伤有后柱和中柱的损伤，可以以未受损的前柱为支点出现异常的屈曲活动。这一损伤会导致慢性脊柱不稳及背部疼痛，但通常无神经损伤。

神经性不稳指爆裂性骨折，Denis 认为这种损伤大部分会愈合，在机械上变成较稳定的。但他同时也发现，此类骨折由于中柱损伤突入椎管，20% 出现神经损伤。神经损伤须手术减压固定。通过畸形复位及坚强的内固定达到直接或间接减压。

典型的机械性和神经不稳是三柱均有损伤的骨折脱位。常由于神经受到压迫而有神经症状。

White 和 Panjabi 将脊柱不称稳定义为“脊柱丧失了维持椎体间序列不损伤或继发刺激脊髓和神经根或因结构改变出现畸形或疼痛”。

（二）骨折的分类

胸椎及腰椎骨折分类有很多种，分类主要是根据损伤的机制、放射学特点或稳定性。

Denis 的三柱理论由于包含了大部分的损伤类型，而且与损伤机制相关而被广泛应用。

1 压缩性骨折

压缩性骨折是前柱有骨折而中柱无损伤，部分以中柱为轴，向前屈曲使后柱由于张力作用而出现损伤。损伤的机制是前屈或侧屈。压缩骨折可发生在前方或侧方，发生在前方占89%。骨折可同时累及上下终板（A 型，占 16%），或仅累计上终板（B 型，占 63%），或仅累及下终板（C 型，占 6%），或上下终板均无损伤，前面皮质有骨折（D 型，占 15%）。椎体被压缩小于 40%~50% 而无后神经损伤属于比较稳定的低能量损伤。但是，应排除邻近节段的损伤。椎体被压缩超过 40%~50% 而椎体后部无损伤，对于年轻而无骨质疏松的病人，极有可能后柱韧带有损伤。

2 爆裂性骨折

爆裂性骨折与压缩性骨折的区别是中柱有骨折。椎体后部的附件会播散开来，因此在脊柱前后位片上可见椎弓根间距增宽，椎板也会发生骨折。爆裂性骨折损伤的机制是首先受到轴向负荷，同时合并其他的暴力如屈曲或旋转。爆裂性骨折因为至少有两柱损伤，因此属于不稳定损伤。骨折椎体相邻的椎间盘常有广泛损伤。

Denis 将爆裂性骨折分为 5 个类型。A 型：上下终板均受累，常发生于下腰椎，约占 24%；B 型：仅有上终板受累，常发生在胸腰结合部，约占 49%；C 型：仅有下终板受累，很少见，约占 7%；D 型：中柱发生爆裂性骨折，同时合并旋转损伤，导致侧方半脱位或倾斜，约占 15%；E 型：中柱发生爆裂性骨折，前柱受到不对称的压缩，约占 5%。

3 屈曲－牵张性损伤

安全带型损伤的后柱和中柱常受到牵垃，前柱通常不受损伤而作为暴力作用的支点。其损伤常见于乘坐高速汽车腰部系安全带，在撞车瞬间患者躯体上部急剧向前移动并屈曲，以前柱为枢纽，后柱与中柱受到牵张力而破裂开。Denis 将这一损伤根据受伤为一个水平或两个水平分为 4 型：A 型：经过一个水平的骨折，即 Chance 骨折，约占 47%；B 型：经过一个水平的韧带损伤，约占 11%；C 型：两个水平损伤，中柱骨折，约占 26%；D 型：两个水平损伤，中柱经过韧带或椎间盘。这一分类的缺点是在安全带损伤中还有一类后柱受到牵张损伤，而前柱和中柱受到压缩暴力损伤的未包括在内，这种损伤常导致压缩性骨折或爆裂性骨折。屈曲－牵张性损伤合并神经损伤比较少见，发生率常低于 10%。此类损伤中有韧带损伤的通常被认为属急性或慢性不稳。主要为骨折的属急性不稳，通常能很好地愈合。

4 骨折－脱位

骨折－脱位常由于压缩、牵张、旋转或剪切暴力使脊柱三柱发生损伤。3 种不同的损伤机制可导致 3 种不同类型的骨折－脱位。A 型：屈曲－旋转损伤，常见于摩托车事故中或从高处坠落。B 型：剪切骨折－脱位损伤，常由于暴力直接作用在躯干上所致。C 型：双侧关节突脱位，由于屈曲－牵张性损伤所致。这一型损伤类似于安全带损伤，但前柱也有损伤。通常是前面的椎体或椎间盘损伤，前纵韧带常于下位椎体撕脱，导致明显的半脱位。

（三）治疗方法

1 压缩性骨折

压缩性骨折是指脊柱前柱有损伤而中柱无损伤，常与轻度的爆裂性骨折难于区分，通过CT可鉴别中柱是否有损伤来加以区分。压缩性骨折的治疗需要同时考虑后柱是否有损伤。如果前柱压缩超过40%，或后凸畸形超过25°~30°，可间接反映出后柱损伤，已不能发挥正常功能。MR检查有助于了解后柱损伤情况，同时也可排除病理性骨折。

压缩性骨折压缩低于40%，后凸畸形低于25°~30°，可考虑保守治疗，采用功能锻炼及支具治疗通常能取得较好效果。佩戴矫形支具3个月以上，其间应加强腰背肌的锻炼。如果在损伤节段存在异常活动，或存在持续的疼痛，或畸形逐渐加重，则应考虑手术治疗。有作者认为对于胸椎甚至是胸腰段的稳定性骨折，不需佩戴支具。

压缩性骨折如前柱压缩超过40%，或后凸畸形超过25°~30°，应考虑手术治疗，对介于手术与非手术之间的病例，如果是年轻患者，属高能量损伤，可采用手术治疗；如果是老年患者，有明显的骨质疏松，属于低能量损伤，则考虑非手术治疗。内固定可采用Harringttom撑开棒、Edward撑开棒或节段性内固定系统。如果确定中柱未受损，也可采用压缩系统内固定，如Edward或节段性内固定压缩系统进行固定。但是采用压缩固定应注意，如有椎间盘损伤，则压缩固定有可能导致椎间盘向椎管突出压迫神经组织。

2 爆裂性骨折

爆裂性骨折同时有前柱和中柱损伤，伴或不伴有后柱损伤。其治疗主要根据损伤的严重程度，包括椎管压迫情况、后凸畸形以及神经损伤情况。

腰椎爆裂性骨折非手术治疗可采用支具固定，至少固定3个月。在3~6个月内避免导致损伤节段明显屈曲的活动。下床行走后，拍站立位侧位片，如脊柱序列无变化，则可恢复正常活动。如侧位片发现损伤部位的棘突间隙增宽，则应考虑手术治疗。对于非手术治疗的病人，应注意观察治疗期间是否出现了感觉异常、下肢痉挛或大小便功能障碍等神经功能障碍。定期拍脊柱侧位片，监测损伤节段椎体后凸成角是否进一步加重。如果出现骨折节段畸形进一步加重或出现神经功能障碍，则应考虑采用前路椎管减压及脊柱融合手术。损伤超过2~3周后路手术不能达到椎管充分减压目的。如应用后路手术，可结合侧前方减压。

胸腰椎爆裂性骨折手术治疗应用各种后路撑开内固定系统，可达到复位内固定的目的。应用内固定器从后路进行撑开，使后纵韧带紧张，牵拉突入椎管的骨折块复位，可达到对椎管间接减压的目的。

3 屈曲－牵张性损伤

在屈曲－牵张性损伤中，后柱和中柱有牵张性损伤，而前柱未受损。根据损伤是通过骨质还是韧带决定是否手术治疗。损伤通过骨质在早期不稳且不容易固定，但通常愈合没问题。损伤通过韧带不容易愈合，因此被认为同时有急性不稳和慢性不稳。对于损伤通过骨质的屈曲－牵张性损伤可采用非手术治疗，卧床休息2周以上，然后用支具固定于后伸位。治疗期间应定期拍片观察，3~4个月后解除支具，拍屈伸位片。如果非手术治疗失败，或损伤通过韧带，应考虑手术治疗，采用后路压缩内固定系统复位内固定结合植骨融合。内固定系统彩钩－棒系统或椎弓根内固定系统均可，固定损伤节段的上下节段即可。

4 骨折－脱位

骨折－脱位脊柱三柱均存在损伤，这一型损伤脊髓损伤发生率最高，通常需要手术治疗。骨折脱位而没有神经损伤，手术内固定可稳定脊柱防止神经损伤，有利于病人早期活动。骨折脱位伴有不完全神经损伤，应行手术内固定并解除神经压迫。骨折脱位伴有不完全神经损伤，应行手术内固定并解除神经压迫。骨折脱位伴有完全神经损伤，手术内固定并解除神经压迫。骨折脱位伴有完全神经损伤，手术内固定稳定脊柱，有利于患者早期进行康复训练。

（夏佐清　翟羽东）

第十节　躯干骨折

一　胸骨骨折

胸骨骨折是较少见的胸部损伤，约占胸部损伤的1.64%，多发生于成人和年龄较大的儿童。

胸骨古称“龟子骨”，剑突称为“蔽心骨”、“鸠尾骨”。胸骨为一扁平的松质骨。

（一）病因病机

1　**暴力作用**

直接暴力和间接暴力均可造成胸骨骨折，但多为直接暴力所致。胸骨骨折通常由于交通事故、房屋倒塌、重物撞击或其他原因所致之暴力直接作用于前胸而造成。如车祸的减速伤，人体胸部由于惯性骤然向前撞击于方向盘或其他物体；胸部被车马撞击或被重物撞击、压砸；心肺复苏时施行胸外心脏按压等，均可造成胸骨骨折。

2　**间接暴力**

间接暴力所致者，多为从高处坠下，脊柱过度前屈，胸骨受到挤压而造成胸骨骨折。

3　**直接暴力**

直接暴力打击前胸，可造成骨质薄弱的胸骨柄与体部交界处或胸骨体部骨折，骨折远段多重叠移位于骨折近段的前面。严重者可发生肝、脾甚至心脏、主动脉破裂，多根肋骨骨折或肋软骨关节脱位，发生连枷胸、气血胸，有时还要警惕主支气管破裂。脊柱过度前屈使胸骨受到挤压而骨折，往往胸椎亦同时发生压缩骨折。胸骨骨折多为横断骨折，斜形骨折则较少见，偶尔亦有纵形骨折。胸骨后面的骨膜因有胸内韧带附着而加强，不易发生断裂。

（二）临床表现

胸骨骨折常见局部肿胀、疼痛，深呼吸、咳嗽或抬头时疼痛加重，头、颈、肩多向前倾，骨折移位者可见局部高突畸形。

检查骨折局部压痛明显，骨折移位者可扪及重叠的上下骨折端及骨擦音。胸部正侧位或斜位X线片可明确诊断，并可了解是否合并肋骨骨折、肺挫伤、气血胸、肺不张等。

（三）诊断要点

（1）有外伤史。

（2）胸骨部位肿胀、疼痛。

（3）头、颈、肩部多向前倾。

（4）局部高突畸形，压痛及胸廓挤压痛明显。

（5）X线片可确定骨折部位和移位情况。

（6）注意检查有无胸内及肝、脾合并损伤。

（四）治疗方法

1　手法治疗

（1）仰卧复位法　患者后伸仰卧，头低脚高位，肩胛间垫薄枕，两手上举过头，使两肩后伸，上胸部前凸。嘱患者屏住呼吸，术者用手按压向前移位的骨折端，使之复位。

（2）坐位复位法　患者倒骑于木椅上，两上臂略外展。术者立于患者身后，一足踏于木椅上，膝部抵住患者背后，两手经患者两腋下伸至胸前勾住患者两肩。助手立于患者面前，两拇指抵住向前移位的胸骨骨折远端。嘱患者吸气后屏气，术者在用力将患者两肩向上抬并向后扳拉的同时，膝部用力向前顶，手膝并用以协力完成挺胸、抬肩、后伸的动作，达到拉开骨折重叠的目的。助手用两拇指将突出骨折远端用力向下、向后按压即可复位。

2　药物治疗

早期治宜活血祛瘀、消肿止痛、理气宣肺，内服可选用胸伤一方或复元活血汤、接骨七厘片、筋骨痛消丸，外敷可选用奇正消痛贴。中后期治宜和营生新、接骨续损，可内服胸伤二方或补肾壮筋汤加减。

3　功能锻炼

3周后可下地活动。可逐渐进行深呼吸运动。两肩关节不宜作向前运动，避免弯腰低头，应保持挺胸姿势，以免骨折重新移位。

4　手术疗法

在局部麻醉下，以骨折端为中心作一纵行切口，将骨折复位，并用钢丝固定。适用于有移位骨折而手法复位不成功者。

二　肋骨骨折

肋骨骨折是常见的骨折之一，约占全身骨折的1.4%，居胸部损伤的首位（约占56%~96%）。好发于成年人，多见于18~50岁，儿童则极为罕见。肋骨骨折可发生于一根或数根。

肋骨共有12对，为细而长、呈弓形弯曲的扁骨，分左右对称排列。前与胸骨，后与胸椎相连，共同构成骨性胸廓。胸廓是维持形体的支架，有保护胸腔内脏器及肝、脾等部分腹腔内器官的作用。上7对肋骨借助软骨直接附着于胸骨，称为真肋；下5对肋骨中，第8~10肋借助第7肋软骨间接附着于胸骨上，称为假肋；末2对肋骨前缘游离，称为浮肋。肋骨在两层极薄的坚质骨中包裹一层松质骨，因此较为脆弱。成年后，肋骨弹性逐渐减少，同时软骨骨化程度增加，故容易发生骨折。但儿童的肋骨有高度弹性，故很少发生骨折。

肋骨分为体及前后两端，后端亦称脊椎端。肋骨头与胸椎相关节，肋结节与胸椎横突相关节。肋骨头与肋结节之间的缩窄部分为肋骨颈。肋骨体的后1/4呈圆柱状，前3/4则扁平。肋骨体的上缘比较圆钝，下缘则比较锐利，形成肋沟，肋间神经、血管由此沟通过。肋骨体由后向前转弯处称为肋骨角，为肋骨骨折好发部位。两侧肋骨角的背部比较平坦。相邻的两肋间前后方分别为薄的纤维带及肋间肌相连，肋间肌之后为一致密的纤维组织带，围绕两个肋软骨。肋间隙的最后方为一层疏松组织，有肋间神经。由于有肋间肌固定和其余肋骨支持，故肋骨骨折一般较少发生移位。

（一）病因病机

直接暴力和间接暴力均可造成肋骨骨折。直接暴力如车辆撞击、拳棒打击、重物压砸等均可引起肋骨骨折。间接暴力如塌方、车辆碾压、肩部受到撞击等均可造成肋骨骨折。老年人因严重咳嗽、喷嚏、肋间肌急骤收缩亦可致肋骨骨折。

1 直接暴力

直接暴力打击前胸或后胸，在暴力打击处肋骨被迫向胸廓内陷而发生骨折，呈横断或粉碎性，骨折端多向内移位。此类骨折易伤及胸膜和肺脏，造成气胸、血胸、肺挫伤等。第1、2肋骨骨折还可损伤臂丛神经、颈交感神经等。下位肋骨骨折易损伤肝、脾、肾脏等。

2 间接暴力

当暴力作用于胸壁前部，或胸廓受到前后方对挤的暴力，使胸腔的前后径缩短，左右径增长，肋骨被迫向外弯曲凸出，在最突出处发生骨折，多发生在腋中线处。亦有因暴力打击前胸而致后肋骨折，或打击后胸而致前肋骨折。暴力打击肩前部，使肩部后伸的暴力可使肩胛骨外旋，薄而锐利的肩胛骨内侧缘抵住胸壁可将第2～7后肋切断。暴力继续作用还可造成锁骨、肩胛骨骨折。间接暴力造成的肋骨骨折多为斜形，骨折端向外突出，偶尔刺破皮肤而造成穿破性骨折，而刺破胸膜的机会较少。但第2～7后肋骨折的骨折端则往往向内移位，可刺破胸膜或肺脏而造成气胸、血胸。

3 混合暴力

强大的直接暴力使暴力打击处发生骨折，而其余力未尽，残余力量即成为传达暴力，造成该肋骨的其他处骨折（一骨多段骨折）。这种混合暴力多较强大，甚至可造成多根双处骨折。如此类骨折合并肺挫伤等内脏损伤的机会较多。

4 肌肉收缩

肌肉的急骤而强烈的收缩亦可造成肋骨骨折。如老年人慢性呼吸道疾病患者急性发作，严重咳嗽、打喷嚏时，骨质疏松的肋骨受到肋间肌、胸小肌、胸大肌或斜角肌的牵拉而发生骨折。

一根肋骨一处骨折者为单骨折，肋骨两处骨折者为双处骨折。多根双处骨折时可造成肋骨断段的游离，使该处胸廓失去支持，形成浮动胸壁即连枷胸，并且往往伴有肺挫伤。肺挫伤后，肺实质内出血、水肿，肺顺应性大大降低，肺做功增加。如需维持600ml的潮气量，呼吸时胸膜腔内平均负压要求在15cmH_2O以上，此时连枷胸壁区由于胸内压与大气压差增大，就可产生反常呼吸运动。吸气时因胸膜腔内负压增加而向内凹陷；呼气时因胸膜腔内负压减低而向外凸出，使肺的通气功能障碍，严重影响呼吸和循环功能，出现呼吸困难、低氧血症等，死亡率可高达50%。

若骨折断端刺破胸膜，空气从外界进入胸膜腔，则可并发气胸。流入的空气使患侧肺压缩，影响正常呼吸和循环功能。如胸膜穿破口已闭合，不再有空气继续进入胸膜腔，则称为闭合性气胸；如胸膜穿破口未闭合，空气仍可自由沟通，则称为开放性气胸。若胸膜腔破口形成阀门，吸气时空气通过破裂口进入胸膜腔，呼气时则不能将空气排出，胸腔内压力不断增高，对同侧肺的压迫愈来愈大，并将纵隔推向对侧，除压迫对侧健肺外，可使纵隔内大血管扭曲，回心血量减少，则称为张力性气胸。若骨折端刺破胸壁血管（如肋间动脉、乳内动脉等）和肺的血管，出血流入胸膜腔，则并发血胸。早期因胸部呼吸活动，胸膜腔内的瘀血不易凝固。血胸量多者影响呼吸，必须及时处理。血胸形成后，若出血停止，为非进行性血胸。若破裂的血管继续出血，症状逐渐加重，为进行性血胸。后期由于气血凝滞，形成“干血”或“老血”，胸膜粘连，终为纤维组织填塞，成为机化血胸、纤维胸。

（二）临床表现

1 症状

伤后局部肿胀、疼痛，有血肿或瘀斑。深呼吸、咳嗽、喷嚏和躯体转动时疼痛加剧。多根双处骨折时出现反常呼吸，吸气时骨折处胸壁塌陷，呼气时反而隆起，呼吸迫促或困难，紫绀，甚至血压下降等。

若并发闭合性气胸时，可出现胸闷、气促。开放性气胸患者，可出现呼吸困难、紫绀、血压下降、脉细数，同时可听到空气经胸壁伤口进出的有如吮乳的响声。若合并张力性气胸时，可出现严重的呼吸困难、紫绀和休克。有时气体由壁层胸膜破口持续进入胸壁，或由纵隔胸膜破口进入纵隔，气体再由颈部扩散到全身皮下组织，可在头、颈、胸、上肢等处触到皮下气肿，气管偏移。当胸腔穿刺抽出部分气体后，压力减低，但不久又增高，症状又加重。

若并发血胸时，少量血胸（出血量<300ml）者可无明显自觉症状，大量血胸（出血量>2000ml）者可出现面色苍白、紫绀、气促、脉细数。

2 体征

骨折处肿胀、瘀斑，或有畸形，压痛明显，有时可扪及骨擦音。两手分别置于患者胸骨和胸椎，前后挤压胸廓，或左右挤压胸廓，均可引起骨折处疼痛加剧，称为胸廓挤压征阳性，是诊断的主要体征之一。

多根双处骨折，有反常呼吸，呼吸困难，低氧血症，动脉血气分析氧分压（PaO_2）<8.0kPa（60mmHg），二氧化碳分压（PCO_2）>6.7kPa（50mmHg），肺分流≥25%。

并发气胸者，检查伤侧呼吸运动减弱，呼吸困难，伤侧叩诊呈鼓音，呼吸音及语颤减低或消失，皮下气肿，气管可偏向健侧。

并发血胸者，检查时可见肋间饱满，患侧呼吸运动减弱，叩击呈浊音，呼吸音及语颤减弱。

（三）诊断要点

（1）有外伤史。

(2) 局部肿胀、疼痛，咳嗽及深呼吸时疼痛加重。

(3) 局部压痛明显，有时可扪及骨擦音，有异常活动。

(4) 胸廓挤压征阳性。

(5) 多根双处肋骨骨折有反常呼吸。

(6) X线正、侧位片可了解骨折部位、移位情况及胸内合并症。

(四) 治疗方法

单纯肋骨骨折，因有肋间肌固定和其余肋骨支持，一般无明显移位，不需进行整复。即使对位欠佳而畸形愈合，日后亦不妨碍呼吸。如有肋骨骨折合并其他并发症时，则必须及时妥善处理，否则会造成严重后果，甚至危及生命。

1 手法复位

常用的整复手法有如下几种。

(1) 立位整复法　令患者靠墙站立，术者与患者相对，并用双足踏患者双足，双手通过患者腋下，交叉抱于背后，然后双手扣起肩部，使患者挺胸，骨折断端自然整复。

(2) 坐位整复法　嘱患者正坐，挺胸叉腰，术者两手分别捏住骨折近、远端，用提按手法，“使陷者复起，突者复平”，将骨折端复位。

(3) 卧位整复法　嘱患者仰卧，助手双手平按患者上腹部，令患者用力吸气，至最大限度时再用力咳嗽，同时助手用力按压上腹部，术者以拇指向下按压突起之肋骨骨折端，即可复位。若为凹陷骨折，在咳嗽的同时，术者双手对挤患部的两侧，使下陷者复起。

2 固定方法

(1) 宽绷带固定法　适用于皮肤对胶布过敏者，骨折复位后，在骨折部外敷消瘀膏或双柏膏，嘱患者做深呼气，用宽绷带多层环绕包扎固定或用弹力胸围固定3~4周。

(2) 胶布固定法　患者正坐，在贴胶布的皮肤上涂复方安息香酸酊。患者两臂外展，做呼气时使胸围缩至最小，然后屏气，用宽7~10cm的氧化锌胶布，自健侧肩胛中线处开始粘贴，绕过骨折处紧贴至健侧锁骨中线处止，然后以叠瓦状（重叠1cm）向上向下各增加2~3条，以跨越骨折部上、下各2根肋骨为宜。固定后可减轻骨折端摩擦产生的疼痛，其缺点为妨碍呼吸，不利于咳嗽、排痰。多根双处肋骨骨折、老年、肥胖患者不宜采用。

(3) 肋骨牵引固定法　多根双处肋骨骨折，必须迅速固定胸廓，减少反常呼吸引起的生理障碍。范围较小的可用厚棉垫垫于骨折部，然后用胶布固定敷料。范围较大或双侧肋骨骨折时，则须采用肋骨牵引固定术。患处常规消毒后，在浮动胸壁（连枷胸）的中央，选择1~2条能吃力的肋骨，在局麻下，用布巾钳夹住内陷的肋骨，通过滑动牵引来消除胸壁浮动。牵引重量为0.5~1kg，牵引时间一般为1~2周。

(4) 内固定术　在严重多根多处肋骨骨折或双侧肋骨骨折，胸壁软化而塌陷，反常呼吸，病人无法进行呼吸时，可采用此法进行抢救。先进行气管切开，插入带有气囊的气管导管，应用呼吸机施行间歇性正压呼吸，使肺脏膨胀，胸壁膨起，通过胸内压力，把下陷的肋骨固定在吸气的位置（即胸围最大的位置）。内固定术要连续进行3~5天，直至患者能自如呼吸为主。但这种疗法需严密护理与无菌操作技术，并要勤吸痰，及时调整呼吸机参数。

3　**手术疗法**

（1）切开复位内固定　新鲜开放性肋骨骨折，在开胸处理胸腔内脏器之后，或多根肋骨双处骨折者，可将骨折端复位，并用钢丝把两个断端固定在一起。横断骨折可采用钢丝穿孔固定法。斜形骨折则采用横行钢丝绑捆法，在绑扎处作一小骨槽，以利固定，防止滑脱。亦可采用克氏针张力带钢丝内固定，或四孔钢板钢丝内固定。术后胸廓塌陷畸形可矫正，反常呼吸消失，呼吸困难缓解。

（2）穿刺引流　少量气胸者，一般不需特殊处理，积气往往可自行吸收。若积气较多，有胸闷、气急、呼吸困难者，可于第2肋间锁骨中线处行胸腔穿刺，抽出积气。开放性气胸急救时，用凡士林纱布填塞伤口，消毒纱块覆盖后包扎，阻止胸腔继续与外界空气相通，待全身情况改善后，在手术室进行彻底的清创处理。如合并内脏损伤者，则先处理脏器损伤。如创口污染明显，且要在胸内做较复杂的手术时，则应另寻切口进行，并积极控制感染。张力性气胸者在急救时，于前胸第2肋间锁骨中线处，用大针头行胸腔穿刺减压，继之插入引流管进行水封瓶闭式胸腔引流。

少量血胸者，可不予处理，但应继续观察。中等量以上血胸，应立即行胸腔穿刺术，在腋后线第6~7肋间或腋中线第5~6肋间穿刺抽吸积血。如积血较多者可分次吸出，每日1次，量不超过1000ml。每次抽吸后可注入抗生素，预防感染。亦可立即采用水封瓶闭式引流。血胸经引流、肺扩张后一般不易再出血。血胸早期引流可改善呼吸循环，对防止凝固血胸及脓胸有决定性意义。

三　骨盆骨折

骨盆骨折主要由于压砸、轧辗、撞挤或高处坠落等损伤所致，多系闭合伤。亦可因肌肉剧烈收缩发生撕脱骨折。盆壁的血管及静脉丛很多，骨盆骨折常合并有大量出血，休克发生率很高，属严重损伤。

（一）病因病机

1　**常见病因**

在平时骨盆骨折多见于交通事故、砸伤及从高处坠落。夜间地震，人在睡眠中被砸，骨盆骨折的发生率相当高。女性病例约为男性的2~2.5倍，其原因可能是女性骨盆较薄弱，易于骨折脱位。

2　**骨盆结构特点**

骨盆为环形，两侧为宽大之髂骨，在后面髂骨与骶骨形成骶髂关节，骨面接触大，韧带连接坚固，是保持骨盆稳定的主要结构。两髋关节的承重力通过骶髂关节向脊柱传达。前面两侧耻骨合成耻骨联合，耻骨支最细，为前环之弱点，最易骨折。骨盆壁与盆腔脏器、神经丛、神经干、大血管及多处静脉丛相邻近，骨折时可伴有这些结构损伤出血。骶管内为马尾，骶神经根从8个骶神经孔出来，可因骶骨骨折而损伤。坐骨神经从坐骨大孔出骨盆，累及坐骨大孔的骨折或臼后缘及坐骨柱骨折可能损伤坐骨神经。坐骨邻近直肠，坐骨支骨折移位可能刺破直肠并成为开放骨折。两耻骨弓所成之角内有尿道通过，后尿道上壁固定于三角韧带，当耻骨联合损伤，耻骨支骨折时，可撕伤后尿道。髂外及股血管邻近耻骨上支，偶有损伤大血管病例。

骨盆的稳定性依赖前环与后环的完整，Simonian 等以新鲜冷冻尸骨盆测试，耻骨联合或耻骨上及下支损坏，则致前环不稳；而骶髂关节、关节囊及韧带损坏，则后环不稳定。进一步切断骶棘韧带与骶结节韧带，对骨盆的稳定性影响不大。关于骨盆骨折的固定，该作者的实验结果是耻骨联合分离以四孔钢板固定可恢复前环稳定，但不能稳定骶髂关节的活动；同样以钢板或螺丝固定骶髂关节，可使骶髂关节稳定，但不能稳定耻骨联合的活动；外固定架安置 Shanz 针于髂骨可以活动，用 Ganz 骨盆复苏钳固定骶髂关节可限制其活动，但不能控制耻骨支骨折的活动。因此前后环即骶髂关节与耻骨联合的损伤应分别固定。Varga 的实验是耻骨联合两侧螺丝钉上捆 4 道钢丝固定最稳定。

3　分类与损伤机制

Tile 分类：①A 型：稳定。A1：骨盆骨折，但未累及盆环。A2：骨盆环骨折，微小移位。②B 型：旋转不稳定但垂直稳定。B1：开放骨折。B1.1 骨盆裂开 <2.5cm；B1.2 骨盆裂开 >2.5cm。B2：骨盆侧方压缩，同侧骨折。B3：骨盆侧方压缩，对侧骨折。③C 型：旋转与垂直均不稳定。C1：单侧骶髂关节脱位。C2：双侧骶髂关节脱位。C3：骶髂关节脱位并有髋臼骨折。

在地震时大量骨盆骨折病例表明，B 型骨折，不论开出型（分离型）与压缩型，都是骶髂关节韧带损伤；在 C 型骨折中，不仅是单侧或双侧损伤，而主要是分离或压缩损伤，由于骶髂关节或其邻近损伤，而发生垂直移位与不稳定，故作者主张如下分类，以指导治疗。

（1）稳定性骨盆骨折　骨盆环的一处或几处发生骨折，但骨盆环的稳定性未遭受破坏。属于此类骨折的有：

1）前环耻骨支或坐骨支骨折：耻骨支是骨盆环的弱点，骨盆受损伤时，耻、坐骨支骨折的发生率最高，约占骨盆骨折的 3/5 ~ 2/3。不论单支或多支、单侧或双侧骨折，由于骨盆后环未遭破坏，骨盆的稳定性仍旧保持，一般不需整复骨折，经卧床休息可痊愈。

2）撕脱骨折：髂前上棘、髂前下棘、坐骨结节等处可因肌肉强力收缩，发生撕脱骨折，对骨盆的稳定性没有影响，将肢体置于该肌肉松弛状态，可近于复位。

3）髂骨翼裂隙骨折：常因直接打击所致，一般无明显移位，对骨盆环的稳定性无大影响，但出血较多。

（2）不稳定性骨盆骨折　骨盆的前环与后环联合损伤并发生移位，使骨盆的稳定性遭受破坏，常伴有盆壁软组织损伤，如尿道、直肠、阴道、神经等。前已述及，骨盆结构的稳定性主要取决于后环的完整，按后环损伤部位，不稳定骨盆骨折分为以下几类。

1）骶髂关节脱位：骶髂关节的上半部为韧带关节，无软骨关节面，在骶骨与髂骨之间有许多凸起与凹陷，互相嵌插借纤维组织相连，甚为坚固。骶髂关节的下半部有耳状软骨面、小量滑膜及前后关节囊韧带，是真正的关节，比较薄弱。常见骶髂关节脱位，又分为三种：①经耳状关节与韧带关节脱位；②经耳状关节与骶 1、2 侧块骨折发生脱位；③经耳状关节与髂骨翼后部斜骨折发生脱位。前两者脱位的骨折线与身体长轴平行，脱位的半侧骨盆受腰肌及腹肌牵拉，向上移位，很不稳定，不易保持复位。后者髂骨翼后部斜骨折线，对脱位半侧骨盆向上移位有一定阻力。

2）骶髂关节韧带损伤：施加于骨盆的暴力，使骨盆前环发生骨折，使骶髂关节的前侧韧带或后侧韧带损伤，该关节间隙张开，但由于一侧韧带尚存而发生脱位，骨盆的旋转稳定性部分破坏，发生变形。

3）髂骨翼后部直线骨折：骨盆后环中骶髂关节保持完整，在该关节外侧髂骨翼后部发生与骶髂关节平行的直线骨折，骨折线外侧的半个骨盆受腰肌腹肌牵拉，向上移位。

4）骶孔直线骨折：骶髂关节完整，在其内侧 4 个骶骨前后孔发生纵骨折，各骨折线连起来使上 4 个骶骨侧翼骨骶骨管分离，该侧半骨盆连骶骨侧翼被牵拉向上移位，由于骶 1 侧翼上方为第 5 腰椎横突，该侧骶骨翼上移的应力，可撞击第 5 腰椎横突发生骨折。此类型损伤，骨折线与身体纵轴平行，靠近体中线，向上牵拉的肌力强大，故很不稳定，该侧骨盆上移位较多，可达 5cm 以上。复位时需要强大的牵引力。

以上 4 类不稳定骨盆骨折的后环损伤部位，都在骶髂关节或其邻近，其损伤机制及骨盆变形有共同的规律。

按损伤机制与骨盆变形可分为压缩型、分离型与中间型 3 种，现分述于下。

①压缩型：骨盆侧方受到撞击致伤，例如机动车辆撞击骨盆侧方，或人体摔倒时侧位着地，夜间地震，侧卧位被砸伤。骨盆受到侧方砸击力，先使其前环薄弱处耻骨上下支发生骨折，应力的继续，使髂骨翼向内压（或内翻），在后环骶髂关节或其邻近发生骨折或脱位，侧方的应力使骨盆向对侧挤压并变形。耻骨联合常倾向对侧移位，髂骨翼向内翻。骨盆为环状，伤侧骨盆向内压、内翻，使骨盆环发生向对侧扭转变形。

②分离型：系骨盆受到前后方向的砸击或两髂分开的暴力，例如摔倒在地俯卧位骶部被砸压；或俯卧床上骶后被建筑物砸压，两髂前部着地，两侧髂骨组成的骨盆环前宽后窄，反冲力使着地重的一侧髂骨翼向外翻，先使前环耻、坐骨支骨折或耻骨联合分离，应力的继续，髂骨更向外翻，使骶髂关节或其邻近发生损伤。骨盆环的变形是伤侧髂骨翼外翻或扭转，使其与对侧半骨盆分开，故称分离型，由于髂骨外翻，使髋关节在外旋位。

③中间型：骨盆前后环发生骨折或脱位，但骨盆无扭转变形。

在骶髂关节脱位，髂骨翼后部直线骨折及骶孔直线骨折中，均可见到压缩型、分离型与中间型。在骶髂关节韧带损伤则无中间型，其压缩型，骶髂关节后侧韧带损伤，前环耻坐骨支骨折，骨盆向对侧扭转变形；其分离型，骶髂关节前面韧带损伤，前环耻、坐骨支骨折，伤侧髂骨翼外翻，骨盆向伤侧扭转变形。

（3）骶骨骨折　多为直接打击所致，骶骨发生裂隙骨折，未发生移位者不影响骨盆的稳定性。由挤压所致的骶骨骨折，严重者亦发生移位及前环骨折，应成为不稳定性骨盆骨折。由于骶骨管中有马尾神经存在，移位骨折可致马尾损伤。Denis 等将骶骨骨折分为三区：Ⅰ区为骶骨翼骨折，腰 5 神经根从其前方经过，可受到骨折的损伤；Ⅱ区为骶管孔区，骶 1、2、3 孔区骨折，可损伤坐骨神经，但一般无膀胱功能障碍；Ⅲ区为骶管区，骶管骨折移位可损伤马尾，其表现为骶区、肛门会阴区麻木及括约肌功能障碍。

（二）临床表现

需从三方面来观察与检查，即骨盆骨折本身、骨盆骨折的并发伤与同时发生的腹腔脏器伤，后者无疑更为重要。

1 骨盆骨折本身

（1）稳定性骨折 单纯耻骨支骨折（单侧或双侧）疼痛在腹股沟及会阴部，可伴内收肌痛。髂前部撕脱骨折常有皮下溢血及伸屈髋关节时疼痛。骶骨、髂骨的局部骨折表现为局部肿痛。

（2）不稳定性骨折 耻骨联合分离时，可触到耻骨联合处的间隙加大及压痛。

在骶髂关节及其邻近的纵行损伤，多伴有前环损伤，骨盆失去稳定，症状重。除疼痛外，翻身困难甚至不能，后环损伤侧的下肢在床上移动困难。由于骨盆至股骨上部的肌肉（如髂腰肌、臀肌等）收缩时，必牵动稳定性遭到破坏之骨盆环，使脱位或骨折处疼痛，致该下肢移动困难。在分离型损伤中，由于髂骨外翻，使髋臼处于外旋位亦即该下肢呈外旋畸形。

（3）以下两个体征有助于压缩型或分离型骨折鉴别

1）脐棘距：由肚脐至髂前上棘的距离，正常两侧相等。在压缩型骨盆后环损伤，伤侧髂骨翼内翻（内旋或向对侧扭转），其脐棘距变短，短于对侧。在分离型，伤侧髂骨外翻（外旋或向同侧扭转），其脐棘距增大，长于对侧。

2）髂后上棘高度：患者平卧，检查者双手插入患者臀后触摸对比两侧髂后上棘的突出程度及压痛，除髂骨翼后部直线骨折对髂后上棘无影响外，在压缩型，由于髂骨内翻，伤侧髂后上棘更为突出且压痛；在分离型，髂骨翼外翻，伤侧髂后上棘较对侧为低平，亦压痛。如有明显向上移位，亦可感到髂后上棘位置高于对侧。

3）其他一些检查例如“4”字试验、扭转骨盆、骨盆分离试验等，由于疼痛在急性严重骨盆骨折病例均不便应用。

2 合并损伤及并发症的表现

（1）休克 骨盆骨折为骨松质骨折，本身出血较多，加以盆壁静脉丛多且无静脉瓣阻挡回流，以及中、小动脉损伤，严重的骨盆骨折常有大量出血（1000ml 以上），积聚于后腹膜后，患者可表现为轻度或重度休克。因此，对骨盆骨折病例，首先要检查血压、脉搏、意识、血红蛋白、红细胞压积等，以便对有休克者及时救治。

（2）直肠肛管损伤及女性生殖道损伤 坐骨骨折可损伤直肠或肛管，女性生殖道在膀胱与直肠之间，损伤其生殖道常伴有该道前或后方组织的损伤。伤后早期并无症状，如直肠损伤撕破腹膜，可引起腹内感染，否则仅引起盆壁感染。阴部检查及肛门指诊有血是本合并伤的重要体征。进一步检查发现破裂口及刺破直肠的骨折断端。早期检查出这些合并伤，是及时清创、修补裂孔、预防感染的关键。延误发现及处理，则感染后果严重。对骨盆骨折病例，必须检查肛门及会阴。

（3）尿道及膀胱损伤 是骨盆骨折常见的合并伤。尿道损伤后排尿困难，尿道口可有血流出。膀胱在充盈状态下破裂，尿液可流入腹腔，呈现腹膜刺激症状。膀胱在空虚状态下破裂，尿液可渗出到会阴部。因此应检查会阴及尿道有无血液流出。

（4）神经损伤 骨盆骨折由于骨折部位的不同，神经损伤的部位也不同。骶骨管骨折脱位可损伤支配括约肌及会阴部的马尾神经；骶 1 侧翼骨折可损伤腰 5 神经；坐骨大切迹部或坐骨骨折，有时可伤及坐骨神经；耻骨支骨折偶可损伤闭孔神经或股神经；髂前上棘撕脱骨折可伤及股外皮神经。了解上述各神经所支配的皮肤感觉区与支配的肌肉，进行相应的感觉及运动检查，可以做出诊断。

（5）大血管损伤　偶尔骨盆骨折可损伤髂外动脉或股动脉。损伤局部血肿及远端足背动脉搏动减弱或消失，是重要体征。因此，对骨盆骨折病例应检查股动脉与足背动脉，以及时发现有无大血管损伤。

3　**腹部脏器损伤的表现**

骨盆遭受损伤发生骨折时，亦可伤及腹部脏器，除上述骨盆骨折的并发伤之外，可有实质脏器或空腔脏器损伤。实质性脏器损伤表现为腹内出血，可有移动性浊音体征。空腔脏器破裂，主要是腹膜刺激症状及肠鸣音消失或肝浊音界消失。腹腔穿刺检查有助于诊断。

（三）诊断要点

骨盆骨折的诊断，依据外伤史、症状及前述骨盆骨折体征，辅以 X 线检查，诊断不难做出。重要的是应及时对其并发伤及腹腔脏器做出诊断。

（1）X 线片表现　单纯前环损伤，耻骨支骨折，耻骨联合分离及撕脱骨折的 X 线片表现，无须赘述，现仅将 4 种类型骨盆后环纵行损伤的 X 线片表现分述于下。

1）骨盆后环损伤：骶髂关节脱位及髂骨翼后部直线骨折易于辨认，脱位及骨折移位程度容易测量。骶孔直线骨折，由于骶髂关节并无脱位，骶孔外缘骨折线又很不清楚，易被忽略。但如仔细比较两侧髂骨翼高度及骶骨侧块高度，则可见第 4 骶骨侧块有骨折线。以第 5 腰椎横突为标准，骨折侧的髂骨翼上移，骶骨侧块更接近腰 5 横突。如腰 5 横突有骨折并向上移位，则说明系此种骨折。此类骨折易于误诊，应予特别注意。

2）骨盆扭转变形：在压缩型，后环损伤侧的髂骨翼向内旋，在正位 X 线片，其髂骨翼宽度比对侧窄（测量髋臼上方髋骨或骶髂关节至髂前上棘之距离）。由于髂骨扭转，其闭孔由斜变正，显得大于对侧，耻骨联合被挤离中线，向对侧移位。伤侧髂骨向上脱位或移位多者可造成耻骨联合上下分离。在分离型，后环伤侧髂骨翼向外旋，由斜变平，显像宽于对侧，并牵拉耻骨联合离开中线向伤侧移位或分离，外旋髂骨的闭孔更斜，故显像比对侧小。中间型可有骨折脱位，但无髂骨扭转，耻骨联合仍居中。

3）前环损伤：耻骨上下支及坐骨下支的骨折与单纯前环损伤的骨折相比并无特殊，但变位则有不同。在压缩型，如无耻骨联合向对侧移位，则可见耻坐骨支骨折处发生重叠。在分离型，耻坐骨支骨折，发生在后环损伤的同侧者，如无耻骨联合的同侧移位或分离时，则可见耻坐骨支骨折的分离。在中间型则无耻坐骨支骨折的重叠或分离。不论何型，如伤侧髂骨向上移位明显且无耻骨联合上下分离时，耻坐骨支骨折处，发生上下分离。

根据 X 线片以上三方面的表现，上述各类型是易于辨认的。

（2）其他检查　CT 检查有助于区别骨盆变形。对大血管或中等血管损伤，可行动脉插管造影检查，多可从股动脉插管，通过动脉造影可检出出血的血管及部位，对中等血管出血也可做栓塞止血治疗。

（四）治疗方法

1　治疗原则

对有骨盆骨折的多发伤患者治疗原则是，首先治疗威胁生命的颅脑、胸、腹损伤，其次是设法保留损伤的肢体，而后及时有效地治疗包括骨盆骨折在内的骨与关节的损伤。1980 年 McMurtry 着眼于严重骨盆骨折及其伴发和合并损伤的救治，曾提出 ABCDEF 方案，具体内容是：A（airway，气道）：通畅呼吸道，注意胸部伴发伤、气管插管、胸腔闭式引流。B（bleeding，出血）：扩充血容量，危重者可急输 O 型血。输注 5L 液体和血后给予 2～3 个单位新鲜冻干血浆和 7～8 个单位血小板、抗休克裤、监测凝血指标。C（CNS，中枢神经系统）：过度通气，保持 PCO_2 在 30～50mmHg、肾上腺皮质激素。D（digestive，消化）：腹内脏器损伤、脐上诊断性腹腔灌洗。E（excretory，排泄）：尿道、膀胱损伤。F（frature，骨折）：其他部位骨与关节损伤。根据近年来的进展，应在 B 项中增加 7.5% 高渗盐溶液 200ml 静脉推注和用外固定器固定不稳定骨盆骨折；C 项中肾上腺皮质激素应改为大剂量方案；D 项中将腹部型超声列为筛查腹部内脏损伤的首选方法。

20 世纪 80 年代以来，对骨折损伤早期手术固定的主张和成功的实践，促使将需要手术固定的不稳定骨盆环骨折也列入早期适应证，以求减少 FES、DIC、AIDS 等严重并发症。1991 年 Lateuser 等报告，在伤后 8 小时内早期固定不稳定骨盆骨折较晚期手术者并发症少，存活率高，康复快。此外，在伴发腹内脏器和（或）合并泌尿生殖系统损伤的骨盆不稳定骨折者，应在手术治疗脏器损伤的同时，整复、内固定移位的耻骨联合或耻骨联合附近的耻骨支骨折，或应用外固定装置。仅固定前环虽不能达到完全整复固定后环移位的骨折和脱位，但可减少不稳定骨盆骨折的异常活动，对控制和预防严重并发症仍有益处。

2　治疗方法的选择及适应证

（1）治疗方法选择　骨盆手术本身的治疗临床上分为非手术和手术治疗两个类别。非手术治疗是传统的治疗方案，包括卧床、手法复位、下肢骨牵引和骨盆悬吊牵引。手术治疗包括外固定器和切开复位内固定。20 世纪 70 年代以前临床多采用非手术治疗方案，但对不稳定骨盆骨折，特别是有明显移位者，多不能恢复骨盆环的解剖和稳定，因而常有明显的后遗症。随着骨盆骨折的深入研究，救治的进步和固定器材、技术的改进，应用手术固定治疗不稳定骨盆骨折日渐增多，并取得了优于非手术疗法的治疗效果。

（2）适应证　当然骨盆骨折的非手术和手术治疗各有其适应证，其主要依据是骨盆环是否稳定和不稳定的程度。

1）非手术治疗的适应证：①骨盆环稳定性骨折（A 型），如撕脱骨折和无明显移位的骨盆环一处骨折；②骨盆环两处损失而失稳，但影像学上无或轻微移位者（B1、B2）；③因早期救治需要经卧床、牵引治疗后，影像学证明复位满意者；④有手术禁忌或不宜手术治疗的多发伤者。

2）手术固定适用于不稳定型骨盆骨折，有外固定器和切开复位内固定两大类别。

3）外固定器的适应证是：①在急诊科用于有明显移位的 B1、B2 和 C 型不稳定骨盆骨折，特别是并发循环不稳定者，以求收到固定骨盆和控制出血的效果，并有减轻疼痛、方便搬动伤员的作用；②旋转不稳定（B1）型的确定性治疗；③开放型不稳定型骨折。Riemer（1993 年）将外固定器列入救治循环和骨折均不稳定的骨盆骨折救治方案，结果使此类损伤的死亡率自 22% 下降至 8%。Mieighan（1998 年）明确指出，外固定是急诊处理严重骨盆骨折最为恰当的措施。

3 外固定器固定

外固定器品种多样，但均由针、针夹和连接棒三部分组成。安装外固定器的具体步骤是，在每侧髂前上棘后方髂嵴的皮肤上作一标记，再距此处 3～5cm 和 6～10cm 处皮肤做出标记。局部麻醉后，顺序自 3 个标记处经皮在髂骨翼内外板之间分别用直径 5mm 螺纹针，钻入 4～5cm（若用 2.5mm 骨圆针深达 7～8cm），3 针采用平行或不平行穿入法决定于不同外固定在针夹的设计。用针夹把持穿入针的尾部，再用连接棒将两侧针夹连成一体。根据骨盆骨折移位方向，用牵引矫正半盆上移后，调整连接棒纠正骨盆旋转畸形。摄影片证实复位满意后，拧紧外固定器各固定旋钮保持外固定器的固定作用。但外固定器多不能保持有骨盆向头侧移位的骨折，对此应加用患侧骨牵引，以防止骨盆上移。有人将四肢骨折单边外固定器用于急诊固定骨盆，收到效果。在固定期间应定期摄片复查，并根据情况对用外固定器不能有效固定或外固定器失败者，改为切开复位内固定。为了加强髂骨把持骨针的效果，可在髂前上棘处平行穿入两针的方法。此外为了控制出血和稳定后环 Ganz 推出了抗休克钳，亦称 AOC 形钳，用于急诊科作为临时固定，并取得相应的效果。骨盆外固定器的并发症主要是针道感染。文献资料中针道感染率最高达 22%；将针穿入髋臼、股骨头或损伤股部血管者多发生在髂前下棘穿针入路，应用影像手段监控穿针，当可避免。

4 切开复位内固定

切开复位内固定的适应证尚不统一，Tile 提出，前环外固定后，后环移位明显不能接受者，需居坐位的多发伤者和经选择的开放骨折是切开复位内固定的对象。Matta 主张经非手术治疗后，骨折移位大于 1cm，耻骨联合分离大于 3cm，合并髋臼骨折以及多发伤者应行内固定。Romman 主张 B、C 型骨折和多发伤者是适应证。由于骨盆骨折形式多样，即使同一分型中亦不尽相同，且伤员全身伤情不同，以及术者对内固定方法的选择，因而内固定的方法繁多，手术入路亦有所不同。

（吴家辅 夏佐清）

第四章 脱 位

第一节 脱位的概述

关节是骨骼的枢纽，解剖学上称骨连结。每个关节都是由关节面、关节软骨、关节腔和关节囊等基本结构和关节周围的韧带、关节盘、关节盂缘、滑膜皱襞等辅助结构组成。凡关节遭受外力作用，关节面脱离正常位置，引起功能障碍者，称为外伤性脱位（简称脱位）。

关节脱位多发生在活动范围较大，活动较频繁的关节，上肢脱位较下肢脱位多见。在大关节脱位中，以肩关节为最多，其次为肘关节、髋关节及颞颌关节。患者以青壮年男性为多，儿童与老年人较少。儿童脱位多合并骨骺分离。

一 脱位的病因病机

（一）外因

多由直接暴力或间接暴力作用所致。其中间接暴力引起者较多见。任何外力只要达到一定程度，超过关节所能承受的应力，就能破坏关节的正常结构，使组成关节的运动超过正常范围而引起脱位。

（二）内因

1 生理因素

脱位多见于青壮年，儿童和老年人较少见。儿童体重轻，关节周围韧带和关节囊柔软，不易撕裂，关节软骨富有弹性，缓冲作用大。虽遭受暴力的机会多，因其骨质相对疏松，在遭受外力时易发生骨折，故发生脱位者也较少。男性工作量较大，关节活动范围较大，发生关节脱位的机会相应也大于女性。年老体弱者，筋肉松弛，易发生关节脱位，尤以颞颌关节脱位较多见。

2 解剖因素

关节的局部解剖特点与发病密切相关，如肩关节的关节盂小而浅，肱骨头较大，同时关节囊的前下方较松弛，且肌肉少，加上关节活动范围大，活动较频繁，受伤机会较多，故肩关节较易发生脱位。

3 病理因素

先天性关节发育不良、关节周围韧带松弛较易发生脱位，如先天性髋关节脱位，关节脱位后经手法复位成功，如未能固定足够的时间或根本未固定，关节囊和关节周围韧带的损伤未能很好地修复或修复不全，常可导致关节再脱位或习惯性脱位。关节内病变或近关节病变可引起骨端或关节面损坏，导致病理性关节脱位。如化脓性关节炎、骨关节结核等疾病的中、后期可并发关节脱位。

二 脱位的分类

关节脱位由于病因病机不同，脱位的时间长短和脱位的程度及方向不同，故有不同分类，常用的分类方法有以下几种：

（一）按脱位的病因分类

1 外伤性脱位

正常关节因遭暴力而引起的脱位。临床上最为常见。

2 先天性脱位

如先天性髋关节脱位，由于髋臼和股骨头先天性发育不良或异常，或者胎儿在母体内位置不正常，关节过度屈曲所致。

3 病理性脱位

关节结构被病变破坏而导致的脱位。临床上常见的有关节结核、化脓性关节炎等疾病使关节破坏，导致病理性完全脱位或半脱位。

4 习惯性脱位

反复多次的脱位称为习惯性脱位。关节外伤性脱位后未给予恰当的固定，致使软组织修复不良，而关节囊松弛，或骨质有缺陷，影响关节的稳定性。第 1 次脱位时大多数有明显外伤史，但以后的每次脱位其外力甚为轻微，或不是因外伤所致，而是在关节活动时，由于肌肉收缩使原来已不稳定的关节突然发生脱位。另外，关节发育不良，或有先天性畸形也会出现习惯性关节脱位。

（二）按脱位的方向

1 前、后脱位

如肩关节脱位时，按脱位后肱骨头所在的位置可分为前脱位、后脱位。髋关节脱位时，按股骨头所在位置可分为前脱位、后脱位及中心性脱位。

2 上、下脱位

髋关节脱位时，又可分为后上方脱位、后下方脱位、前上方脱位、前下方脱位等。

3 中心性脱位及旋转脱位。

膝关节脱位可见旋转脱位。四肢及颞颌关节脱位以远端移位方向为准。脊柱脱位则以上段椎体移位方向而定。

（三）按脱位的时间

1　新鲜脱位

一般来说，发生在3周以内的脱位为新鲜脱位，多易整复。

2　陈旧性脱位

脱位在3周以上的脱位为陈旧性脱位，一般难以整复。但单纯以时间为界分类是不全面的，对不同年龄、不同关节的脱位应区别对待。如肩关节脱位3周以上仍多能复位，而肘关节脱位10天以上就很难整复。

（四）按脱位程度

1　完全脱位

组成关节的关节面完全脱出，互不接触。

2　不完全脱位

组成关节的各骨端关节部分脱出，部分仍互相接触，又称半脱位。

3　单纯性脱位

系指无合并骨折、血管和神经损伤等症的关节脱位。

4　复杂性脱位

脱位合并骨折或血管或神经等损伤。

（五）按关节脱位是否有创口与外界相通

1　开放性脱位

脱位局部有创口并与外界相通称为开放性脱位。

2　闭合性脱位

脱位无创口、无与外界相通称为闭合性脱位。

脱位分类的目的是为了细致地了解病情，以便选用恰当的手法，提高手法复位的成功率。

三　脱位的诊断

（一）临床表现

1　一般表现

（1）疼痛和压痛　关节脱位时，关节囊和关节周围的软组织有撕裂性损伤，脉络受损，气血凝滞，瘀血留内，阻塞经络，因而局部出现不同程度的疼痛，活动时加剧。单纯关节脱位的压痛一般较广泛，不像骨折的压痛点局限而明显。如肩关节前脱位，不但肩峰下有压痛，而且肩关节前方也有压痛。

（2）肿胀　单纯性关节脱位肿胀多不严重，且较局限。合并骨折时多有严重肿胀，伴有皮下瘀斑，甚至出现张力性水疱。

（3）功能障碍　由于损伤致关节脱位，关节周围肌肉损伤，出现反射性肌肉痉挛，加之疼痛、患者精神紧张或怕痛不敢活动，造成脱位的关节活动功能部分障碍或完全丧失。儿童关节脱位的功能丧失与干骺端骨折所引起者相似。

2　**局部特征**

（1）关节畸形　关节脱位时，骨端脱离了正常的位置，因而发生畸形。如关节周围软组织较少，畸形较明显而容易发现。如肩关节脱位后出现“方肩”畸形；肘关节脱位后出现“靴样”畸形；关节脱位后由于破坏了肢体原有的轴线，加上肌力不平衡，可出现肢体畸形。

（2）关节盂空虚　脱位时，构成关节的一侧骨端部分或完全脱离了关节盂，造成关节外凹陷，表浅的关节较易触及关节盂空虚。如肩关节脱位后，肱骨头完全离开关节盂，触摸肩峰下时有空虚感。

（3）触摸骨端　关节脱位后，可在关节周围触及移位的骨端。如肩关节前脱位，在喙突下或锁骨下可扪及光滑的肱骨头。

（4）弹性固定　关节脱位后，由于骨端的位置改变，以及关节周围的肌肉痉挛，脱位的骨端可被保持在特殊的位置上，脱位关节被动活动虽有一定的活动度，但存在明显的弹性阻力，当外力去除后，脱位的关节又回复到原来的特殊位置。这种体征称为“弹性固定”。

（二）诊断

（1）通常有外伤史。
（2）有脱位的一般症状和局部特征。
（3）结合 X 线片可明确关节脱位的诊断。

四　脱位治疗原则

（一）明确诊断

诊断未明，骨端脱出的方向和位置及是否合并有骨折不明确，此时贸然进行手法整复，不但复位率低，而且容易产生合并症。明确诊断后治疗，针对性强，手法选择得当，易于一次复位成功。

（二）及早治疗

新鲜脱位应争取时间及时予以整复。一般手法或持续牵引较易成功，应避免粗暴和反复的手法整复。闭合复位有困难则应考虑行手术复位，如果没有手术禁忌证，早期手术较晚期手术复位容易，疗效也较好。

（三）巧妙复位

施行手法整复应充分利用解剖特点和生物力学原理，轻巧灵活，切忌采用粗暴的手法，以免增加新的创伤。

（四）先复位后治骨折

脱位合并近关节的骨折，在脱位整复后，骨折一般也随之复位，无需另行整复。如肩关节脱位合并肱骨大结节撕脱骨折。脱位合并伤肢骨干骨折时，先整复骨折再整复脱位易顾此失彼。如髋关节脱位合并股骨干骨折时，宜先整复脱位再整复骨折。

（五）合理固定

脱位整复后，应将患肢固定在合适的位置。不同关节固定时间长短不同，既要保证撕裂的关节囊等软组织充分修复、愈合，否则易出现再脱位；但固定时间也不宜过长，如膝关节脱位整复后需固定6~8周；有些脱位易并发缺血性骨坏死，也应延长固定时间以避免其发生。如距下关节脱位复位后应固定8周，距骨全脱位整复后固定不得少于3个月。

（六）功能锻炼

脱位整复后，无论是在固定期间还是拆去固定后，均应进行合理的肢体功能锻炼，这是促进关节功能恢复、避免发生关节僵硬等并发症的重要方法。但影响脱位稳定甚至可导致再脱位的活动应禁止。

（翟羽东　闫　东）

第二节　上肢关节脱位

一　颞颌关节脱位

颞颌关节脱位亦称下颌关节脱位。颞颌关节由下颌骨的一对髁状突和颞骨的颞颌关节窝构成，是人体头面部唯一可动的关节。好发于身体虚弱、面部肌肉松弛的老年人。按脱位时间和复发次数，可分为新鲜性、陈旧性和习惯性脱位3种；按一侧或两侧脱位，可分为单侧脱位和两侧脱位两种；按脱位后髁状突位于颞颌关节窝的后方或前方，可分为前脱位和后脱位两种。临床中多见前脱位，后脱位罕见。

（一）病因病机

1　过度张口

下颌关节周围有关节囊包绕，囊的侧壁为韧带所加强，但前壁较薄弱松弛，无韧带加强。当过度张口，如大笑、打哈欠、拔牙、呕吐等动作时，下颌骨的髁状突容易经前壁越过关节结节，形成下颌关节前脱位。

2 外来暴力

在张口状态下，外来暴力向前下方作用于下颌角或颊部时，关节囊的侧壁韧带不能抗御外来暴力，则可发生一侧或双侧下颌关节脱位。

3 杠杆力作用

用单侧上下臼齿咬吃较大硬物时，以硬物为支点颞颌关节处于不稳定状态，翼外肌、咬肌收缩，肌力拉动下颌体向前下滑动，多形成单侧前脱位，也可发生双侧前脱位。

4 肌肉松弛

老年人年老体弱，肝肾亏损，气血不足，筋肉失养，韧带松弛，关节囊薄弱无力，容易发生习惯性下颌关节脱位。新鲜脱位复位后过早活动，容易复发，往往导致习惯性脱位。

（二）临床表现

（1）开张口不自如，可出现张口位状态，不能闭口和张口，语言不清。

（2）咬食不便，吞咽困难，不断流涎等症状。

（3）双侧脱位表现为：下颌骨下垂、前突，咬肌痉挛隆起，面颊扁平。双侧颧弓下可能触及髁状突，耳屏前方可触及一凹陷，患者常以手掩口就诊。

（4）单侧前脱位表现为：口角歪斜，口半开合状态较双脱位小，下颌骨向健侧倾斜，患侧低于健侧，患侧颧弓下可触及髁状突，耳屏前方可触及凹陷。

（三）诊断要点

（1）有受伤史，或有习惯性下颌关节脱位的既往史。

（2）口被弹性固定于半开合状态，面颊变为扁平，咬肌痉挛成块状，颧弓下可触及髁状突，耳屏前方可触凹陷。

（3）双侧脱位下颌骨下垂前突。

（4）单侧脱位，口角歪斜，下颌骨向前倾。稍受外力脱位者，为习惯性脱位。

（四）治疗方法

1 手法整复

（1）口腔内复位法 患者正坐，助手站其后，两手固定患者头部。医者站于患者正前方，洗净双手，两拇指放入口腔，按于两臼齿上，其余四指在外托住下颌。先两拇指向下按，当颌骨移动时，余指协调地将下颌骨后上方端送，闻及入臼响，脱位即已复位。在向后上端送时，拇指应迅速向两旁滑开，随后从其口腔内退出。为了避免拇指被咬伤，有时亦可用纱布将拇指包裹后，再伸入其口腔内进行复位。若单侧脱位，亦可应用此法，在健侧的手不需用力，即可复位。

（2）口腔外复位法 是用与口腔内相同的手法，在口腔外进行复位。患者正坐，助手立于后，双手固定其头部，医者站在患者前方，双手拇指分别置于两侧下颌体与下颌支前缘交界处，其余四指托住下颌体。双手拇指由轻而重地向下按压下颌骨，余指托住下颌体同时向上方推送，听到入臼声响，脱位即已复位。此法适用于年老齿落的习惯性脱位患者。

2 固定方法

复位成功后，托住颏部，维持闭口位，然后将四头带兜住下颌部，其余四头分别在头顶打结；也可选用普通绷带固定法。固定时，绷带不宜过紧，只要防止张口不超过1cm即可。固定时间3~5天。习惯性下颌关节脱位固定时间为2~3周。其目的是保持复位后的位置，使关节囊得到良好的修复，防止再脱位。

在固定期间，进流质饮食1周，此期间防止张大口动作，如大声讲话、大笑，注意打喷嚏。

3 功能锻炼

固定期间嘱患者做咬合动作，以增强嚼肌的牵拉力。但不能用力张口，或嚼食硬物，或过早除去固定绷带嚼食。

（李祥舜）

二 胸锁关节脱位

胸锁关节脱位，临床上较少见，约占人体所有关节脱位的1%，其关节是由锁骨内端与胸骨柄的锁骨切迹及第1肋骨间所构成，被关节囊和韧带围绕固定，前后还有肌肉加强，故此关节稳定不易脱位。按损伤性质，可分为急性和慢性胸锁关节脱位；按脱位程度，分半脱位和全脱位两种；按锁骨内端脱出方向，分为前脱位和后脱位。其中，胸锁关节前脱位多，后脱位少见。

（一）病因病机

1 直接暴力

如车祸、运动，暴力直接冲击锁骨内端，使其向后、向下脱出，形成胸锁关节后脱位。

2 间接暴力

外伤间接暴力作用于肩部，使肩部急骤地向后、向下用力，在锁骨内端与第1肋上缘为支点的杠杆作用下，可引起锁骨内端向前向上脱出，形成胸锁关节前脱位。

3 持续劳损

劳动和运动等动作，经常地使锁骨过度外展，胸锁关节逐渐形成慢性外伤性脱位。

胸锁关节脱位的病理变化是关节异位、关节囊和胸锁韧带的撕裂。严重者，肋锁韧带亦发生撕裂。严重的后脱位，可压迫纵隔内重要脏器，引起呼吸困难、咽下不便和颈部血管被压等症状。

（二）临床表现

（1）伤后局部出现肿胀、疼痛，或有瘀斑。

（2）胸锁关节部位高突或凹陷，头倾向患侧，患侧肩部下垂，患侧上肢功能障碍。

（3）检查时，患侧上肢活动更感疼痛不适，局部压痛。

（三）诊断要点

（1）胸锁关节处畸形，局部出现肿胀疼痛。

（2）患侧上肢运动功能丧失。锁骨内端高突者，为前脱位；凹陷者，为后脱位。严重的后脱位，内端可压迫气管、食道及颈部血管而出现一系列严重症状。

（3）若属慢性损伤而引起脱位者，关节出现高突疼痛，但常无明显的外伤史。

（4）X线片可明确诊断和确定有无合并骨折。

（四）治疗方法

1 手法整复

（1）胸锁关节前脱位　采用高度后伸外旋及轻度外展肩关节的方法来整复脱位。患者取坐位，医生一手将患肩关节向上、后、外方推动；另一医生推挤其高突的锁骨远端，协调用力，使之复位。

（2）胸锁关节后脱位　患者仰卧于床上，以枕头垫高患侧肩胛骨部，一助手固定患者右侧胸廓；左上肢下垂于床沿之外，医师握住左上肢向后牵引，约2～3min后，医师双手挟住患者左肩，用力向上后方按捺，锁骨胸骨端即突然跃起，恢复正常形态。此为左侧胸锁关节后脱位的复位手法，右侧与此相仿。

2 固定方法

用双圈固定两侧肩关节，与锁骨骨折固定方法相同。或将上肢屈肘90°，用三角巾绕悬吊于胸前。约固定四周即可。

3 功能锻炼

初期注意活动患肢关节，多做指、腕、肘关节的屈伸活动，以促进气血流通。中后期或解除固定后，逐渐以“上提下按”，“前俯分掌”等动作锻炼其功能，促进损伤关节的迅速恢复。

4 切开复位固定

经手法复位未成功的或有小片骨折，可行切开复位内固定。用两枚克氏针经过关节固定，并将克氏针尾端弯成勾状，以防止克氏针移位；缝合修补撕裂或断裂的胸锁前韧带，术后用“8”字石膏绷带固定4周。一般6周左右拔除克氏针，活动关节。

三　肩锁关节脱位

肩锁关节由锁骨外端和肩峰关节面构成，依靠关节囊和肩锁韧带维持稳定，并由坚强的喙突与锁骨间的斜方韧带和锥状韧带加强，故此关节相对稳定。但肩锁关节脱位较为多见，占肩部损伤脱位的12%。多见于年轻人的运动创伤。当肩锁韧带破裂时，仅能引起半脱位，喙锁韧带破裂则能引起全脱位。

（一）病因病机

1 直接暴力

当人体肩部遭受外部的直接暴力由上部向下冲击肩峰，使肩峰和肩胛骨下沉，结果使肩锁关节的韧带结构破裂。如果暴力过大，将会使附着于锁骨上的斜方肌和三角肌止点处肌纤维破裂，并延及肩锁关节韧带与半月软骨；过大暴力亦使喙锁韧带断裂，导致肩锁关节脱位。

2 间接暴力

于倾跌时肩部与肘部均处于90°屈曲位置，此时肱骨头顶住肩胛盂与肩峰，向后方传导的暴力可以使肩锁韧带和喙锁韧带破裂，引起脱位。

3 肩锁关节脱位可分为三型

（1）Ⅰ型　关节囊及肩锁韧带不完全破裂或扭伤，喙锁韧带完整，锁骨只有轻度移位。

（2）Ⅱ型　关节囊及肩锁韧带完全断裂，喙锁韧带牵拉伤。锁骨外端直径的一半上翘突出，超过肩峰，称为“半脱位”。

（3）Ⅲ型　关节囊及肩锁韧带及喙锁韧带完全断裂，锁骨远端完全移位，即为完全脱位，也称“真性脱位”。

（二）临床表现

1 半脱位

症状不甚明显，初期局部疼痛、压痛、轻度肿胀。触诊时，肩峰与锁骨不在同一平面，可摸到高低不平的肩锁关节，肩关节活动功能障碍。

2 完全脱位

疼痛严重，外部畸形明显，肩峰受上肢重量牵引，则锁骨外端明显隆起，肩峰低陷。

（三）诊断要点

（1）患者有外伤史。

（2）患部疼痛肿胀。

伤后局部疼痛、肿胀、肩关节功能障碍；触诊有压痛。外部畸形不显，摸之肩锁关节高低不平，是为半脱位；外部畸形显著，肩峰低陷，锁骨外端隆起，是为全脱位。

（3）X线检查

拍摄两侧X线片对比，肩关节前后侧X线片显示肩峰与锁骨距离增大，即确诊为全脱位或半脱位。

（四）治疗方法

1 手法整复

（1）第Ⅰ型无须特殊处理，三角巾悬吊数天即可。

（2）第Ⅱ型 ①采用压垫与吊带强迫锁骨外侧端复位。这种方法只适用于儿童。②肩锁关节固定带可起到较好的固定作用。固定带长2.5 cm、宽6 cm，用三层棉布做成，固定带自肘下到肩锁关节处交叉黏合固定，而后经胸前背后斜向健侧腋下，与胸壁护板的尼龙搭扣粘在一起，再分别经胸前背后平行到达患侧肘关节上方，将上臂固定于患侧胸侧壁上，可起到上提肩胛骨、下压锁骨的作用。

2 固定方法

（1）胶布固定法 用宽胶布沿上臂纵轴，绕住锁骨远端与肘关节。前臂以颈腕带悬吊胸前，固定3～4周。

（2）布带固定法 手法复位后，先将两个棉垫分别置于两腋下，小垫用胶布固定于撬起的锁骨外端，布带由健侧胸锁关节部开始，经患肩向后，由腋下绕至前方，再至患肩。如此反复绕过数层固定，时间约3～4周。

3 功能锻炼

固定3～4周后开始主动活动肩关节。先作肩关节的伸屈活动，后再作上臂的外旋、内旋、外展、内收及上举等动作，如上提上按、双手朝天、前俯分掌等。活动应逐渐加强，防止粗暴被动活动，有时亦可配合按摩和熏洗。

4 切开复位内固定

第Ⅲ型喙锁韧带断裂，肩锁关节完全性脱位，除关节囊和韧带损伤外，常因暴力造成关节软骨盘破裂，以及肩峰与锁骨之间关节软骨骨折，处理不当，术后常发生疼痛、无力、活动受限以及肩锁关节骨性关节炎。肩锁关节完全脱位后，由于喙锁韧带断裂使肩锁关节完全失去稳定的维持力，肩峰受上肢重力作用向下移位，锁骨受胸锁乳突肌、颈阔肌及斜方肌的牵拉而向上移位，手法复位容易，但复位后肩锁关节的稳定性依然很差。所以用一般手法复位及外固定治疗，不能获得满意效果。为此均采用切开复位内固定并修补或重建喙锁韧带。手术治疗的目的是达到肩锁关节复位及确实固定，并维持其位置。

四 肩关节脱位

肩关节脱位占全身关节脱位的40%以上，且多发生在20～50岁的青壮年；男性多于女性。肩关节脱位分前脱位和后脱位，以前脱位多见。因脱位后肱骨头所在的位置不同，又分为肩胛盂下脱位及喙突下脱位。肩关节后脱位很少见。

肩关节前脱位

（一）病因病机

间接暴力和直接暴力均可引起肩关节前脱位，但以间接暴力引起者最常见。可分为：

1 传导暴力

经伤员躯干向前外侧倾斜跌倒时，手掌撑地，肱骨干呈外展外旋姿势。由手掌传导至肱骨头的暴力可冲破肩关囊前壁，向前脱位较常见，如暴力强大或继续作用，肱骨头可被推到喙突下或锁骨下，成为喙突下或锁骨下脱位；极个别暴力强大者，肱骨头可冲进胸腔，成为胸腔内脱位。

2 杠杆暴力

当上臂外展、外旋、后伸时，肱骨颈或肱骨大节抵触于肩峰时，构成杠杆的支点作用，使肱骨头向盂下滑脱，造成肩胛盂下脱位，继续滑至肩胛前部成为喙突下脱位。

3 直接暴力作用

当直接暴力从肱骨头外后部直接撞击，会造成肱骨头向前脱位。肩关节脱位时大结节受撞击，故常伴肱骨大结节骨折，也可伴肩盂、外科颈或解剖颈骨折，很少合并小结节骨折。肱二头肌长头腱有时可滑脱至肱骨头的外后侧，阻碍肱骨头的复位。腋丛或臂丛神经有时被牵拉或被肱骨头压迫，引起不同程度的神经损伤。

（二）临床表现

（1）患处疼痛、肿胀，患者不敢活动肩关节，以健手托住患侧前臂，头部倾斜。

（2）因肱骨头向前脱位，肩峰特别突出，肩部失去浑圆的轮廓而出现“方肩”畸形。

（3）同时触及肩峰下空虚感，从腋窝可触摸到前脱位的肱骨头，上臂有明显的外展内旋畸形，并且弹性固定于这一位置。

（4）杜格（Dugas）征阳性，在正常情况下，将手搭到对侧肩部，其肘部可以贴近胸壁，称杜格征阴性。有脱位时，将患侧肘部紧贴胸壁时，手掌摸不到健侧肩部；或手掌搭在健侧肩部时肘部无法贴近胸壁，称为杜格征阳性。

（三）诊断要点

（1）有明确的外伤史，外伤时的着力姿势及着力部位。

（2）肩部疼痛、肿胀及功能障碍。

（3）有“方肩”畸形，杜格征阳性。

（4）X 线检查可确诊肩关节的脱位，并显示有无合并骨折。

（四）治疗方法

1 手法复位

新鲜肩关节前脱位后，以尽早手法复位外固定治疗为主，以右侧肩关节前脱位为例，常用的复位手法如下：

（1）牵引推拿复位法　伤者仰卧位，自伤侧腋下经胸前及背后绕套一布被单，向健侧牵引固定，作对抗牵引；一助手握伤肢腕部及肘部，沿上臂弹性固定的轴线方向（即60°外展）牵引并外旋，术者用手自腋部将肱骨头向外后上推挤，即可使之复位。此法具有操作简便、效果满意、危险性小的特点，最为常用。

（2）手牵脚蹬复位法　患者仰卧位，术者立于伤侧，面对患者，腋窝处垫棉垫，两手握位患者腕部，同时将足跟沿胸壁伸至伤侧腋下，向上蹬住附近胸壁（右肩用右脚，左肩用左脚）。操作方法：即用两手握住伤肢腕部，上臂外展一些，沿上臂纵轴方向牵引，并向外旋转，足跟蹬腋部和胸壁，即可使肱骨头复位。此法具有简便易行、节省人力的优点。但当大结节处有骨折者或伴有骨质疏松脱钙者，若牵引时过早内收，杠杆力可造成肱骨外科颈骨折而肱骨头未复位。

（3）牵引回旋复位法　患者靠坐位或仰卧位，助手扶住患者双肩，术者立于伤侧，右手握住伤肢肘部，左手握住伤处腕部，并使伤肢屈肘90°，上臂外展，徐徐沿上臂纵轴方向牵引，并外旋上臂，再逐渐内收，并使肘部与前下胸壁接触内收，在上臂牵引外旋的情况下，听到响声即为关节已复位，再将上臂内旋，并将伤肢手掌扶于健侧肩峰上，保持复位。此法节省人力，但有引起肱骨外科颈骨折或神经血管损伤的危险，亦有撕裂或撕断肌肉纤维的可能。所以对伴有肱骨大结节骨折或骨质明显疏松脱钙者，或脱位后时间较长（24小时后），肿胀或肌肉紧张严重者，此法不适用。脱位整复后指征为肩部隆起丰满，与健侧外观相似，方肩变为圆肩，喙突下或肩胛盂下摸不到肱骨头，伤肢手掌可以抚摸健侧肩部（Dugas阴性）。X线照片检查肱骨头已复位正常，然后再将肩关节各个方向活动数次，使夹挤在关节间隙的软组织挤出来，以免影响关节的活动功能。

2　固定方法

单纯性肩关节脱位可用三角巾悬吊上肢，肘关节屈曲90°，腋窝处垫棉垫。一般固定3周，合并大结节骨折者应延长1~2周，部分病侧关节囊破损明显，或肩带肌力不足者，术后摄片会有肩关节脱位，此类病例宜用搭肩位胸肱绷带固定，即将患肢手掌搭在对侧肩部，肘部贴近胸壁，用绷带将上臂固定在胸壁，并托住肘部，这种体位可以纠正肩关节半脱位。

3　功能锻炼

固定期间应活动腕部与手指，解除固定后，鼓励病人主动锻炼肩关节各个方向活动。配合理疗，效果更好。锻炼须循序渐进，不可冒进。

肩关节后脱位

（一）病因病机

（1）外伤性肩关节后脱位极为少见，直接暴力和间接暴力均可引起。

（2）直接暴力系从前侧向后方直接打击肱骨头，使肱骨头冲破关节囊后壁和盂唇软骨而滑入肩胛冈下，常伴有肱骨头前侧凹陷骨折或肩胛冈骨折。

（3）间接暴力引起者，系上臂强力内旋跌倒手掌撑地，传导暴力使肱骨头向后脱位，后脱位时由于肩胛下肌牵拉，小结节骨折较常见。

（二）临床表现

（1）外伤后肩关节肿胀、疼痛，以健手托住前臂。

（2）肩峰异常突出，从伤侧侧面观察，伤肩后侧隆起，前部平坦，上臂呈内收内旋位。

（3）肩关节功能障碍，不能屈伸、旋转、上举和外展。

（4）肩关节后侧冈下可摸到肱骨头，肩部前侧空虚。

（三）诊断要点

（1）有肩部外伤史。

（2）肩部肿胀、疼痛及功能障碍。

（3）肩部畸形，肩峰异常突出，肩关节后侧可摸到肱骨头。

（4）X线检查

正位片盂肱关系大致正常，但仔细研究可发现肱骨头呈内旋位，大结节消失，肱骨头、肩胛盂的半月形阴影消失，肱骨头与肩胛盂的关系显示移位。轴位X线片可显示肱骨头向后移位，肱骨头的前内侧变平或凹陷或肩胛冈骨折。肱骨头与肩胛盂的关系显示向后移位。

（四）治疗方法

1　手法复位

新鲜的肩关节后脱位的手法复位比较容易，在麻醉无痛的情况下，患者采用靠坐位或仰卧位，助手用一手向后压住肩胛骨作为固定，另一手用拇指向前下推压肱骨头，术者两手握住伤肢腕部，沿肱骨纵轴轻度前屈牵引，并外旋上臂即可复位，将脱位整复后作各个方向的小活动。

2　固定方法

保持上臂外展位固定，即外展30°~35°，后伸30°和轻度外旋位，用外展架固定3周。

3　功能锻炼

固定期间应加强其他关节的活动，并做肌肉的舒缩活动。外固定解除后可进行肩关节各个方向的运动，并配合理疗，但应遵循循序渐进的原则，逐步恢复关节功能。

五　肘关节脱位

肘关节脱位是常见的关节脱位，在全身各大关节脱位中占50%，任何年龄均可发生，多见于青少年，儿童与老年人少见。多为间接暴力所致。可分为肘关节后脱位、肘关节前脱位、肘关节侧方脱位等。由于肘关节脱位类型较复杂，常合并肘部其他结构损伤，发生后需及早复位，延迟复位会引起长期肘部肿胀和关节活动受限，还会因过度肿胀而减少前臂的血液循环，产生前臂缺血性痉挛。

（一）病因病机

肘部关节脱位主要是由间接暴力引起，肘部系前臂和上臂的连接结构，暴力的传导和杠杆作用是引起肘关节脱位的基本外力形式。

1　肘关节后脱位

这是最多见的一种脱位类型。当跌倒时手掌着地肘关节完全伸展，前臂旋后位，由于人体重力和地面反作用力引起肘关节过伸，尺骨鹰嘴的顶端猛烈冲击肱骨下端的鹰嘴窝，即形成力的支点。外力继续加强，引起附着于喙突的肱前肌和肘关节囊的前侧部分撕裂，则造成尺骨鹰嘴向后移位，而肱骨下端向前移位的肘关节后脱位。

由于构成肘关节的肱骨下端内外髁部宽而厚，前后又扁薄，侧方有副韧带加强其稳定，但如果发生侧后方脱位，很容易发生内外髁撕脱骨折，重度向后移位，可有正中神经与尺神经过度牵拉损伤。

2 **肘关节前脱位**

较少见，常合并尺骨鹰嘴骨折。其损伤原因多为直接暴力。如肘后直接遭受外力打击或肘部在屈曲位撞击地面，导致尺骨鹰嘴骨折和尺骨近端向前脱位，这种脱位损伤肘部软组织较严重。

3 **肘关节侧方脱位**

以青少年为多见，当肘部遭受传导暴力时，肘关节处于内翻或外翻位，致肘关节的侧副韧带和关节囊撕裂，肱骨的下端可向桡侧或尺侧（即关节囊破裂处）移位，因在强烈内外翻作用下，由于前臂伸或屈肌群猛烈收缩引起肱骨内、外髁撕脱骨折，尤其是肱骨内上髁更易发生骨折。有时骨折片可嵌在关节间隙内。

4 **肘关节分裂脱位**

这种类型脱位极少见。由于上下传导暴力集中于肘关节时，前臂呈过度旋前位，环状韧带和尺桡骨近侧骨间膜被劈裂，引起桡骨小头向前方脱位，而尺骨近端向后脱位，肱骨下端便嵌插在二骨端之间。

（二）临床表现

（1）肘关节疼痛、肿胀。

（2）关节置于半屈曲状，伸屈活动受限。如肘关节后脱位，则肘后方空虚，鹰嘴部向后方明显突出；侧方脱位肘部呈现肘内翻或外翻畸形，肘窝部充盈饱满。

（3）骨内外侧髁及鹰嘴构成的倒等腰三角形关系改变。

（三）诊断要点

（1）外伤病史，如跌倒时肘关节伸直，手掌撑地。

（2）关节疼痛、肿胀，不能活动，患者以健手托住患侧前臂，肘关节处于半伸直位，被动运动时伸不直肘部。

（3）肘后空虚感或可摸到凹陷处。

（4）肘部三点关系完全破坏，失去正常关系。

（5）X线检查可确定尺骨鹰嘴、桡骨小头与肱骨下端之间的关系，判断关节脱位类型和合并骨折及移位状况。

（四）治疗方法

1 **手法复位**

新鲜性肘关节脱位或合并骨折的脱位主要治疗的方法为手法复位，对某些陈旧性骨折，为期较短者亦可先试行手法复位。单纯肘关节脱位，取坐位，局麻或臂丛麻醉，如损伤时间短（30min）亦可不施麻醉。令助手双手紧握患者上臂，术者双手紧握腕部及前臂，着力牵引将肘关节屈曲60°~90°，并稍加旋前，常可听到复位响声或复位的振动感。复位成功时关节恢复正常活动，点关系转为正常。

合并肱骨内上髁撕脱骨折的肘关节脱位，复位方法基本同单纯肘关节脱位，肘关节复位之时，肱骨内上髁通常可得以复位。如果骨折片嵌夹在关节腔内，则在上臂牵引时，将肘关节外展（外翻），使肘关节内侧间隙增大，内上髁撕脱骨片借助于前臂屈肌的牵拉作用而脱出关节并得以复位。若骨折片虽未脱出关节，但仍有移位时，加用手法复位，及在石膏固定时加压塑形，也有如“纽扣”样嵌顿无法复位者，亦考虑手术切开。

对肘关节陈旧性脱位的手法复位，在臂丛麻醉下，做肘部轻柔的伸屈活动，使其粘连逐渐松解，将肘部慢慢伸展，在牵引力作用下逐渐屈肘，患者用双手拇指按压鹰嘴，并将肱骨下端向后推按，即可使之复位。

2　固定方法

复位后，检查肘关节自动或被动屈伸是否正常，伸肘0°，屈肘135°，手指能触摸到肩峰，肘后三角正常，即为复位成功。用三角巾悬吊前臂或肘后石膏托固定于屈肘90°~135°位7~10天。解除固定后开始自动伸屈肘关节活动，禁忌粗暴的被动活动，以防止骨化性肌炎的发生。

合并骨折时，骨折局部可用加压垫和小夹板，石膏托固定，固定时间2~3周；或根据骨折愈合情况，解除固定，进行肘关节的自动伸屈活动。一般2~3月后，肘关节功能即可恢复正常。

3　功能锻炼

在固定期间即应开始肌肉锻炼，嘱病人做肱二头肌收缩动作，并活动手指与腕部，解除固定后应及早进行肘关节屈、伸和前臂旋转活动。可用中药熏洗、浸泡作为辅助治疗；理疗及体疗也有很大好处，不可请他人强力拉扳，更不可在麻醉下作手法扳正。粗暴动作可以造成肘关节周围更多软组织损伤，有血肿形成，会演变成骨化性肌炎，使关节丧失功能。

4　手术治疗

（1）肘关节脱位，无论哪种类型，经手法复位绝大部分均能复位，对于陈旧性肘关节脱位手法不能复位的，可采用切开复位。

（2）切开复位　手术取肘后纵行切口，暴露肘关节后侧，清除关节内血肿、肉芽组织及瘢痕。辨别关节骨端关系加以复位。缝合关节周围组织。为防止再脱位可采用1枚克氏针自鹰嘴至肱骨下端固定，1~2周后拔除。

六　腕关节脱位

月骨形状如一锥状体，掌侧端较宽，成四方形，背侧端较尖，远侧为一凹面，与头状骨形成关节，近侧为凸面，与桡骨下端形成关节，血管通过桡月前后韧带进入月骨，月骨前面相当于腕管，有屈指肌腱和正中神经通过。月状骨、舟骨脱位，占腕部损伤的10%。

（一）病因病机

病人跌倒时，手掌触地，腕关节极度背伸，月骨被桡骨下端和头状骨挤压，向掌侧翻转脱出，一般脱出于腕掌侧。

（二）临床表现

腕关节疼痛，局部轻度或中度肿胀，月骨及舟状骨处压痛明显，腕关节自动和被动屈伸活动障碍，腕关节呈轻度背伸位，手指不能伸直。如月骨压迫正中神经，可有桡侧三个半指感觉障碍。在腕掌侧，可触及月骨突起。

（三）诊断要点

1 背侧月骨周围脱位

较常见，侧位X线易看出，头状骨在月骨背侧，月状骨位置无变化，舟状骨近段向背侧旋转。正位X线片：远、近侧腕骨有重叠，舟、月骨之间有间隙；同时，舟状骨变短，骨皮质环影像。

2 月骨前脱位

月骨被头状骨和桡骨挤向掌侧脱位，侧位X线像：头骨与桡骨关节面接触，月骨到桡骨关节缘是倾倒的茶杯状，桡骨与月状骨掌侧缘连线不呈“C”形而呈“V”形。如头状骨向背侧轻度脱位，月骨部分前倾，正位X线像中头、月骨有重叠，月骨呈三角形。除观察X线片上的表现外，要注意有无正中神经及血管的压迫症状。

3 掌侧型月骨周围脱位

即月骨向背侧脱位，此种病例少见。在腕过伸位前臂旋后手部猛然着地后易发生，易漏诊。X线片可看到月骨掌屈，头状骨向掌侧移位。

4 单纯舟状骨脱位

单纯舟状骨脱位很少见，单纯舟状骨旋转半脱位也较少见。为背侧型月骨周围脱位的第一阶段，早期诊断很重要，临床表现为月骨周围脱位。X线正位像可看到舟、月骨间隙变宽。

（四）治疗方法

1 手法复位

急性期及伤后数日内均易于手法复位。用臂丛麻醉，持续牵引5~10min，在电视X线机透视下先使腕背屈，继而渐掌屈；同时固定住月骨，使头骨回到月骨窝内，持续牵引，手旋前。如月骨向掌侧脱位，术者用拇指向后用力推月骨即可复位，但不可使腕背伸，防止头骨再向背侧脱位。

2 固定方法

如无舟状骨脱位，在腕中立位或微屈腕位用石膏托固定3~4周，并每周X线复查1次，必要时固定8周。手法复位后发现腕部不稳定，则从鼻烟壶处用细（直径0.6㎜）

克氏针在电视X线机控制下经皮肤固定舟、头骨及舟、月骨。然后拍X线片，位置良好，用石膏托固定，7~10天肿消，改用管型石膏固定8周，然后再换石膏托固定4周。

3 手术方法

完善麻醉后，腕微桡偏及背伸牵引可复位，单纯用石膏固定不能保持复位，要用细克氏针经桡骨茎突固定舟骨，同时固定舟、月骨，固定8周。如手法复位失败，尤其在晚期病例，即使开放复位也较困难，做腕背侧切口，手术复位舟状骨，用细克氏针固定舟、月状骨及舟、头状骨，仔细修复腕背侧韧带。石膏固定，手腕微屈位（0°~15°），8周时去除克氏针，再用石膏固定4周。行理疗及体育锻炼以恢复腕部功能。

七 掌指及指间关节脱位

掌指关节脱位

（一）病因病机

手指扭伤，手指强力背屈等造成掌指关节周围韧带撕裂，使指骨向背侧移位，掌骨头突向掌侧，形成关节过伸位畸形，常发生在拇指和示指。

（二）临床表现

掌指关节扭伤后，出现疼痛肿胀、功能障碍、关节畸形，拇指脱位后形成关节过伸位畸形；示指脱位后常偏向尺侧，指间关节半屈曲。触诊可触及向掌侧突出的掌骨头。掌指关节脱位手法复位往往失败，此因拇指脱位时，掌骨头穿破掌侧关节囊，颈部被卡在纵行撕裂的关节囊间，掌板嵌入两关节面之间，有时籽骨或拇长屈肌腱嵌入其中，使复位困难。示指脱位时，掌骨头从掌板近端穿破关节囊，掌板嵌于两关节面之间，掌骨颈两侧夹在屈指肌腱和蚓状肌之间，造成复位困难。

（三）诊断要点

（1）有手指扭伤或强力背屈病史。

（2）掌指关节处肿胀、疼痛、功能障碍，关节出现畸形。

（3）触诊时可触及向掌侧突出的掌骨头。

（4）X线检查可确定移位情况，并可发现有无撕脱骨折片。

（四）治疗方法

1 手法复位

新鲜掌指关节脱位，可先试行手法复位。患者取坐位或平卧位，助手握住患指腕部牵引，术者一手握住患指远端，将近指间关节和掌指关节屈曲至90°，另一手持近节指骨基底部向远端推送，再徐徐伸直掌指关节复位即可成功。半屈曲位固定3周。解除固定后进行功能练习。

2 切开复位

当掌指关节间嵌入籽骨或肌腱或颈部被卡在撕裂的关节囊间，手法复位很难成功。需手术切开，牵开夹住掌骨颈的组织，还纳掌骨头，半屈曲位固定3周后功能练习。

指间关节脱位

（一）病因病机

过伸、旋转或侧向暴力均可造成指间关节脱位，常伴有侧副韧带断裂。韧带断裂常为单侧，如双侧断裂时指间关节可有侧向异常活动。

（二）临床表现

指间关节脱位伴侧副韧带断裂后，局部肿胀疼痛。如单侧韧带断裂，则屈指活动尚好。完全断裂时有侧向异常活动，出现明显畸形。这段指骨多向背侧及侧方移位，活动受限。

（三）诊断要点

（1）有指间关节暴力外伤史。
（2）损伤关节处肿胀、疼痛，活动受限。
（3）损伤关节可见畸形，异常活动。
（4）X线检查可了解远端关节移位情况。

（四）治疗方法

指间关节脱位可采用牵引复位，较容易，复位后伸直位固定3周。陈旧性韧带断裂，有关节不稳定和疼痛者，可手术治疗，紧缩或重建韧带。

（张金武 李文秋）

第三节 下肢关节脱位

一 髋关节脱位

髋关节为人体最大的关节，是躯干与下肢重要的连接部分。髋关节由髋臼与股骨头构成，是典型的杵臼关节；髋臼周围有纤维软骨构成的髋臼唇增加髋臼的深度；股骨头的关节面几乎全部纳入髋臼内；关节囊坚韧，周围有韧带加强，具有较大的稳固性，以适应其支持运动功能。因此，只有强大的暴力才会造成髋关节脱位。髋关节脱位，一般多发生于青壮年男性，又因关节囊下壁较薄弱，髋关节脱位时，股骨头易从下方脱出。

根据脱位后股骨头的位置，髋关节脱位可分为3种类型：前脱位、后脱位和中心脱位。因暴力较强大，易出现多种并发症。

（1）骨折 髋关节脱位可合并髋臼骨折或股骨头骨折。偶有股骨干骨折与脱位同时发生。

（2）神经损伤 10%髋关节后脱位病人可引起患侧坐骨神经麻痹。髋关节前脱位时，可挫伤股神经或闭孔神经，如果没有骨折片的持续压迫，复位后神经麻痹可逐渐恢复。

（3）血管损伤 髋关节前脱位偶可引起股动、静脉的压迫症状。

（4）股骨头缺血坏死 髋关节脱位不可避免地发生关节囊撕裂及圆韧带断裂，可能影响股骨头血运。部分病例发生缺血坏死。

（5）创伤性关节炎 此为晚期合并症。多由于股骨头缺血坏死和脱位整复后负重过早。

（6）再脱位 常因内

固定髋臼后缘骨折。恢复髋关节解剖，是稳定髋关节、防止再脱位的关键，重视关节囊的修复，术后行骨牵引3周，以维持骨折块对位和关节囊愈合，是预防再脱位的有效措施。

髋关节后脱位

（一）病因病机

髋关节后脱位多由间接暴力引起。当髋关节屈曲90°位，过度地内收并内旋股骨干，使股骨颈前缘及髋臼前缘处为支点形成的杠杆；当股骨干继续内旋并内收时，股骨头受杠杆作用而离开髋臼，造成后脱位。当髋关节屈曲90°，外力作用于膝部沿股骨干方向向后；或外力作用于骨盆由后向前，亦可使股骨头向后脱位，有时可合并髋臼后缘或股骨头骨折。按有无合并骨折，将髋关节脱位分为五型。

Ⅰ型：脱位伴或不伴有微小骨折。

Ⅱ型：脱位伴有髋臼后缘的孤立骨折。

Ⅲ型：脱位伴有髋臼后缘的粉碎骨折，有或无大的骨折块。

Ⅳ型：脱位伴有髋臼底部骨折。

Ⅴ型：脱位伴有股骨头骨折。

（二）临床表现

（1）患肢有明显的疼痛，髋关节不敢活动。

（2）髋关节后脱位后，关节囊后下部撕裂，前侧的髂股韧带多保持完整，患肢呈屈曲，内收及内旋畸形。

（3）如髂股韧带同时断裂，则患肢短缩、外旋，除关节囊撕裂外，有时合并臼缘或股骨头骨折。

（4）在臀部可摸到脱出的股骨头，大粗隆上移明显。部分出现坐骨神经损伤。表现支配区的运动及感觉障碍。如为持续压迫，可使神经出现不可逆病理变化。

（三）诊断要点

（1）有明显外伤史，通常暴力强大。

（2）有明显的疼痛，髋关节功能障碍。

（3）患肢短缩，髋关节呈屈曲、内收、内旋畸形。

（4）可以在臀部摸到脱出的股骨头，大粗隆上移明显。

（5）部分病例出现坐骨神经损伤表现。

（6）X线检查可见股骨头位于髋臼的外上方，并可见有无合并髋臼后缘骨折。CT检查可对关节内残留的骨软骨碎块及有无髋臼骨折做出诊断。

（四）治疗方法

新鲜髋关节后脱位，应立即施行手法复位，即使合并髋臼骨折或股骨头骨折者，亦应即刻整复。最初24～48小时是复位的黄金时期，最好能在24小时内复位完毕，48～72小时复位十分困难。再闭合复位仅可尝试1～2次，一旦失败，则应行切开复位，以防对股骨头进一步损伤。复位应在全身麻醉或椎管内麻醉下进行。

1 手法复位

（1）Allis手法复位　患者仰卧于低平板床上或地上，术者站在患髋侧旁，一助手固定骨盆，术者一手握住患肢踝部，另一手前臂屈肘套住腘窝，徐徐将患髋和患膝屈曲至90°，以松弛髂股韧带和髋部肌肉，然后用套在腘窝部的前臂沿股骨干长轴用力持续向上牵引，同时用握踝部的手下压小腿，并向外旋转股骨，以使股骨头从撕裂的关节囊裂隙中回至囊内，此时多可听到股骨头纳入髋臼的弹响，畸形消失，然后伸直外展患肢。此手法成功的关键是手法轻柔、稳妥，以松解肌肉和减轻疼痛，如肌肉松弛不够好，术者不能将股骨头拉至髋臼附近，另一助手可用手将大粗隆向前下推，协助复位。

（2）Bigelon手法复位　病人仰卧位，助手置于双侧髂前上棘固定骨盆，术者一手握住患肢踝部，另一前臂置于病人屈曲的膝关节下方，沿病人畸形方向纵向牵引，然后于持续牵引下，保持内收内旋位，屈髋90°或90°以上，然后外展外旋、伸直髋关节，股骨头进入髋臼内。即划一“？”的方法，左侧为“？”右侧为“ʕ”，此方法需十分稳妥，不可猛力，其杠杆作用有使股骨颈发生骨折的可能。

（3）Stimson的重力复位法　病人俯卧于手术台上或车上，患肢下垂于桌边外，操作者握住小腿使髋膝关节屈曲90°，一助手固定骨盆、屈曲的膝关节远端，小腿后面施以纵向向下牵引，轻柔地内外旋股骨协助复位。

2 固定方法

髋关节后脱位复位后，用皮牵引固定于轻度外旋位置。

3 功能锻炼

3～4周后，即可扶双拐下地活动，但2～3个月内患肢不负重。伤后每隔2月拍髋关节X线，大约在1年左右或以内证明股骨头血运供给良好，无股骨头坏死方可离拐，逐渐恢复正常活动。卧床期间作股四头肌收缩动作。2～3周后开始活动关节，4周后扶双拐下地活动。

4 手术复位

（1）切开复位的手术方法视情况而定。Ⅰ型脱位清除血肿、撕裂的盂唇及骨软骨碎片。将股骨头纳入髋臼内，然后修复关节囊及肌肉。

（2）Ⅱ、Ⅲ、Ⅳ型的孤立大骨片可用松质骨加压螺丝钉固定；粉碎性骨块，应予切除。髂骨植骨修复髋臼后壁，然后沿坐骨结节至髂骨外侧应用重建钢板和螺丝钉固定。Ⅴ型后脱位伴股骨头骨折，视股骨头骨折情况采用内固定或人工关节置换。

髋关节前脱位

（一）病因病机

髋关节前脱位的原因以外力杠杆作用为主，当患髋因外力强度外展时，大粗隆顶端与髋臼上缘相接触，患肢再稍外旋，迫使股骨头由关节囊前下方薄弱区脱出，髋关节囊前下方撕裂，髂股韧带一般保持完整，股骨头可向前下移位，停留在闭孔内或向上、向前移位，停留于耻骨上支平面，偶尔能引起股动、静脉循环障碍或伤及股神经。前脱位可分成闭孔下、髂骨下与耻骨下脱位。

（二）临床表现

患肢外伤后患处肿胀、疼痛，被动活动时引起疼痛加重，肌肉痉挛，患肢呈明显外展、外旋及屈曲畸形，并较健肢为长，在闭孔或腹股沟附近可触到股骨头。髋关节功能完全丧失。

（三）诊断要点

（1）有强大暴力所致外伤史。

（2）患肢呈外展外旋和屈曲畸形。

（3）腹股沟处肿胀，可以摸到股骨头。

（4）X线摄片可了解脱位方向。

（四）治疗方法

1　手法复位

患者仰卧位，在全身麻醉或椎管内麻醉下，一助手把住骨盆，另一助手握住小腿，屈膝90°，徐徐增加髋部外展、外旋及屈曲，并向外方牵引即加重畸形手法，使股骨头与闭孔或耻骨上支分离，此时术者站在对侧，一手把住大腿上部向外按压，一手用力将股骨头向髋臼内推进，同时在牵引下内收患肢，当感到股骨头纳入髋臼的弹响时即已复位，放松牵引后畸形消失。

2　固定方法

同后脱位，牵引固定时应保持患肢于内收、内旋、伸直位。

3　功能锻炼

（1）股四头肌锻炼　整复后即开始。

（2）举步锻炼　如扶拐练走、虚实换步等，适宜于解除固定后。

（3）下蹲锻炼　后期练习屈膝下蹲。

（4）分腿锻炼 如左右下伏、四面摆踢等，适用于后期。

4 切开复位

手术复位失败多因嵌入软组织如股直肌、髂腰肌和撕裂关节囊及股骨头嵌入关节囊引起。在闭孔脱位中，由于股骨头与闭孔前外侧相撞，易发生股骨头前上方压缩骨折。术中清除嵌入关节内的软组织，如股骨头压缩骨折，应撬起压缩部并植骨。

髋关节中心脱位

（一）病因病机

髋关节中心脱位伴有髋臼骨折。来自侧方的暴力，直接打击在股骨粗隆区，可以使股骨头水平状移动，穿过髋臼内侧壁而进入骨盆腔。如果受伤时下肢处于轻度内收位，则股骨头向后方移动，产生髋臼后部骨折。如下肢处于轻度外展与外旋，则股骨头向上方移动，产生髋臼爆破型粉碎性骨折，此时髋臼的各个区域都有毁损。

（二）临床表现

（1）髋部肿胀、疼痛、活动障碍，大腿上侧往往有大血肿，肢体短缩情况取决于股骨头内陷的程度。如出血较多，可出现头晕、脉搏细数、血压下降等失血性休克表现。本病常合并有腹部内脏损伤。

（2）根据脱位程度，将髋关节中心脱位分三度：

Ⅰ度脱位：股骨头向中心轻微脱位，头顶部仍在臼顶负重区之下，不论复位完全与否，髋关节活动功能可基本保持。

Ⅱ度脱位：股骨头突入骨盆内壁。头顶部离开臼顶负重区，正在内壁与臼顶之间的骨折线内，如不复位，髋关节功能受到严重破坏。

Ⅲ度脱位：股骨头大部分或全部突入骨盆壁之内，如不复位，则髋关节功能完全丧失。

（三）诊断要点

（1）强大暴力外伤病史。一般为交通事故，或自高空坠下。

（2）伤处肿胀、疼痛、功能障碍，肢体短缩，大腿外侧往往触及较大的血肿。出血多时，可出现失血性休克表现。

（3）X 线检查可了解伤情，根据髋臼损伤程度，将髋关节中心脱位分成下列各型：

第Ⅰ型，单纯性髋臼内侧壁骨折（耻骨部分），股骨头脱出于骨盆腔内可轻可重。

第Ⅱ型，后壁有骨折（坐骨部分），股骨头向后方脱出可有可无。

第Ⅲ型，髋臼顶部有骨折（髂骨部分）。

第Ⅳ型，爆破型骨折，髋臼全部受累。CT 检查可以对髋臼骨折有三维概念的了解。

（四）治疗方法

髋关节中心脱位，可以有低血容量性休克及合并有腹部内脏损伤。必须及时处理。

1 第Ⅰ型的治疗

轻度股骨头内移，髋臼骨折不重的可不必复位，需卧床休息10~12周，作短期皮肤牵引以缓解症状。股骨头内移较明显的，需用骨牵引复位。股骨髁上骨牵引有时效果不好，最好在大粗隆下方钻入粗大螺丝钉，经股骨颈至股骨头内，作侧方的牵引，床旁摄片核实复位情况，一般牵引4~6周，3个月后方能负重。

髋臼骨折复位不良者，股骨头不能复位者，同时有股骨骨折者，都需要切开复位，用螺丝钉或特殊钢板作内固定。

2 第Ⅱ~Ⅳ型的治疗

这类损伤髋臼损毁明显，治疗比较困难。一般主张作切开复位与合适的内固定。第Ⅳ型病例，髋臼损毁严重，往往会发生创伤性关节炎，必要时可施行关节融合术或全髋置换术。

二　膝关节脱位

膝关节由股骨下端及胫骨上端组成，二者之间有半月板软骨衬垫。膝关节实际上是由3个关节、6个关节面组成。股骨内髁关节面与胫骨内髁关节面形成整体上关节；股骨外髁关节面与胫骨外髁关节面形成1个关节；股骨滑车的前面与髌骨后面的关节面形成1个关节。膝关节没有明显的球与窝，仅胫骨内外髁关节面轻度凹陷，缺乏骨性稳定度，因此膝关节坚强稳定主要是靠关节两侧的副韧带、关节之间的十字韧带及膝关节周围的肌肉和移行腱，如腘绳肌、股四头肌等来维持。膝关节在伸直位时，周围的肌肉韧带均保持紧张状态，屈曲位时，处于松弛状态。故膝关节在正常情况下，伸直位时较稳定，屈曲位时稳定度较差。

膝关节的主要功能是负重，其次是伸屈活动。膝关节仅在屈曲位时，有轻度的内、外旋及内收、外展活动。

根据其脱位的方向，可分为膝关节前脱位、膝关节后脱位、膝关节内脱位、膝关节外脱位。

膝关节前脱位

（一）病因病机

暴力多来自前方，直接作用于股骨下段，使膝关节过伸，股骨髁的关节面，沿胫骨平台向后急骤旋转移位，突破后侧关节囊，而使胫骨脱位于前方，形成膝关节前脱位。

（二）临床表现

膝关节肿胀严重，疼痛剧烈，功能障碍，前后径增大，髌骨下陷，膝关节处微屈曲位，畸形，弹性固定，触摸髌骨处空虚，窝部丰满，并可触及股骨髁突起于后侧，髌腱两侧可触及向前移位的胫骨平台前缘。

（三）诊断要点

依据外伤史、典型临床表现，结合X线检查，可以确诊。要了解是否合并有撕脱性骨折，检查远端动脉（胫前、胫后动脉）搏动情况，以判断腘血管是否受伤，同时需要检查足踝运动和知觉情况，判断是否合并神经损伤。

（四）治疗方法

1 手法整复

膝关节前脱位整复较易，患者仰卧，一助手牵腋窝，一助手牵足踝，上下牵引，术者站患侧，一手托股骨下段向后，即可复位；或术者两手四指托窝向前，两拇指按胫骨向后亦可复位。当脱位整复后，助手放松牵引，术者一手持膝，一手持足踝，将膝关节屈曲，再伸直至165°左右，然后从膝关节前方两侧，仔细检查关节缝是否完全吻合，同时检查胫前、后动脉搏动情况。若整复前无搏动或搏动较弱，整复后仍无搏动，可能动脉断裂，或血栓阻塞，应紧急作血管探查手术。若整复前搏动正常，整复后变弱，此为局部刺激所致；若无搏动，可能是血管受损伤，观察10～15min，如果搏动仍未恢复，亦应立即行血管探查术。检查足踝运动和知觉情况，整复前如知觉见消失，不能运动，温度偏低，应注意血管搏动情况。如血管无搏动，一般是血管断裂征象；如血管有搏动而患肢不能运动，且有麻木感，多数是神经受损；整复前期知觉运动基本正常，整复后不能运动，有麻木和疼痛感者，常是因整复过程中，扯牵神经所致。若有神经受损，亦应及时施行探查术。

2 固定方法

复位后，用长直角夹板或石膏托将患膝固定于160°左右伸展中立位，固定2～3周。

3 功能锻炼

固定后开始作膝关节主动屈曲，股四头肌自主收缩锻炼及带固定仰卧举腿锻炼，解除固定后可下床活动，做膝关节屈伸和下蹲等练习。

膝关节后脱位

（一）病因病机

多是直接暴力从前方而来，作用于胫骨上端，使膝关节过伸，胫骨平台向后脱出，形成膝关节后脱位。

（二）临床表现

膝关节肿胀严重，疼痛剧烈，功能障碍。膝关节前后径增大，似过伸位，胫骨上端下陷，皮肤有皱折，畸形明显，呈弹性固定，触摸髌骨下空虚，腘窝处可触及胫骨平台后缘向后突起，髌腱两侧能触到向前突起的股骨髁。

（三）诊断要点

根据外伤、典型症状、畸形，一般即可确定诊断，但需拍X线片，诊查是否合并撕脱性骨折。另外要检查胫前、后动脉搏动情况，判断腘血管是否受伤；检查足、踝的主动运动和知觉情况，判断神经有否损伤。

（四）治疗方法

1　**手法整复**

膝关节后脱位整复亦不困难，一助手牵腋窝，一助手牵足踝部，上下牵引。术者一手托胫骨上段向前，一手按股骨下段向后，即可复位；或术者两手同时托胫骨上端向前，两拇指按压股骨髁向后，亦可复位。当其错位纠正后，助手放松牵引，术者一手持膝，别一手持踝，将膝关节屈曲，再伸至160°左右，然后从膝关节前方两侧仔细检查关节缝是否吻合，并检查胫前、后动脉搏动情况与足、踝自主运动及知觉情况。

2　**固定方法**

复位后，用长直角夹板或石膏托固定。在胫骨上段后侧加垫，膝关节固定在160°左右的伸展位，足中立位2～3周。本病固定应特别注意慢性继发性关节脱位，因为患者不自觉的抬腿，股骨必然向前，加上胫骨的重力下垂，常常形成胫骨平台向后继发性错位，必要时可改用膝关节屈曲位固定。

3　**功能锻炼**

2周后开始作屈伸主动锻炼活动和股四头肌自主收缩活动，3～4周后解除固定，开始膝关节伸展活动，下床锻炼。

膝关节侧方脱位

（一）病因病机

人体遭受直接暴力作用于膝关节侧方，或间接暴力传导至膝关节，致使膝关节过度外翻或内翻，而造成膝关节侧方脱位。单纯的侧方脱位少见，多合并对侧胫骨平台骨折，骨折近端和股骨的关系基本正常。

（二）临床表现

膝关节侧方脱位因筋伤严重，肿胀甚剧，局部青紫瘀斑，功能丧失，压痛明显，有明显的侧方异常活动。仔细检查，在膝关节侧方能触到脱出的胫骨平台边缘，若有神经损伤，常见足踝不能自主背伸，小腿下段外侧皮肤麻木。

（三）诊断要点

依据明显的外伤史、典型的症状和畸形，即可确诊，结合X线检查，能明确脱位情况，以及是否合并骨折。应注意神经损伤与否。

（四）治疗方法

1　**手法整复**

一助手固定股骨，一助手牵足踝，若膝关节外脱位，术者一手扳股骨下端向外，一手推胫骨外髁向内，并使膝关节呈外翻位，即可复位。若膝关节内脱位，术者一手推股骨外髁向内，一助手扳胫骨内踝向外，并使膝关节呈内翻位，亦可复位。

2 **固定方法**

整复后，用长直角夹板或石膏托将肢体固定在伸展中立位，膝关节稍屈曲，脱出的部位和上下端相应的位置加棉垫，形成三点加压，将膝关节置于与外力相反的内翻或外翻位，即内侧脱位固定在内翻位，外侧脱位固定在外翻位。固定期间要经常复查，防止加垫滑脱，而形成再脱位。一般固定3~4周。

3 **功能锻炼**

解除固定后，开始膝关节伸展功能锻炼。

三 髌骨脱位

髌骨古称“膝盖骨”，又称“镜面骨”。髌骨被股四头肌扩张腱膜包绕，膝关节有约10°~15°的外翻角，股四头肌起止点又不在一条直线上，当收缩时，有自然向外脱位趋向。故一旦脱位，多向外脱位，内侧支持带和关节囊被撕裂，髌骨旋转90°，其关节面与股骨外髁相接触。根据其脱位机理，可分为外伤性脱位和习惯性脱位。

外伤性髌骨脱位

（一）病因病机

本病好发于青少年，当膝关节屈曲外展跌倒时，由于膝内侧张力增大，内侧筋撕裂，而致髌骨内侧受到外力直接冲撞，也可造成髌骨向外侧翻转脱位。

（二）临床表现

膝关节疼痛、肿胀，呈半屈曲状，不能伸直，膝前平坦，髌骨倾斜，外翻于外侧。膝关节内侧压痛明显，不敢屈膝，若屈膝即可重新脱位。用手指推髌骨向外，不仅疼痛较重，而且活动度明显增大。

（三）诊断要点

依据外伤史、好发年龄、临床表现和局部触到的髌骨移位畸形，再结合X线检查（正位片及髌骨轴位片）即可确诊。

（四）治疗方法

1 **手法整复**

术者站立患侧，一手持踝，一手持膝上，在向远端牵引的同时，将膝关节伸直，脱出的髌骨即可弹回而复位。若遇髌骨与股骨外髁相嵌顿而不易复位时，可令一助手固定腿部，一助手持踝关节，将膝关节屈曲，使筋肉松弛。术者双手由外侧持膝，两拇指推压脱位的髌骨内缘，使髌骨面向外翻，以松解嵌顿，此时牵踝的助手将膝关节伸直，同时术者推挤髌骨的外缘，即可复位。

2　**固定方法**

复位后，用伸直夹板或石膏托，将患肢固定于膝关节稍屈曲的中立位2~3周。

3　**功能锻炼**

复位固定后，抬高患肢，并积极做股四头肌收缩。解除外固定后，有计划地指导加强内侧肌锻炼，逐步锻炼膝关节屈伸。早期避免负重下蹲，以免发生脱位。

习惯性髌骨脱位

（一）病因病机

一般无明显外伤史，但有膝外翻畸形。因慢性损伤、股骨外髁发育欠佳、髌骨内侧筋膜薄弱，遇有轻微外伤，髌骨即向外翻转脱位，内侧筋膜撕裂，回缩而不愈合。当膝关节伸直时，即可自行复位。但膝关节屈曲时即翻转向外脱位，形成习惯性脱位。

（二）临床表现

膝关节肿痛，消肿后遗留此症。局部肿痛不著，伸屈功能基本正常。有时膝关节感到不稳定，每当屈曲膝关节时，髌骨即脱向外侧；伸直时髌骨又自动复位。

（三）诊断要点

有习惯脱位病史或外伤史，依据典型的临床表现或X线检查即可确诊。

（四）治疗方法

习惯性髌骨脱位往往需要手术治疗。手术的种类有两类：一是通过对伸膝装置的平衡来达到治疗髌骨脱位的目的，二是切除髌骨同时调整伸膝装置。

1　**肌腱手术**

是指松解膝关节外侧的挛缩软组织，加强内侧松弛的软组织，矫正伸膝装置力线的一类手术。有以下几种。

（1）肌腱缝合术　将内侧的关节囊、肌膜、肌四头肌扩张部分重叠缝合。适用于儿童。

（2）肌腱移位术　将股骨内侧肌腱移位，以加强股四头肌力量。内外侧肌力不平衡的病例可用此法。但伸膝力线不正者，还应补充作力线矫正手术。此法对胫外旋的病例效果较差。

（3）肌膜移位术　利用膝内侧带蒂肌膜移到外侧，以维持髌骨于矫正位。

（4）髌韧带移位术　将髌韧带附着点连同一块骨块向内侧下移位，直至与股四头肌、髌骨在一条直线上，以矫正伸膝装置力线方向。或选用外半侧髌韧带向内侧移动，将外侧一半自止点处切断，穿过内侧半固定于缝匠肌止点。

2　**骨骼手术**

股骨髁上截骨术可矫正膝外翻或股骨下端的内旋，也可垫高股骨外髁的低平。髌骨切除只适用于合并严重骨关节病的病人。因为髌骨对膝关节伸直最后角度起肯定作用，切除后应做软组织修补，以防止股四头肌脱位。截骨手术不适用于儿童。

3 固定方法

肌腱部手术后用石膏固定2周，2周后拆除石膏，做股四头肌收缩，有计划地指导加强内侧肌锻炼，逐步锻炼膝关节屈伸。早期避免过度运动，以免造成肌腱手术剥离；股骨髁上截骨术石膏固定5周且有骨痂形成后，拆除石膏。

4 功能锻炼

术后抬高患肢，并积极做股四头肌收缩。解除石膏固定后，有计划地指导加强内侧肌锻炼，逐步锻炼膝关节屈伸。早期避免负重下蹲，以免发生脱位。

四 踝关节脱位

踝关节由胫、腓、距三骨构成。距骨被内、外、后三踝包围，由韧带牢固固定在踝穴内。内侧的三角韧带起于内踝下端，呈扇形展开，并附着于跟骨、距骨、舟骨等处，主要作用是避免足过度外翻。由于三角韧带坚强有力，常可因过度外翻时，牵拉内踝造成内踝撕脱性骨折。外侧韧带起于外踝尖端，止于距骨和跟骨，分前、中、后3束，主要作用是避免足过度内翻。下胫腓韧带紧密联系胫腓骨下端之间，把距骨牢固地控制在踝穴内，此韧带常在足极度外翻时断裂，造成下胫腓联合分离，踝距变宽，失去生理的稳定性。

踝关节脱位并不少见，由于生理解剖特点，踝关节脱位常伴有内、外踝和胫骨前唇或后踝骨折。

根据脱位的方向不同，可分为外脱位、内脱位、前脱位和后脱位。

一般内侧脱位较多见，其次是外侧脱位，后脱位少见，前脱位则极少见。

踝关节内脱位

（一）病因病机

多为间接暴力所引起，如扭伤而致。常见由高跌下，足的内侧先着地，或走不平道路，或平地滑跌，使足过度外翻、外旋致伤，往往合并有内、外踝骨折。

（二）临床表现

踝关节肿胀、疼痛、皮肤青紫或瘀斑或起水疱；足踝功能丧失，足呈外翻外旋，内踝下高突，局部皮肤紧张，外踝下凹陷，畸形明显，常合并有内踝或外踝骨折或下胫腓韧带撕裂。若合并骨折，疼痛肿胀就更严重。

（三）诊断要点

依据外伤史、临床表现，以及足外翻、内踝下突起等典型畸形即可确诊。结合拍X线片，可更明确判断是否合并骨折。

（四）治疗方法

1　手法整复

患者患侧卧位，膝关节半屈曲。一助手握住患肢小腿部，术者一手握住足踝，一手持足跟部，两人用力牵拉，先扩大畸形，然后以两手拇指按压内踝下骨突起部向外，其余指握足，在保持牵引的情况下，使足极度内翻，足踝背伸，即可复位。

2　固定方法

复位后，用超踝塑形夹板，加垫，将踝关节固定在内翻位。单纯性脱位，固定2周；合并骨折者，可选用石膏固定4~5周。

3　功能锻炼

踝关节脱位，不论合并骨折与否，从固定开始即应进行股四头肌锻炼，2周后，拆除固定夹板开始下床活动；合并骨折的用石膏固定，固定4~5周待骨痂形成后拆除石膏，开始下床活动，循序渐进，逐步进行踝关节屈伸功能锻炼。

踝关节外脱位

（一）病因病机

多为间接暴力所致，与内脱位机制相反，如扭伤、由高跌下，足的外侧先着地；或行走不平道路，或平地滑倒，使足过度内翻、内旋而致伤，往往合并有内、外踝骨折。

（二）临床表现

踝关节肿胀，或起水疱，有瘀斑，功能丧失。足呈内翻内旋，外踝下高突，皮肤紧张，内踝下空虚。若伴有内外踝骨折，则肿胀、疼痛更显著；若伴有下胫腓韧带撕裂，则下胫腓联合分离。

（三）诊断要点

依据外伤史和临床表现，以及足内翻、外踝下高突等典型畸形，即可确诊。结合拍X线片，可判定是否合并骨折。

（四）治疗方法

1　手法复位

患者健侧卧，患肢在上，膝关节屈曲，一助手固定患肢小腿部，将小腿端起；术者一手持足跖部，一手持足跟部，两手用力牵拉，扩大畸形，然后以两手拇指按压外踝下方突起部向内，其余各指握足，在牵引情况下，使足极度外翻，即可复位。

2　固定方法

复位后，以超踝关节塑形夹板加垫固定踝关节于外翻位。单纯脱位，固定2周，合并骨折者，可选用石膏固定4~5周。

3 功能锻炼

踝关节脱位，从固定开始即应进行股四头肌锻炼；2 周后，拆除固定夹板开始下床活动，合并骨折的用石膏固定，固定 4～5 周待骨痂形成后拆除石膏，下床活动，做踝关节屈伸功能锻炼。

踝关节前脱位

（一）病因病机

间接暴力或直接暴力引起，如由高跌下，足跟后部先着地，身体向前倾，而致胫骨下端向后错位，形成踝关节前脱位。或由地推跟骨向前、胫腓骨形成一对挤暴力，也可致踝关节前脱位。

（二）临床表现

踝关节肿胀，功能障碍，足呈极度背屈，不能跖屈，跟腱两侧有胫腓骨性突起，跟骨向前移，跟腱紧张，常合并胫骨前缘骨折。

（三）诊断要点

依据外伤史、临床表现，以及典型的畸形，如足背屈、跟骨前移、跟腱紧张、跟腱两侧可触到胫远端的骨性突起，跟骨向前突等，即可确诊。结合拍 X 线片，可确定有否合并骨折。

（四）治疗方法

1 手法复位

患者仰卧，膝关节屈曲，一助手固定患肢小腿部，将小腿抬起；术者以一手握踝上，一手握足跖部，握踝的手提胫腓骨下端向前，握足跖的手在顺畸形姿势牵引的情况下使足跖屈，且向后推，即可复位。

2 固定方法

复位后，以石膏托固定踝关节于稍跖屈的中立位 3～4 周。此型脱位复位容易，但在固定中常发生再脱位。其主要原因是后侧关节囊撕裂，胫骨前唇又往往合并骨折，复位后患者仰卧致足跟着力，小腿下段因重力下垂，逐渐形成脱位。因此石膏托固定时，一定要注意塑形，后托顶住小腿下段，以防止继发性再脱位。

3 功能锻炼

解除固定后，开始踝关节的屈伸功能锻炼，1 周后再下床练习负重行走。

踝关节后脱位

（一）病因病机

足尖或前足着地，暴力由后方推挤胫腓骨下端向前。或由高坠下，前足着地，身体向后倾倒，胫腓骨下端向前翘起，而致踝关节后脱位，往往合并后踝骨折。

（二）临床表现

踝关节肿胀、疼痛、功能障碍。足跖屈，跟骨后突，跟腱前方空虚，踝关节前方可触及突出的胫骨下端，而其下方空虚，常合并后踝骨折。

（三）诊断要点

依据外伤史和临床表现，以及典型畸形，如足跖屈、踝前能触到撬起的胫骨下端等，即可确诊。结合拍 X 线片，更可确定是否合并骨折。

（四）治疗方法

1　手法复位

患者仰卧，膝关节屈曲，一助手以两手固定小腿部，将小腿端起。一助手一手持足跖部，一手持足跟部，两手用力牵拉，扩大畸形。术者用力按压胫腓骨下端向后，同时牵足的助手在牵引的情况下，先向前下提牵，再转向前提，并略背屈，即可复位。

2　固定方法

复位后以石膏托固定踝关节于背屈的中立位 4 ~ 6 周。固定期间，由于小腿不自主地向前抬动，足跟部向后下垂，重复了受伤机制，容易造成继发性再脱位。因此，石膏托要注意塑形，使足不向后垂，同时要经常向前上方牵提足部，以保证复位。

3　功能锻炼

解除固定后，开始踝关节屈伸功能锻炼，1 周后再下床练习负重行走。

五　距骨脱位

距骨古称“马鞍骨”，与胫骨、跟骨、舟骨组成关节。距骨脱位，即距骨从胫距、距跟、距舟 3 个关节中脱出，是踝关节少见的严重损伤，且多合并内、外踝及距骨本身边缘骨折。

距骨脱位可分为距骨颈骨折合并距骨体翻转脱位。距骨全脱位，根据其脱出的方向，又可分为距骨外前脱位、距骨外脱位、距骨内后脱位等。

造成脱位的暴力，多大且猛，使足严重旋转或内、外翻，或因旋转与内、外翻的联合机制而致伤。

距骨全脱位

(一)病因病机

(1)因外力造成足极度内翻、内旋导致距骨外前脱位。

(2)因外力造成足极度内翻导致距骨外脱位。

(3)因外力造成足极度外翻外旋导致距骨内前脱位。

(二)临床表现

1 距骨外前脱位

足踝部肿胀、疼痛、功能障碍。足呈内翻、内旋畸形,外踝前方有骨性突起,局部皮肤紧张且苍白,原踝穴空虚,畸形不能改变。

2 距骨外脱位

足踝肿胀、疼痛、功能障碍,足呈内翻背屈畸形,外踝下方有骨性突起,局部皮肤紧张。

3 距骨内前脱位

踝关节及足部肿胀,功能障碍,局部瘀斑。

(1)内脱位 足呈内翻内旋畸形,足外侧皮肤紧张。X 线片示:距骨头指向外侧。

(2)外脱位 中呈外翻外旋畸形,足内侧皮肤紧张。X 线片示:距骨头指向内侧。

(3)前脱位 足略呈背屈位,足前部变长,跟骨前移。

(4)后脱位 足略呈跖屈位,足前部变短,跟骨后突。

(三)诊断要点

依据外伤史、临床症状及典型畸形,结合 X 线片,即可确诊。

(四)治疗方法

1 手法复位

(1)距骨外前脱位 患者仰卧或健侧卧,患侧膝关节屈曲,一助手固定小腿部,将小腿端起。另一助手,一手持足跖部,顺势牵引,尽量扩大畸形。术者以两手拇指推挤脱出的距骨向内后,同时牵足的助手,在维持牵引下,使足外翻外旋,即可复位。

(2)距骨外脱位 患者仰卧或健侧卧,患侧膝关节屈曲,一助手固定患肢小腿部,将小腿端起。另一助手,一手持足跖部,一手持足跟部,在牵引下用力将患足极度内旋内翻,以扩大畸形,使脱位的距骨,转至前外侧。术者以两手拇指,推挤距骨向内、后,同时牵足的助手在维持牵引下,将足外旋、外翻,即可复位。

(3)距骨内前脱位 复位较容易,牵拉扳正即可复位。

2 固定方法

(1)距骨外前脱位 复位后以石膏托将足固定于背屈 90°,中立位 4 周。

(2)距骨外脱位 复位后用石膏托将踝关节固定于背屈 90°位,足稍内翻。

（3）距骨内前脱位　固定方法均以石膏托固定，内脱位固定于踝关节 90°，足稍外翻位；前脱位固定于踝关节 110°；后脱位固定于踝关节背屈 75° 3～4 周。

3　功能锻炼

解除固定后踝关节屈伸功能锻炼，1 周后再下床负重行走。

距骨周围附骨脱位

（一）病因病机

（1）当暴力使足强力内翻时，舟距关节囊撕裂，发生距舟关节脱位。在暴力继续作用下，则发生距跟关节脱位，形成距骨周围跗骨内侧脱位，可并发外踝或距骨颈骨折。

（2）当暴力使足强力背屈时，胫骨下端关节面的前缘作用于距骨颈部，而外力向后传导造成距舟、距跟关节同时脱位，跟骨相对前移，形成前脱位。

（3）当暴力使足强力跖屈时，胫骨下端关节面的后缘作用于距骨后部，外力向前传导造成跟骨相对后移而形成脱位。

（4）当暴力使足强力外翻，使距舟关节关节囊破裂时，导致距舟关节脱位。

（二）临床表现

足踝部疼痛、肿胀，局部皮肤青紫或瘀斑，足踝部功能障碍。内脱位足呈内翻内旋畸形，足外侧皮肤紧张。外脱位足呈外翻外旋畸形，足内侧皮肤紧张。

（三）诊断要点

根据外伤史，临床表现及典型畸形，结合放射线检查即可确诊并可确定有无合并其他骨折。

（四）治疗方法

1　手法复位

本病要求早期复位，复位时助手双手握住患者患侧踝上部，医者一手握住患足跟部，一手握住足趾部，助手和医者向反方向牵引，根据不同的脱位及受伤机制的反方向牵拉扳正即可复位。

2　固定方法

用石膏托固定，内脱位固定于踝关节 90°，足稍外翻位；外翻位固定于踝关节 90°，足稍内翻位；前脱位固定于踝关节 110°，足中立位；后脱位固定于踝关节背屈 75°左右的中立位。均需固定 3～4 周。

3　功能锻炼

解除固定后做踝关节屈伸功能锻炼。1 周后下床负重行走。

六 跖跗关节脱位

（一）病因病机

当外力迫使足前段内翻内收，或前后挤压使足背跷起时，可致跖关节脱位。一般常见第2~5跖骨基底部脱向足背外侧，重者第1跖骨亦脱向内侧，多合并楔骨骨折或跖骨基底部骨折。

（二）临床表现

足背肿胀，足跖部可见瘀斑，功能障碍，压痛明显。两足对比，患足或足趾稍缩短，横径增宽，足背可触及跷起的跖骨头。

（三）诊断要点

根据外伤史、临床症状与典型畸形，结合X线片即可确诊，并可确定是否合并其他骨折。

（四）治疗方法

1 手法整复

助手固定踝关节，术者一手持跖趾关节处，向远端牵拉，一手按压跷起的骨端即可复位。

2 固定方法

用石膏托固定踝关节90°于中立位，一般固定2~3周。因此关节复位后多不稳定，要定期检查和以免松动造成再脱位。

3 功能锻炼

可解除固定后，开始功能锻炼，1周后再下床锻炼负重行走。

七 跖趾关节脱位

（一）病因病机

跖趾关节包括拇跖关节、其他四趾跖趾关节，人体在行走或跳跃时，或因跌仆或砸伤足趾，均可造成跖趾关节脱位，一般均脱向背侧，也有脱向侧方的。

（二）临床表现

局部肿胀、疼痛、功能障碍，趾背屈、短缩，关节屈曲，关节呈弹性固定，畸形不能改变。

（三）诊断要点

根据外伤史、临床症状，结合典型畸形，如趾背屈、跷起、末节屈曲等即可确诊。放射线检查可确定脱位的部位。

（四）治疗方法

1　手法整复

（1）拇跖关节脱位　助手固定踝关节，术者一手持趾，一手持第 1 跖骨远端，先扩大畸形，将足趾极度背伸牵拉，然后持跖骨的拇指将脱出于第 1 跖骨背侧的第 1 趾骨基底部推向远端，当其滑到趾骨头处时，在维持牵拉下，将足趾由伸直位转为屈曲位，即可复位。此型脱位，有时关节头嵌入于屈趾肌腱之间，不易复位，关键在于极度背伸，扩大畸形后，将第 1 趾骨基底部推到跖骨头处，嵌入松解后，脱位才能顺利复位。

（2）其他四趾跖趾关节脱位　复位方法容易，牵拉、推脱出的趾骨向跖侧，同时屈曲患趾即可复位。也有侧方脱位的，其临床表现为患趾歪向一侧，虽复位容易，但复位后多不稳定，易再脱位，要固定。

2　固定方法

拇跖关节脱位复位后，其他四趾跖趾关节脱位虽复位容易，但复位后多不稳定，易再脱位，故复位后，需以胶布将患趾固定于移位侧相邻的健趾 1 周。

3　功能锻炼

1 周后，待肿胀消退后，即可开始功能活动锻炼。

（翟羽东　徐振杰）

第五章　筋　伤

第一节　筋伤概论

一　筋伤的病因病机

（一）外因

筋伤的病因是比较复杂的，但归纳起来不外是外因和内因两大类。就筋伤的病因来看，以外力伤害为主要的致病因素，如外在暴力造成的损伤；劳动或运动时的跌仆损伤；人体感受风、寒、湿邪，造成的筋挛、筋伤等。

（二）内因

外因是筋伤的主要原因，但与人体内在因素有关，有它本身的一定的发病规律。也就是说筋伤的发生除去外界因素之外，还与患者的年龄、体质、解剖结构、职业工种以及个人生活习惯、姿势体位等都有密切关系。这说明大部分外界致病因素只有通过机体内因的变化才能起作用，才能成为伤害人体的因素。

（三）内因与外因相互影响

外界因素虽然是引起筋伤的主要原因，但内因也很重要。由于内因的影响，在相同的外因条件下，所造成的筋伤种类、性质、程度就有可能不同，因此说外因与内因是相互联系，相互影响的。

二　筋伤的分类

临床上常用的分类方式主要有以下几种。

（一）按受伤的性质

1　**扭伤**

任何关节由于旋转、牵拉或肌肉猛烈而不协调地收缩等间接暴力，使其突然发生超出生理范围的活动时，可使肌肉、肌腱韧带、筋膜、关节囊过度扭曲牵拉而引起撕裂、断裂或移位，也可以引起关节的微细错缝。如踝关节因行走或奔跑于不平的道路，或由高处跌下凹陷处足底被顶住，使足突然内翻或外翻而引起的损伤，就属于扭伤。

2　挫伤

是指直接暴力、跌仆撞击、重物挤压等作用于人体而引起的闭合性损伤。挫伤以外力直接作用的局部皮下或深部组织损伤为主，轻者局部血肿、瘀血，重者肌肉、肌腱断裂，关节微细错缝或血管神经严重损伤，甚至伤及脏腑经脉和气血而造成内伤。如棍棒直接打击胸部，或胸部受到重物的挤压而造成的胸壁软组织损伤即属于挫伤。

3　碾挫伤

由于钝性物体推移挤压与旋转挤压之外力直接作用于肢体，造成以皮下及深部组织为主的严重损伤，往往形成皮下组织的碾挫伤及肢体皮肤的脱套损伤。如上肢绞入机器皮肤剥脱或肢体皮肤脱套等严重损伤。

（二）按受伤的时间

1　急性筋伤

又称为新伤，是突然暴力造成的损伤，一般指伤后不超过3周的新鲜损伤。急性筋伤的特点是，一般有明显的外伤史，局部疼痛、肿胀、血肿及瘀血斑，功能障碍等体征较明显。

2　慢性筋伤

又称为陈旧伤，一般是指急性损伤后失治或治疗不当，而转成的慢性筋伤。慢性劳损而造成的筋伤也属此类。

（三）按受伤的程度

1　撕裂伤

是由于扭、挫、牵拉等强大外力造成的某一部位的筋部分撕裂损伤，一般腰部、腕部、踝部及指间关节的扭伤多属于撕裂伤。由于致伤外力的大小、作用方向及致伤的部位程度不同，导致筋伤后的形态也各异。如肌腱周围的筋膜被撕裂，使肌腱失去稳定的组织，肌腱发生移位，即所谓的筋走、筋歪、筋离等；如肌肉、滑膜、关节囊撕裂，可因挛缩或纤维化瘢痕而导致肌肉、筋膜的翻转、移位、变性，造成块状、片状、条索状、结节状等形态；按伤后筋的性质改变，又分为筋硬、筋缩、筋软、筋痿等。

2　断裂伤

断裂伤的机理与撕裂伤相同，只因体质、部位及外力大小有别，而造成了某些筋的全部断裂损伤。一般来说，断裂伤外力要比撕裂伤外力大，可导致严重的功能障碍和明显的局部疼痛、肿胀、瘀血及瘀血斑、畸形等临床表现。例如由高处坠下，足尖着地后，跟腱仍强力收缩，配合失调；或起跑弹跳，腓肠肌收缩过猛造成的跟肌腱断裂。除足的跖屈功能丧失外，筋断而挛缩所致的筋聚及缺如部分的凹陷空虚更为明显。

3　骨错缝

骨错缝是指可动关节和微动关节在外力的作用下发生微细错动而言，也称为骨缝开错，多因扭伤、挫伤而发生。骨错缝虽然比脱位从程度上讲要轻得多，但也可引起关节功能活动的障碍和局部疼痛、肿胀等。

三 筋伤的诊断

（一）询问受伤的情况

1 受伤时间

是指受伤至就诊的时间，这是主诉的重要内容之一。筋伤患者大多都有明确外伤时间，询问受伤时间的长短，用以判断是急性筋伤还是慢性筋伤。

2 受伤体位及外力

询问受伤时的体位及外力的方向、大小、性质，可以帮助推测筋伤的部位、筋伤的类型以及筋伤的轻重。例如患者是在弯腰劳动时受伤则损伤易发生的腰部；若患者在行走时不慎足内翻损伤，其性质则属扭伤，易造成踝关节外侧韧带的撕裂或断裂；若患者是在运动中足部固定，身体及膝关节旋转而造成的膝关节疼痛、弹响、打软腿等症状则可能是半月板损伤。

（二）筋伤的临床表现

掌握筋伤的临床表现，是筋伤诊断的重要环节。对所收集表现加以正确分析、归纳是做出正确诊断的基础，对于提高筋伤疾病的诊断水平是有很大帮助的。

1 疼痛

肢体受到外来暴力撞击，强力扭转或牵拉压迫等原因，首先引起的是受伤局部的疼痛，一般来说急性损伤疼痛较剧烈，慢性损伤疼痛多为胀痛、酸痛，或与活动牵扯有关。皮肤及皮下组织损伤疼痛较轻，肌肉及关节韧带的扭挫伤有明显的疼痛，神经挫伤有麻木感或电灼样放射性剧痛。肌肉、神经、血管损伤一般在受伤后立即出现持续性疼痛，而肌腱、筋膜、软肋等损伤常在突然疼痛后缓解一段时间，然后疼痛才渐渐加重。

2 肿胀

一般来说筋伤均有不同程度的肿胀，局部肿胀程度多与暴力的大小、损伤的程度有关。外界暴力大，损伤程度重，局部肿胀就较严重；外界暴力小，损伤程度轻，局部肿胀也就较轻。伤后血管破裂引起的肿胀，形成血肿，局部呈现青紫色的瘀血斑，一般比较局限，出血量较多的局部有波动感。

3 畸形

筋伤后亦可出现畸形，但与骨折的畸形有明显的区别，筋伤畸形多由肌肉韧带断裂、收缩所造成。如肌肉韧带断裂后，可出现收缩性隆凸，断裂缺损处凹陷畸形。检查时要仔细辨别，要与健侧肢体体作对比。

4 功能障碍

受伤的肢体由于疼痛或肿胀，大多都会出现不同程度的功能障碍。检查关节运动的活动范围及肌肉的抗阻试验，对于损伤部位的诊断帮助很大。有无超过正常运动范围的多余性活动，对鉴别肌肉、肌腱、韧带等的撕裂伤或断裂有很大的意义。神经系统的损伤可以引起支配区域感觉障碍或肢体功能丧失。因疼痛、肿胀而引起功能障碍的特点是主动活动受限，被动活动尚可。若是关节主动活动和被动活动都受限者，一般是因为损伤后肌肉、肌腱、关节囊粘连挛缩而引起关活动障碍。

5 肌肉萎缩

肌肉萎缩是慢性筋伤的常见症状，筋伤后由于气血瘀阻、疼痛及包扎固定使肢体活动减少，肌肉的收缩能力减低，造成气血循环失常，日久导致局限性肌萎缩，一般称为废用性肌肉萎缩。另一种为营养不良性肌萎缩，其特点是病变与肌萎缩的范围比较广泛，恢复慢，预后较差。

（三）全面和仔细的检查

筋伤的检查，应从整体出发，以局部为主，详细的检查方法将在筋伤检查法中阐述，下面仅就筋伤检查时所要加以重视的要点加以说明。

1 压痛点的检查

筋伤疾病一个重要的临床症状就是疼痛，绝大多数筋伤患者都有疼痛，因此说寻找疼痛部位的压痛点就成了诊断筋伤的重要手段。检查方法主要是摸诊，结合局部解剖和压痛处的异常变化，如痉挛、硬结、条索、瘤块等，判断筋伤的部位、程度、性质及病理变化，但多数要配合关节活动进行详细的区分和鉴别，一般来说压痛点往往就是筋伤疾病的所在部位。

2 肢体功能活动的检查

筋伤后可出现不同程度的功能活动受限或活动异常。肢体功能活动的检查在检查时要结合摸诊和肌肉抗阻试验的检查，这对于确定筋伤的部位、程度和性质的很大帮助。

四 筋伤的治疗原则

筋伤的一般治疗的原则是：

（一）首重气血

筋伤疾病在临床上的种种表现，不论其受伤的部位在外或在内，其病理变化多由气血运行紊乱所造成。筋伤所引起的肿痛，其根本也是血瘀与气滞的结果。或伤气，或伤血，这里虽然有伤气和伤血之分，但在临床上则多表现为气血两伤，只不过有所偏重而已。或偏重于伤气，或偏重于伤血。这是因为气血两者之间从生理上讲就存在着密切的关系。筋伤导致气血损伤，肿痛并见，其治疗就应以活血化瘀、理气止痛为基本法则，这首先就要重视气血的治疗。气滞的临床特点为外无肿形，以胀痛为主证。由于气滞引起疼痛多无定处，范围也较广泛，如胸壁挫伤后的疼痛就常属此类。治疗则理气止痛为主，佐以活血化瘀，常用的方剂为复元活血汤、柴胡疏肝散等。血瘀的临床特点为外有肿形，以刺痛为主，痛有定处，治疗则应以活血化瘀为主，佐以理气止痛。常用的方剂为桃红四物汤等。

（二）筋骨并重

关于筋骨与损伤的关系在前面的有关章节中已详细论述过。因筋骨在生理功能上有密切的联系，所以在病理上也就会同样受到影响。这一点可以从两方面证明。一是骨折、脱位对筋的影响，筋附着于骨，是关节的联络纽带，骨折、脱位后必然影响到筋，使筋骨同时受伤，因此说在治疗骨折和脱位时一定要考虑到筋伤的存在，要筋骨同治；特别是骨折和脱位的后期，为恢复肢体的功能活动，治疗筋伤就显得更为重要了。二是筋与骨缝损伤的关系，骨缝损伤可以使筋改变原来正常的解剖位置，筋的损伤也可以使骨缝处于绞锁的位置，使骨缝不能复位。因此说在治疗时要筋骨并重，这就是“筋柔才能骨正，骨正才能筋柔”的道理。

（三）标本兼治

标本是一个相对的概念，有多种含义，常常用以说明病变过程中各种矛盾的主次关系。如从正邪双方来说，正气是本，邪气是标；从病因与症状来说，病因是本，症状是标；从病变部位来说，内脏是本，体表是标；从得病的先后来说，旧病是本，新病是标；原发病是本，继发病是标等等。

治病必求其本，这是中医辨证施治的基本原则，治病只有从疾病的本质上入手才能从根本上将病治愈。任何疾病的发生、发展，总是通过若干症状表现出来的，这些复杂多变的症状只是疾病的一种外在表现，往往不能反映疾病的本质。因此在临床上我们应善于透过疾病的表面现象，抓住疾病的根本所在，对症下药，以求从根本上将疾病治愈。但在某些情况下，症状较急，给患者带来的痛苦更大，这时就应贯彻“急则治其标”的原则，先治其标，后治其本。

病有标本缓急，所以治疗也有先后之别，若标本并重，则应标本兼顾，标本同治。在临床上我们常常采用标本同治的方法。例如腰椎后关节错缝，我们在治疗时先用理筋手法，使腰背部肌肉放松，痉挛得以缓解，然后用整复手法，纠正腰椎后关节的错缝，使病人迅速恢复正常，这就是标本同治。

（四）内外结合

内外结合的治疗原则主要是指局部与整体要兼顾，内损与外伤要兼顾。筋伤的证候表现多种多样，病理变化也比较复杂，病情有轻重缓急之分，不同的时间、地点，不同的暴力性质，不同的个体差异，其反映出的病理变化和病情转化也不尽相同。

人是一个内外统一的整体，就筋伤而言，筋伤亦会累及脏腑。经络为运行气血的通道，经络内联脏腑，外络于肢节。因此筋伤可导致伤气血，可使经络阻滞；反之经络损伤，亦必定引起气血脏腑功能失调。同样的道理，外伤与内损也是密切相关的，在筋伤的辨证施治过程中，要考虑到损伤虽然是在外部的筋，但是由于血不和可以引起内部脏腑经络功能的失调，因此在治疗时，应该从整体出发，全面分析，做到局部与整体兼顾，内损与外伤兼治，只有这样才能取得满意的疗效。

（王福成　陈书桓）

第二节　颈部筋伤

一　落枕

落枕是骨伤科常见病，其发病与睡眠和睡枕有密切关系，故又称失枕。多发于青壮年，以冬春季多见。

（一）病因病理

1　肌肉扭伤

如夜间睡眠姿势不良，头颈长时间处于过度偏转的位置，或因睡眠时枕头不合适，过低过高或过硬，使头颈处于过伸过屈状态，而引起颈部一侧肌肉紧张，使颈椎小关节明显扭转，时间较长即可发生静力性损伤，使伤处肌肉筋膜强硬不和，气血运行受阻，局部疼痛不适，动作明显受限等。

2　感受风寒

如睡眠时受寒，盛夏贪凉，使颈背部气血凝滞，经络阻滞，以致僵硬疼痛、颈部活动受限。

3　潮湿

阴雨天或居住潮湿之地，被褥、枕头潮湿，易使颈部经络气血循行不畅而诱发本病。

（二）临床表现

（1）入睡前无症状，睡醒后出现颈项僵硬、疼痛，疼痛可牵涉到肩背部。

（2）颈部活动受限，头常歪向患侧，不能自由旋转后顾，向后看时须整个躯干向后转动。

（3）风寒外束，颈痛项强者，可有淅淅恶风，身有微热、头痛等表证。

（4）颈项部肌肉痉挛压痛，触之如条索状、块状，尤以胸锁乳突肌、斜方肌、大小菱形肌明显。

（5）本病往往起病较快，病程短，二三天内即能缓解，一周内多能痊愈。

（三）诊断要点

（1）根据入睡前无症状，醒后出现颈部疼痛，功能活动受限，颈部肌肉痉挛，且局部有明显压痛即可做出诊断。

（2）病情持续不缓解，治疗效果不明显，达1周以上者，要拍颈椎片检查，观察颈椎生理曲度是否变直，有无半脱位，有无破坏等；同时要与常见的颈椎病引起的颈肩痛相区别。

（四）治疗方法

手法治疗落枕，有较好的效果，一般治疗1～2次即能痊愈或好转，是首选的治疗方法，若配合药物等治疗则效果更佳。

1 手法治疗

（1）揉法 患者端坐，术者站于患者背后，先用小鱼际在患者颈项部和肩胛部肌肉上依次揉摩10次左右。

（2）拿法 术者用拇指和食指提拿颈项部肌肉。提拿时手指与肌腹垂直，一提一松，双手交替进行。手法强度以患者能够接受为宜。反复操作5～10次。

（3）端提旋转法（图5－1） 术者一手托起下颌，一手扶后枕部，使颈略前屈，下颌内收，双手同时用力向上持续端提，并缓慢地左右旋转头部5～10次，以活动颈椎小关节，与此同时嘱患者自然放松颈部肌肉，最后术者将下颌向一侧用力斜搬，即可听到一声清脆的响声，左右各1次，手法完成后病人关节肌肉得到了松弛，自感颈项舒适为宜。

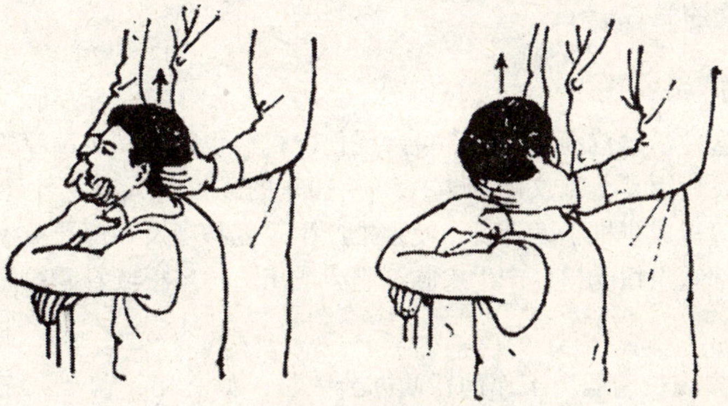

图5-1 端提旋转法

2 封闭治疗

对疼痛较重，颈部功能活动明显障碍者，为了尽快解除症状，可用封闭治疗，1%利多卡因2～10ml＋强的松龙25～50mg痛点或痉挛肌肉部封闭。

3 药物治疗

（1）镇痛药 保泰松0.2g，每日3次；双氯灭痛25mg，每日3次。

（2）中成药 伸筋胶囊，4粒，每日3次；颈复康1袋，每日3次。

（3）中药方剂 宜舒筋活络、祛风散寒，用葛根汤加减。

（五）功能保健

（1）睡眠时要注意睡姿，枕头不要过高，也不要过低，尽量达到舒适为度。一般来讲，枕头的高低以8～15cm为宜。

（2）睡眠时要注意保暖，避免风寒刺激。

（3）经常晒被褥、枕头，防止潮湿。

（4）得病后应做自我颈部的屈伸旋转等活动，动作要缓慢而柔和，循序渐进。

(5) 患者可用左手揉拿右侧颈项部，用右手揉拿左侧颈项部，以舒筋活络、缓解肌肉痉挛。

二　颈椎病

颈椎病是颈椎和颈椎间盘及其周围软组织退行性改变（即老化），致使骨质增生，关节、软骨、韧带、肌肉、筋膜损伤引起脊柱内外平衡失调，刺激或压迫颈部神经、血管和脊髓而产生一系列综合征。主要的症状有颈肩部疼痛、头痛头晕、上肢麻木，严重者有双下肢痉挛，行走困难，以至于四肢瘫痪。不但如此，颈椎病还可引起相关疾病，如颈性腹泻、便秘、失眠多梦、耳鸣、听力减弱、颈性高血压、眩晕、心动过速、心律紊乱、语言迟钝、视力障碍、脊休克等，是直接危害人们身心健康和影响劳动力的疾患。本病多见于中老年人，男性发病略高于女性。目前，在现有人口中，颈椎病的发病率逐渐增加，30岁左右的男女青年发病也相当多，而且向年青化发展，确实值得人们提起高度重视。

（一）病因病理

1　颈部外伤

颈椎是人体脊柱活动范围最大的部位，受伤的机会也较多，头颈部的任何一种损伤都可成为颈椎病的发病因素。据文献报道，5%~10%的颈椎病人有急性外伤史。急性的颈部外伤，如外力等造成颈椎轻度骨折，使颈椎产生轻度移动及颈部严重挫伤，可造成颈椎间盘的损害，局部软组织受损，产生水肿、刺激或压迫神经根或脊髓等而产生颈椎病。

2　颈部劳损

(1) 工作因素　长期低头工作的行政办公人员，如文秘、财会、统计、电脑操作人员等，因长期埋头工作，致使颈部的肌肉、韧带、筋膜与关节僵硬，弹性减低，以致劳损而患颈椎病。

(2) 电视因素　随着人们生活水平的提高、家用电视的普及，收看电视的人逐渐增长，人们每天收看电视的时间可达2~3个小时，甚至4~5个小时或更长。日复一日，年复一年，颈部被动伸直，颈椎间盘逐渐退化，使颈椎的生理曲度变直，小关节增生和退行性变，发生颈椎病。

(3) 麻将因素　长时间玩麻将，甚至通宵达旦。长此以往，一是损伤了机体的精、气、神，二是由于低头时间长，造成颈部慢性损伤。

(4) 姿势不正　有些人睡眠时喜欢睡高枕，或低枕，或俯卧睡眠，均可造成颈部的慢性劳损而产生颈椎病。

以上几种因素确实与颈椎病的发生有关，应引起人们重视。

3　颈椎的退行性变

本病多见于40岁以上中老年人。年高肝肾不足、筋骨失养引起颈椎间盘、椎间小关节等退行性改变，是颈椎病发生的主要原因。颈椎间盘因退行性变而变扁并向周围膨出，椎体周围的韧带及关节囊变得松弛，使脊柱不稳定，活动度增大，刺激周围的骨膜和韧带，导致椎体及小关节部形成骨刺。椎体增生的骨刺可引起周围膨出的椎间盘以及韧带、关节囊的反应充血、肿胀、纤维化等，共同形成混合性突出物。如突出在前方一般不引起临床症状。如果是椎体侧方突出，可刺激压迫椎动脉，造成脑－基底动脉供血不足，产生椎动脉型颈椎病。后外侧突出物，可使椎间孔变窄，造成颈神经根和交感神经的挤压而发生神经根型颈椎病。突出物如突向椎体后方，则压迫脊髓，造成脊髓型颈椎病。

（二）临床表现

1 神经根型

（1）颈肩臂痛 疼痛为钝痛或绞痛，伴有针刺样或电样窜痛，向一侧或两侧上肢放射，重者有阵发性剧痛。头颈活动或咳嗽、喷嚏时疼痛加重。

（2）手指麻木 上肢前臂、手指尺侧或桡侧麻木，尤以睡眠时加重，有时被麻醒，活动上肢后略减轻。

（3）握力减退 表现为上肢发沉、酸软无力，持物易脱落及运动功能障碍。

2 椎动脉型

（1）眩晕 是其主要症状，往往在变换体位、头部过度旋转等活动时诱发或加剧；严重者甚至突然晕倒。

（2）头痛 疼痛性质为间歇性跳痛，从一侧后颈部向枕部及半侧头部放射，可伴有灼热感。少数病人患部呈现痛觉过敏，触及患部头皮时，疼痛难忍，甚至触动头发即感剧痛。

（3）视物障碍 轻者视物不清或有复视症状，少数重症病人可出现视力减退或视野缺损。

3 脊髓型

（1）早期双侧或单侧下肢麻木、疼痛、僵硬发抖、无力、颤抖，继而双上肢发麻，握力减弱，持物不稳，容易坠落。

（2）进一步发展可出现步态笨拙，走路不稳或有踩棉花感；也可出现便秘、排尿困难与尿潴留或尿失禁等症状。肌张力可有增强，腱反射如肱二头肌、肱三头肌、髌腱、跟腱反射可亢进，甚至出现踝阵挛和髌阵挛。

4 颈型

（1）颈项疼痛 此型表现比较局限，未影响神经根、椎动脉、脊髓，主要表现为颈项痛，多为胀痛，也可放射到肩部和上肢，或牵涉枕部、头部胀痛。

（2）活动受限 颈部强直，前屈后伸或侧屈及转头时疼痛加重和活动受限。

（3）颈部压痛 颈部肌肉痉挛、压痛，触之肌肉如条索或块状，或结节状；某节段筋膜或项韧带可触及剥离感或捻发感。

（4）常在受凉、潮湿、劳累后症状加重。

5 交感神经型

（1）主要表现有心烦、头痛、恶心、眼目干涩、视物摸糊、肢体发凉怕冷。

（2）上肢震颤、顽固性失眠、心律紊乱、血压不稳、类心绞痛发作。

（3）个别病例有头部、颈部、手足、半侧身体多汗等。

（三）X线检查

1　神经根型颈椎病

X线可见颈椎生理曲度变直或反张，椎间不稳或狭窄，椎体后缘增生，椎间孔变小等改变。

2　椎动脉型颈椎病

X线可见除颈椎生理曲度改变、椎间不稳外，主要表现为钩椎关节增生或密度增高。

3　脊髓型颈椎病

X线可见颈椎生理曲度变直或向后成角或椎体后移，颈椎骨质增生或椎体后缘有明显的骨质增生突向椎管内，椎间隙狭窄，椎间孔缩小。

4　颈型颈椎病

X线没有颈椎间隙狭窄等明显的退行性改变，但有颈椎生理曲度改变、椎间不稳或轻度的骨质增生等变化。

5　交感神经型

X线可见颈椎生理曲度改变或颈椎退变失稳等改变。

（四）诊断要点

（1）临床表现与X线片所见均符合颈椎病者，可以确诊。

（2）具有典型颈椎病临床表现，而X线片上尚未出现异常者，应在排除其他疾患的前提下，诊断为颈椎病。

（3）对临床上无主诉与体征，而在X线片上出现异常者，不应诊断为颈椎病。

（五）治疗方法

1　手法治疗

（1）松解手法　患者取坐位，术者站于患者背后，分别用两手四指和拇指在颈项两侧提拿，再用㨰法在颈项治疗3min，然后用拇指在颈椎棘突两旁自上而下垂直肌纤维方向行弹拨、按揉各5～10遍，并点按压痛点，风池、大椎、大杼、天宗穴并提肩井穴。目的是松解颈项部肌肉，为正骨的准备手法。（图5－2）

（2）正脊手法　用两拇指触诊法，触摸查出偏歪的棘突或棘突旁的压痛点，然后使病人颈部前屈，术者一手托患者下颌，一拇指顶住偏歪棘突，将头向患侧旋转的同时，顶住偏歪棘突的拇指趁势向对侧推按，常能听到“喀嗒”的复位声。如果棘突无偏歪，在使颈部前屈旋转时，用一拇指自上而下探触对侧某一横突部饱满压痛处向对侧推按。颈椎对侧也可采用本法治疗每日1次。（图5－3）目的在于解除横突部筋膜、横突间韧带痉挛及松解颈椎后小关节，此手法隔日1次，7次为1个疗程。

2　颈椎牵引

患者取坐位，颈部前屈20°，用颌枕带作颈椎牵引，重量为5～15kg，根据病人体质强弱、年龄大小及颈椎病类型选用不同的牵引重量，时间为20～30min。

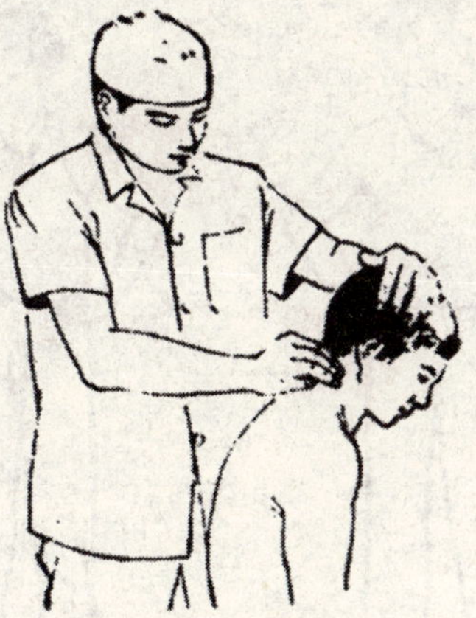

图5-2 颈肌提拿

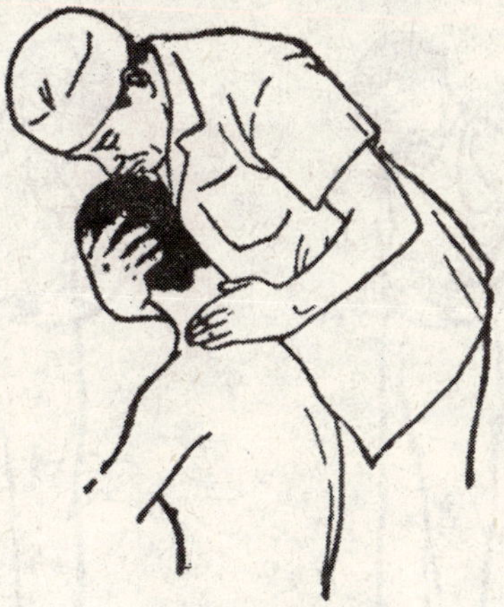

图5-3 正脊手法

3 药物治疗

（1）镇痛药 布洛芬0.2g，每日3次；氯唑沙宗0.2，每日3次。

（2）中成药 颈复康冲剂1袋，每日2次；颈痛灵15ml，每日3次；壮骨关节丸6g，每日3次。

（3）中药方剂

1）颈肌型：宜舒筋活络、散寒止痛，用舒筋汤加减。

2）神经根型：宜养血活血、益气通络，用黄芪桂枝五物汤加减。

3）椎动脉型：宜益气养血、舒筋通络，用归脾汤加减。

4）脊髓型：宜补血补气、疏通经络，用补阳还五汤加减。

（六）功能保健

（1）工作和生活中注意避免低头俯仰时间过长，纠正不利于颈部的不良姿势和生活方式，减少颈部劳损。

（2）睡眠时选用符合颈椎生理曲度要求的、质地柔软、透气性好的枕头；枕头不宜过高或过低，切忌“高枕无忧”，一般来讲，枕头高以8~15cm为宜，或按公式计算：（肩宽－头宽）÷2。

（3）睡眠时的体位最好采取侧卧或仰卧，不可俯卧。侧卧时应该使胸、腰部保持自然曲度，双髋及双膝呈屈曲状，此时全身肌肉即可放松。

（4）积极地进行颈部的功能活动，以调整颈椎和周围软组织的关系，缓解脊髓及神经根病理刺激，改善血液循环，松弛痉挛肌肉，增强肌力和颈椎的稳定性，缓解颈椎症状，巩固颈椎病治疗效果。可做下面十种保健操。

1）屈颈仰颈：屈颈时使下颌贴于胸前，仰时尽量使枕后贴于胸背部，做10次。（图5-4）（以下的动作均为10次）

2）左右摆头：有意识、有节奏地分别向左、向右摆头各45°。（图5-5）

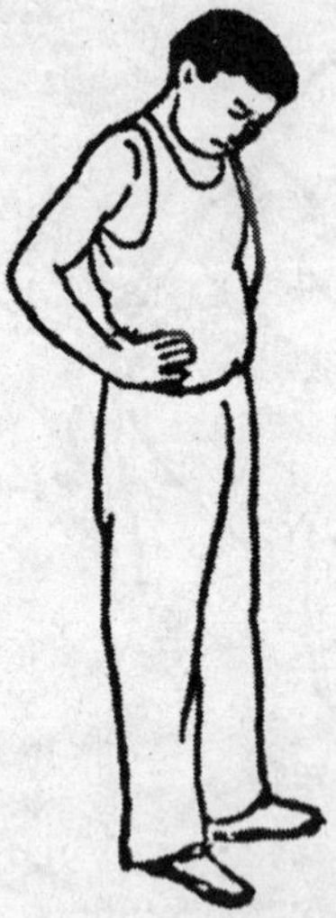

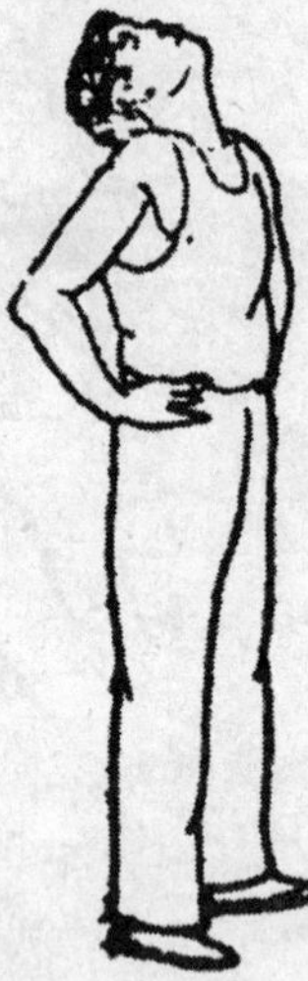

图5-4　屈颈仰颈

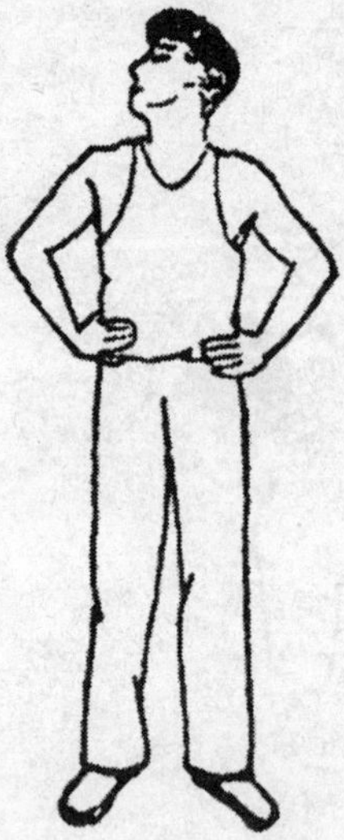

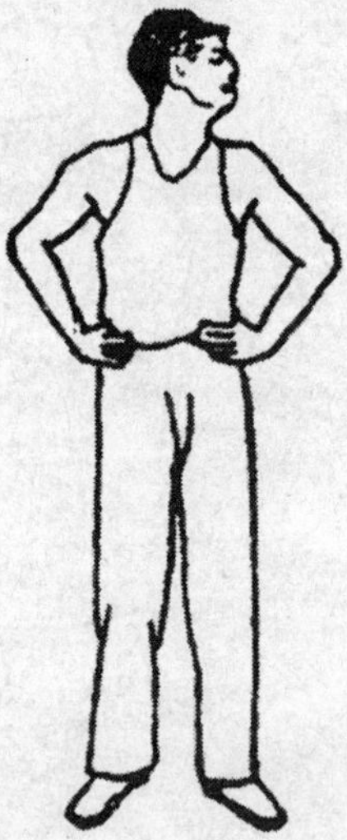

图5-5　左右摆头

3）左右摇颈：先低头，然后向右上摇头360°，再向左摇头360°。（图5-6）

4）双手托颈：双手并拢托下颌，用力向后上方托起，然后放手，再托起。（图5-7）

5）双手旋颈：双手托住下颌和面颊，有意识地摆颈，同时有节奏地向左上、右上旋转颈项，旋颈和摆颈应有机地融合在一起，才能使动作，连贯协调。（图5-8）

6）单手揉颈：用左手揉右侧项部，用右手揉左侧项部，以松解项韧带。（图5-9）

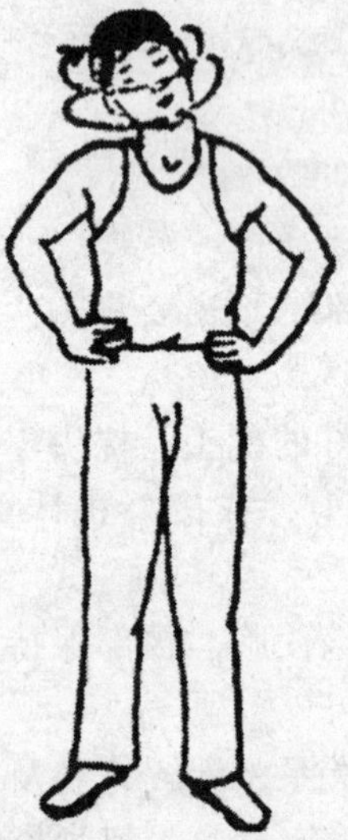

图5-6　左右摇颈

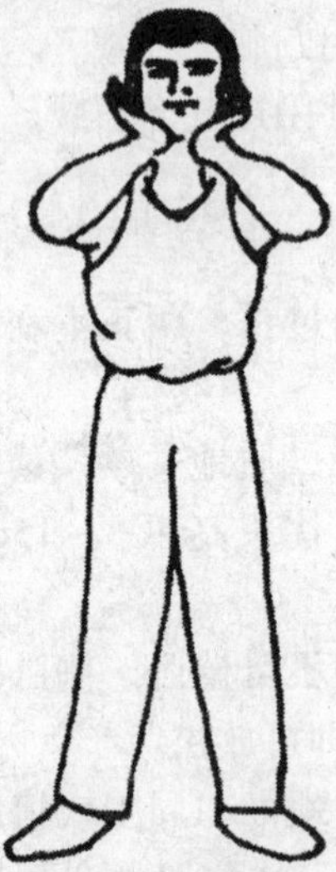

图5-7　双手托颈

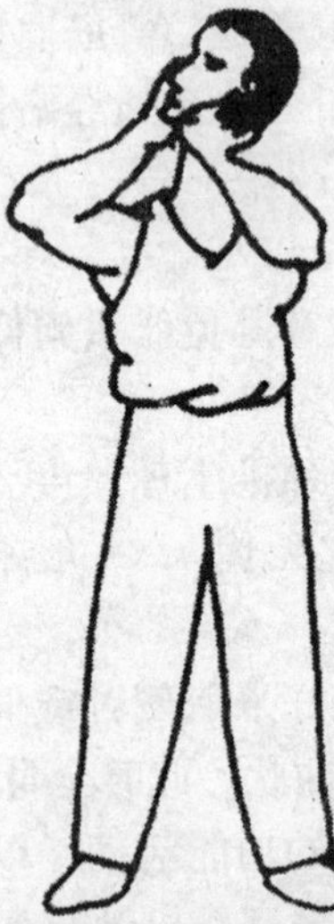

图5-8　双手旋颈

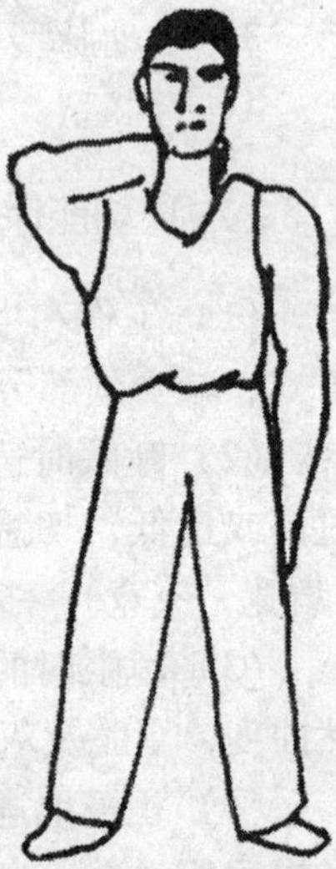

图5-9　单手揉颈

7）双手压颈：十指交叉放在于项部轻微，向下重压颈项。（图5-10）

8）双手交叉压动颈：十指交叉放于颈部，在压迫颈项的同时，并分别向左右牵拉。（图5-11）

9）左右拍颈：用左手拍右侧颈部，用右手拍左侧颈部。（图5-12）

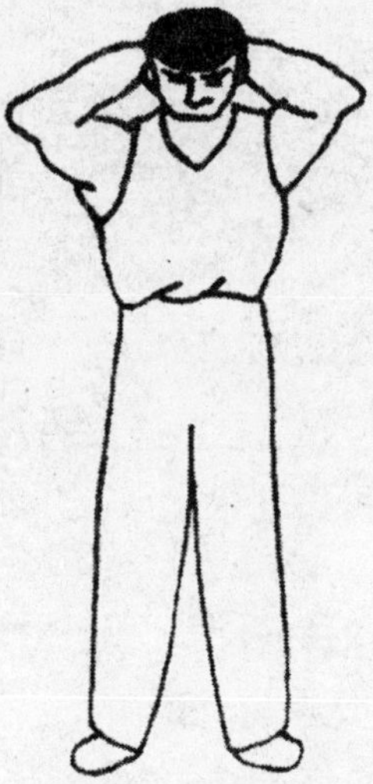

图5-10 双手压颈

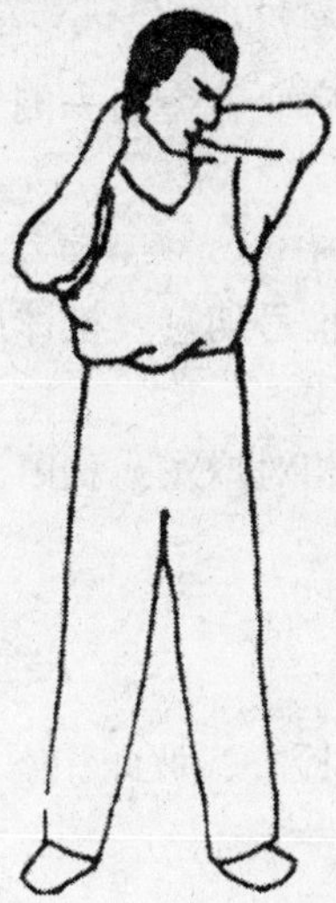

图5-11 双手交叉压动颈

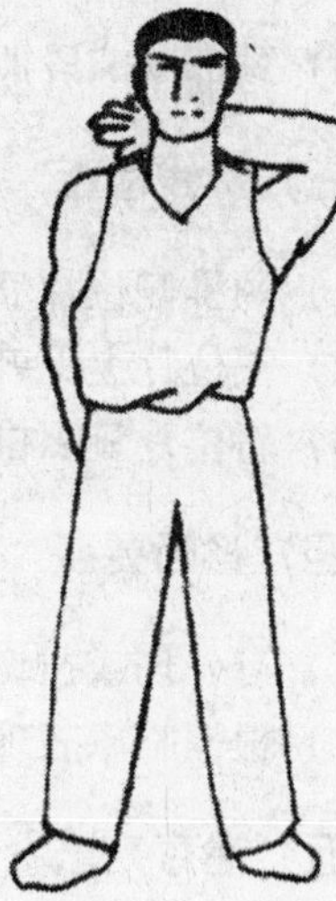

图5-12 左右拍颈

10）调整：体操完毕后，保健者自己感觉还有何不适，可随意轻松地调理一下。

以上保健操简便易行，无论颈椎病患者，还是为了预防颈椎病的健康者都可以随时随地地做，随时随地地练。

三 颈椎后关节紊乱症

颈椎后关节紊乱，是指颈椎后小关节在过度扭转外力牵拉作用下，发生侧向或上、下方向移位，而致颈椎力学失衡，且不能自行复位而导致颈部功能障碍者。

（一）病因病理

（1）颈椎后关节的上、下关节突较水平，关节囊较松弛、可以滑动，横突之间缺乏横突韧带。由于颈椎的解剖特点，决定了颈椎活动范围较大，可做屈伸、侧屈、旋转等动作，稳定性较小，关节易受牵拉而造成本病。

（2）头部急剧扭转，如急刹车时头部突然猛烈摇晃，篮球、足球、摔跤等运动时互相撞击，均可使颈椎一侧椎间关节滑膜夹在椎间隙中或上下关节突发生上下、前后、左右移位，使关节突关节面排列失去正常关系。

（3）工作和生活姿势不良，颈部慢性反复性损伤，如长期的某些特定的向一个方面摆头的工作；经常卧在沙发上看电视颈部被撅或睡眠时枕头过高或长期低头工作，均可劳损，致使颈椎失稳，小关节超出正常活动范围而发生本病。

（二）临床表现

（1）一般起病较急，伤后颈项强直、疼痛，颈部活动受限。部分病例呈慢性反复发作性。

（2）双上肢麻木无力或仅能上举，不能持物；或出现头昏、视物不清、眼震、面部麻木等头颈综合征。

（3）颈部某节段僵硬、痉挛，病变棘突向一侧偏斜，局部隆起、压痛。

（三）X线检查

（1）颈椎侧位片显示关节突、椎弓切迹及椎体后缘有双影现象。

（2）正位片上见棘突偏离脊中线。

（3）斜位片显示椎间关节间隙相对增宽或狭窄。

（四）诊断要点

（1）有外伤或扭伤病史。

（2）根据临床表现，结合X线检查，彼此相吻合时，才能确定诊断。

（五）治疗方法

1　手法治疗

（1）松弛手法　患者取坐位，术者站立其身后，一手扶患者头部，另一手用拇指点压痛点，并在痛点处上下摩揉；然后再于健侧摩揉，继而在两侧肩背部做由上而下的按摩，反复4~5次；再以患部椎旁为中心做按摩数次，达到放松肌肉作用。

（2）复位手法　患者取坐位，术者用两拇指触诊法，触摸查出偏歪的棘突或棘突旁的压痛点，然后使病人颈部前屈。术者一手托患者下颌，一手拇指顶住偏歪棘突，在将头向活动受限的一侧旋转上提的同时，顶住偏歪棘突的拇指趁势向对侧推按，常可听到清脆的复位音。急性病症复位后两上肢麻木感立即减轻，颈部有力，在3~7天内症状可逐渐消失。

2　颈椎牵引

对慢性反复发作性或陈旧性损伤性颈椎后关节紊乱者，在行手法之前配合牵引治疗往往能提高疗效。目的在于以筋束骨、矫正关节紊乱，恢复颈椎力学平衡，增加颈部肌肉韧带的坚韧性，提高颈椎稳定性，防止复发。

牵引重量从2kg开始，可逐渐加至10kg，牵引时间为20~30min。隔日1次。10次为1疗程，一般需要1~2个疗程。

3　药物治疗

（1）镇痛药　消炎痛25mg，每日3次；布洛芬0.2g，每日3次。

（2）中成药　颈痛灵10ml，每日3次；颈复康1袋，每日2次。

（3）中药方剂　宜活血化瘀，行气止痛，用活血止痛汤加减。

（六）功能保健

（1）颈椎后小关节紊乱复位后，需配戴颈领给予固定3~7天，较重的病例颈部以石膏颈固定2~3周。

（2）去掉外固定后，颈椎避免过度扭转动作，积极锻炼颈部的伸肌，使颈部保持在伸直位，增加颈部稳定性。

(3) 调整不合理的工作姿势，保持正确的睡姿，睡眠时颈下垫枕头，使颈部处于轻度伸直位。

四 项韧带钙化

项韧带是颈椎棘突后端的棘上韧带，因在颈项部特别发达，增粗增厚，故称项韧带。项韧带钙化就是指项韧带出现的一种钙化现象，是劳损的标志。

(一) 病因病理

(1) 颈部外伤，在颈部外伤时，项韧带可与棘上韧带一并撕裂或断裂，也可自棘突的附着部单独撕裂，出现局部出血或组织液渗出，日久可出现纤维组织增生，最后导致项韧带钙化。

(2) 在颈椎间盘及后关节发生退行性变时，易出现颈椎关节节段性失稳，承受力量不均匀，并有颈椎侧弯或关节突关节移位，在相当该节段水平的项韧带可发生钙化，这可能是由于颈椎失稳时，项韧带负荷过多，受损伤的机会也增多的缘故，甚至在退行性变的基础上，可再出现骨化，此时可在颈后部触及硬块。

(二) 临床表现

(1) 项韧带钙化是个慢性过程，在一定时期可无症状，往往在进行常规 X 线照片或体格检查时才被发现，为未发病阶段。

(2) 发病后即有颈项部酸胀、疼痛，疼痛可向肩背部放射。颈椎屈曲时疼痛加重，抬头或后伸时疼痛可减轻。

(3) 项韧带钙化往往会伴有项韧带痉挛，并可牵涉颈部神经和椎动脉，而引起上肢手指麻木和眩晕等症状。

(4) 项部经常有疲劳感，时常摇动头颈以解除酸痛，颈项活动时往往出现响声。

(5) 项韧带钙化多见于颈椎中下部，检查时颈项僵硬，钙化节段有压痛，多局限为一个颈椎棘突或棘突间隙，细细触摸可有捻发感，局部有硬块。

(三) 诊断

(1) 有颈部疼痛等临床表现。

(2) X 线检查在颈椎棘突后或棘突间可见钙化阴影，此椎间隙变窄。

(3) 在 X 线钙化阴影区内有明显的压痛或向肩背部放射等即可诊断。

(四) 治疗方法

1 手法治疗

(1) 提拿法 患者取坐位，术者站立其后，一手拇指与其余四指分开。提拿项韧带，一松一提，反复数次，两手交替施法。

(2) 拨筋法 患者姿势同前，术者用拇指端按于项韧带一侧，顺其走向的垂直方向，用力左右弹拨，力量由轻到重，由浅到深，反复进行，从项韧带的一端依次向另一端弹拨。

（3）敲击法　用双手的小鱼际部敲击项韧带，自上而下，反复数次，用力适度，以病人接受为宜。

2　针刀治疗

根据X片及手摸检查确定项韧带钙化位置，在钙化中心标好针刀切入线，严格无菌操作，常规消毒、铺巾、戴手套。用1%利多卡因5ml局麻皮肤、皮下、项韧带；右手持针刀，以垂直方向切割钙化的项韧带，如钙化较大，再移动针刀在轴心两侧切割项韧带，并注入强的松龙25mg或康宁克痛40mg，使立体形的钙化区从3个方向减张减压，配合注入药物以达到消炎，解除痉挛，软化作用，从而解除症状的目的。

3　药物治疗

（1）镇痛药　消炎痛25mg，每日3次；布洛芬0.2g，每日3次。

（2）中成药　伸筋胶囊4粒，每日3次；颈痛灵10ml，每日3次。外用伤湿止痛膏等。

（3）中药方剂　宜舒筋活络、行气止痛，用舒筋活血汤加减。

（五）功能保健

（1）注意工作姿势，积极参加体育活动，对长期从事低头工作者尤为重要。

（2）学校的学生要有正确的写字姿势，从小养成良好的习惯，预防本病的发生。

（3）加强颈项部肌肉功能活动，增强肌力，避免发生劳损。坚持做颈部自我保健操，体操动作同颈椎病保健操。

（4）可以经常在颈项进行热敷或理疗。

五　颈椎间盘突出症

颈椎间盘突出症是由于椎间盘退行性变后纤维环破裂，髓核内容物突入椎管内，刺激或压迫脊髓或神经根而引起症状。

颈椎自第2颈椎起，两相邻椎体间都有椎间盘。椎间盘是椎体间的主要连接结构，与韧带共同保持椎体间的相互紧密连接。椎间盘富有弹性，故相邻椎体间有一定活动度，能使下位椎体的上面承受均等的压力，起到缓冲外力的作用，并可减缓由足部传来的外力，使颅脑免受震荡。颈椎间盘总高度为颈椎高度的20%~25%，它前部较后部为高，故使颈脊柱呈生理前凸。

颈椎间盘由纤维环、髓核和软骨板组成。髓核是一种胶状物，基质由黏蛋白组成，含水分很高，往往超过80%。髓核周围为纤维软骨，称纤维环。软骨板则构成椎间盘的上下壁，与椎体的松质骨相连接。软骨板与纤维环融合在一起，在软骨板完整时，髓核不易向周围突出。颈椎间盘是维持颈部活动，保持内外平衡的重要结构。颈部的运动、依赖髓核的位移及变形来保持颈部的协调和平衡。

（一）病因病理

（1）多由急性或反复轻微外伤而致。

（2）因颈部的长期负重，持续不断地接受压力、磨损以及髓核脱水等，造成椎间盘的变形。

（3）纤维环发生变性后，其纤维首先肿胀变粗，继而发生玻璃样变性，最后破裂。髓核可经破裂的纤维环裂隙向外膨出而压迫神经根或脊髓。

（4）由于下部颈椎活动多，因此颈椎6~7节和颈椎5~6节易发病。

（二）临床表现

1 上肢症状

最常见的症状有麻木、酸胀、灼热、疼痛、发抖或无力感。可发生于1个手指或多个手指，有时仅在五指尖部，手的尺侧或手背；有的发生于肩胛部、肩部、上臂或前臂；有的同时发生于双上肢的上端及远端，同时有双肩及双腕疼痛。亦有沿神经根的走行方向放射者，上肢的单纯运动障碍。

2 下肢症状

（1）一侧下肢或两侧下肢无力、发抖、打软腿或易绊倒。

（2）双足感觉异常、双下肢发麻。

3 偏侧症状

即出现于同侧上下肢的感觉运动障碍，如右臂发胀，同时有右腰、右下肢疼痛及肌肉震颤。

4 头部症状

主要表现为头痛、头晕或头皮痛。

5 脊髓受压症状

脊髓单侧受压时，可以出现典型或非典型的 Bmlvn-seqiard 综合征。表现为病变水平以下同侧肢体肌张力增加、肌力减弱、腱反射亢进、浅反射减弱，并出现病理反射，重者可引出髌阵挛或踝阵挛。

（三）影像学检查

1 X线检查

正位X线片上，可显示颈椎侧弯变形。侧位片上，显示颈椎生理曲度减少或呈反张、病变椎间隙变窄，反复发作或病程较久者，椎体边缘有骨质增生。

2 CT检查

椎间盘突入椎管，甚至压迫硬膜囊，突出方向可分为中央突出，突出物在椎体后缘两侧神经中间；旁中央突出，突出物在中央旁左或旁右；侧方突出，突出物在两侧神经根外上方。

3 脊髓造影

可显示椎间盘突出节段有不同程度充盈缺损。

（四）诊断要点

1 椎间盘侧方突出

轻者出现麻木，重者受累神经支配区有剧烈疼痛，疼痛可因小便或咳嗽而加重。有痛性斜颈、肌肉痉挛及颈部活动受限。第6颈神经受压时，疼痛由上臂外侧、前臂桡侧放射到拇指，拇指感觉减退。第7颈神经根受压时，前臂和腕部有放射性疼痛，中指感觉减退，肱三肌反射减弱。

2 椎间盘旁中央突出

患者除有椎间盘侧方突出的症状、体征外，尚有单侧脊髓受压症状。

3 椎间盘中央突出

患者没有椎间盘侧方突出的症状，但可引起下肢瘫痪或步态不稳，部分患者可引起排尿障碍。

（五）治疗方法

颈椎间盘脱出症以非手术综合治疗为主，通过按摩、牵引和药物等治疗，大多数患者可以获得康复。

1 颈椎牵引

一般用枕颌带进行颈椎牵引，牵引重量5~10kg，每天1~2次，每次20~30min，间歇进行，夜晚则以休息为主。症状严重者，应卧床持续进行牵引。

2 手法治疗

运用按摩与牵引相结合的方法，可以松弛肌肉，缓解痉挛，减小突出的椎间盘对神经根和硬膜囊的压力，从而消除疼痛，达到治疗目的。

（1）患者取坐位，术者站于患者后面，先用拇指或拇指推揉压痛点，从周围至中心，由轻到重地刺激椎间盘突出一侧压痛部位。

（2）术者一手托住患者一侧下颌，另一手扶住另一侧枕骨部，轻轻使颈部左右晃动几次，再将颈部向左旋至颈肌相当紧张时，乘病员不备之际，稍稍加重摇转手法，此时可听到响声。同样手法向反方向操作一遍。

（3）第一助手站于患者前面，用两手分别托住患者的枕部及下颌；第二助手站在患者的后面，两手分别按压患者两肩，两助手作对抗牵引1~3min。以椎间盘向左侧突出为例，术者站于患者后侧，用左手环抱患者头部，在继续与第二助手作向上向前牵引的同时，用右手拇指深压突出间隙的椎旁压痛点，逐渐使头颈过伸。最后用双手提捏两肩部肌肉，并指压肩髎、肩贞、曲池、内关、合谷等穴位。

在做手法前，要明确诊断，排除颈部其他疾病，如颈椎结核、寰枢椎半脱位、颈椎增生性关节炎等。手法时，要由专业医生操作，要做到动作轻柔细心，以免加重病情，造成脊髓损伤而危及生命。

3　固定疗法

可用石膏或塑料、颈领支持固定头颈部，使颈部得到休息，一般配带颈领6周左右。

4　药物治疗

（1）镇痛药　布洛芬0.2g，每日3次；双氯灭痛25mg，每日3次。

（2）中成药　壮骨关节丸6g，每日3次；伸筋活络丸1丸，每日2次。

（3）中药方剂

1）血瘀型：宜活血祛瘀，通络止痛，用和营止痛汤加减。

2）风寒型：宜温经通络，祛风散寒，用麻桂温经汤加减。

3）肝肾虚型：宜滋阴补肾，壮筋骨，用六味地黄汤加减。

（六）功能保健

（1）急性期应该休息，首先强调必须经专科医生治疗，不得请外行人员治疗。因颈椎间盘离颈部脊髓很近，如果治疗不得当，脱出的间盘往往会损伤脊髓，造成上下肢瘫痪，这一点是患者自我保健不可忽视的问题。

（2）去掉外固定后，患者应积极地进行颈部肌肉的功能锻炼，以增强颈部肌肉力量。但进行颈部肌肉锻炼，要缓慢轻柔，量力而行。

（3）自己用拇指、食指和中指、无名指在颈部提拿颈项肌肉，促进血液循环，防止颈部损伤和劳损，改善颈椎间盘脱出症状。

（翟羽东　赵瑞侠）

第三节　胸背部筋伤

一　胸部迸挫伤

胸部迸挫伤是一种常见的损伤，多因胸壁直接受到暴力的撞击或挤压，不足以引起肋骨骨折时，而造成胸部的损伤。

（一）病因病理

1　胸部迸伤

因用力屏气，如提举、推车、扛挑重物等动作时用力不匀或过大，使胸肌与腹肌猛烈收缩，胸壁内压突然增高，呼吸道内的气体冲撞气道，伤及到黏膜、毛细血管及肺泡，致使气机阻滞，经络不通，出现胸闷、胸痛等症状。因此，迸伤以伤气为主。

2　胸部挫伤

多因外力直接撞击于胸部，如挤压、拳击、碰撞、跌仆等，使胸部皮肤、肌肉、筋膜受挫，络脉损伤，血溢于外，以致瘀血停滞，引起肿胀、疼痛等伤血的症状，故胸部挫伤，以伤血为主。

（二）临床表现

1 胸部迸伤

（1）因用力屏气而致，无明显外伤史。常出现胸闷不适、叹息、胸中隐隐作痛等症状。

（2）有肺泡破裂者，则见胸胁闷胀，窜痛或刺痛，范围广泛且深在。

（3）局部压痛点不明显，深呼吸、说话、咳嗽时有牵掣痛，甚至不能平卧，不敢俯仰、转侧。

（4）有细支气管破裂者可出现痰中带血或咯血症状。

（5）X线检查多无明显异常。

2 胸部挫伤

（1）有明显的外伤史，多因直接暴力所致。

（2）持续性钝痛或刺痛，并可沿肋间神经走行放射，深呼吸、咳嗽时疼痛加重。

（3）患部可出现肿胀，皮肤青紫或瘀斑。

（4）局部明显压痛或压痛剧烈，压痛部位固定。

（5）X线检查无异常。

（三）诊断要点

（1）有外伤或迸伤史，如用力屏气、提举重物或外力撞击等。

（2）有上述临床表现。

（3）X线检查无异常。

（四）治疗方法

1 手法治疗

（1）胸部迸伤　医者用空手掌心，轻拍患者前胸及背部，同时令患者深呼气，反复数次症状可消失或减轻。对症状较重者，让患者站立，口含一口温水，身体略向前倾，吸足气后用力向前喷水，医者以双臂环抱患者腹部用力挤压1~2次。

（2）胸部挫伤　让患者上举上臂，展胸，医者用手掌顺患者肋间肌走行方向反复推理10次，嘱病人放松胸部，并以痛处为中心，用掌心向周围按摩，手法要缓慢，动作要轻柔，以病人能忍受为宜。

2 药物治疗

（1）镇痛药　消炎痛25mg，每日3次；布洛芬0.2g，每日3次。

（2）中药方剂　以伤气为主者，治以理气止痛，用柴胡疏肝散加减；以伤血为主者，治以活血化瘀，理气止痛，用复元活血汤加减。

（五）功能锻炼

（1）患者自我用双手掌根，紧贴胸壁，由上至下，自中间到两边，分别摩擦两侧胸肋部。起到活血散瘀、舒筋活络作用。

(2) 用双手掌心轻轻叩击两侧胸胁，在叩击时作自我咳嗽动作。达到通畅气道，理气止痛作用。

(3) 尽量下床活动，作肢体伸展运动和深呼吸运动，促使损伤早日恢复。

二 胸椎后关节紊乱

胸椎后关节紊乱，是指上位胸椎下关节突与下位胸椎的上关节突构成的椎间关节，因旋转外力引起关节向侧方或前后方向移位或椎间滑膜嵌顿于小关节内，从而导致疼痛与功能障碍，且不能自行复位。

(一) 病因病理

1 胸背肌肉薄弱

胸椎两侧有肋骨支撑，且活动度较小，比颈、腰段相对稳定，在一般情况下不易引起损伤，但由于胸椎周围肌肉不如颈、腰段发达，当遇到暴力时，则可发生胸椎后关节错移。

2 胸椎滑膜嵌顿

胸椎过度前屈动作，如举重时脊柱前屈用力抓举的瞬间，因用力不协调；或前屈位背部突然遭受外力的打击，可使患椎的上关节突关节面向前旋转移位，下关节突关节面向后旋转移位；或滑膜嵌顿在后关节内，产生疼痛，引起胸椎功能障碍。

3 胸椎失稳

胸椎遇到强大的旋转外力时，破坏胸椎稳定状态，脊柱胸段失去力学平衡，椎间小关节向侧方扭转，使其小关节的关节面发生侧向移位。如幼儿从上坠下时，一侧肩部先着地，使身体产生侧向扭转；学生或运动员作前滚翻或后滚翻时，用力不慎或过猛；或姿势不对，一侧肩部先着地，身体发生侧向歪斜时，均可发生关节移位。

(二) 临床表现

胸椎后关节紊乱症临床可分为棘突侧偏型和棘突后凸型。

1 胸椎棘突侧偏型

(1) 伤后患部一侧疼痛，可向胸胁部放射。慢性患者多表现为一侧背部酸痛，板滞感。第2~3胸椎棘突侧偏者还常伴有胸前区疼痛、胸闷等症状；第10~12胸椎棘突偏歪者常伴有腰痛。此型特点是，症状是单侧性或不平衡性。

(2) 检查 患椎棘突偏离正中线向一侧偏斜，局部隆起或饱满，高于其他棘突并有明显压痛。

2 胸椎棘突后凸型

(1) 发病区域有对称性疼痛，或两肋部放射痛或牵涉痛。第2~3胸椎病变者常伴颈项部牵拉痛或后枕部痛；第6~7胸椎病变者常伴进食时呃逆或餐后嗳气、饱胀感；第10~12胸椎病变可有上腰痛。症状呈明显的正中性和对称性。

（2）检查　棘中线正常，患椎棘突后凸隆起，垂直压痛较侧方压痛明显。患部椎间隙变宽或变窄，可触摸到因棘上韧带损伤而出现的筋结或条状物。

（三）诊断要点

（1）有外伤或扭伤史。

（2）根据临床表现和触诊检查确定关节紊乱类型。

（3）结合X线检查，往往有患椎棘突偏斜，或椎间隙增宽或变窄。但X线检查不能完全作为本病的诊断标准，主要的是要结合临床，相反X线可排除胸椎骨折及其他骨病，有助于鉴别诊断。

（四）治疗方法

1　手法治疗

根据临床不同分型采取不同的手法治疗。

（1）胸椎棘突侧偏型

1）端提推顶法：患者坐位，双手各指相扣于枕颈部；助手站于其后，双手从患者两腋下向上穿出，并向前抓住患者两腕部，助手两前臂乘势托住患者两腋部；术者侧坐于偏斜侧一旁，将右拇指掌面或左右拇指叠置于偏歪的棘突侧，助手两前臂在向后上方不断旋转牵拉同时突然猛一端提。术者拇指趁势将偏歪的棘突向对侧用力推顶，术者和助手要密切配合协调一致，在施术时可听到轻微的弹响声，术者指下有微动感，如果1次不成功，可做2~3次，手法结束。

2）旋转推顶法：患者坐于专用的复位凳上，用复位凳上皮带固定两下肢，术者一手从患者腋下穿出放于颈项部，一手拇指放于偏向一侧的棘突侧，放颈部之手压迫颈部并使胸部屈曲旋转，当旋转在一定位置时，另一手拇指猛地向对侧推顶，往往可到弹响声。如果一人不能成功时，可派助手在拇指推顶的患肩部用力向下旋推，但二者必须配合协调，以免造成新的损伤。

（2）胸椎棘突后凸型

1）端提膝顶法：患者坐位，双手各指相扣枕部，术者站于其后，双手从患者两腋下向上穿出并抓住患者两腕部，同时屈曲一侧膝关节用髌骨顶于患椎棘突上，在向后上方旋转提拉的同时，后者的膝部用力向前顶压，往往能听到弹响声，膝下可感觉到后凸棘突有向前移动感。

2）按压复位法：患者俯卧，术者侧立于旁，双手掌根部重叠按压于后凸之棘突，待病人呼气末，骤然按压，可有弹响声，即可。

3）抬腿压背法：病人俯卧，助手双手握住患者双踝关节纵向牵引，力量由小到大，并渐渐向上提起，使病人腹部渐渐离开床面，待身体向下的重力线与向上的牵引力线之交角恰在患椎处时，术者双手掌重叠，掌根部抵住后凸棘突下，用力向下按压，掌下常可有微动感或弹响声。

以上手法，每次一般选用一种，如果一种方法不奏效，可更换另一种手法，以弥补不足。

2 药物治疗

（1）镇痛药 布洛芬0.2g，每日2次；消炎痛25mg，每日3次。

（2）中成药 沈阳红药2粒，每日2次；伤科接骨片3片，每日3次。

（3）中药方剂 宜舒筋活血、行气止痛为主，用和营止痛汤加减。外用可贴风湿跌打膏等。

（五）功能锻炼

（1）新鲜的胸小关节紊乱复位后不需要固定，可适当休息1周，即可痊愈。

（2）陈旧性者复位后应仰卧硬板床上，休息1～2周。

（3）本病无须进行特殊的功能锻炼，可任其在生活中自行恢复。

三 胸椎棘突炎

胸椎棘突炎即棘上韧带劳损，为常见慢性韧带损伤性疾患，系因附着于某棘突上的棘上韧带慢性劳损所致。

（一）病因病理

1 棘上韧带损伤

胸椎棘上韧带自上而下附着于各棘突上，其纤维与棘突骨质密切相连。直接或间接受力易损伤。

2 棘上韧带剥离

脊椎屈曲时，该韧带即被拉紧，由于其长年附着点牵拉使某些韧带纤维撕裂或自骨质上轻微掀起，久之即发生剥离或断裂。

3 棘上韧带瘢痕

原有先天因素，韧带较为薄弱，在病程较长的病变组织中，棘上韧带局部发生微量渗液、出血，纤维组织及骨膜组织增生，或周围粘连形成瘢痕，使棘上韧带增厚变性。

4 棘突骨压力增高

胸背部长期反复慢性损伤，棘上韧带过度牵拉棘突，造成棘突骨压力增高，骨内循环血流障碍，痛觉感受器受到机械张力压迫和因微循环障碍缺氧的生化刺激，呈激惹状态而产生胸背疼痛等症状。

（二）临床表现

（1）患者多为30～50岁的男女。

（2）胸背疼痛，多为酸痛或钝痛，较重的病人有压榨性疼痛如驮石头感，可伴有胸部紧闷不舒感觉，屈胸或弯腰时疼痛明显，挺胸或伸腰时减轻，卧床时亦减轻，局部受压时加重。

（3）胸椎活动受限，有时不能仰卧或倾卧不能持久，睡眠时反复翻身，屈胸时胸椎活动受限。

（4）棘突上压痛，某个棘突或相邻上下棘突压痛，或压痛剧烈。

（三）诊断要点

（1）多见于30岁左右的体力劳动者。

（2）胸背部疼痛逐渐加重，劳动时更重，能参加劳动，背部有驮石头感。

（3）某个棘突明显压痛，可向周围放散是本病诊断要点。

（4）X线检查无特定意义，可除外其他疾病，但某个棘突相对过长或偏斜可能是韧带的损伤点。

（四）治疗方法

本病手法和封闭治疗均有效，但手法治疗需要一定的次数，且开始手法时病人感觉疼痛，有几次适应过程，封闭治疗有较好的效果，但对于病程时间较长、顽固性棘突炎封闭效果不佳者，用针刀治疗较为理想。

1　手法治疗

（1）掌揉法　术者用手掌根部在背部棘突上由上到下摩揉1min，再以患部棘突为重点反复摩揉，动作由轻到重，以病人能忍受为宜。

（2）㨰法　术者半握拳，用掌指关节突起的部位附着于背部，由上到下，以患部为中心有节律地连续摆动腕部，反复滚动3min，动作要轻柔连贯。

（3）点拨法　医者手握空拳，拇指伸直，以拇指指端点按患部上下棘突并用力左右拨动，以病人能忍耐为度。

2　封闭治疗

在严格消毒下，用1%利多卡因2ml加强的松龙25mg或曲安缩松40mg注射于患部棘突尖部及其上下缘，深度可达到皮质表面，缓慢注药。每周1次，一般3次即有明显效果。

3　针刀药治疗

（1）器械　针刀选用朱汉章氏1mm平刃刀。

（2）药物　1%利多卡因3～5mg加康宁克痛40mg或氟美松5mg。

（3）操作方法　患者取俯卧位，找准压痛明显的病变部位给予标记。常规消毒，铺无菌巾，戴无菌手套，病变处用1%利多卡因2～5ml局麻，后用针刀逐层切入皮肤、皮下、筋膜、棘上韧带，并在棘上剥离，然后针刀继续深入至棘突骨膜，刺透薄而硬的骨质，并用针刀加以扩大，把备好的药液分别注入到棘上韧带周围及切透的骨皮质下，包扎术口，术毕。局部封闭能够缓解韧带痉挛，且有抗炎止痛作用，但它不能改变棘突部的骨内压。而针刀治疗，既能剥离又有抗炎作用，注入棘上韧带和棘突内发挥抗炎止痛作用。这是针刀治疗优于局部封闭的缘由所在。

4　药物治疗

（1）镇痛药　消炎痛25mg，每日3次；强筋松0.2g，每日3次。

（2）中成药　活血止痛胶囊5粒，每日3次；止痛膏外用。

(五) 功能锻炼

(1) 尽量避免或减少长期的脊柱屈曲姿势和动作，减少损伤机会，注意劳逸结合，在病痛较重时要适当休息。

(2) 患者在休息时可经常用两手握拳伸向背侧，自已敲打背部或健身锤敲打背部。

(3) 经常做一些脊柱后伸的动作，如后伸站立，两足微开站立，两手叉腰使颈部、躯干、腰部尽量后伸，使身体形成一个弓形，幅度由小到大，反复活动，每天坚持 1 次，1 次 1 ~ 20min。

四 肋椎关节错缝

肋椎关节是由肋骨小头与胸椎体侧面关节面和肋骨结节关节面与横突关节面构成的两个小关节。因错缝时往往同时存在，且临床表现和治疗方法相同，故称为肋椎关节错缝。

(一) 病因病理

1 摔伤

跌仆倒地，胸廓扭曲，某个肋骨牵拉过度，肋椎关节向后外滑动。正常肋骨有一定弹性，有恢复原位的趋势，但因扭曲的胸廓过度牵拉肋间内外肌和筋膜，产生剧烈疼痛，机体应激性地发生保护性反应，阻止肋骨弹性回缩，致使肋椎关节不能回位而错缝。

2 扭伤

身体突然旋转而躯干扭转于其不协调时，往往与上肢活动不协调有关，肋椎关节的肋骨胸椎端向后外滑动加速，产生惯性，致使肋椎关节不能回位而错缝。

3 喷嚏

喷嚏、咳嗽等能使胸腔内压增高，与此同时，上肢活动和胸廓运动致使胸背脊椎不平衡，发生错缝。

(二) 临床表现

1 好发部位

本病好发于肩胛区肋椎关节，绝大多数有屈胸下旋转身动作或外伤史，少数不自觉发病。

2 疼痛剧烈

发病后患部刺痛，并向相邻肋骨放射；局部酸胀痛可牵涉胸背和颈部肋痛；病程长的患部有钝痛或酸胀痛、板滞感。

3 活动受限

患侧侧卧及上肢活动受限。这与损伤背阔肌有关。

4 局部压痛

脊椎正中线旁开 2.5cm 错缝处有明显的压痛，软组织薄弱者，可触及局部隆起，相邻肋骨有压痛。

（三）诊断要点

（1）有外伤史或扭伤病史。

（2）肩胛区肋椎关节处剧痛，屈胸旋转等活动受限。

（3）患部局部隆起，压痛剧烈。

（4）X线检查无明显征象，但能排除骨折。

（四）治疗方法

1 手法治疗

（1）推抚膀胱经　术者以双手拇指置于脊柱正中两侧，从病人大椎穴开始沿膀胱经向下推抚至腰部，反复操作数次。

（2）小鱼际摩揉　术者用右手掌小鱼际置放于痛区，以疼痛明显处为中心轻轻向周围扩散摩揉数次。

（3）拉拢按压　助手位于患者健侧，两手分别置于脊柱两侧胸廓前方，相当于患肋椎关节水平，位于患侧之手用力向上方拉拢。术者双手拇指交叉，一拇指置于错缝关节肋骨胸椎端，垂直用力。另一拇指置对侧横突部，斜向外下方用力，在呼气末，两拇指同时猛一用力按压，可闻及“哧哧”回位的响声，无声响可重复1～2次。病人立即有轻松感。在无助手时，术者也可单独用拇指交叉按压。

（4）颤压脊柱　术者双手掌重叠，置于患椎和肋椎关节，带动上下两胸椎，于患者不备时用力颤压1次，再在上下相隔两胸椎部以较小力颤压各1次，最后再轻轻颤压患椎1次。

（5）叩击脊背　术者右手掌空虚，自上而下轻轻叩击数次，手法结束。

2 药物治疗

（1）镇痛药　布洛芬0.2g，每日3次；消炎痛25mg，每日3次。

（2）中成药　活血止痛胶囊5粒，每日3次；三七片2片，每日3次。外用伤湿止痛膏、痛瘀消膏药等。

（3）中药方剂　宜活血化瘀、行气止痛，用舒筋活血汤。

（五）功能锻炼

肋椎关节错缝经手法治疗复位后，可做以下保健操。

（1）俯卧拧胸　俯卧位，四肢自然伸直。上半身右侧随右臂慢慢抬起，头颈及胸也尽量向右扭转，左下肢后伸抬起，同时吸气，然后还原，同时呼气。左右相同，做30～60次。

（2）后伸挺胸　站立，两臂后伸，双手十指相嵌，掌心朝内置腰部。略屈双肘，翻转掌心向后下方向缓缓推出，同时挺胸深吸气，再慢慢收回，呼气，做30次左右。

（3）上下推掌　站立，双手握拳至腰侧，拳变立掌，虎口张开，用力作上托下推动作，左右交替，上托之手尽量上举，下推之手略后伸，做10～20次。

（4）大圆手 半蹲位，双手置腰侧。手指自然分开并略屈曲，掌心向上逐渐提至胸前，然后双手先后分别作由内一上一外一下一内的翻转划圈。由内向上时，手心朝上，接近外侧手心逐渐翻转向下。左手在上，身体重心稍左移，右手在上，则重心稍右移。做30～60次。

（苏利民 李祥舜）

第四节 肩部筋伤

一 肩部扭挫伤

肩关节是人体活动范围最大的关节，在生产劳动和日常生活中，其活动频率和强度都相对较大，因此，易引起肩部挫伤。

（一）病因病理

1 **跌仆伤**

跌仆、滑倒等意外易造成肩关节过度扭曲，而引起肩部肌肉、筋膜、关节扭挫伤。

2 **用力过度**

过度用力高举或提拿重物，用力支撑等动作易导致肩部的撕裂和损伤。

3 **遭受外力**

上肢突然外展感受到外力的过度牵拉及重物打击肩部，可造成肩部瘀血、肿胀、疼痛，功能障碍。

（二）临床表现

（1）伤后肩部疼痛。

（2）局部肿胀或皮肤青紫。冈上肌断裂时，会出现典型的肌力消失，无力外展上臂。

（3）如果帮助患肢外展至70°以上后，就能自动抬举上臂，因为上臂从抬起到抬至70°这个动作是靠冈上肌收缩来完成的。

（4）肩关节损伤处或周围有明显压痛。

（三）诊断要点

（1）有外伤史或扭伤史。

（2）有肩部疼痛、局部肿胀、功能活动受限等表现。

（3）触摸检查肩前部无骨性隆突或骨擦音，以排除肩关节前脱位或肱骨外科颈嵌入性骨折或大结节撕脱骨折。

（4）放射检查进一步排除骨折脱位。

（四）治疗方法

1　手法治疗

（1）患者取坐位，医生分别用两手掌对握三角肌和肩上斜方肌，作垂直于肌纤维走行方向缓慢提拿2min。

（2）然后用手掌心按摩肩前、肩后及肩外侧2min，再于疼痛中心部用拇指点压拨揉2min，最后轻轻摇动肩部5～6次。

2　封闭治疗

用1%利多卡因2～10ml，加强的松龙25～50mg或曲安缩松40mg痛点局部封闭。

3　药物治疗

（1）镇痛药　氯唑沙宗0.2g，每日3次；布洛芬0.2g，每日3次。

（2）中成药　骨折挫伤散4粒，每日3次；伤科接骨片3片，每日3次；外用可贴伤湿止痛膏。

（3）中药方剂　宜活血化瘀、消肿止痛，用舒筋活血汤加减。

（五）功能锻炼

（1）急性肩部扭挫伤，疼痛和肿胀严重，动则痛甚者，可用三角巾将患肢屈肘90°悬挂胸前，以限制患肩活动。

（2）待肿胀减轻后，应作肩关节外展、外旋、内旋、前屈、后伸及自动耸肩等锻炼，使之尽早恢复功能活动。

二　肩关节周围炎

肩关节周围炎，又名“五十肩”、“老年肩”、“冻结肩”、“肩凝症”、“漏肩风”等，属于中医痹症范畴。农村较城市发病率为高，女多于男。

（一）病因病理

1　肩部外伤

肩关节周围损伤后，局部瘀血、肿胀，而未得到及时治疗，致使肩部的肌肉筋膜和关节囊发生纤维化或粘连而致。外伤后往往不一定有感觉，数月后，患者可出现局部疼痛，活动受限，而后发现患有肩关节周围炎。

2　慢性劳损

年老体弱，气血亏虚，运行迟缓，筋失濡养，加之长期慢性劳动损伤，经脉拘急所致。

3　内分泌紊乱

五十岁左右，是男女更年期年龄，往往存在着内分泌功能紊乱、代谢失常、肩关节的关节囊滑液分泌减少，关节软骨失于濡养，关节周围软组织发生一种较广泛的慢性无菌性炎症反应，引起关节囊收缩并逐渐发生挛缩，甚至与肌肉筋膜广泛粘连，限制了肩关节的活动。

4　**风寒湿邪侵袭**

人过五十，气血虚弱，运行迟缓，局部抵抗力减低，病邪乘虚而入诱发本病。

（二）临床表现

1　**肩周疼痛**

多数病例慢性发病，隐袭进行，常因上举外展动作引起疼痛始被发觉；亦有疼痛较重及进展较快者，疼痛可为钝痛、刀割样痛，夜间加重，甚至痛醒；可放射至前臂或手部、颈部、背部，亦可因运动加重。

2　**肩关节活动受限**

肩部僵硬，关节活动受限，严重者所有活动均受限，此时用一手触摸肩胛下角，一手将患肩外展，感到肩胛骨随之向外上转动，说明肩关节已有挛缩。

3　**肩部周围压痛**

肩部各肌群有局部压痛，病程长者可有三角肌萎缩。

（三）诊断要点

根据不同病理过程，可将本症分为三期。

1　**急性期**

病期约1个月，亦可以延续2~3个月。本期主要表现为肩部疼痛，肩关节活动受限，是由于疼痛引起的肌肉痉挛，韧带、关节囊痉挛所致，但肩关节本身尚能有相当范围的活动度。

2　**挛缩期**

病期2~3个月。本期患者疼痛症状已明显减轻，其临床表现为肩关节活动严重受限。肩关节因关节囊挛缩，活动范围极小，外展及前屈运动时，肩胛骨随之摆动而出现耸肩现象。

3　**缓解期**

为本病的恢复期或治愈过程。本期患者随疼痛的消减和在治疗及日常生活劳动中，肩关节的挛缩、粘连逐渐消除而恢复正常的功能。

（四）治疗方法

本病轻症一部分能够自愈，大多数不能自愈，且病程较长，痛苦大，功能恢复不全。积极地治疗可以缩短病程，加速痊愈，改善预后。

1　**手法治疗**

我们应用松解手法和巩固手法，并结合中药内服外用治疗本病，效果良好。方法如下：

(1) 松解手法　患者取坐位，医者坐在病人患侧，两手交叉放在病肩上，使患者上臂搭在医者前臂或上臂上，医者不断上抬肘部，同时两手向下压，协调用力，如同杠杆一般，使患者上臂外展上举，幅度由小到大，并用肘部带动患者上臂内旋内收，外旋后伸。然后术者用一手握住患肘，作最大幅度的旋转松动手法 5～10 次。根据病人体质强弱，松动手法每 3～5 天 1 次，松解手法之间采用巩固手法以巩固疗效。

(2) 巩固手法　其法是运用点压按摩肩周部位，如肩井、肩俞、巨骨、曲池等穴，提拿肩周肌肉，滚揉肩部等手法。

2　对手法治疗的认识

手法治疗肩关节周围炎这一疾病，在 20 世纪 80 年代末和 90 年代初，骨伤界出现了研究治疗肩关节周围炎热，并先后成立了全国肩关节周围炎及省肩关节周围炎和地方肩关节周围炎研究会，针对肩关节周围炎的病机和如何治疗，展开了大讨论，在这一时期对肩关节周围炎（特别是有功能障碍者）的认识是肩关节周围广泛粘连。针对这种病机，同行们总结出若干治疗手法，其中有如何撕裂粘连的手法，但这类手法病人痛苦大，每治一次疼一次，且疼痛较剧，甚至手法过重而造成肱骨颈骨折或肩关节周围软组织损伤的报道也时有发生。正是在这种情况下，同行们不断研究总结出如何减少损伤、减少疼痛的许多治疗方法。如麻醉下推拿、局部封闭下推拿和中药内服及外用配合下手法等。以上介绍的方法正是编者在这个时期总结出来的。随着对肩关节周围炎病机的深入研究，我们认识到了肩关节周围炎的病理并非绝对是由炎症造成的粘连，而是由于炎症产生的肩关节囊挛缩为主要病理改变。这样就把解决关节囊收缩或挛缩放到了主要矛盾上，于是出现了所谓液体扩充疗法治疗肩关节周围炎的方法。其机理是利用扩充液里的消炎和麻醉药物，直接起到消炎解痉作用；同时扩充液本身对关节囊有扩张作用，使收缩或挛缩的关节囊得以松解，功能得以恢复。在临床实践工作中我们体会到，扩充液量在 20ml 左右为宜，过少会影响扩充效果。

3　液体扩充疗法

严格无菌操作，常规进针点消毒、铺巾，用 20ml 注射器，5 号针头，抽 1% 利多卡因 10～20ml 加曲安缩松 40mg 或强的松龙 25～50mg，在患侧肩胛冈外侧端，肩峰外下缘或喙突与小结节连线中点处进针，刺入关节腔，注入扩充液，注液时阻力较小，能顺利推入，如阻力较大难以推入为未入关节腔，应调整针头方向后再次注入。推药时要缓慢进行，并注意询问病人有无不适感觉和观察病人面部表情，如有不良反应立即拔出针头，给予对症处理，并改用其他治疗方法。此方法每周 1 次，3 次为 1 个疗程，一般 2～3 次即能治愈，效果可靠，是目前治疗肩关节周围炎的首选方法。如肩关节周围炎伴有感染性疾病、活动性胃溃疡、结核病、急性肾小球肾炎、妊娠初期等不适用此类药物者，禁用此方法。

4　药物治疗

(1) 镇痛药　氯唑沙宗 0.2g，每日 3 次；消炎痛 25mg，每日 3 次。

(2) 中成药　伸筋活络丸 1 丸，每日 3 次；滑膜炎冲剂 1 袋，每日 3 次。

(3) 中药方剂

1) 血瘀型：宜活血化瘀、行气止痛，用桃红四物汤加减。

2) 气血虚型：宜补气养血、舒筋活络，用八珍汤加减。

3）寒湿型：宜散寒除湿、温经止痛，用麻桂温经汤加减。

（五）功能锻炼

1 抬臂

用健侧手掌托起患侧上肢腕部或肘部，尽量上抬前臂和上臂，然后向后推伸前臂和上臂，反复多次。此法适用于单侧肩关节周围炎、功能活动受限、患侧上肢不能自主活动者，用健手帮助活动，促进功能恢复。

2 展臂

患者有意识地做最大幅度的展臂活动，同时健侧手指给予协助。

3 举臂

患者有意识地做患侧上肢的前后摆动，当摆动到有阻力时，可向上作一最大幅度的举臂动作，可能会产生疼痛，需要患者耐心坚持。

4 搓臂

用健侧手掌在患肩上和上臂前侧、内外侧轻轻搓揉。

5 摇臂

搓臂之后，患肘关节尽量屈曲，然后上臂环转，带动肩关节摇动，反复多次。

6 搭对肩

患上肢尽量肘屈，把手掌搭在健侧肩上。

7 摸对耳

用患侧手指从项部或枕后触摸对侧耳郭，重症患者摸不到，但应尽量这样做，反复多次。

8 触脊

患侧上肢尽量屈曲，放于脊背，用手尽量触摸上位椎骨棘突，也可用健侧之部协助向上推触。正常人能触摸到第6、7胸椎棘突。

9 划圈

患侧上肢尽量上抬，以左右方向划圈。

10 环转

患侧上肢伸直，从前后上下方向转成环，尽量多做几次。

（翟羽东）

三 肱二头肌长头腱鞘炎

肱二头肌长头附着于肩胛骨的盂上粗隆，有一个狭长的腱，被腱鞘包绕，经过肩关节与肱骨结节间沟。在上肢活动时，长头腱在鞘内上下滑动，易被磨损，长期摩擦或过度活动引起腱鞘充血，水肿增厚，导致粘连和肌腱退变，产生症状。

（一）病因病理

1 复向运动

在上肢活动时，肱二头肌长头除了在腱鞘内作上下滑动外，还作外展、内收的横向位移等复向运动。

2 慢性摩擦

由于腱鞘被固定在肱骨结节间沟内，两侧有肱骨结节的骨性突起阻止使肱二头肌长头不会离开它的原来位置，因此，就会时常受到横向应力的损伤和摩擦力的损伤。

3 腱鞘狭窄

在上肢作频繁活动时，会引起肱二头肌长头腱鞘慢性损伤，腱鞘壁的脏层增厚结瘢，和肌腱本身劳损变性，使腱鞘相对狭窄，致使肌腱在腱鞘内活动受限而发病。有急性损伤时，也可引起本病，急性期过后转为慢性疾病。

（二）临床表现

（1）肩前疼痛并可向上臂和颈部放散，肩部活动时疼痛加重。

（2）检查时肩前相当于肱骨结节间沟内的肱二头肌腱长头部局限性深压痛。

（3）肩部肌肉痉挛，外展和外旋运动明显受限。当肱二头肌活动时，常能触及轻微的摩擦感。

（三）诊断要点

（1）常有肩部外伤或扭曲病史。

（2）部分患者因受风着凉而发病。

（3）肩前疼痛且活动受限。

（4）肱二头肌腱长头部压痛。

（四）治疗方法

1 手法治疗

（1）牵引法　患者取坐位，术者站在患侧，用双手握住患者患侧腕部向外缓慢持续牵引5min。

（2）弹拨法　先用拇指在其结节间沟处点压1min，然后拇指由轻到重前后方向拨动数次，病人有酸胀痛感为宜。

（3）摇肩法　医生一手握住患者患侧肘部并抬起，另一手拇指弹拨的同时环转挫肩数次，以解除狭窄和粘连。

2 封闭治疗

急性期可用1%利多卡因2～5ml加强的松龙25～50mg或曲安缩松40mg局部痛点封闭。

3 针刀治疗

（1）严格无菌操作，常规消毒、铺巾、戴手套。

(2) 以肱二头肌腱长头压痛点处为切入点，用1%利多卡因2~5ml局部麻醉。

(3) 术者右手持针刀在痛点处垂直刺入，刀口线方向和肱二头肌长头方向平行，深度达骨面，先纵行剥离，再横形剥离。如有韧性结节，作切开剥离，剥离时注意勿损伤手术处神经和血管。

(4) 术后病变局部处注射强的松龙25~50mg。

4 **药物治疗**

(1) 镇痛药 消炎痛25mg，每日3次；保泰松0.2g，每日3次。

(2) 中成药 伸筋胶囊4粒，每日3次；活血止痛胶囊4粒，每日3次。

(3) 中药方剂 宜舒筋通络、活血止痛，用活血止痛汤加减。

5 **功能保健**

(1) 尽量避免上肢作过度频繁活动，早期注意肩部的休息。

(2) 发病后可适当缓慢地摇动肩关节，防止病变部狭窄粘连而影响肩关节运动。

(3) 注意肩部保暖，避免风寒直接侵袭。

(4) 在患部进行自我摩擦。

(刘世利)

四 冈上肌肌腱炎

冈上肌位于肩胛冈上窝部，一部分被斜方肌和三角肌覆盖。其作用为固定肱骨头在肩盂中，并与三角肌协同作用，使上肢外展。

(一) 病因病理

1 **慢性损伤**

当肩外展至90°时，肩峰下滑囊完全缩进肩峰下面，冈上肌腱很容易受到摩擦，日久形成劳损。

2 **退行性变**

中年以后冈上肌易发生退行性变，加之受到过度的牵拉及慢性损伤，引起冈上肌肌纤维断裂，微量出血、水肿、渗出，呈慢性炎症改变，从而出现临床症状。

3 **急性损伤**

肩部急性软组织损伤，将加重冈上肌的退变，转变为冈上肌炎。

(二) 临床表现

1 **局部疼痛**

冈上肌部位疼痛，并可向颈肩和上肢放射。肩外展时疼痛尤重，因而病人常避免这一动作。

2 **肩关节活动受限**

当肩关节外展至70°~120°时，可引起明显疼痛，甚至活动受限，但超过120°时外展功能正常，亦无疼痛；肩关节内收到20°~70°时疼痛和活动受限复又出现，在70°以下活动时多毫无影响。因而对70°~120°这个范围称为“疼痛弧”。

3　**压痛**

在冈上肌抵止部的大结节处常有压痛，并随肱骨头的旋转而移动。

（三）诊断要点

根据冈上肌部及周围疼痛，“疼痛弧”出现和冈上肌局部明显压痛；局部封闭可使疼痛立刻消失，可做出明确诊断。

（四）治疗方法

1　**手法治疗**

（1）揉拿　先用拿法，提拿斜方肌、三角肌，自上而下疏通肌肉筋膜，再以冈上肌及肩部为重点，自上而下揉摩，并拨动和点按冈上肌。

（2）摇肩　医者左手扶住肩部，右手托住肘部，将肩部尽量外展，并前后摇摆4~5周，在摇转时，将患肩尽量外展约90°~120°，以逐渐消除因冈上肌腱炎引起的“疼痛弧”。

2　**封闭治疗**

（1）1%利多卡因2~5ml加强的松龙25~50mg局部痛点封闭。

（2）1%利多卡因2~5ml加曲安缩松40mg局部痛点封闭。

3　**药物治疗**

（1）镇痛药　消炎痛25mg，每日3次；氯唑沙宗0.2g，每日3次。

（2）中成药　舒筋活络丸1丸，每日2次；活血止痛胶囊5粒，每日3次。

（3）中药方剂　宜舒筋活血、行气止痛，舒筋活血汤加减。

4　**功能锻炼**

（1）急性期疼痛较剧者可用肘托或三角中悬吊，防止活动，减轻疼痛。

（2）疼痛缓解后进行自我保健练习，如肩关节的前屈、后伸、外展、外旋等活动，以恢复肩臂活动功能。

（闫红侠）

五　肩峰下滑囊炎

肩峰下滑囊，囊外壁光滑，内壁被盖滑膜，是附属于肩关节中的功能性关节结构，因它在三角肌之下，又称三角肌下滑囊。该滑囊作用于肩肱关节，使之滑利，减少磨损，不易于劳损。活动过程中，当肩关节超外展时，其大部进入肩峰下，自然下垂时则大部存在于三角肌之下。若发生病变时，首先与最密切关联的冈上肌常互相影响，病变并存，其次同时出现肩关节功能的紊乱。

（一）病因病机

1　慢性损伤

肩峰下滑囊组织夹于活动频繁、运动范围又大的肩关节肩峰与肱骨头之间，常因在该间隙忽大忽小、变换无常的过程中，长期反复摩擦致损。

2　急性炎症

急性炎症性渗出，未愈慢性炎症残存，不断刺激，组织肥厚，相互粘连，以囊内为著，失其正常的缓冲功能，从而影响关节的展举旋转活动，并常与邻近软组织慢性炎症并存，且互为因果与渗透传变。

（二）临床表现

发病后，肩外侧由不适到疼痛，肿胀明显，可在三角肌前缘鼓出一囊性肿块，肩部轮廓也扩大，其活动痛主要在三角肌收缩、上肢外展时明显并加剧，而肩峰下压痛为本病重要体征，合并冈上肌腱炎时亦可出现外展“中间疼痛弧征”。

（三）诊断要点

根据疼痛逐渐加重，肩峰下压痛，肩外展、外旋疼痛明显，并可放射至肩胛部、颈及手部等，肩内收内旋时减轻，滑囊肥厚粘连时功能明显受限，临床出现肩肱联动明显的肩胛骨与胸壁关节（结构）活动，晚期肩胛带肌肉萎缩即可诊断。

（四）治疗方法

1　手法治疗

（1）患者取坐位，医生分别用两手掌对握三角肌和肩上斜方肌，做垂直于肌纤维走行方向缓慢提拿2min。

（2）然后用手掌心按摩肩前、肩后及肩外侧2min，再于疼痛中心部用拇指点压拨揉2min，最后轻轻摇动肩部5~6次。

2　封闭治疗

用1%利多卡因2~3ml+曲安缩松40mg局部注射。在注射之前，先回吸出滑囊液，以达到囊内减压的目的，最后将药物注射于滑囊内。

3　针刀治疗

适用于长期不愈的慢性病例或钙盐沉着明显、运动障碍严重者。针刀方法为患者取坐位，患肢下垂，在肩关节外侧下缘明显隆起处进针。切开与肌肉走行方向相平行，深度为2cm，做通透剥离后进针，然后包扎切口，指压片刻使局部变平。

（李凤华）

第五节　肘部筋伤

一　肘部扭挫伤

肘关节屈伸范围为0°~150°，超外展5°，伸直时稳定，微屈后相对失稳，前臂的旋转功能由上、下尺桡关节完成，环状韧带使上尺桡关节稳定。肘关节还有内、外侧韧带及伸肌群、屈肌群的肌肉和肌腱附着。由于肘关节是活动较多的关节，因此，该关节发生扭挫伤后治疗不及时，或治疗不当，常遗留关节强直的后患。

（一）病因病理

本病多由间接外力致伤，如跌仆，由高坠下，失足滑倒，手掌着地，肘关节处于过度外展、伸直位置，即可致肘关节扭挫伤。根据伤力方向、防御姿势，以外侧及前侧筋伤常见，内侧次之，后侧极少。临床上以关节囊、侧副韧带、环状韧带和肌腱等不同程度的损伤较多见。伤势日久，瘀阻关节，筋伤束骨能力下降，血肿机化，均可致关节挛缩强直。

（二）临床表现

初起时肘部疼痛，活动无力，肿胀常因关节内积液、鹰嘴窝、脂肪垫炎，或肱桡关节后滑囊肿胀而加重，伸肘时鹰嘴窝消失。以后肘部呈弥散性疼痛，肘关节处于半屈伸位，功能障碍，有时出现青紫瘀斑，多以桡后侧明显，压痛点往往在肘关节的内后方和内侧副韧带附着部。

部分严重的肘部挫扭伤，有可能是肘关节脱位后已自动复位，只有关节明显肿胀，而无脱位征，易误认为单纯扭伤。

若肿胀消失，疼痛较轻，但肘关节的伸屈功能不见好转，压痛点仍在肘后内侧，局部的肌肉皮肤较硬，可通过X线检查，确定有无合并骨化性肌炎。

（三）诊断要点

有明显的外伤史，严重的扭挫伤要与骨折相区别，环状韧带的断裂常使桡骨头脱位合并尺骨上段骨折。在成人，可通过X线片确定有无合并骨折，在儿童骨骺损伤时较难区别，可与健侧同时拍片对比检查，以免漏诊。

（四）治疗方法

1　手法治疗

（1）整理手法　适用于急性期，有活血通络、消肿止痛的作用。术者将患侧腕部夹于腋下，双手分握于肘的两侧，灵活做摆、掂、挺等动作，稍有错落处，可听到调整的响声。

（2）扳压法　术者左手托患侧肘，右手握患侧腕向外摇肘，待肌肉放松，顺势将向前臂往伸直位一放，配合左掌将肘向上一挺，亦可听到响声。

2　**药物治疗**

（1）舒筋活血类药物　桃红四物汤，或活血止痛胶囊4粒，日3次，口服。

（2）外用药　活血止痛散或活血散外敷。

（3）解镇痛类药物　如双氯灭痛25mg，日3次口服。

二　肱骨外上髁炎

肱骨外上髁炎俗称“网球肘”，属于中医“筋痹”、“筋伤”范畴。

（一）病因病理

1　**急性扭伤**

本病的发生可因急性扭伤或拉伤而引起。

2　**慢性劳损**

多数患者发病缓慢，长期劳累，伸腕为受到反复牵拉刺激，或前臂伸肌总腱部分撕裂、扭伤、钙化或无菌性坏死，或慢性肱桡关节的滑膜炎，或局部滑膜皱襞过度增厚，桡骨头环状韧带退行性变化，前臂伸肌总腱劳损性病变均可导致本病的发生。

3　**骨压力增高**

肱骨外上髁长期慢性劳损，局部微循环障碍，骨压力增高，产生临床症状。

（二）临床表现

肘关节外侧疼痛、无力，逐渐加重。多数起病缓慢，并逐渐出现方向性疼痛。有敏感压痛，压痛点位于肱骨外上髁、环状韧带或肱桡关节间隙处，常有锐痛，患者握力减弱，前臂有无力的感觉，肘关节不肿，屈伸范围不受限。

前臂旋转功能受限，握拳旋转时疼痛。如提热水瓶、拧毛巾，甚至扫地等动作时均感到疼痛乏力，约有1/3的患者可出现疼痛向上臂、前臂及腕部放散，而影响肢体活动，但在静息时一般多无症状。

将患肘关节稍屈曲，手握掌腕关节强度掌屈，做前臂旋前、伸直肘的活动可引起肱骨外上髁处疼痛。

（三）诊断要点

肘关节外侧疼痛、无力，检查肱骨外上髁部多不肿胀，或肿胀不明显，肘关节伸屈旋转功能虽正常，但做抗阻力的腕关节背伸和前臂旋后动作可引起患处疼痛，指示病变在伸腕肌的起点。严重者，局部显现高突或夜间疼痛。

X线检查多无异常，偶见肱骨外上髁处骨质密度增高的钙化阴影。

（四）治疗方法

1　**手法治疗**

（1）扭拨法与摇揉法　患者坐位或仰卧位，术者立患侧，左手握患者上臂桡侧，拇指在上，余指在下，右手握腕部操作时两手有机配合，先上下抖动，左右翻转，扭拨臂筋，左手边拨边向下移，至肘部时稍加力量，达腕部近拇指处揉几下，可重复1～2次。情绪较紧张者，继用摇揉法，左掌托于肘，拇指轻揉桡侧筋，右手握腕摇肘，反正方向各数次，屈伸、旋前旋后各数次。

（2）拨筋法　患者坐位或仰卧位，术者一手握腕，一手拇指放于伸肌总腱部，两手配合，仿扭拨动作，做5～7次。重点拨该腱在肱骨外上髁附着点处，拇指寻找痛点，并对其用稳定力分刮数次，继寻找肱桡关节间隙痛点，用拇指分刮数次。

（3）弹筋法　患者坐位或站立位，屈肘。术者一手握腕，前臂托于肘下，另一手拇食指相对呈钳形，提弹肘桡侧深、浅肌筋，先弹深层再弹浅层，各2～3次，再用掌根轻揉几下。

（4）扳法　适用于组织粘连，前臂旋前、伸肘功能受限之患者。术者站立于患肘外侧，一手握肘背侧固定，一手握腕，屈腕屈肘，前臂旋前位，作肘屈伸摇动数次，腕部手顺势向伸肘方向扳，常闻响声。

2　**封闭治疗**

用1%利多卡因3ml＋曲安缩松40mg局部封闭，每周1次，连用3次。

3　**药物治疗**

（1）内服药　活血汤等。

（2）外用药　活血散用酒调敷，或散瘀和伤汤煎，熏洗患处。

三　肱骨内上髁炎

本病又称“高尔夫球肘”，与“网球肘”部位相对应，位于尺侧。当然本病不独见于高尔夫球员。

肱骨内上髁较外上髁明显突出，为桡侧屈腕肌、掌长肌、指浅屈肌与旋前圆肌总腱所附着的地方。

（一）病因病机

由于前臂屈肌的反复而紧张的收缩、牵拉，发生疲劳性损伤，造成病理性变化。

（二）临床表现

局部肿胀疼痛，刺激尺神经时，可出现无力，无名指、小指间歇性麻感。腕略背伸，检查屈腕抗阻力试验阳性，抗阻力旋前试验阳性，旋臂伸腕试验阳性，肘伸直前臂旋后，医生将腕极度背伸则疼痛阳性。

（三）诊断要点

有劳损史，根据症状体征不难诊断，临床表现急性者以疼痛为主，慢性者以无力为主，肌力下降，功能低下。X线：晚期可见骨膜增生。

（四）治疗方法

1 手法治疗

弹筋法：肘半屈位，弹尺侧内上髁部筋膜3次左右。

2 封闭治疗

强的松龙0.25ml加2%奴夫卡因2ml作局部封闭，或丹参注射液+当归注射液每次2～4ml封闭或1%利多卡因2mg+曲安缩松40mg局部封闭。

3 药物治疗

（1）外用药　息伤乐，用于急性期，擦揉或湿敷；活血散，用于慢性期，开水调敷。

（2）内服药　跌打丸，人参紫金丹。

（刘艳丛）

第六节　腕、手部筋伤

一　腕部扭挫伤

（一）病因病机

由于跌仆时手掌或手背着地，或用力过猛，迫使腕部过度背伸、掌屈及旋转活动，引起韧带、筋膜的扭伤或撕裂。

（二）临床表现

伤后腕部肿痛，或疼痛无力、功能障碍。若下桡尺关节韧带损伤，可扪及尺骨小头较为隆起，按压尺骨小头有松动感，检查须与健侧腕部作仔细比较。

（三）诊断要点

要与无移位桡骨远端骨折、腕舟骨骨折相鉴别。无移位桡骨远端骨折肿胀多不明显，压痛局限在桡骨远端；腕舟骨骨折时，肿胀和压痛点局限在阳溪穴部位。

（四）治疗方法

1 手法治疗

伤后在腕部先作抚摩、揉、捏等手法，后拿住拇指及第1掌骨，自外向内摇晃6～7

次，然后拔伸，再屈腕。按上法依次拔伸 2~5 指。最后将腕关节背伸，并快速向尺侧屈。术毕再理顺筋络 1 次。

2　固定

损伤较重者，可用两块夹板将腕关节固定于功能位 3 周。去除固定后，可用弹力护腕保护。

3　药物治疗

初期治宜祛瘀消肿止痛，可内服七厘散，外敷三色敷药或双柏散；后期治宜消肿和络，内服补筋丸，并配合熏洗。

二　桡侧伸腕肌腱周围炎

前臂桡侧伸肌群主要有桡侧伸腕长肌、桡侧伸腕短肌、外展拇长肌和伸拇短肌，在前臂背侧中下 1/3 处，外展拇长肌和伸拇短肌从桡侧伸腕长肌、桡侧伸腕短肌之上面斜形跨过，该处没有腱鞘，仅有一层疏松的腱膜覆盖。由于伸腕肌活动频繁，又无腱鞘保护，故容易引起肌腱及其周围的劳损。

（一）病因病机

在桡侧伸腕长、短肌将关节固定于背伸位的情况下用力握物或提重物，因与外展拇长肌腱、伸拇短肌腱运动方向不一而互相摩擦，引起肌腱及其周围筋膜的损伤。多见于木工、砖瓦工等。较长时间的超乎耐力的劳动也是引起伸腕肌腱周围炎的原因。例如原为文职人员，突然改变工种从事紧张的伸肘腕的劳动，也可发生此病。

（二）诊断要点

起病较快，前臂中下段之背桡侧肿胀、疼痛、灼热、压痛，腕部活动受限。检查时用拇指按住肿痛处，嘱患者握拳并作腕关节伸屈时，即可感觉到捻发感。症状轻者，不易检查出。

（三）治疗方法

1　手法治疗

急性期一般不适宜行理筋手法，肿胀稍退后可作轻拿捏和理顺手法。

2　药物治疗

治宜祛瘀消肿、舒筋止痛，内服舒筋丸，局部贴宝珍膏，肿痛减轻时可用海桐皮汤熏洗。

（李　然）

三　腕管综合征

腕管综合征又称正中神经挤压征、腕管狭窄性腱鞘炎。

腕管由8块腕骨的掌侧凹面为底与腕横韧带为面所构成（约宽1.5～2cm，长2.5～3cm），屈肌肌腱分浅深两层从该管通过，深层有屈拇长肌腱与屈拇深肌，浅层有屈拇浅肌。腕管管径狭窄，缺乏弹性，排列紧密，内压较高。正中神经由桡侧屈肌和掌长肌间下行，通过腕管，在掌腱膜深面至手部。

正中神经肌支支配除拇内收肌之外的大鱼际肌及第1、2蚓状肌，浅支支配掌心和大鱼际肌、桡侧三个半指掌面及末节的背面的皮肤。

（一）病因病机

本病与举重、腕骨骨折畸形愈合、月骨脱位、腕关节及手部劳损、腕部腱鞘囊肿、脂肪瘤压迫等有关，与内分泌紊乱亦有关，故多见于妊娠、哺乳、绝经期的妇女，或由风湿、类风湿等引起。病情发展约1～2年达高峰，病程较缓慢。

（二）临床表现

1　手指僵硬麻痛

麻为神经受压，痛为炎症刺激，多在桡侧并向肩部、肘部放射。拇指活动，晨起或睡后疼痛明显，甩手片刻后可使疼痛缓解，劳累后加重，寒冷刺激后则有手指不灵活的感觉。

2　感觉过敏或迟钝

大鱼际出现不同程度的肌萎缩，拇外展力减弱，正中神经区感觉迟钝，不能对掌。

3　叩击试验阳性

即轻叩击腕部正中神经，患手正中神经支配区有放射性触电样刺痛感。

4　屈腕压迫试验阳性

即屈腕90°拇压腕管40s～1min，麻痛加重，并向食、中指放射。

（三）诊断要点

（1）中年妇女发病多见，腕部和拇指、中指麻痛，偶可放射，晨起或夜间疼痛明显，拇指无力，正中神经区皮肤感觉减弱或消失，正中神经变性，近侧变粗。

（2）X线检查，可见骨关节炎影像，桡腕关节狭窄或陈旧性骨折与月骨脱位等。

（四）治疗方法

1　手法治疗

（1）腕屈伸　适用于腕部。患者坐位，术者左手拇指、中指夹于患侧腕之两侧，右手食指、中指夹患侧拇指近节，同时拇、食指握余四指牵引，并徐徐向掌侧屈腕至最大限度，左手拇、中指对抗按压推滚尺桡骨茎突部，伸屈腕关节数次。

（2）摇腕，弹大鱼际筋，弹拨有关麻筋及拨指。

（3）局部不宜过重过多施用手法，以减少已增加的腕管内压。

2　局部封闭

曲安缩松40mg或强的松龙0.25ml＋1%利多卡因2ml，在腕管部封闭。

3 药物治疗

(1) 外用药 可选用活血散或软坚散，冷开水调敷。

(2) 内服药 内服回生第一丹，每天2~3次，每次1~2g；内服正骨紫金丹。

(3) 骨碎补 6‰纯中药离子透入。

4 手术治疗

大鱼际肌萎缩者，可手术以减少腕管内压。手术可切断肥厚的腕横韧带，或将腕横韧带两侧边缘各切除一部分。有时须同时行正中神经束间的松解术。

5 功能锻炼

(1) 伸臂钩臂 适用于腕臂部功能锻炼。平立，左臂伸向背后，并尽量上提，掌心向背，诸指紧贴同侧肩胛内侧，下身不动，上半身向左转，同时右手仿穿云掌势向左上方伸出，然后钩掌向面部，两眼注视掌心，数30字数。上身转正，将右手收回至胸前，再极右侧胸廓，移至后背，上半身向右转，同时左手向右上方伸出，钩掌，与左同姿同数。

(2) 转体旋臂 翻掌运臂。

(3) 手功 目的是练习精细动作，促进功能恢复。

1) 拇与各指轮流划圈及拇压各指第2指节。

2) 手握圆珠笔或铅笔并在手中搓动及捡放火柴。适量渐增。

(4) 急性期休息。

(王秀英)

四 桡骨茎突狭窄性腱鞘炎

本病多发于经常用腕部操作的劳动者，女性多于男性，属中医“筋伤”范畴。

本腱鞘是由腕部桡骨茎突浅沟与表层紧张压迫的腕横韧带所形成的一个狭窄的隧道，外展拇长肌（起于尺桡骨中部背侧，止于第1掌骨基底部）与伸拇短肌（在外展拇长肌下起于桡骨背侧，止于第1指骨底背侧）两条肌腱由此鞘通过。

（一）病因病机

由于腕部过劳和运动，使肌腱在腱鞘通道中频繁活动，长期磨损，以及寒凉刺激，使肌腱与腱鞘发生炎性变、水肿，久之腱鞘机化，腱壁肥厚，管腔狭窄，肌腱肿胀变粗所致。其特点是腱鞘内不是分泌过多的滑液，而是组织肥厚及疼痛，实质属于职业性劳损范畴。

（二）临床表现

初期症状明显，多为急性，局部肿胀疼痛，桡骨茎突附近有明显隆起斜卧腕背桡侧，有时有热感及压痛，重者影响睡眠，有时疼痛向手部或前臂部放射，拇指外展、背伸运动无力，转为慢性时有挤轧感，尺偏活动受限。

检查：桡骨茎突下方可摸到豆大硬结，压痛；芬克斯坦氏征阳性，即患手拇指在内握拳，并向尺侧屈曲，出现桡骨茎突部疼痛或疼痛加剧为阳性。

（三）诊断要点

有劳损史，桡骨茎突局限性疼痛及压痛，肿胀隆起，腕及拇指活动时症状加重，伸拇受限，疼痛可向手、肘、肩等处放射。慢性期可摸到硬结，压痛减轻，芬克斯坦氏征阳性，腕关节尺偏范围显著缩小。

（四）治疗方法

1 手法治疗

急性期不宜用手法治疗，手法多用于慢性期。

（1）揉法 以解除粘连，疏通狭窄。患者坐或卧位，患腕拇指在上，术者双手握腕，双拇握稳在上，两拇向相反方向用力，交错揉动数次，解除粘连时可闻及“吱吱”或细碎响声，可重复1遍。

（2）捋法 术者一手握患侧腕，拳向尺侧偏斜，用另一手拇指近节由腕向臂，缓缓用力推捋。

2 封闭治疗

可用强的松龙0.25ml+1%利多卡因1ml或1%利多卡因1ml+曲安缩松40mg作局部封闭，每周1次，一般1~3次为1疗程，效果较好。

3 针刀治疗

可作腱鞘松解术，若外展拇长肌、伸拇短肌两部分在两个腱鞘隧道中，用针刀把两腱鞘部切开松解。

4 药物治疗

（1）外用药 选用洗药或复方热敷洗药。

（2）内服药 选用骨痛丸（骨痛紫金丹）或紫金丹内服。

五 指间关节扭挫伤

指间关节扭挫伤多见于青壮年。

（一）病因病机

当手指受到撞击压轧，或间接暴力而过度背伸、掌屈和扭转等均可引起。例如球类运动中，当某一个指尖受到猛烈冲撞时，即可引起关节面软骨的损伤。如指间关节突然侧向弯曲，则可引起关节囊及侧副韧带的损伤，甚至脱位等。

（二）诊断要点

指间关节扭挫可发生于各手指的远侧指间关节，也可发生于近侧指关节，而以远侧较多见。受伤后，指间关节剧烈疼痛，并迅速肿胀，常强直于几乎伸直位置，严重者手指不能伸屈，病程往往较长。少数可伴有关节边缘的撕脱骨折。

检查患指关节有明显压痛，作被动侧方活动时疼痛加重。如侧副韧带断裂，则指关节不稳，有侧向异常活动。

（三）治疗方法

1　手法治疗

术者左手托住患手，右手拇指及食指握住患指末节向远端牵引，使关节间隙拉宽，将弯曲的筋膜捋顺，继续将患节轻轻伸屈，微微旋转，以滑利关节。再在局部作推揉按摩，以局部舒适轻松为度，每日或隔日做1次。

2　药物治疗

初期治宜活血祛瘀、消肿止痛，内服七厘散。后期用海桐皮汤煎水熏洗。

3　固定和练功

有侧弯畸形者，初期可用铝板、塑料夹板固定于功能2～3周。3周后去除固定，进行练功活动，亦可在练功前先热敷。

（赵爱华）

六　屈指肌腱腱鞘炎

屈指肌腱腱鞘炎又称“弹响指”、“扳机指”。多发于拇指，亦有单发于第2、3指，少数患者为多个手指同时发病。

（一）病因病机

掌骨颈和掌指关节掌侧的浅沟，与鞘状韧带组成骨性纤维管，屈拇长肌腱，屈指深、浅肌腱分别从各相应的管内通过。当局部过劳，血不荣筋，或受凉时，引起气血凝滞，不能濡养经筋而发。手指经常屈伸，使屈肌腱与骨性纤维反复摩擦；或长期用力握持硬物，使骨性纤维管受硬物与掌骨头的挤压而发生局部充血、水肿，继之纤维管变性，使管腔狭窄，屈指肌腱受压而变细，两端膨大呈葫芦状。屈指时，肌腱膨大部分通过狭窄的纤维管，便出现手指的弹跳动作。

（二）诊断要点

初始为患指不能伸屈，用力伸屈时疼痛，并出现弹跳动作，以晨起和劳动后症状较重，活动后或热敷后症状减轻。检查时压痛点在掌骨头的掌侧面，并可摸到米粒大的结节，压住此结节，再嘱患者作充分的屈伸活动时，有明显疼痛，并感到弹响由此发出。由于伸屈受限，对工作和生活带来不便，严重者患指屈曲后因疼痛不能自行伸直，须健手帮助伸直。

（三）治疗方法

1　手法治疗

术者左手托住患手腕，右拇指在结节部按压、横向推动、纵向推按，然后握住患指末节向远端迅速拉开，如有弹响声则效果较好。每日或隔日作1次。

2 **封闭治疗**

可用强的松龙12.5mg+1%利多卡因1ml，作鞘管内注射，5~7天1次，注射3~4次。

3 **腱鞘松解术**

局麻后，用小针刀以平行于肌腱方向刺入结节部，沿肌腱走行方向作上下挑割，不要向两侧偏斜，否则可损伤肌腱、神经和血管。如弹响已消失，手指活动恢复正常，则表示已切开腱鞘。术后创口较大者缝合一针，创口小者可不缝合，以无菌纱布加压包扎。

七 腱鞘囊肿

本病又称“聚筋”、“筋瘤”，是关节囊周围结缔组织退行性变的结果。年轻人则属于发育异常，多在外伤后才引起注意。老年人则由关节囊或腱鞘受伤，内膜衬里破裂，突出于关节或腱鞘附近皮下浅表，成半球形隆起所致。

（一）病因病机

其囊肿之出现，与洗衣等诱因有关，多因外伤加重了原有病变才引起注意。囊肿外层为致密的纤维组织，内层光滑，内容为黏性胶冻状液体。部分病例囊肿基底较广阔，并与关节囊和腱鞘相通，经过长期的慢性炎症刺激，囊壁也肥厚变硬，甚至达到与软骨硬度相似的程度。

（二）临床表现

任何年龄均可发病，女性多于男性。发病部位通常在腕背部中央，起自舟骨、月骨结节处，或舟骨至大多角骨，屈腕时隆突尤为明显，但无炎症现象；起自屈腕肌及肱桡肌之间或第1掌腕关节；或在中指、无名指的掌指近端肌腱旁。

初起囊肿呈半球形隆起，柔软可推动，时大时小，轻者几天内可自行吸收消散，触摸皮下饱满并有波动囊样感，胀或痛感，逐渐增大。反复发生或长期刺激，囊则变为软骨样硬。掌指关节远侧的大小腱鞘囊肿时，一发现即以一小二硬为特点，中等压痛，不随手指屈伸而移动，但不可误认为骨刺。骨刺在环状韧带掌面，常是出现后数月才被发现，按之坚硬。

自觉腕部无力、不适或疼痛，多为酸痛或放射性痛，伴随一定的功能障碍。

（三）诊断要点

根据年龄、性别、发病部位、临床表现与治疗经过，多可做出确切诊断。

（四）治疗方法

1　**手法治疗**

（1）扣挤法　适用于腱鞘囊肿。

患者腕背朝上，术者双手分握患腕两侧，双拇指探明囊肿的相对固定方向，继而屈曲拇指的指间关节，深压于囊肿一侧扣紧，不使滑动。挤压下摇腕片刻，可觉指下空沉伴“咕噜”响声，继而肿物迅速变小以至消失，加压包扎2～3周。

（2）刮筋法　用于手指关节部的大小腱鞘囊肿。操作时以拇指指甲扣紧小囊肿，往回一刮囊肿即可随响声消散。

2　**针刀治疗**

局部消毒、麻醉后，用手指将囊肿皮肤绷紧固定，用针刀顶部切开囊壁，排出黏液并包扎。

3　**手术治疗**

反复发作病例可用手术治疗，最简单的做法是行囊肿切除术，或囊壁外翻缝合术。

（王　玮）

第七节　髋部筋伤

一　股骨头缺血性坏死

股骨头缺血性坏死是由于某种原因造成股骨头血液供应障碍，导致骨坏死，引起髋关节疼痛、功能活动受限等一系列症状的病症。近些年来，本病的发病率越来越高，且因其病程长，治疗效果缓慢，给病人精神、工作、生活和经济造成很大负担，直接危害人们的身心健康，被人们越来越重视。因此病早期往往有患侧髋关节周围肌肉疼痛、内收肌痉挛等症状，故把此病放在此节介绍。

（一）血供

髋关节是由髋臼和股骨头共同构成的身体内最大的杵臼关节，是躯干与下肢的重要直接装置及承重结构。成人提供股骨头的血液供应有多种来源。

（1）股骨头圆韧带内的小凹动脉，提供股骨头凹部的血液循环。

（2）股骨干滋养动脉升支，沿股骨颈进入股骨头。

（3）发自股深动脉的旋股内侧动脉在股骨颈基部的关节囊滑膜反折处分为骺外侧动脉、干骺端上侧动脉和干骺端下侧动脉进入股骨头，供应股骨头4/5～2/3区域的血液循环。

（4）旋骨外侧动脉也发自股深动脉，其分支供应股骨头1/5～1/3区域的血液循环。

（二）病因

可使股骨头的血液循环破坏的疾病均可引起股骨头部分性或完全性坏死。常见的原因有：

1 **髋关节外伤**

多见于股骨颈骨折，有人对股骨颈骨折后几周内的股骨头进行检查，发现有65%~85%股骨头有组织学缺血坏死表现，髋关节外伤性脱位和无骨折脱位的髋关节创伤均有股骨头缺血坏死的发生率。

2 **减压病**

是由所在环境的气压骤然降低而造成的征候群，股骨头缺血坏死为其症状之一，多见于潜水员。

3 **大量使用皮质激素**

其原因不详，可能与用药后所致骨质疏松、脂肪栓塞及凝血机制改变有关。

4 **慢性酒精中毒**

经常大量饮酒之人。该类病人多合并有胰腺炎或肝脏疾病。

5 **一些存在不明原因者**

（三）病理

股骨头坏死，通过组织学检查，由缺血开始至最后坏死塌陷，其病理改变大致可分为3个阶段，即坏死期、修复期和塌陷期。

1 **坏死期**

股骨头缺血后部分骨组织细胞于缺血1~2天后骨髓细胞、毛细血管内皮细胞及骨细胞相继发生固缩、变形或溶解，以至骨陷窝内空虚。而在临床上发现骨坏死则为期较晚，往往需要数周、数月，甚至更长。

2 **修复期**

修复过程大约于2周左右开始，与坏死过程交错进行。最早发现的修复反应，是在骨小梁之间的原始间叶细胞和毛细血管增生，并逐渐扩展，约8~12周后可遍及股骨头坏死区域的大部分，在坏死骨小梁表面的间叶细胞逐渐分化为成骨细胞，并合成新骨。这种分化主要在坏死骨小梁的表面进行，远离坏死骨小梁处则很少分化。

3 **塌陷期**

股骨头坏死和修复往往是同时发生的，当坏死的进程较快而骨小梁修复进程缓慢时，股骨头逐渐塌陷，以至于全部塌陷。

（四）临床表现

（1）髋关节疼痛　以内收肌痛出现最早，呈间歇性，多为钝痛或隐痛，站立或行走活动时明显，休息后减轻，并向臀部、大腿、膝部放射，有时也出现腰背部疼痛。

（2）活动受限　髋关节有不同程度的活动受限，尤以内旋或外旋为早。
（3）跛行　逐渐出现持续性跛行。
（4）腹股沟部有深压痛；"4"字试验和托马氏征阳性。
（5）肢体缩短，肌肉萎缩。

（五）X线检查

根据发病时间的长短及骨质改变的轻重不同，可将股骨头缺血性坏死的X线所见分为三期。

Ⅰ期：股骨头外形基本完整，全部或部分区域骨密度相对增高，有囊样或带状骨小梁吸收区。

Ⅱ期：股骨头密度不均匀，有单发或多发囊状破坏区，股骨头内有不规则吸收带；髋臼周围可有轻度骨质增生。

Ⅲ期：股骨头塌陷，呈蘑菇状变形，关节软骨下有壳状骨折片；髋关节有骨性关节炎变化。

（六）诊断要点

（1）病史，有外伤、饮酒或用大剂量激素史。
（2）有髋关节疼痛、跛行等临床表现。
（3）检查髋关节活动受限，尤以内旋外旋活动受限为早。
（4）结合股骨头X线所见。
（5）CT早期诊断较普通X线能提早4～6月，能较早地发现塌陷之前的病变区，对基层医院该检查是为早期诊断的最佳选择。
（6）磁共振（MRI）与组织病理学检查能够更早地发现本病。

（七）治疗

1　手法治疗

（1）提拿法　患者仰卧，术者站于患侧，两手拇指和其余四指分开，提拿内侧、前侧、外侧肌群2min。动作要缓慢、轻柔，以病人能忍受为度。
（2）弹拨法　术者双手食指、中指和无名指并拢屈曲，在腹股沟韧带部及股内收肌处进行反复弹拨1min，达到舒筋止痛的目的。
（3）㨰法　患者俯卧位，术者半握拳在臀部，尤其是环跳穴进行反复滚动2min。
（4）屈伸旋转法　患者仰卧，术者抬起患肢约15°角，用腋下夹位患侧踝部，进行持续性牵引约1min，然后将髋关节屈曲、伸展，反复活动，再给予内外旋转摇动1min。

2　牵引治疗

用下肢宽松牵引带，对单髋或双髋进行持续牵引，每日1～2次，每次1～2小时，悬重3～8kg。通过下肢牵引能够使髋关节间隙狭窄、患肢短缩得以改善，且有舒筋解痉、通利脉络的功能。

3　早期手术治疗

（1）髓心减压术　此种方法是自大粗隆区用空心骨钻取出病变组织，并给予减压，通过减压治疗，改善股骨头内血液循环。

（2）血管束植入 采用手术方法游离其周围血管束，主要有旋股外侧动脉的升支，通过向坏死区钻取之隧道植入病变区内，以改善局部血运。

（3）带血管蒂骨瓣移植术 将带旋髂深血管的骨瓣植入至股骨头坏死区内，开辟股骨头血液供应通道。

以上3种方法适用于股骨头坏死Ⅰ、Ⅱ期，晚期有塌陷者可行人工股骨头置换或髋关节置换手术。

4 **药物治疗**

（1）镇痛药 痛灭定0.2g，每日3次；舒筋灵500mg每日1次肌注；5~10日为1疗程。

（2）中成药 活血止痛胶囊4粒，每日3次。

（3）中药煎剂

1）气滞血瘀型：因外伤而致气血瘀滞于关节。治宜活血化瘀、理气止痛并补肝肾。用三痹汤加减。

独活15g，秦艽15g，防风12g，细辛3g，川芎15g，当归30g，生地黄15g，赤芍10g，茯苓15g，党参30g，牛膝15g，黄芪30g，续断10g，香附12g，川楝子15g，甘草6g。

2）寒湿型：偏寒者以刺痛、凉痛为特点。治宜温经散寒、祛瘀止痛并补肝肾。偏湿者以重着、持续性疼痛为特点。治宜行气利湿、祛瘀止痛并补肝肾。用独活寄生汤加减。

独活15g，桑寄生30g，秦艽15g，防风12g，赤芍12g，川芎15g，茯苓12g，甘草6g，肉桂6g。

3）气虚瘀毒型：多由滥用激素及经常饮酒而致。治宜活血益气，兼补肝肾。用二仙汤加减。

仙茅15g，仙灵脾15g，巴戟天15g，黄芪30g，当归15g，川芎10g，鸡血藤30g，牛膝15g，黄柏10g，木瓜12g，白术15g，路路通10g，甘草6g。每日1剂，6周为1疗程。

（八）功能保健

（1）股骨头坏死病人因治疗时间较长，精神负担较重，所以病人要树立战胜疾病的信心。在积极治疗的同时，保持精神愉快，正常处理工作、生活和家庭的关系。

（2）症状较重期间应卧床休息。

（3）行走时扶持双拐，减少负重。

（4）忌酒，因股骨头坏死病人往往是由大量饮酒而致，所以忌酒也是治疗中的一项。

（5）忌烟，吸烟能影响机体的血液循环，同样对股骨头的血液循环也有一定的影响。

（6）防止乱用大量的激素药物。

（7）调理好饮食，宜吃富于营养易消化的饮食。

（翟羽东）

二　坐骨神经痛

凡沿坐骨神经分布区域的疼痛，都可谓坐骨神经痛。临床有多种疾病可引起坐骨神经痛，因此，坐骨神经痛并非一单独疾病，而是多种疾病的一种临床表现。根据“治病求本”的原则，只有找到引起疼痛的原因，再施以不同的治疗法则，才能取得满意疗效，解除患者的痛苦。

坐骨神经由第4腰神经前支一部分、第5腰神经前支和全部骶尾神经前支组成。位于盆腔内，在梨状肌前面，经该肌下孔出骨盆，于臂大肌深面过大转子与坐骨结节之间至大腿后面，由腘窝上角附近分为胫神经和腓总神经。由坐骨神经干发出的肌支支配大腿肌后群及皮肤。

腓总神经沿腘窝外缘向外下方下行，绕腓骨颈至小腿前面，即分为腓浅神经和腓深神经。腓浅神经行于小腿外侧，分支支配外侧肌，其皮支分布于小腿前外侧面下部以及足背、趾背的皮肤，腓深神经在小腿的肌前群之间伴胫前动脉下行，支配小腿肌前群及足背肌，其末支至第1~2趾背面皮肤。

（一）病因病机

1　占位挤压

腰椎间盘脱出，骨质增生、椎管内肿瘤等占位或移位性病变，使坐骨神经直接或间接受到挤压而发病。

2　损伤刺激

如梨状肌综合征、第3腰椎横突综合征等，即为邻近肌肉受损、肌腹渗出、水肿、瘀血，刺激坐骨神经而发病。

3　炎症刺激

如扁桃体炎、牙龈炎、髋关节炎等病灶感染，由血液侵及坐骨神经，使坐骨神经功能紊乱而发病。

4　直接受损

如外力直接碰撞、过度牵拉或臀部注射，使坐骨神经受损而发病。

5　风湿性坐骨神经痛

风寒湿邪侵袭人体，客于经脉，经脉阻滞不通，不通则痛。如寒冬涉水着凉，居室潮湿等。

上述几种原因，均可致坐骨神经功能受损或器质性损害，终致该神经功能紊乱或丧失，于是出现一系列临床表现。其中尤以疼痛最为常见，同时亦为患者最敏感难受之症，所以不少患者就诊时即诉坐骨神经痛。疼痛往往在腹内压增高时加剧难忍。至于其他症状，有些表现较轻，容易忽视；有些表现不易被患者觉察，可见临床凡坐骨神经痛均应作必要的检查。

根据中医“通则不痛，痛则不通”之理，上述原因均可使经络通畅度受影响，甚则直接受阻，致使气血运行不畅，久之尚可淤滞不通。说明“不通”为其病理改变，疼痛即为主要临床表现。因为痛，再加以护痛，患肢功能相应受到影响；由于不通，气血不能充分濡养所支配区域组织，继而麻木，浅感觉减退等症也相继出现。随时间推移，功能难以发挥，组织长时间欠养，则相应组织出现废用—功能障碍—血循不畅—组织欠养—废用萎缩，形成恶性循环。故病之后期，多有肌肉萎缩、功能障碍、患肢无力等症。

（二）诊断与鉴别诊断

坐骨神经痛乃多种疾病在其发展过程中的主要症状，只有透过现象看本质，抓住引起疼痛的原因，才能做出正确诊断。一般而论，凡怀疑脊柱的占位性病变，均要选择作X线平片、椎管造影或CT检查，以可明确诊断，故不赘述。仅就几种常见而又无特异诊断，且往往容易混淆的疾病简述如下。

1 腰椎间盘脱出症

（1）腰痛伴同侧坐骨神经分布区域放射性痛，腹内压增高时加剧。

（2）双拇指触诊患椎棘突偏歪，上下间隙不等，患处棘突旁有压痛及下肢放射痛。

（3）直腿抬高试验小于75°，直腿抬高加强试验阳性。

（4）患侧小腿外侧浅感觉减退。

（5）X线平片 正位片可见椎体间隙变窄，又以后宽前窄更有意义；斜位片可见纤维环破裂，间隙一侧变宽，一侧变窄。

2 第3腰椎横突综合征

（1）第3腰椎横突（一侧多见）处增粗，压痛明显并有放射性痛，腹内压增高疼痛加剧。

（2）腰痛（患侧）伴坐骨神经干分布区域放射痛，但多不达膝关节。

（3）直腿抬高试验小于75°，直腿抬高加强试验阳性。

（4）X线平片可见第3腰椎横突（也可能为第2或4腰椎）略肥大，以及相邻软组织肿胀。

3 梨状肌综合征

（1）自觉患肢变短，走路跛行，臀部深在性疼痛，同时具有一侧坐骨神经分布区域放射疼痛。

（2）双拇指触诊梨状肌区域有深压痛，“4”字试验阳性。

（3）直腿抬高试验在60°以前疼痛加剧，超过60°疼痛反而减轻，与前二者不同，较易鉴别。

（4）梨状肌紧张试验阳性。

（5）X线检查无异常。

4 坐骨神经炎

（1）臀部或大腿后面，或小腿外侧疼痛及放射性痛，有的以麻木和感觉减退为主。

（2）无明显压痛点，其痛与腹内压增高无明显关系。

（3）直腿抬高试验早期受影响，中后期一般不受影响，尚能达到正常，直腿抬高加强试验各期均为阳性。

（4）X 线检查无异常。

（5）有感染病灶者，血常规有改变，主要是中性粒细胞增加。

5　风湿性坐骨神经痛

（1）多在冬季发病，有过严重的受寒、着凉病史。

（2）臀部和大、小腿后部酸痛，往往伴有关节酸痛或腓肠肌痉挛（小腿转筋）。尤以阴天、寒冷和着凉后加重。

（3）臀部和大小腿后部（坐骨神经走行）有压痛。

（三）治疗方法

根据“治病求本”原则，只有找到引起疼痛的原因，再施以不同治疗法则，才能取得满意疗效，解除患者痛苦。

1　病因治疗

对腰椎间盘突出症、腰椎管狭窄、脊椎滑脱、脊椎裂、腰椎结核、马尾神经瘤、梨状肌损伤、第 3 腰椎横突综合征等原因引起的坐骨神经痛，应积极地进行病因治疗，采取相应的治疗方法。

2　对症治疗

（1）手法治疗

1）点穴法：首先点压环跳、承扶、承筋、委中、昆仑、飞扬等穴。

2）捏拿法：术者用双手捏拿大腿、小腿后部肌肉，反复捏拿 2min。

3）滚法：用手掌小鱼际及尺侧在臀大肌环跳穴上周围反复滚动，直到发热为止。

4）劈法：最后用双手掌小鱼际部由上下反复劈打，以放松肌肉。

（2）封闭治疗

1% 利多卡因 10～20ml 加曲安缩松 40mg 或强地松龙 50mg 在患侧环跳穴附近坐骨神经干周围、压痛点明显处封闭或用曲安缩松 40mg＋1% 利多卡因 20ml 骶管内硬膜外封闭。

（3）药物治疗

1）镇痛药：布洛芬 0.2g，每日 3 次；舒筋灵 200mg，日 2 次肌注。或维生素 B_1 注射液 100mg 加维生素 B_{12} 注射液 250μg，日 1 次肌注。

2）中成药：伸筋治络丸 1 丸，日 2 次口服；腰痛宁 4 粒，每晚睡前服。

3）中药煎剂：宜舒筋活络、温经散寒，舒筋活血汤。

（四）功能保健

（1）急性期应卧床休息，缓解期可适当活动。

（2）注意防寒保暖，避免加重或诱发坐骨神经痛。

（3）自我或家属用双手经常捏拿揉摩大腿及小腿。

（4）可经常性地热水浴。

（5）家庭可备烤电灯，做局部热疗。

（6）坚持做髋关节和膝关节的屈伸运动，具体方法如下。

1）直腿抬高：患者仰卧位，屈髋屈膝，再轮流伸直两腿，反复数次，然后向上交替抬腿，循序渐进，逐步抬高患侧下肢，使之抬高到正常高的角度。

2）仰卧起坐：仰卧位两手向上逐渐坐起，两手向前扶摸脚尖，反复练习数次。

3）摇椅练习法：仰卧位，两侧髋膝关节屈曲，两手环抱双腿，先练髋部屈曲活动，屈的限度以双侧大腿前侧完全到胸壁为宜，最后握住双腿使背部作摇椅式活动。

（张文英 闫 东）

三 梨状肌综合征

梨状肌是臀部的深部肌肉，起自骶骨前面，沿坐骨大孔向外，止于股骨大转子，是髋关节的外旋肌。坐骨神经一般从梨状肌下缘出骨盆到臀部，并分为腓总神经和胫神经，传导小腿、足部的感觉及支配运动。梨状肌综合征是由于梨状肌损伤而压迫坐骨神经所引起的一侧臀、腿疼痛为主的病症，是引起坐骨神经痛的原因之一。

（一）病因病机

（1）臀部外伤史，如闪、扭、负重下蹲等均可损伤梨状肌，使该肌的肌膜破裂或部分肌束断裂，局部水肿并可呈痉挛状态。

（2）髋关节过度内外旋或外展，使梨状肌拉长，牵拉过度而受损伤，反复损伤可致梨状肌肥厚，直接压迫坐骨神经而出现梨状肌综合征。

（3）部分妇科疾病如盆腔、附件的炎症，以及骶髂关节炎症可波及梨状肌，牵涉坐骨神经而发生相应的症状。

（二）临床表现

（1）臀部常有损伤史，或髋关节有过度内、外旋、外展病史。

（2）臀部疼痛，常伴有酸胀、发沉，并可向小腹部及大腿后面和小腿的外侧放射，可出现会阴部不适。

（3）严重时可出现间歇性跛行，腹内压增高（如咳嗽、喷嚏等）使患肢的窜痛感加重。

（4）臀中部可触到条索状较硬或隆起的梨状肌，压痛明显，日久可见患侧臀部肌肉萎缩。

（三）诊断要点

（1）臀部疼痛，压痛明显，可向患侧下肢的后面、后外侧放射。

（2）腹内压增高（如咳嗽、喷嚏等）使疼痛加重。

（3）患侧直腿抬高试验阳性，但抬高在60°以后，疼痛反而减轻。

（4）梨状肌张力试验阳性，即下肢在内旋、内收时局部及坐骨神经疼痛加剧。

（5）利多卡因梨状肌坐骨神经处局部注射，疼痛可立即缓解或消失。

（四）治疗方法

1　手法治疗

（1）患者俯卧床上放松肌肉，术者立于患者的患侧，双手交叉用力揉按臀部痛点，多为梨状肌部，患者有发热感时即可。

（2）用双手拇指相叠压，在梨状肌部位用力深压并顺梨状肌纤维走行方向反复来回拨动。若拇指力量不够，可用肘尖替代进行治疗。

（3）双手交叉按压痛点1min左右，用双手握住患者踝部，微用力做连续小幅度的上下牵抖10~20次后结束。

2　封闭疗法

强的松龙65mg，加2%利多卡因5ml、注射用水5ml，做痛点梨状肌深部注射。

3　药物治疗

（1）镇痛药：布洛芬0.2g，每日3次；舒筋灵500mg，每日1次肌注，5~10日为1疗程。

（2）中成药：沈阳红药2粒，每日2次；活血止痛胶囊5粒，每日3次。

（3）中药方剂：宜活血化瘀、行气止痛，用桃仁四物汤加减。

4　手术治疗

保守治疗无效者，可行手术切除梨状肌，解除坐骨神经压迫。

（五）功能锻炼

治疗期间，可自我练功，以助于改善血液循环，消除症状。

（1）侧压腿　双腿下蹲，患肢向外侧垂直，身体颤动数次。然后换压健腿，反复交替。

（2）“4”字卧　仰卧位，患侧大腿屈曲外展外旋，使大腿贴在床面，膝关节屈曲，小腿放置于伸直的健肢上。

（樊　静）

四　股外侧皮神经嵌压综合征

股外侧皮神经嵌压综合征是指由于腰臀部扭伤、姿势不正等原因而致股外侧皮神经受压而引起臀部疼痛的一种病症。

股外侧皮神经来自第2、3腰神经前支后股，在腰大肌外斜向外下方，经髂肌前面在髂前上棘内侧穿过腹股沟韧带下方至股部，经缝匠肌前后面或穿过该肌肉上部，分成前后两支，从阔深筋膜深面穿出至浅筋膜，前支负责髌、膝及左腿前方的皮肤感觉，在髂前上棘下侧约10cm处穿出阔筋膜。后支负责大腿外侧皮肤的感觉。在股外侧皮神经经过的神经任何一处由于损伤、炎症、纤维组织粘连等，都可以引起股外侧皮神经嵌压综合征。

（一）病因病机

1 扭挫伤

扭挫伤后腹股沟部或髂前上棘处受到牵拉或挤压，使髂前上棘处骨－韧带管内损伤，刺激或压迫骨外侧皮神经从而引起症状。

2 过度伸展

髋关节过度伸展动作，如跨栏、体操、舞蹈等动作使股神经在管口处受到牵拉撕裂。

3 周围压迫

如穿戴紧身腰围、用坐骨神经痛腰带、军人戴武装腰带，甚至裤袋内的钥匙等硬物在睡于硬板床时压于髂前上棘处，使局部受压，导致股外侧皮神经嵌压综合征。

4 盆腔内受压

如盆腔巨大肿瘤、骨盆骨折、骨盆倾斜等都可能造成股外侧皮神受到压迫而引发本病。

（二）临床表现

1 股部疼痛

病侧大腿前外侧灼痛、麻木、痛觉过敏或麻痹等，可有较长时间病史。

2 摩擦不适感

病人常诉不能忍受裤管的接触和摩擦，行走可增加不适感，有时站立时并不能缓解，有时坐和躺可增加不适感。病人不适感的程度可轻可重，一般轻者仅活动时稍有疼痛，重者可影响行走和弯腰。休息后或晨起症状较轻，下午加重。

3 股区感觉减弱

在感觉异样区内，触痛、温觉均可减弱，但深感觉仍存在。

4 压痛

在患侧髂前上棘处有明显压痛点，髋关节过伸时，可使疼痛加重。

（三）诊断要点

根据患侧大腿前外侧疼痛、股区感觉减弱，结合患侧髂前上棘处有明显压点即可做出诊断。

（四）治疗方法

1 手法治疗

手法治疗是保守疗法中颇有疗效的方法。手法治疗主要是根据股外侧皮神经的表现投影或压痛点进行手法复位。手法治疗疗效明显，常可当即见效。

（1）患者坐于椅上，两腿与肩同宽，术者用拇指触寻滚动或立起的条索状物后，再仔细触寻原位的沟痕，将股外侧皮神经拉起后压回原位，复位后可继续轻压按揉。

(2) 病人仰卧位，术者站立患者的患侧，嘱病人放松，术者双手屈曲，用食指、中指、无名指在腹股沟韧带处进行反复弹拨，力量要轻重适度，以病人能忍耐为宜。

2 封闭治疗

对疼痛较重，压痛点明显者，可选用局部封闭法。可用1%利多卡因5～10ml加强的松龙50mg痛点封闭。每周1次，3次可痊愈。

3 小针刀疗法

患者健侧卧位，在髂嵴中点直下3～4cm处压痛点或触及一滚动或立起的条索状结节处，即为进针刀点，常规消毒后，刀口线与肌纤维方向平行，针体与髂嵴平面垂直，深度达髂嵴骨面，将滚动条索状结节切断，出针刀，压迫片刻，纱布包扎刀口，术后症状可缓解或消失。

4 手术治疗

如果保守治疗效果不明显，可采取手术治疗。手术前确定受压神经部位，行阔筋膜下神经切断术，彻底解除压迫，消除症状。手术简便，效果好。

（五）功能保健

(1) 股外侧皮神经嵌压治疗后要适当休息，避免诱发因素。

(2) 在治疗期间可用热毛巾在腹股沟部热敷。

(3) 患者可用手指在腹股沟韧带处顺腹股沟韧带走行轻轻摩擦，并用手掌轻轻捏打大腿外侧，使神经症状早日解除，并巩固疗效。

(4) 尽量减少髋关节的伸展动作，待痊愈后方可适当进行髋关节屈伸旋转动作。

（宋晓鸿）

五 臀上皮神经损伤

臀上皮神经为第1～3腰神经后支之外侧支，从起始到终止，大部分走行在软组织中，容易在劳动和生活中因弯腰、身体左右旋转时受到损伤，造成严重的腰臀部疼痛，产生一系列症状，即臀上皮神经损伤。

臀上皮神经从起始到终止，其行走过程分为四段，在四段中有6个固定点。第1段从椎间孔发出后穿骨纤维孔回“出孔点”，再沿肋骨或横突的背面和上面走行称“骨表段”，在横突上被纤维束固定称“横突点”。这段行程较短，由里向外。第2段走行于骶棘肌内，称为“肌内段”，向下向外，并与第1段成钝角。将进入骶棘肌处被称为“入肌点”。第3段走行于腰背筋膜浅层深面，称为“筋膜下段”，向下内走行，在走出骶棘肌处为“出肌点”。第4段为走出筋膜并穿行于皮下浅筋膜层，称为“出筋膜点”。皮下段要跨越髂嵴进入臀部，又称“入臀点”。

臀上皮神经的走行中要经过上述6个点，临床上对臀上皮神经痛的定位和治疗可从这6个点找寻诊断和处理部位。

（一）病因病机

（1）由于臀上皮神经的解剖特点，从始至终大部走行在软组织中，特别是第1段走出深筋膜穿行于皮下浅筋膜的“出筋膜点”和“入臀点”的软组织特别薄弱，几乎就在皮下。所以容易受到牵拉损伤。

（2）在劳动和日常生活中，臀部的突然扭曲动作，或腰部的扭转等动作，会使臀部肌肉和筋膜受到过度的牵拉，臀上皮神经因过度牵拉而移位或受到磨损，产生水肿、充血，神经变粗大，周围软组织发生无菌性炎症，充血肿胀，造成疼痛，产生临床症状。

（二）临床表现

（1）有外伤或扭伤病史。

（2）患侧腰臀部疼痛，尤其是臀部疼痛，为持续性，呈刺痛或撕裂样疼痛，大腿后侧膝以上部位可有牵涉痛，但不过膝。

（3）急性期疼痛较剧烈，弯腰受限，起坐困难，由坐位改站位时需攀扶他人或物体。

（4）检查多数患者有固定压痛点，在髂嵴中点直下3~4cm处可触及条索状硬物，并有麻胀感。

（三）治疗方法

1 手法治疗

（1）手法治疗是根据臀上皮神经的表面投影点或压痛点进行的。

（2）病人站坐于椅上，双手扶膝，双腿分开与肩同宽。术者端坐于病人之后，以拇指触找滚动或立起的条索状物体，即臀上皮神经，再顺向按压几次，病人疼痛可当即解除或减轻。

2 封闭治疗

急性期可采用痛点封闭。用1%利多卡因5~10ml加强的松龙25~50mg局部封闭，每周1次，3次为1疗程。疼痛较重者可将封闭和手法治疗结合起来，先给予封闭，再予手法治疗。

3 药物治疗

（1）镇痛药 消炎痛2mg，每日3次；双氯灭痛25mg，每日3次。

（2）中成药 沈阳红药2粒，每日2次；三七片2片，每日3次。

（3）中药方剂 治宜活血化瘀、行气止痛，用复元活血汤。伤湿止痛膏外用。

（四）功能保健

（1）急性期适当休息，避免牵拉臀部的动作。

（2）局部热敷。

（3）臀上皮神经损伤移位者复位后要贴以膏药，以制动局部，防止再次损伤，以巩固疗效。

（崔文会）

六　髋关节滑膜炎

髋关节属杵臼关节，股骨头大半都在关节窝内，关节囊较紧并有许多韧带加强，所以它的活动范围稍小，如大腿向前屈、向后伸的范围约在130°，内外旋约在40°~55°。

髋关节滑膜炎是多种病因所致，如结核、风湿、创伤等，此指一过性滑膜炎、髋错缝、掰髋、闪胯、溜胯等等，由于小儿股骨头发育尚不成熟，关节囊较松，所以这种病多发生在3~10岁的儿童。

（一）病因病机

本病多数是由于下肢长期过度外展、外旋所致，如跳跃、劈叉或过度劳累使关节囊受到损伤，或关节囊被挤压后复受风寒而引起关节滑膜炎。

（二）临床表现

一般急性损伤后即出现的髋关节疼痛，有时肿胀、行走困难等症者较容易发觉。但有些患者在伤后仅觉患肢不适，行走不受限，2~3日后患肢才感觉痛，行走不便，渐渐患肢不能站立、行走，跛行或绕行，活动时疼痛加剧，为了减轻疼痛患者骨盆常常向患侧倾斜，所以表现出患肢稍变长。少数人可有低烧，这种情况多因伤后局部气血流通不畅，风邪趁机侵入凝滞而引起，正如《医宗金鉴·正骨心法要旨·胯骨》所述："若素受风寒湿气，再遇跌打损伤，瘀血凝结，肿硬筋翻，足不能直行，筋短……"站立时足尖外旋，足跟不能着地。如《医宗金鉴·正骨心法要旨·胯骨》所述："脚尖著地，骨错者，臀努斜形。"髋关节屈曲，内收受限，托马氏征阳性，臀部稍肿并有轻压痛，但在X线照片上看不出髋关节有明显异常。

（三）诊断要点

根据临床症状及体征多可确诊；髋关节滑膜炎应与化脓性关节炎、髋关节结核性滑膜炎、股骨头无菌性坏死和先天性髋关节半脱位等区别。髋头节滑膜有积液时，MRI可明确诊断。

（四）治疗方法

1　手法治疗

本病的治疗方法以手法治疗为主，配合内服、外用药物，能获得满意的效果。

患者仰卧，术者立于患者患侧，一手握住患肢的踝关节上部，另一手用虎口或小鱼际部按住患者患侧髋部。握踝关节上部的手顺患肢轴位向下轻轻牵拉，随即在将患肢渐渐地向内旋转、内收的同时向上屈髋，逐渐使膝部能触到腹部，再把患肢放直。反复数次，但要防止患肢外旋和外展。两日后复查，如仍不好再按前法治疗，即可痊愈。

2　中药外敷

外敷活血散。

3　**封闭抽液治疗**

滑膜炎积液时可用长针头及注射器将积液抽出，抽液后用1%利多卡因5~10ml+曲安缩松40mg髋关节内封闭。

七　股内收肌损伤

股内收肌的主要功能是内收大腿，其次是使大腿外旋。位于大腿内侧的内收肌群，起于耻骨支的前面，除股薄肌止于胫骨上端的内侧以外，其他都止于股骨嵴。股内收肌损伤属常见的一种疾病。

（一）病因病机

股内收肌损伤多由于间接外力所致，如在练习劈腿、跨跃等动作，使大腿过度外展，将内收肌损伤。一般发病较急，但也有因劳累后复受风寒引起者，这种情况发病较缓慢。

（二）临床表现

股内收肌伤后患侧髋关节和膝关节稍屈曲、外旋，行走跛行，髋关节内收，外展时剧痛，活动受限，“4”字试验阳性，大腿内侧肿胀。慢性者局部无明显肿胀，但股骨内侧上1/3部压痛明显，肌肉较硬，大腿内侧近端疼痛。

（三）诊断要点

根据病史、临床表现和检查即可诊断。

（四）治疗方法

急性患者疼痛较剧，应嘱患者暂时卧床休息，内服活血化瘀、止痛消肿药物，暂时不宜施重手法和局部热敷治疗。

1　**手法治疗**

（1）推理法　如肿胀大部已消除，疼痛减轻时，术者可立于患者的患侧，使患侧髋关节适度地被动外展、内收、外旋3~5次，再作屈膝、屈髋，同时术者用拇指顺着压痛或较硬的内收肌群作由远端向近端推理手法；然后再做屈髋活动1~2次。

（2）顺筋归位法　嘱患者站立，两足跟着地，两脚分开，与肩等宽，助手稍搀扶。术者蹲下，双手拇指按压疼痛之肌肉，用分筋法左右分拨，然后顺肌肉走行方向上下舒通2次，顺筋归位，使血脉流畅，筋络舒展。手法后疼痛多能很快消失，从而活动自如。

2　**药物治疗**

内服活血化瘀等药或用活血化瘀药水煎后局部热敷。

3　**其他疗法**

如伤后疼痛部位很局限，也可以采用局部封闭疗法。

（韩淑芝）

八　坐骨结节滑囊炎

坐骨结节滑囊位于两侧坐骨结节部，坐骨结节滑囊炎也是一种常见的疾患。坐骨结节滑囊在坐骨突与肌肉之间，滑囊是结缔组织中的囊状间隙，它的内壁为滑膜，囊内有少许滑液。

（一）病因病机

坐骨结节滑囊炎多发生于从事久坐工作的中老年人，尤其是较瘦弱的中老年人。由于坐骨结节滑囊长期被压迫和摩擦，囊壁渐渐增厚或纤维化引起，少数则因臀部蹾伤而引起。

（二）临床表现

坐骨结节滑囊发炎后，局部肿胀、压痛，在坐骨结节部较深层可摸到边缘较清晰的椭圆形的肿物和坐骨结节部相粘连，患者不能坐。

（三）诊断要点

根据病史、临床症状、体征可诊断。

（四）治疗方法

为了防止坐骨结节滑囊炎症状加剧，首先应使患者坐在较软的座位上或坐在圆形气垫上，这样可以避免坐骨结节部继续受压；然后在坐骨结节部经常用活血化瘀中药外敷或热敷，也可以内服，以消肿止痛，渐渐痊愈；但也可以先把囊内液体抽出后，再用1%利多卡因5ml + 曲安缩松40mg局部封闭，每周1次，3～4周可痊愈。滑囊较大、囊壁较厚者最好采用手术治疗。

九　股骨大粗隆滑囊炎

股骨大粗隆囊属于不定或附加滑囊，所以不是每个人的股骨大粗隆都有滑囊。股骨大粗隆滑囊炎大多是由于慢性损伤引起。

（一）病因病机

在生活中由于臀大肌与股骨大粗隆长期持续地互相摩擦，因此为了适应局部的摩擦和压迫，大粗隆部发生结缔组织中继发的滑囊，并产生了慢性炎症，这种炎症属于无菌性炎症。股骨大粗隆滑囊炎一般无明显外伤史。

（二）临床表现

患股骨大粗隆滑囊炎主要在股骨大粗隆部有压痛、肿胀，还可摸到较痛的、边缘较清楚的包块，有时有波动感。患者为了减轻痛苦，常常将患肢放在外展外旋位以使肌肉松弛。

（三）诊断要点

当给患者作患肢被动内旋时大粗隆部疼痛加剧。X线照片上可见大粗隆有钙化的表现。如果局部抽液可见清晰滑液，急性患者也有时有血性滑液。如果已经感染，则疼痛加剧，局部发红、肿热，体温升高，抽液中有急性感染体征表现，白细胞增多。

（四）治疗方法

除给患者内服、外敷舒筋活血药物外，还要让患者注意休息。如果发现滑囊内液体较多时，可以将囊内液体抽出后，再用0.5～1ml醋酸氢化考的松配1%利多卡因4ml注入。如果发现由于骨骼畸形引起滑囊炎患者，以切除或矫正畸形的骨骼并切除滑囊为宜。大粗隆滑囊炎反复发作，经保守治疗效果不明显，可采用滑囊切除术。

（魏　铭）

第八节　膝部筋伤

一　膝关节骨性关节炎

膝关节骨性关节炎是以膝关节增生退变，导致膝关节疼痛、功能活动受限为特征的一种病症，通常可分为原发性和继发性两种。原发性骨关节炎多见于50岁以上的中老年人，继发性则由于创伤、畸形、关节疾病而造成膝关节过早地发生严重的退行性改变。

（一）病因病机

1　积累性损伤

膝关节的稳定主要取决于关节面、半月板、关节韧带和股四头肌的配合。由于骨及软骨的退行性变，加之关节周围软组织长期积累性损伤，就会导致关节的稳定性及关节应力轴线发生改变，使关节面负重不平衡。膝关节不稳定，又加速了骨及软骨的退行性变，加速了关节周围软组织的损伤，形成恶性循环。因此，膝关节软骨和骨的退行性变是疾病发生的病理基础，而关节周围软组织的积累性损伤是本病发生的诱因。

2　骨质增生

膝关节是全身最大、最复杂的关节，其主要功能为负重和屈伸运动。因其位于身体两个最大杠杆之间，承受力很大。根据压应力原理，骨质受压越高，压应力就越大。随着年龄的增长，关节软骨弹性减低，从而刺激骨细胞增殖，高压部位就会形成骨质增生。

（二）临床表现

1 关节疼痛

膝关节疼痛夜间加重，白天略活动后减轻。上下楼时疼痛加重，尤以下楼明显。

2 关节僵硬

活动不灵活，改变体位较困难，以晨起时明显，略活动后减轻。

3 活动受限

膝关节活动不同程度受限，常不能伸直，下蹲困难。

4 关节肿胀

较重的病人关节肿胀，甚至关节腔内积水，浮髌试验阳性。

5 关节变形

病史较长、症状较重者可出现关节变形、变大或见关节内翻、外翻改变。

（三）诊断

（1）多见于50岁以上中老年，女性发病率较男性高。

（2）有膝关节病的临床表现。

（3）结合X线检查，在疾病早期没有明显改变，后期可出现关节间隙变窄，在胫骨处有骨赘形成，边缘较清楚，有硬化。关节内也可见少量的游离体。

（四）治疗方法

1 手法治疗

（1）抚膝拿股法　患者仰卧，膝伸直，先在膝部作抚摩2min，使患膝有微微发热的感觉，继则拿捏股四头肌20~30次。

（2）推髌揉骨法　体位同上，术者用双手拇食二指相对提握髌骨，用推揉手法使髌骨纵向、横向运动30次为宜，用力宜柔和缓慢。此法对早期患者效果颇佳。

（3）点穴拨筋法　医者用拇指点按犊鼻、内外膝眼、血海、阴陵泉、阳陵泉、伏兔、足三里、阿是穴2min。如遇膝周围筋结，可用拇指行拨筋法，另外对髌韧带、内外侧副韧带也可进行弹拨理筋。

（4）弹拨拿捏法　患者取俯卧位，用拿捏手法拿捏股四头肌、半腱肌、小腿三头肌20~30次，然后用拇指和食指分别弹拨股二头肌腱、半腱肌及半膜肌腱、腓肠肌内外侧头和跟腱各10次。

（5）屈膝伸筋法　俯卧位，术者用手握住踝部，将小腿向臀部屈膝加压10次，逐渐加大膝关节屈曲度，以患者能忍受为度。手法治疗隔日1次，10次为1个疗程。

2 封闭治疗

用20ml注射器、7号针头抽1%利多卡因20ml加曲安缩松40~80mg或强的松龙60mg，常规消毒后在膝关节髌骨下由外方膝眼处进针，将药液缓缓注入。每周1次，3次为1疗程，一般1个疗程症状即可消失或减轻。1个疗程无效者，放弃此方法，改用其他方法治疗。

3　关节腔内注药

关节腔内注射透明质酸钠。膝关节常规消毒后，在膝关节髌骨下内侧或外侧膝眼处进针，证实穿入关节腔内后，开始注入透明质酸钠 2ml，如有关节积液则先行抽液，然后再注药。拔针后，轻柔地活动关节。每周 1 次，一般 3 次。有少数病例在注药后的当日出现膝轻微的红肿疼痛，一般在休息 1～2 天后缓解，不需特殊处理，不影响继续注射治疗。

4　膝关节牵引治疗

对增生较重、较顽固病例牵引。

5　药物治疗

（1）镇痛药　消炎痛 25mg，每日 3 次；双氯灭痛 25mg，每日 3 次。

（2）中成药　壮骨关节丸 6g，日 3 次口服。

（3）中药外洗　牛膝 20g，赤芍 20g，当归 20g，大黄 30g，防风 10g，土元 20g，细辛 20g，刘寄奴 20g，伸筋草 15g，透骨草 15g，木香 20g，香附 20g，威灵仙 30g。加醋和白醋 100ml，煎汤熏洗患膝，每日 1～2 次，每次 30～40min，3 天换药 1 次，连续外洗 3 周。

（五）功能保健

1　避免过多的行走

行走过多，容易加重损伤，使症状加重，不利病情的恢复。

2　避免风寒湿侵袭

在日常生活和工作中尽量避免风寒湿侵袭，特别是冬季注意保暖，可配戴保暖护膝。

3　膝关节两侧按摩

患者可用双手掌心轻放于膝关节两侧按摩。上下轻轻擦动，5～10min，以膝关节及皮肤有热感为宜，每天 2 次，晨起和临睡前各 1 次；也可平时随时按摩，手法要轻柔适度，以防皮肤擦破。

4　功能锻炼

（1）直腿抬高　患者仰卧，患膝伸直抬高 30～40cm，股四头肌用力收缩，尽量维持在这一体位，实在坚持不住时，可放下休息。

（2）负重直腿抬高　动作同上，只是在抬起的小腿上负担一定的重量，从 1kg 开始逐渐增加到 5kg。

（3）屈伸画圈　患者坐于床边，患膝下面垫一枕头，使之屈膝 90°，练习屈伸摇转画圈活动。

（4）负重画圈　动作同上，只是在画圈活动时足踝前负重，从 2kg 开始逐渐增加到 5kg。

以上各姿势，每次共锻炼 5～10min。如体力好，可适当延长时间。每天早晚各做 1 次，并可酌情增加练习次数。

二　半月板损伤

膝关节受到暴力，导致半月板撕裂后出现关节肿胀、疼痛、功能障碍等症状，即称为半月板损伤。

半月板是2个月牙形的纤维软骨，位于胫骨平台内侧和外侧的关节面。其横断面呈三角形，外厚内薄，上面稍呈凹形，以便与股骨髁相吻合，下面为平的胫骨平台相接。这样的结构恰好使股骨髁在胫骨平台上形成一较深的凹陷，从而使球形的股骨髁与胫骨平台的稳定性增加。半月板的前后端分别附着在胫骨平台中间部非关节面的部位，在髁间棘前方和后方。这个部位又可称为半月板的前角和后角。

半月板具有传导负荷、维持膝关节稳定、润滑关节等作用，半月板损伤，这些功能受到障碍。

（一）病因病理

1　急性损伤性撕裂

在日常生活和运动中，膝关节屈伸过程中同时出现旋转，甚至内外翻，半月板既要完成伸屈时的移位运动，又要完成旋转时的移位运动，此时半月板既承受垂直压力，又遭受阻抗和剪力，使半月板挤压于股骨髁和胫骨平台之间，造成横裂或前面撕裂；行走中绊倒、踢足球时对脚，出现的伸屈、旋转加外翻，内侧半月板背向中央，被凸出的股骨内髁压榨，当膝继续伸直时，造成纵裂或边缘裂。

2　自发性撕裂

在半月板退行性变，弹性减低，脆性增加的基础上，因长期蹲位或跪位工作中，股骨髁和胫骨平台之间过分挤压，而造成半月板损伤。

3　继发性退行性变

初次外伤时造成小的损伤，如附着点的部分撕裂，愈合不完全，以后又继续遭受损伤，使撕裂逐渐扩大，出现新的撕裂。

4　韧带损伤

由于膝关节韧带损伤，关节不稳定，加重了半月板的负担，继发半月板撕裂损伤。

（二）临床表现

1　疼痛

局限于膝关节内外侧，影响膝关节伸屈运动。

2　肿胀

伤后数小时内关节肿胀显著，在绞锁未开者更为明显。损伤后期肿胀不明显。

3　关节绞锁

即患者走路时，膝忽然被卡住某一体位，既不能伸直，又不能屈曲。同时伴有关节酸痛。如将膝关节稍微屈伸活动，有时发生清脆响声，疼痛可立即缓解。

4 打软腿

站立行走时膝关节无力，常有突然要摔倒的趋势，特别是上下楼最明显。

5 肌萎缩

慢性患者可出现股四头肌萎缩，尤以股四头肌内侧更为显著。

（三）诊断要点

1 压痛

膝关节内侧或外侧间隙有明显压痛。如有关节积液，可出现浮髌试验阳性。

2 过伸过屈试验阳性

作膝关节过伸或过屈动作可产生疼痛。

3 研磨试验阳性

将膝关节旋转提拉或挤压可产生疼痛。

4 X线检查

可除外其他膝关节疾病。

5 膝关节造影和CT检查

可确定半月板损伤的部位。

（四）治疗方法

1 手法治疗

（1）外旋过伸屈膝法　适用于外侧半月板急性嵌顿。病人取仰卧位，术者立于伤侧，一手握伤肢膝部，一手拿其踝部，在小腿被动外旋姿势下过伸膝关节；继而，立即将膝关节过度屈曲，再缓缓伸直膝关节。

（2）回旋伸膝按压法　适用于外侧半月板轻度撕裂伤。一手握拿伤肢踝部，另一手拇指压外伤半月板痛点，余四指扶住膝内侧，屈膝90°，将小腿内收、外旋，并迅速外展，伸直膝关节，此时按压外侧半月板痛点之拇指趁机向内按压半月板前角。

（3）内旋过伸屈膝法　适用于内侧半月板急性嵌顿。操作方法与“外旋过伸屈膝法”相似，但应在小腿被动内旋姿势下操作。

（4）回旋伸膝按压法　与外侧半月板撕裂伤手法相似，但应在患肢小腿外展、内旋、内收姿势下，将膝关节伸直。

（5）揉搓推按屈伸法　医生用双手掌揉搓伤膝两侧，以温热感为度。继之，以双手拇指沿关节间隙自前向后推理，按压两侧半月板边缘数次，尔后，术者两手分别握拿踝部及膝部，由小幅度到大幅度度地缓慢屈伸膝关节数次。

2 固定疗法

对于半月板外1/3区域或半月板与关节囊交界部位有不超过1cm长的新鲜撕裂的病人，给予制动。用弹力绷带包扎，以夹板或石膏固定膝关节于屈曲45°，经4～6周后可愈合。

3 手术治疗

经过一段时间的保守治疗无效，且对关节软骨造成一定程度磨损破坏者，需行手术治疗。

4 药物治疗

(1) 镇痛药 消痛灵0.25g，每日2次；布洛芬0.2g，每日2次。

(2) 中成药 活血止痛胶囊5粒，每日3次；三七片3片，每日3次。

(3) 中药煎剂 治宜活血化瘀、消肿止痛，如桃红四物汤。

(五) 功能保健

(1) 急性损伤要卧床休息，减少负重和活动。

(2) 早期治疗，因半月板损伤难在一次急性损伤中造成严重的断裂，而是在反复损伤后积累而成的，所以发现类似的半月板损伤的轻微症状要及早就诊，早期发现，早期治疗。

(3) 对膝关节制动后的病人，要及早做膝关节的屈伸活动，以免关节僵直，影响关节功能活动。

三 髌骨软化症

髌骨软化症是一种髌骨软骨面及其相对的股骨髌面的关节软骨退行性病变。始发于青年，病情随年龄增长而缓慢进展，至中年以后出现症状。多见于中年女性。

髌骨形似栗子，前平后凸，大面积软骨覆盖，与股骨髁间窝构成关节，膝关节的任何屈伸活动髌骨都参与，且由于其位于膝前方，首先接触外力作用，容易造成劳损。

(一) 病因病理

1 膝部损伤

膝关节韧带及关节囊松弛之人，在半蹲位反复扭转，如蹲位洗衣服或此类姿势，长期反复动作，髌骨与股骨的相应关节互相撞击，摩擦致使软骨面劳损，导致本病。

2 血运障碍

髌骨关节面软骨劳损，累及关节滑膜及周围微细血管，造成关节腔滑液分泌异常，血液循环障碍，从而导致髌骨软骨营养障碍，使髌骨软骨逐渐纤维化，并发展为软化。

3 肥胖、内分泌因素

中年肥胖和内分泌功能失调与发病有关。

4 慢性过程

髌骨软化并非急性而来，而是有一个慢性过程。随着年龄的增长，膝关节摩擦、撞击、劳损的积累，髌骨软骨逐渐退变，而发生软化、囊性变，继而出现裂隙，甚至髌骨边缘骨质增生等一系列变化。

(二)临床表现

1 疼痛

患者自觉髌骨后方酸痛、隐痛，半蹲位或上下按压时疼痛加重。病情时轻时重，可持续多年。

2 摩擦音

患膝伸屈时，髌骨下发出摩擦音。

3 压痛

髌骨关节面有压痛。

4 摩擦感

膝关节伸直位，手压髌骨做摩研动作时，手下有粗糙的摩擦感。

5 膝软

在行走时自觉膝软无力，关节活动多不受限。

(三)诊断要点

(1)髌骨后疼痛，活动加重，下楼更重。

(2)髌股骨关节面之间触及摩擦感，并有压痛。

(3)X线检查 早期正常，晚期可见髌股关节面软骨下骨质致密，不光滑，可有囊性变，髌骨、股骨关节间隙变窄，边缘出现骨质增生。

(四)治疗方法

1 手法治疗

(1)患者仰卧，伸直膝关节，术者一手掌接压髌骨上面，垂直方向用力研磨髌骨向上下或内外方向，按压时病人有疼痛感，故手法用力要适当，以病人可以忍受为宜，反复1~2min。

(2)术者一手握踝，屈膝，另一手握膝，拇指在上压住髌骨上缘，余四指在膝后部，伸膝时顺势将髌骨推下，即顺腿轴线方向由上往下推压，出现髌前下端悬空的现象，反复各3~5次。

(3)术生用拇指于股骨髌面内侧或外侧压痛部位作揉搓手法2~3min，手法之轻重，以病人能忍受为宜。

2 封闭治疗

用1%利多卡因10ml加曲安缩松40mg或强的松龙15mg关节内封闭。

3 药物治疗

(1)镇痛药

1)芬必得0.3g，每日3次。

2)消炎痛25mg，每日3次。

3）双氯灭痛25mg，每日3次。

（2）中成药

1）健步虎潜丸2丸，每日2次。

2）壮骨关节丸6g，每日3次。

3）骨仙片6片，每日3次。

（3）中药外敷　牛膝20g，当归20g，赤芍20g，红花15g，大黄15g，防风15g，细辛15g，刘寄奴20g，土元20g，木香20g，香附20g，伸筋草15g，透骨草15g。

（五）功能保健

（1）避免剧烈运动和长时间屈膝工作。

（2）症状较重和有关节积液者，应适当休息。

（3）保暖，避免膝部遭受风寒。

（4）患者自我用手指在髌骨周围反复抓拿髌骨，每天2次，每次5~10min，有利于改善膝周循环，减轻疼痛症状。

四　髌下脂肪垫损伤

髌下脂肪垫位于髌骨下缘髌韧带后面与关节囊之间，膝关节的滑膜在髌骨下方两侧向后突，形成皱襞，其内夹有脂肪组织，称为脂肪垫。其作用是加强关节稳定和减少摩擦。

脂肪垫损伤是指其损伤后的充血肥厚或无菌性炎症及周围组织粘连的疾患。本病多发于30岁以上的青壮年，女多于男性。

（一）病因病机

1　损伤

膝关节的过度伸直或遭受外力的撞击、扭挫伤等，使脂肪垫受到挤压或碾挫，引起脂肪垫充血、水肿等无菌性炎症改变，从而出现疼痛等症状。

2　继发

可由髌骨软化症继发引起，或膝部其他疾病的炎症刺激，渗透到脂肪垫组织，引起充血、水肿、肥厚、机化，继而出现退行性改变，逐渐引起疼痛，甚至膝关节功能障碍。

（二）临床表现

1　疼痛

自觉膝部疼痛，膝关节完全伸直时疼痛加重，并有酸痛无力感。

2　肿胀

髌韧带及两侧膝眼肿胀膨隆，并有压痛，一般不影响关节活动，但劳累后加重。

3　过伸试验阳性

即患者平卧位，膝关节伸直平放，术者一手拿伤肢踝部，一手按压膝部，使膝关节过伸，如在髌下脂肪处有疼痛则为阳性。

4 **髌腱松弛试验阳性**

即患者平卧，膝伸直，术者一拇指放在内膝眼或外膝眼处，另一手掌根部放在前一拇指指背上，患者放松股四头肌（髌腱松弛），术者逐渐用力向下压拇指，压处有明显疼痛感；若令患者收缩股四头肌，重复以上做法，且压力要相等，出现疼痛减轻者，即是髌腱松弛试验阳性。

（三）诊断要点

（1）根据临床表现诊断本病并不困难。

（2）注意脂肪垫损伤而肥厚，要和关节的滑膜炎之积液的关节肿胀相区别。

（3）X 线检查　膝关节侧位像可以见到脂肪纹理增强，由髌骨下向股胫关节放射排列。

（四）治疗方法

1 **手法治疗**

（1）点压法　患者取平卧位，膝关节稍屈，腘窝下垫一约 10cm 高的小枕，术者以单指拇指点压两膝眼、伏兔、犊鼻等穴，以有酸胀感为度，手法着力不宜过重。

（2）掌推法　术者用手掌根部，对着患处之髌韧带处，作轻度推揉，用力从轻逐渐加重，有渗透感，以局部有酸、胀、热感为度；然后将膝屈至 135°位，用手掌推揉膝关节两侧，再将小腿及大腿的肌肉理顺之。

2 **封闭治疗**

患者取平卧位，在脂肪垫压痛点明显处进针，常规消毒，用 1% 利多卡因 2～5ml 加曲安缩松或强的松龙 25ml 局部封闭。每周 1 次，3 次为 1 疗程。

3 **药物治疗**

（1）消炎止痛　氯灭酸 0. 2～0. 4g，每日 3 次；保泰松 0. 1g，每日 3 次。

（2）中成药　跌打丸 1 丸，每日 2 次；小活络丹 1 丸，每日 2 次。

（3）中药方剂

1）气血凝带：治宜行气活血，桃红四物汤加减。

2）肝肾亏虚：治宜补益肝肾，六味地黄汤合四物汤。

（五）功能保健

（1）膝关节避免直接暴力损伤。

（2）避免膝关节过度运动。

（3）注意保暖，避免风寒潮湿。

（4）膝关节活动过多者用护膝。

五 膝关节内、外侧副韧带损伤

膝关节是人体行走、站立之主要负重部位。膝关节之内、外侧副韧带在维持、保护膝关节的稳定性和膝的伸屈运动等有着重要的作用。临床上膝部筋伤为侧副韧带损伤为多见，侧副韧带中又以内侧副韧带损伤为最多。

（一）病因病机

内侧副韧带损伤多发生在膝关节轻度屈曲，股骨作向内旋转运动，或足部固定位，胫骨忽然向外旋转和外翻位运动损伤时，致使膝内侧间隙拉宽，韧带发生扭伤或断裂。如果是强大的旋转暴力，则易合并内侧半月板或和前交叉韧带的损伤。完全断裂者多为纵形的破裂，致使关节内侧失去联系，丧失稳定性。内侧副韧带损伤严重者，常合并半月板或交叉韧带损伤。

膝关节外侧比内侧面受到暴力机会多，所以内侧副韧带损伤的发病率比外侧副韧带高。膝受内侧的暴力损伤一般较轻，部位一般多在腓骨头处撕裂。如果暴力强大则损伤严重，可伴有关节囊的撕裂。

（二）临床表现

膝关节内侧副韧带损伤后，膝关节呈半屈曲位。主动和被动活动都不能伸直或屈曲，肿胀，皮下瘀血，继而出现广泛性的膝及膝下部位的瘀斑，膝内侧压痛明显，小腿外展时其痛加重。若是韧带断裂伤，在关节间隙可以触及筋之凹陷处及两端筋挛之结节。若合并半月板损伤，膝出现绞锁痛。如合并半月板和前交叉韧带或胫骨棘之撕脱骨折伤，则是膝部严重的损伤，称为“膝关节三联征”。膝血肿产生，抽出膝关节瘀血中常有脂肪球。晚期出现关节不稳定、膝关节积液、绞锁现象，及股四头肌萎缩现象等。膝关节内侧挤压试验阳性。

外侧副韧带撮伤，局部疼痛、肿胀，一般病情较内侧轻。如关节囊不破裂，则不出现关节积血。作膝关节内侧挤压试验，如系韧带扭伤则疼痛加重，如系断裂则有异常活动。因为组织结构关系，一般外侧韧带损伤不合并外侧半月板损伤，而易合并腓总神经损伤，症见足下垂及小腿外侧下 1/3 及足背外侧面的感觉障碍等。

（三）诊断要点

膝内、外侧副韧带损伤的诊断并不困难，临床上主要是鉴别有无合并损伤，要诊断必须从患者损伤时的体位、暴力的性质和大小，结合临床症状和 X 线片检查，综合考虑。

根据损伤暴力的方向及膝关节所在的体位来判断其情况，膝关节内侧压痛、肿胀，膝外翻试验（即使内侧韧带牵拉）疼痛者为阳性，即可诊断为膝内侧副韧带损伤。损伤严重，可以出现关节不稳定。

外侧韧带损伤检查时，则与以上相反，即可做出诊断。

本病之损伤，常常引起一些合并损伤，如胫骨棘部的撕脱骨折或交叉韧带损伤，内侧副韧带损伤合并内侧半月板损伤，或外侧副韧带损伤引起的腓骨小头骨折。

（四）治疗方法

内、外侧副韧带损伤的治疗，根据其损伤的程度和合并症的情况采用不同的治疗方法。捩伤或部分撕裂伤者，一般用保守治疗；而完全断裂伤或合并半月板损伤，或合并有交叉韧带损伤或胫骨棘撕脱骨折者多采用手术治疗。

1 手法治疗

主要用于韧带捩伤或撕裂伤之晚期，在外伤初期宜用轻手法将扭伤之韧带捋顺平复；或有筋挛之结节者，使其散开舒展并促进消肿；而晚期手法，主要解除粘连，恢复关节功能。

（1）内侧副韧带损伤　患者坐于床边，两腿自然下垂，一助手坐于患侧，两手扶伤之大腿，两助手于患者之背后扶其两肩。术者半蹲位于患者之前方（以右膝伤为例），左手握于膝部，食指卡住髌骨固定之；另一手拿其小腿的下端，使小腿下垂牵引之。膝关节由内向外摇晃约 6～7 次，然后术者站起（身体向外），拿小腿之手倒手变为向外牵拉，扶膝之手变握膝之内侧，使膝关节屈曲旋转于 90°位，扶膝之手沿关节间隙推顺其筋。

（2）外侧副带损伤　患者侧卧床上，伤肢在上，助手固定大腿下端，勿使晃动。术者一手拿膝，另一手拿踝，作小腿摇法，晃动膝部，再与助手用力相对牵引，然后将膝关节与髋关节尽力屈曲，拿膝之手的拇指用力向膝内侧归挤按压，将伤肢拔直，术者拇指在伤处进行捋顺、按摩。

2 固定方法

对于侧副韧带断裂，关节呈现不稳定的状态者，要尽量将膝关节内的血肿抽吸干净，用弹力绷带包扎之，以石膏固定于膝关节功能位，4～5 周后解除固定，进行功能锻炼。

3 药物治疗

损伤之初，用活血化瘀的方法，后期则宜用健脾利湿法消除关节积液。

4 手术治疗

膝部损伤，若出现内或外侧韧带断裂者，或合并有交叉韧带损伤，或半月板损伤，要进行手术治疗。对断裂的韧带及破损的关节囊进行修补，而半月板损伤则可一并将其切除。外侧副韧带损伤合并有腓总神经的损伤，如已确定为断裂后，要尽早进行手术探查，行神经吻合术，如胫骨棘撕脱骨折，或韧带附着的髁部撕脱骨折，要作固定术，尤其属关节内骨折，折端要达到解剖对位，以避免韧带部发生松弛现象。

（五）功能锻炼

损伤较轻者在第 1 周后鼓励患者作股四头肌的功能锻炼，以防止肌肉萎缩和软组织粘连。膝关节的功能锻炼对于消除关节积液是很有意义的。

损伤后期或手术后的患者，膝关节功能未完全恢复者，可作膝关节屈伸锻炼运动及肌力锻炼，如体疗的蹬车，或各部导引等下肢的功能疗法。配合熏洗药物，或按摩手法，可促进膝关节功能恢复。

六　膝交叉韧带损伤

膝交叉韧带在膝关节的结构上和内、外侧副韧带一样重要，它包括前交叉韧带和后交叉韧带。前交叉韧带起于胫骨髁棘之前部，向上、向右止于股骨外髁内侧的陷窝内；后交叉韧带起于胫骨髁间棘之后方，向上向前止于股骨内髁外面的陷窝内。两韧带相互交叉。前交叉韧带主要限制胫骨向前移动，防止膝关节过度外展，在伸膝165°~180°位时，它有重要的作用。后交叉韧带是避免膝的过度弯曲，同时也防止胫骨在股骨下向后滑动。由于交叉韧带的存在，股骨、胫骨间无论在任何角度，其前后的滑动是不可能的，所以它是稳定膝关节结构的组织。

（一）病因病机

交叉韧带因深居于关节内，周围有其他韧带与肌腱保护，故单独损伤比较少见，往往是合并损伤。前交叉韧带的损伤临床上远多于后交叉韧带。如膝受外伤，引起内侧副韧带断裂合并前交叉韧带断裂，或腿处于伸直位，暴力使胫骨向前滑脱和股骨向后滑脱的损伤，均可引起前交叉韧带断裂。

后交叉韧带损伤是在屈膝位胫骨被猛力向后推时，造成的后交叉韧带损伤，有时合并膝后脱位，交叉韧带断裂多在起止点，或起止点的撕脱骨折，中间部分断裂者较少。

（二）临床表现

交叉韧带的损伤，常是复合损伤中的部分，必有明显外伤史。一般伤后立即感觉关节有错动感，和组织有撕裂感及疼痛，关节内积血，功能障碍，膝关节呈半屈曲状态。膝关节抽屉试验阳性。

X线片检查：侧位必须在膝屈曲90°，用手法推拉下进行拍照，并与健侧作对照。膝正位像，常发现胫骨棘撕脱骨折。侧位由于交叉韧带松弛，而胫骨移位过多。

（三）诊断要点

膝交叉韧带损伤，一般都有明显而剧烈的外伤病史，关节肿胀明显，且有明显的错落感。急性损伤的炎症期，因肿胀、疼痛常影响进一步的检查。

在肿胀消失后，患者自觉关节不稳，无力，上下台梯有错落感，膝抽屉试验阳性。向前有过度活动则表示前交叉韧带损伤，向后有过度的活动则表示后交叉韧带损伤。

（四）治疗方法

1　石膏托固定

一般的交叉韧带撕裂伤时，应先进行保守治疗，以石膏托固定膝关节于140°~150°位，使韧带处于松弛状态，以便修复。同时进行股部肌肉的锻炼。若是单纯的交叉韧带断裂者，患者如系一般的工作或职业，可以保守治疗，不会影响工作及日常生活。

2 **药物治疗**

损伤之初，常以活血化瘀、消肿止痛的中药。内服对于消肿止痛、防止关节粘连有意义，如桃红四物汤。晚期滑膜炎时，宜选三妙丸。伤肢无力者宜用健步虎潜丸。

3 **手术治疗**

交叉韧带断裂，关节的稳定性较差，应进行韧带的修补术。若是胫骨棘撕脱骨折，则行骨折的缝合固定术，以增强膝关节的稳定性，帮助恢复关节的正常功能。

（翟羽东 翟桂芹）

七 髌前滑囊炎

滑囊又叫滑液囊，为一个结缔组织形成的封闭式的囊，其壁薄，内壁是滑膜，位于肌腱与肌腱、肌腱与骨骼的活动处，它有减轻肌腱与肌腱、肌腱与骨骼的摩擦、散发热量的作用。膝关节由于其结构上的原因，其周围形成许多滑囊，前方有髌前囊、髌上囊及髌韧带上下部滑囊。膝内侧与膝外侧各肌腱韧带和骨相接处均有滑囊，如外有腓肠肌腱外侧滑囊、腓侧副韧带和股四头肌腱间滑囊，内侧如腓肠肌腱内侧囊、半膜肌腱与胫骨内髁间的滑囊等等。膝关节周围滑囊的特点是部分滑囊和关节相通，已经是膝关节滑膜腔的组成部分。部分滑囊和关节不相通，随其解剖部位的形态不一，其形亦异。滑囊炎在膝关节损伤中的发病率是很高的。髌前滑囊90%以上的人都有，位于皮下，覆盖在髌骨的下一半。

（一）病因病机

髌前滑囊炎，有急慢性之分，有不伴有感染及伴有感染之别。本病和患者所从事的职业有关。膝关节剧烈运动或长时间的摩擦或压迫刺激可造成滑囊炎，而小的创伤或潮湿刺激则是重要的诱发因素。凡是伴有感染者，均为临近组织有感染病灶而诱发。临床上多见的是急性创伤性滑囊炎或慢性劳损引起滑膜渗出形成慢性滑囊炎。

（二）临床表现

膝关节在髌骨前下部出现局限性肿胀。本病多与职业有关，如矿工、擦洗地板工、地毯工等等，以膝关节为主支持全部体重；或跪着工作的工种。有单发和双发。触诊脚肿部有波动感，如髌前有硬的皮肤裂缝，这是感染性滑囊炎感染的原因。

伤腿作直腿抬高试验，在抬高的位置若肿胀的大小保持不变。一般来说，肿胀不在关节内。若是关节内肿胀，抬高后关节积液因向髌上囊流动而变小。

（三）诊断要点

根据病史、职业和损伤特点，结合临床体征诊断并不困难。若出现感染病灶时要作常规的化验室检查及X线片检查，以排除髌骨或膝关节结核病变或感染性的病变。

（四）治疗方法

1 药物治疗

根据中医辨证论治的原则，结合病因及诱发因素进行施治。证属风湿、寒湿淤滞所致，当以健脾利湿、祛风散寒为原则，用健脾除湿汤加减。如有明显的外伤者、瘀血为主证者，宜选消肿一号；若局部有红、肿、热、痛之感染病灶，用仙方活命饮以清热解毒，佐以活血、消肿药物。

2 关节抽液

髌前滑囊炎，若伴有关节积液，可在严格的无菌操作下，通过穿刺抽吸滑囊的滑液，抽吸要干净。术后用棉及弹力绷带包扎，以促其愈合。如是急性创伤后，滑囊是出血性滑囊炎，上述治疗更为重要；如果瘀血不抽净，则滑囊壁将发生肥厚和粘连，对膝关节的功能会产生影响。若慢性滑囊炎，亦可在抽吸干净后，向滑囊中注入强的松龙0.5ml加1%利多卡因2ml能减少渗出，对缓解临床症状有意义。

3 抗生素应用

一旦确诊为感染性滑囊炎，或伴有积液，则应尽早切开排脓，合理给予抗菌素治疗；同时注意膝关节休息。

4 手术治疗

对慢性滑囊炎，在无手术禁忌证的情况下，可以进行手术切除，术后固定时间不宜过长。对于滑囊感染者，要注意配合抗菌治疗。

八 腓肠肌损伤

腓肠肌为小腿后侧之肌肉，起于股骨两髁的后面，抵止于跟骨后结节处，强大而有力，在人体的站立运动中，有着重要的作用。

（一）病因病机

腓肠肌的损伤，常因肌肉强力收缩，或关节过度背伸或长期慢性劳损而致伤。损伤分三个平面，即腓肠肌起点处损伤和肌肉与肌腱联合部的损伤，而急性损伤多为跟腱部位和联合部的断裂伤。

（二）临床表现

1 急性损伤

有急性外伤病史，伤后数小时显示局部肿胀、疼痛、压痛，大多发生在肌腱联合处。一般有广泛性皮下出血，并可触及到断裂部失去联系的间隙，即所谓两端有结节，中间有空虚感，肌腱固有的条索弹性感消失，患者多以足尖着地走路，不敢用全足负重，严重者丧失走路的功能。

2　**慢性劳损**

多发生于股骨髁的附着部，或跟腱的部位，局部疼痛、肌肉萎缩，但肿胀不太明显。如被动牵拉或主动地收缩小腿后部肌肉均感觉损伤部位疼痛，触诊可发现有筋僵硬。

一般不需拍X线片检查。

（三）诊断要点

（1）根据损伤病史、症状和体征，即可做出比较明确的诊断。

（2）鉴别诊断，临床上常和劳损性跟腱周围炎进行鉴别。跟腱周围炎，多发生于春秋季节，尤其是体力劳动者，触诊有捻发音而本病则无捻发音。

（四）治疗方法

1　**手法治疗**

对慢性劳损性或手术后功能尚未恢复的病人应采用手法治疗。

（1）㨰法　患者俯卧床上，术者以㨰法在大腿下部之后侧至跟部施术，以舒筋活血，改善其局部营养状态，促进组织的修复。

（2）捋法　术者用拇指沿腓肠肌之肌纤维及肌腱部走行方向进行捋顺。本手法具有解除疼痛、消肿，可将筋结、挛缩理顺调达。

（3）劈法　术者将患者的伤腿屈曲至90°，一手按于足跖部位，将足背屈，使跟腱处于紧张状态，以一手之小鱼际部，劈打跟腱或肌与腱的联合部。劈法注意将手指分开，由轻渐重，轻重适中，然后用拇、食指在疼痛处用捻法揉捻之，本法对解除粘连效果较佳。

（4）散法　最后将小腿及膝、大腿后部的肌肉施之散法。

2　**封闭治疗**

对慢性劳损性的损伤，可在疼痛局部进行强的松龙0.25ml加1%利多卡因2~10ml封闭治疗。

3　**手术治疗**

对腓肠肌断裂伤，不管在哪个平面，一旦确诊，应尽早进行手术治疗，实行肌腱修补术。术后以石膏固定在踝关节90°位5~6周。

（席瑞军）

第九节　踝部筋伤

一　踝关节韧带损伤

踝关节周围主要韧带有内侧副韧带、外侧副韧带和下胫腓韧带。内侧副韧带又称三角韧带，起于内踝，自下呈扁形附着于跗舟状骨、距骨前内侧、下跟舟韧带和跟骨的载距突，是一条坚强的韧带，不易损伤；外侧副韧带起自外踝，止于距骨前外侧的为腓距前韧带，止于跟骨外侧的为跟腓韧带，止于距骨后外侧的下腓距后韧带。下胫腓韧带又称胫腓联合韧带和胫骨与腓骨之间的骨间韧带，是保持关节稳定的重要韧带。

（一）病因病机

常因在劳动中或运动中，由于道路不平或负荷过重以致突然失脚，引起足踝部向外翻转扭伤，内翻扭伤较多见。跖屈内翻易损伤腓距前韧带；单纯内翻易损伤跟腓韧带，外翻时三角韧带损伤较少，但可引起下胫腓韧带断裂。

（二）临床表现

有急性损伤史，踝部出现瘀肿疼痛，不能着地，内外踝前下方均有压痛，踝部皮下有瘀斑。外踝损伤时，将足内翻，则外侧发生剧痛，并在外踝下有压痛点。外侧关节囊及距踝前韧带损伤时，肿胀主要在关节外侧、外踝前下方。踝关节内侧扭伤时，将踝关节外翻，则内踝疼痛加重，患者走路不便，甚至不能下地。严重扭伤疑有韧带断裂或合并骨折脱位者应作 X 线摄片、CT 或磁共振检查。

（三）治疗方法

1　手法治疗

新伤局部肿痛明显时一般不施手法。肿胀缓解后，让患者仰卧屈膝，术者一手托住后踝部，一手揉推小腿后侧筋肉，自上向下反复数次，然后在痛点轻轻用力按压，缓缓作踝关节的背伸、跖屈及内翻、外翻动作，最后将两掌心对握内外踝轻轻用力按压。

2　药物治疗

早期治宜活血化瘀、消肿止痛，内服七厘散，外敷五黄散。后期宜舒筋活络，温经止痛，可选用小活络丹内服。

二　跟腱周围炎

小腿的腓肠肌与比目鱼肌联合组成跟腱，止于跟骨结节，是人体上最强有力的肌腱，止于跟骨结节。其作用在胫神经的支配下屈小腿、提跟骨，使足跖屈。跟腱周围炎是指跟腱周围的脂肪组织、腱膜和跟腱下滑囊，因受外伤和劳损引起的炎性改变。

（一）病因病机

急性损伤常见于活动量较大的青壮年，可因间接暴力或直接暴力所致。在剧烈运动或劳动时，由于小腿三头肌的突然收缩，使跟腱受到强力牵拉，使跟腱本身和肌腱周围出现充血水肿等炎性改变。慢性损伤是由于长距离的跑步、走路，跟腱和周围的组织反复多次摩擦而形成的慢性炎症。急慢性损伤都可以引起肌腱的变性，肌腱周围组织的充血、渗出、粘连、变性等改变，甚至腱下滑囊也常常受累。

（二）临床表现

有明显的外伤史或劳损史，开始时局部在弹跳用力时疼痛，重者走路时产生疼痛，跟腱周围变粗，呈梭形变形，局部肿胀，压痛，关节活动时跟腱周围下触及到捻发感，小腿三头肌抗阻力试验阳性，即令踝关节背伸后加阻力于足掌，再让患者跖屈，跟腱部位发生疼痛。

（三）诊断要点

根据外伤和劳损史、症状、体征可做出诊断，注意与跟腱断裂相鉴别。跟腱断裂时，断裂处可触及到凹陷空虚感，足跖屈功能丧失，伤侧单腿站立时不能抬起足跟，必要时可作磁共振检查。

（四）治疗方法

1 **手法治疗**

患者仰卧于床上，术者一手拿起足趾部，将踝关节背屈，使跟腱处于紧张状态，另一手拇、食二指沿跟腱发炎处用捋顺手法，以促进局部血液循环，解除粘连，消肿止痛，并在小腿三头肌肌腹处作揉摩，使肌肉松弛以减轻跟腱张力。

2 **药物治疗**

治宜活血化瘀、消肿止痛，内服七厘散，外贴宝珍膏。后期可用海桐皮汤熏洗。

3 **封闭疗法**

可选用曲安缩松 40mg 加入 2% 利多卡因 2ml 于痛点注射，每周 1 次，3 次为 1 疗程。严重者可用石膏托将踝关节固定于跖屈位 2~3 周。

三 跟部滑囊炎

跟部滑囊炎可分为跟后滑囊炎和跟下滑囊炎，多见于女性、经常站立在硬板地上的工作者，是一种较常见的疾患。

（一）病因病机

跟腱的止点前后和前下部，各有微小的滑囊。若小腿三头肌过多地收缩，如长途跋涉和奔跑、过度跳跃，使跟腱周围受到反复的牵拉和摩擦，引起跟部某个滑囊及其周围的损伤等，另外经常站立在硬板地工作，跟下因受摩擦而产生滑囊炎，由于慢性炎症刺激而疼痛。

（二）临床表现

多为一侧足跟痛，或足底痛，站立过久或剧烈运动之后，足跟部疼痛加剧。局部轻度肿胀，跟腱止点处压痛明显，有时可触及到捻发感。X 线片检查多有异常发现，部分患者踝关节侧位片上可见在后方的透亮三角区模糊或消失。病程久而影响行走者，可有局部脱钙、骨质疏松表现。

（三）诊断要点

多有慢性损伤史，根据临床表现可做出诊断，检查时应与跟骨骨骺炎、跖腱膜炎等相鉴别。

（四）治疗方法

1　手法治疗

患者俯卧床上，患肢膝关节屈曲90°，术者一手拿住患足作背屈固定，使跟腱紧张，另一手用小鱼际处，对准滑囊用力劈之。其目的是促进局部血液循环、消肿止痛，或致使滑囊破裂、液体吸收。

2　药物治疗

早期治宜祛瘀止痛，内服舒筋活血汤，外用八仙逍遥汤熏洗，每日2次。

3　局部封闭

用2%利多卡因2ml加曲安缩松40mg作痛点封闭，每周1次，3次为1疗程。

4　手术治疗

如保守治疗无效，病情严重者可做滑囊切除术。

（付晓辉）

四　跟痛症

跟痛症是临床较常见的疾病，其表现是足跟底部在站立或行走时疼痛，常见的足跟痛是足跟底下脂肪纤维垫部分退化，伴有急性滑囊炎，或伴有跟骨骨刺。

（一）病因病机

由于体力虚弱劳损所致，或因老年肝肾不足、体虚肥胖及久病后足跟的皮肤变软，跟底下脂肪纤维垫部分萎缩以及跟骨本身稍有脱钙；或者长期站立及在硬垫上行走致跟骨结节下滑囊常因发炎而致疼痛，另外跖腱膜自跟骨跖面结节起，向前伸展，止于5个足指近侧趾节的骨膜上，如果长期持续的牵拉，可在跖腱膜的跟骨结节附着处受牵拉发炎而引起骨刺，发生疼痛。

（二）临床表现

起病缓慢，多为一侧发病，可有数月或几年的病史，早晨起床后站立时疼痛较重，行走片刻后疼痛较轻，但行走过久疼痛又加重。局部检查不红不肿，在跟骨跖面的骨结节处压痛，如骨刺较大时可触及骨性隆性。

（三）诊断要点

根据临床表现，结合X线摄片可帮助诊断，但临床表现常与X线征象不符，有骨刺者可无症状，有症状者可无骨刺。

本病应与足跟部软组织化脓性感染和骨结核鉴别。化脓性感染虽有跟痛症状，但局部有红、肿、热、痛，严重者有全身症状。跟骨结核多发于青少年，局部微热，肿痛范围大。

（四）治疗方法

1 封闭治疗

（1）曲安缩松40mg，注射用水2ml，2%利多卡因2ml，混合后痛点注射，每周1次，3次为1疗程。

（2）注意 高血压、糖尿病、结核病、严重的消化性溃疡、精神异常者禁用。

2 药物治疗

治宜养血舒筋、温经止痛，内服当归鸡血藤汤，外用八珍逍遥汤熏洗患足。有骨刺形成者，内服骨刺丸，或肌注骨宁注射液，每日1~2次，每次1支，连续注射20~30次为1疗程。

3 急性期宜休息

症状好转后仍宜减少步行，注意休息并在患足鞋内放置海绵垫。

五 跖管综合征

跖管综合征是指胫后神经或其分支经过胫骨内踝后面屈肌支持带下面的骨纤维管时，受压而引起的征候群。本症的产生主要是由于跖管内压力过大或组织过多，造成踝关节背伸或跖屈时胫后神经及其分支受压所致。本症临床上不易引起注意，经常误诊。

（一）病因病机

1 跖管腔缩小

如外伤，胫骨远端骨折，踝关节扭伤或挤压之关节固定术后；跟骨骨折，创伤后水肿和后期纤维化，造成胫后神经在跖管内粘连。另外胫后静脉性瘀血、血栓性静脉炎，亦可使管腔缩小。足外翻畸型，产生屈肌支持带及外展拇短肌的纤维起点张力增加。

2 跖管内组织过多

常见的有胫后肌、屈拇肌或屈趾肌腱的腱鞘炎、滑膜增生或水肿。风湿性关节炎、滑膜组织肿胀和炎症；先天性畸型，体重增加、胫后静脉瘤、胫后神经及其分支的神经鞘膜瘤。

3 跖内侧神经受压

外展拇肌筋膜纤维弓在跖内侧神经进入处产生压迫，尤其在足外翻时更明显。

（二）临床表现

跖管综合征好发于男性，特别是体力劳动者，但女性肥胖者亦多发，以青壮年多见，单侧者多于双侧。主要症状为足底和足跟内侧疼痛、麻木，劳累后明显，休息后减轻。若病程较长可出现足底灼痛，夜间或行走后更为严重。部分患者局部可有皮肤干燥、汗毛脱落、无汗，严重者神经所支配的足部肌萎缩，或者发生溃疡。压迫或叩击跖管部、踝过度背伸或足外翻时可使疼痛增加，肌电图检查有助诊断，X线摄片可显示造成骨性压迫的原因。

（三）诊断要点

根据临床表现和体征可做出诊断，但必须与下述疾病相鉴别，如坐骨神经病损、周围血管病、跖间神经纤维瘤、急性纵弓扭伤、跖筋膜炎等。

（四）治疗方法

1　**理筋手法**

早期可在内踝后部作推揉摩擦，并教给患者可自行推揉摩擦，有活血通络、止痛的作用。

2　**药物治疗**

治宜祛风和络，内服大活络丸，每日1丸。外用中药熏洗或热熨患足，每日1~2次。

3　**封闭疗法**

可选用2%利多卡因3ml加入曲安缩松40mg作跖管内注射，1周1次，3次为1疗程。

4　**手术治疗**

经4~6周保守治疗无效，应根据病情需要考虑手术治疗。

（李广鲲）

第十节　腰部筋伤

一　急性腰扭伤

急性腰扭伤系患者在劳动或运动中，由于腰部受力不均或超过生理负荷量，使腰部肌肉、韧带、关节等某些组织受到过度牵拉、扭曲，甚至不同程度的纤维断裂，引起腰部疼痛、功能活动受限等表现，为常见的多发病。

本病多发于青壮年和体力劳动者；平素缺乏体力锻炼的人，偶然参加劳动时不慎亦易发生损伤。男性较女性多见，急性腰扭伤若不及时治疗或治疗不当，症状在较长时间内得不到缓解，可转变为慢性腰痛。

腰部的结构较多，包括肌肉、韧带、筋膜等，损伤后可单独发生或合并存在，且这些结构有各自的解剖位置，故在损伤后其临床表现亦有各自不同的特点。可分为急性腰肌筋膜扭伤、急性腰部韧带损伤和急性后关节滑膜嵌顿等。

急性腰肌筋膜扭伤

急性腰肌筋膜扭伤是指腰部肌肉、筋膜承受超负荷活动引起的不同程度的纤维断裂，引起腰部疼痛、能活动受限等表现，俗称“闪腰岔气”。

（一）病因病机

（1）提取重物时腰部用力过猛，或弯腰转身突然扭曲，致使腰部肌肉强烈地收缩，而引起腰部肌肉和筋膜受到过度牵拉，甚至某些纤维断裂。

（2）劳动配合不当，多见于两人搬抬重物时，抬起或放下时动作先后不一致；或一人不慎滑手，则另一人在无防备情况下腰部肌肉受到强力的牵拉而过度收缩而引起腰肌筋膜扭伤。

（3）在光滑的地面上行走，失足滑倒或下楼时滑倒，腰部屈曲，下肢伸展，亦易致腰骶部肌肉、筋膜、韧带撕裂伤。如在受伤时两手支撑体重，则能减少作用于腰骶部的冲力，可减少或避免损伤。如果患者当时两手持物或反应较慢，未能伸手撑地，即引起下腰部较重损伤。

（4）当人手提重物时，使对侧骶棘肌剧烈收缩，或同时旋转动作，对腰某部形成剪力，身体平衡失调，极易造成损伤，如提重物上楼或搬自行车等。

（5）在日常生活中，如倒洗脸水、弯腰、起立，甚至咳嗽、喷嚏、打哈欠、伸腰等动作不慎，也会使腰部肌肉骤然收缩，而造成腰肌筋膜的扭伤。

（二）临床表现

（1）受伤时患者感到腰部有一响声，或组织撕裂感。

（2）疼痛　腰部一侧或两侧持续局限性剧烈疼痛，深呼吸、咳嗽、喷嚏时疼痛加剧。

（3）活动受限　腰部不能伸直，屈伸俯仰，转身起坐等活动困难。

（4）压痛点　局部有明显压痛，其压痛点多在骶棘肌、腰骶关节、第3腰椎横突尖和髂嵴后部等处。一般压痛点即为损伤的部位。

（5）肌痉挛　主要发生于骶棘肌和臀大肌，因疼痛刺激所引起，也是对疼痛的一种保护反应，可为单侧或双侧。

（6）脊柱变形　因疼痛和肌痉挛，可引起脊柱变形，或向左侧弯，或向右侧弯，或平腰（前曲减小），当疼痛和痉挛缓解后，此种畸形亦自行消失。

（7）直腿抬高试验阳性　抬高下肢引起腰部疼痛，下肢不能抬高至正常高度。

（三）诊断要点

（1）有扭伤史。

（2）腰部疼痛，功能活动受限，局部压痛等表现。

（3）结合X线检查，排除脊椎骨折及关节错位，即可诊断。

（四）治疗方法

1　**手法治疗**

（1）掌揉法　患者取俯卧位，术者以单手或双手掌根部或小鱼际在脊柱两旁从上而下分别按揉两侧骶棘肌，先健侧后患侧，反复3～4次，力量由轻到重，由浅到深。

（2）点按法　术者以双手拇指在脊柱两侧膀胱经上自上而下点按，向下依次点压环跳、承扶、殷门、委中、承山及昆仑等穴位，反复2～3次。

（3）擦法　术者以一手手背近小指侧部或3、4、5指的掌指关节背侧部，利用手腕的屈伸、内外旋转的连续动作，带动手背沿骶棘肌自上而下反复滚动，重点擦揉腰肌痉挛处。

（4）扳腿按腰法　患者俯卧位，术者一手按压于腰部痛点，另一手掌托于患肢大腿前下方，向后方上搬动到一定角度时，双手交错用力，常可听到“咯”的响声，病人常有疼痛减轻的感觉。

2　**封闭治疗**

用醋酸强的松龙25μg加1%利多卡因5～10ml，局部痛点封闭，每周1次，一般1～3次即有明显疗效。

3　**药物治疗**

（1）镇痛药　布洛芬0.2g，每日3次；消炎痛25mg，每日3次。

（2）中成药　活血止痛胶囊5粒，每日3次；三七片3片，每日3次。外用伤湿止痛膏。

（3）中药方剂　宜活血化瘀、行气止痛，用桃红四物汤加减。

（五）功能保健

（1）伤后宜卧硬板床休息，以减轻疼痛，缓解腰肌痉挛，防止继续损伤。

（2）疼痛缓解后，宜作腰部背伸锻炼。

（3）后期宜加强腰部的各种功能练习，如腰部的屈伸、侧屈、旋转等动作，但要循序渐进，动作缓慢，以使不产生疼痛为宜。

急性腰部韧带损伤

腰部韧带从前至椎体后依次有：前纵韧带、后纵韧带、黄韧带、棘间韧带、棘上韧带和位于两侧的横突间韧带及脊椎各关节囊韧带。而临床常见的韧带损伤，主要是位于最后部棘突上表浅的棘上韧带，连接棘突间的棘间韧带和腰椎横突至髂后棘的髂腰韧带。

（一）病因病机

（1）弯腰搬取重物　棘上韧带、棘间韧带、黄韧带以及髂腰韧带都有限制脊柱过度前屈的作用，这些韧带在正常的情况下，皆能受骶棘肌的保护而免受损伤，但在人体充分弯腰搬移重物时，骶棘肌处于松弛状态，臀部肌肉和腿后部肌肉收缩。以腰椎为杠杆将重物提起，支点位于腰骶部，此刻韧带无骶棘肌保护，所以人体上半身的重量及重物全落在韧带上，因而在所搬的物体过重，重物距躯干支点过远时，极易造成棘上韧带、棘间韧带的损伤，尤以腰骶部多见。

（2）滑倒　当人体在行走或运动时不慎滑倒，两腿多伸直，臀部着地，躯干多屈曲。此时由于股后肌紧张，两髂骨及骶骨相对固定，容易在腰骶部发生牵拉性损伤，腰下部棘上、棘间韧带可首先部分或全部撕裂，如损伤暴力较大时，在骶骨固定情况下，髂骨亦可同时向前屈曲移位，引起骶髂关节韧带撕裂。

（3）撞击　物体直接撞击腰背部，如车撞、砸倒等外力直接作用于腰背部，使腰过度前屈，腰部韧带过度牵拉而损伤。

（二）临床表现

（1）疼痛　伤后患部有断裂样、针刺样或刀割样疼痛，有时在伤时可听到腰部有一清脆响声或撕裂样感觉。

（2）局部肿胀　部分患者肿胀，甚至皮肤出现瘀斑。

（3）活动受限　腰部活动明显受限，尤以前屈为重。

（4）压痛　棘上、棘间韧带损伤时，在棘突和棘突间有明显压痛。若髂腰韧带扭伤，在髂嵴后部与第5腰椎间三角区有深压痛，屈曲旋转脊柱时疼痛加重。若棘上、棘间韧带断裂者，棘突间的距离可增大。

（三）诊断要点

（1）有明显外伤史。

（2）结合腰部疼痛，功能活动受限，韧带处明显压痛，X线除外骨折和脱位等。一般韧带损伤后，X线征无异常现象，若棘上、棘间韧带断裂者，棘突间的距离可增大。

（四）治疗方法

1　手法治疗

（1）推理法　对棘上韧带断裂或剥离者，可用此手法理顺复位。患者站立或端坐方凳上，术者坐在病人身后，以双手拇指触摸棘突，找到棘上韧带剥离处，嘱患者稍向前弯腰，术者一手拇指按于剥离的棘上韧带上端，向上推扶理顺；另一手指拇指左右拨动已剥离的韧带，找到剥离面，然后顺脊柱纵轴方向由上而下顺理按压使其扶平。

（2）松筋法　对韧带扭伤未发生断裂者，可用按摩手法松筋通络。患者俯卧位，术者先后在脊柱两侧用掌揉法治疗，然后用一手拇指在患部棘上韧带作与垂直方向的弹拨治疗，并沿棘上韧带方向作上下抹法，最后用掌根部由上到下推理棘上韧带3~5次。

2　封闭治疗

用1%利多卡因2~10mg加强的松龙25mg或曲安缩松40mg痛点封闭。棘上韧带损伤封闭时位置表浅，封闭液量适当少些，一般以2~5ml为宜。棘间韧带损伤封闭时位置较深，在棘上韧带下，封闭液量适当多些，一般以10ml左右为宜。

3　药物治疗

（1）镇痛药　布洛芬0.2g，每日3次；双氯灭痛25mg，每日3次。

（2）中成药　骨折挫伤散4粒，每日3次；活血止痛胶囊5粒，每日3次。

(3) 中药方剂　宜活血化瘀、消肿止痛，用复元活血汤。

(五) 功能保健

(1) 伤后卧硬板床休息。

(2) 避免腰部旋转活动，暂不作身体屈曲动作。

(3) 1周后可适当作腰部的屈伸等活动。

(4) 有韧带断裂者，应加以腰部固定，可戴腰围保护2~3周以后逐渐加强腰背部肌肉功能锻炼。

急性腰椎后关节滑膜嵌顿

腰椎后关节是位于上位腰椎两侧的下关节突和下位腰椎两侧的上关节突构成的，周围有关节囊包绕，关节囊内面为滑膜，由于腰椎不协调地屈伸和旋转，使滑膜被嵌夹在小关节内称为滑膜嵌顿。

本病又称腰椎后关节紊乱或腰椎间小关节综合征。多由轻度腰扭伤或弯腰猛然直立而致，伤后腰部立即发生难以忍受的剧痛，其疼痛程度远远超过一般的急性腰扭伤。在临床上如果对其发病机理认识不够，就会被误诊为急性腰肌筋膜扭伤或急性腰肌纤维组织炎，而延误治疗，产生慢性腰痛。

(一) 病因病机

(1) 腰椎后关节具有屈伸、左右侧屈和微量旋转等功能，但屈曲的幅度远远大于后伸等动作，故在屈曲时关节腔后部间隙张开，使关节产生负压，有吸附滑膜的作用。腰椎后关节这些特点是本病发生的基础。

(2) 腰部突然挫伤或瞬时无准备的弯腰或旋转后突然后伸时，关节囊收缩没有复原，滑膜被嵌夹在关节面之间，形成后关节滑膜嵌顿，引起腰部剧烈疼痛。

(3) 先天性腰椎后关节不对称，两个关节运动不协调，一侧关节突发生斜面运动，使滑膜更易嵌入关节之间。

(4) 关节囊和囊内的滑膜有丰富的感觉和运动神经末梢，对于损伤刺激和炎症反应极为敏感。当滑膜嵌顿后，由于关节的挤压，引起滑膜充血、水肿、渗出，因而引起剧烈的疼痛和反射性痉挛，功能活动障碍。

(二) 临床表现

(1) 多有腰部扭伤、闪腰或弯腰后立即直腰的病史。

(2) 伤后腰部剧烈疼痛，表情痛苦，不敢活动，特别惧怕他人的任何搬动，甚至轻轻移动下肢，都可引起无法忍受的疼痛。

(3) 腰部活动功能障碍，多采取后突位，站立时髋、膝关节常取半屈位，两手扶膝以支撑。

(4) 检查腰部呈僵直屈曲位，患部肌肉紧张，一般无神经刺激性体征。

(5) 压痛多在棘突和椎旁关节突处，触诊可见患椎棘突偏歪，但棘突间隙无变化。

（三）诊断要点

（1）有扭伤史。

（2）结合伤后腰部剧痛，功能有障碍。

（3）X线检查可见双侧后关节间隙不等宽，或有腰椎后突和侧弯，椎间隙左右宽窄不等。

（四）治疗方法

1 手法治疗

手法治疗本病有较好的效果，能够解除滑膜嵌顿，缓解腰肌痉挛，纠正小关节功能紊乱，迅速消除疼痛，恢复正常功能等作用，是临床治疗中的首选方法。

（1）牵抖法 患者俯卧位，一助手双手拉住患者腋下，医者握患者双踝关节，作对抗牵引，持续1min，再慢慢松开。如此重复数次，然后医者用力将下肢快速地上下抖动数次，使牵引之力传递至腰部。必要时第2天可重复牵抖治疗，使其恢复功能。

（2）斜扳法 患者侧卧位，患侧在上，患侧髋膝关节尽量屈曲，健侧髋膝关节伸直。术者站于背侧，一手推臀，一手扳肩，两手相对用力，使上身旋后，骨盆旋前，令患者腰部放松，活动至最大范围时，用力作推扳动作，此时往往可听到清脆的弹响声，疼痛可随之缓解。

2 药物治疗

（1）镇痛药 阿司匹林0.5g，每日3次；消炎痛25mg，每日3次。

（2）中成药 活血止痛胶囊4粒，每日3次；伤科接骨片3~4片，每日3次。

（3）中药方剂 宜行气止痛、活血化瘀，用复元活血汤加减。

（五）功能保健

（1）急性期应适当卧床休息1~2周。

（2）症状缓解后，工作时应用腰围或宽布固定。

（3）急性症状缓解后，可适当地下床活动。

（4）1~2周后可做腰背肌锻炼，可作腰部的屈伸、侧屈和旋转等动作。

（翟羽东 张国良）

二 腰肌劳损

腰肌劳损亦称为腰背肌筋膜炎，主要是指腰部肌肉、筋膜的慢性劳累性损伤或无菌性炎性反应。本病发病缓慢，病程缠绵，多见于成年人。

（一）病因病机

1 积累性损伤

在生产劳动和日常生活中，长时间的弯腰或负重，腰部肌肉、筋膜经常反复性地受到牵拉磨损，局部出现充血或出血、水肿、渗出等炎性反应，继而痉挛、缺血，甚至粘连、纤维增生，日积月累，形成慢性损伤。

2　急性损伤转化

急性腰部损伤未经及时治疗或治疗不当，损伤的肌肉、筋膜修复不良，形成瘢痕或粘连，致使腰部功能减低且易出现疼痛，长时间持续不愈转为慢性。

3　腰椎畸形继发

先天或后天的脊柱、腰椎畸形，如骶椎腰化、腰椎骶化等以及下肢功能性、结构性缺陷，如小儿麻痹后遗症患者成年后等，使腰部某些肌肉长期处于紧张状态而致劳损。

（二）临床表现

1　腰痛

疼痛多为隐痛，时轻时重，经常反复发作，休息后减轻，劳累后加重。适当活动或变动体位时减轻，不能坚持弯腰工作，或直腰困难，需扶持才能直腰起立。

2　腰痛与气候的关系

阴雨天腰痛加剧，受凉受寒或床铺潮湿腰部沉滞重着。

3　局部压痛

骶棘肌某处压痛提示该肌或深部小肌劳损；髂嵴、骶后压痛表示骶棘肌起点损伤；臀大肌起点或臀中肌处压痛，表示该肌或筋膜劳损。

（三）诊断要点

（1）急性腰扭伤史或长期弯腰工作史。

（2）疼痛劳累后加重，休息后减轻，弯腰工作困难。

（3）肌起止点压痛、局部普鲁卡因封闭可消除疼痛。

（4）X线片除外腰椎疾患、盆腔疾患。

（四）治疗方法

1　手法治疗

（1）掌揉法　患者俯卧，术者以掌根或小鱼际部在腰骶棘肌由上到下、由外到内进行摩揉，反复3~5次，按摩时掌根用力，要求能按在患部痛点最集中的部位上，然后用拇指在患部点按拨揉3~5次。

（2）揢背法　患者俯卧，术者用揢法在脊柱两侧骶棘肌、腰骶部及痛点周围反复进行滚动。

（3）压膝法　患者仰卧，双膝合并，屈膝屈髋。术者一手固定其双膝部，一手固定双踝，利用自己的体重，有节奏地向下按压，连续5次。然后术者一手托患者臀部，一手扶膝，使患者腰臀部左右旋转摇动，以松弛腰骶两侧关节和肌肉。

2　封闭治疗

（1）醋酸强的松龙25~50mg加1%利多卡因5~10ml，痛点封闭。每周1次，3次为

1疗程。

（2）曲安缩松40mg加1%利多卡因5~10ml局部封闭。每周1次，3次为1个疗程。

3 药物治疗

（1）镇痛药 保泰松0.2g，每日3次；消炎痛25mg，每日3次。

（2）中成药 腰痛宁4粒，每晚睡前服；伸筋活络丸1丸，每日2次。

（3）中药方剂 宜舒筋活络、行气止痛。用舒筋汤加减。

（五）功能保健

1 注意劳动姿势

如劳损原因与工作姿势有关，应针对原因改变条件，避免在不良的体位下劳动时间过长。对单一劳动姿势者应定期调换姿态，改善劳动体位，防止过度疲劳。

2 限制腰部活动

腰骶部慢性劳损病人有剧痛时可卧床休息，也可用腰围制动或宽腰带加以保护，以减少疼痛。

3 减少坐位时间

长时间坐位看电视、微机操作、打麻将等都会引起腰肌疲劳，日久会造成腰部劳损，故要尽量减少坐位时间。

4 功能锻炼

对腰肌劳损非剧烈疼痛而易疲劳者应加强腰骶部功能锻炼。

（1）站立晃腰 两腿分开略宽于肩，全身肌肉放松，双手叉腰，调匀呼吸。晃腰时，先向右摇晃，后向左摇晃，幅度由小到大，左右各10次。注意上身要基本保持直立状态，晃腰时身体不能过分前倾后仰。

（2）双手攀足 全身直立放松，两腿微微分开，活动时，先两臂上举，身体随之后倾，尽可能达到后仰的最大程度后，弯腰屈曲，双手下移，尽可能触及到双脚，如此动作可连续做10次。

（3）以上两种方法，可每天早晚各活动1次，每次动作的次数以不加重疼痛，感到舒适为宜。也可结合适合自己能减轻疼痛的活动方式进行自我保健练习。

（李连泰）

三 腰椎间盘突出症

腰椎间盘突出症是由于椎间盘发生退行性改变后，在某些因素的作用下，椎间盘的纤维环破裂，髓核组织从破裂之处突出于后方或椎管内，刺激或压迫脊髓、神经根等，从而产生腰部疼痛，一侧下肢或双下肢疼痛麻木等一系列临床表现。

本病好发于20~50岁青壮年，男性多于女性，多发生在腰4、5和腰5骶1椎间盘。

（一）病因病机

1 内因

（1）椎间盘的退行性变 青少年时期，腰椎间盘的髓核含水量较多，富有弹性，缓冲力强，间盘不容易突出。随着年龄的增长，机体的发育趋于成熟，椎间盘髓核含水量逐渐减少，使椎间盘逐渐发生退化，弹性减低，继之使椎间隙变窄，周围韧带松弛或产生裂隙，形成腰椎间盘突出的内因。

（2）腰骶椎发育异常 如骶椎腰化、隐性骶椎裂、腰椎峡部不连而致的椎体滑脱，会使椎间盘长期处于非生理性受力状态，成为椎间盘突出的潜在因素。

2 外因

（1）突然的负重 突然的腰部负荷增加，尤其是在快速转腰加弯腰时，间盘受到过度的扭转力，最容易引起纤维环破裂。

（2）积累性损伤 日常工作及生活中的多次重复的轻微腰部损伤，如搬提重物等经常弯腰动作，不断作用于椎间盘，使之脆性增加，在此基础上，再加某次腰部外伤（扭伤）即可发病。

（3）疲劳受凉 有些患者无明显外伤史，腰部疲劳加之受凉感寒后腰肌痉挛，促使已退化的椎间盘突出，神经根受压，发生充血、水肿、变性而产生临床症状。

（二）临床表现

1 腰痛

90%以上的患者均有腰痛，其疼痛范围主要是在下腰部及腰骶部；其性质为持续性钝痛，平卧位时减轻，站立位及坐位时加重；轻者尚能忍受，腰部能适度活动或慢步行走，严重者腰痛剧烈，难以忍受。

2 坐骨神经痛

一般为单侧，多为逐渐发生，呈放射性，由臀部、大腿外侧至足跟。咳嗽、打喷嚏、用力大便时疼痛加剧。

3 腰椎活动受限

腰椎各方面活动，如屈伸、侧屈及旋转均有不同程度的受限，尤以伸展活动受限为重。严重者翻身困难，不能站立和行走，以至卧床不起；更甚者可出现下肢瘫痪。

4 脊柱变形

脊柱多有侧弯，侧弯凸向患侧或健侧；腰椎生理前凸减少，消失，甚至后凸，即平腰。

5 压痛

在病变间隙棘突旁有深压痛，为一侧或两侧，并沿坐骨神经走行放射。

6 直腿抬高试验阳性

患者仰卧，双下肢放平，正常时可抬高80°~90°，如果不能达到正常角度且坐骨神经有放射性疼痛为阳性。

7 感觉异常

腰4、5椎间盘突出的疼痛及感觉区在大腿后部、小腿外侧及足背部；腰5骶1间盘突出的疼痛及感觉改变在小趾、足外侧及小腿与大腿后侧。痛觉改变多为减低或痛觉过敏，少数为灼热感。

8 腱反射改变

神经根受到刺激时，反射多为亢进，有压迫而不严重时多为减弱；压迫严重时则反射消失。腰4、5病变一般为膝腱反射改变，腰5骶1一般影响跟腱反射。

（三）影像学检查

1 X线片

可有腰椎生理前凸消失或脊柱侧弯，椎间隙变窄，有的前窄后宽，相邻椎体边缘有骨质增生。

2 脊髓造影

对椎间盘突出，除X线平片作为常规检查外，在诊断有怀疑时可做脊髓造影，椎间盘突出节段有不同程度的充盈缺损。此检查准确率最高，一般在90%~96%。

3 CT检查

可有4种表现。

（1）椎管内出现突出的髓核。

（2）椎管和硬膜囊之间的脂肪层消失。

（3）神经根被推压移位。

（4）硬膜囊受压变形。

4 MR检查

可以显示髓核突出及脊髓和神经根受压情况。

5 肌电图

可用于定位。

（四）诊断要点

（1）主要依靠病史，体格检查，结合X线片等综合分析。

（2）脊髓造影、CT或MRI有助于明确诊断和定位。

（五）治疗方法

治疗分为保守治疗和手术治疗，在治疗方法上要根据病人的临床表现，结合X线片、CT或脊髓造影进行综合分析，选择最适宜的方法，其中绝大多数病例经保守治疗而能治愈。为了能够缩短治疗时间，早日痊愈，可以采取椎间盘突出切吸治疗，对保守治疗无效的病例可采取开放手术治疗。

1　**手法治疗**

（1）正骨手法　根据椎间盘突出阶段棘突有无偏歪选用以下两种方法：

1）斜搬法（棘突无偏歪）：患者侧卧，患侧下肢在上并屈曲，另一下肢伸直，术者一肘部放于髂骨后外缘，一肘推其肩前，两手拇指分别放于突出节段上下棘突旁，两肘及两手拇指向相反方向协调用力斜搬，这时可听到“咔”的响声或拇指下有松动的感觉。

2）定点旋转复位法（棘突偏歪）：患者坐于复位凳上，用皮带固定下肢或助手扶住患者下肢，术者位于患者后，以棘突向左偏歪为例，术者左手自患者左腋下伸向前方，术者右手拇指顶住向左偏歪的棘突，然后术者左手压患者颈部使腰屈曲左旋转至最大限度后，右手拇指用力推棘突向右，左右手协调用力，动作连贯自如，这时可闻及“喀噔”的复位声。最后使患者恢复正坐，术者用拇食指自上而下理顺棘上韧带及腰肌，手法结束。（图 5－13）斜搬法或定点旋转复位法隔日 1 次，间隔之日可用腰背部松解按摩手法治疗。

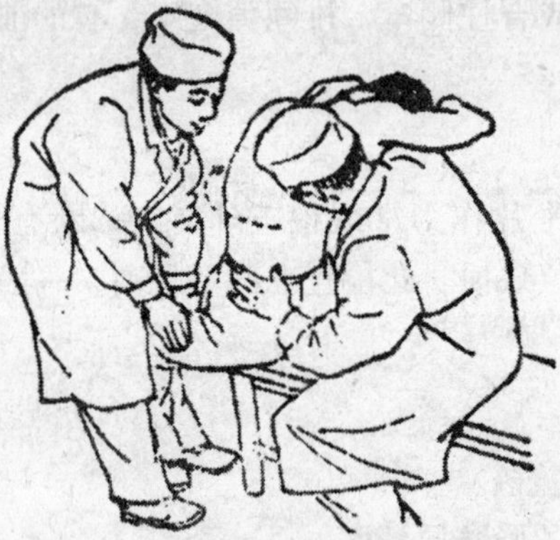

图5-13　定点旋转复位法

（2）按摩手法

1）掌揉法：患者俯卧，术者立其身旁，以手掌小鱼际在腰背脊柱两旁自上而下进行摩揉，反复 3～5 次。

2）牵按法：患者俯卧，两手把住床头，一助手在床前拉住患者腋下，一助手握住患者双踝，向两端拔伸牵引约 2min，术者立于病人一侧用拇指或手掌按压椎旁压痛点，按压时由轻到重。此法可使椎间隙增宽，髓核还纳。

3）摇法：病人仰卧，屈膝屈髋，使两膝尽量靠近腹部，术者一手扶两膝部，一手扶两踝部，将腰部旋转滚动，再将双下肢用力牵拉，使之伸直。按摩后病人多感到轻松舒适，症状减轻。

2　**封闭治疗**

对于小关节深部压痛或有神经根症状者，可选用深部封闭。

（1）小关节封闭法　俯卧位，在患部椎间隙棘突下缘旁开 1～1.5cm，先做好标志，常规消毒，以 20 或 21 号长针垂直位刺入皮肤，边进针边注射，直到接触小关节囊为止。此时术者可觉针刺处有坚韧组织感觉，再将注射器抽吸，若无回血或脑脊液，则将全部药液向关节内及其四周缓缓注入。常用药液为 1% 利多卡因 5～10ml 加曲安缩松 40mg 或强的松龙 25mg。

（2）神经根封闭法　本法实际上为小关节封闭法的继续，即在针尖刺触及小关节后，将原注射针拔出少许，逐渐向小关节内侧，紧贴小关节内壁穿过黄韧带，可感觉有一突破感，此时进针须特别缓慢，到达神经根周围，抽吸针筒，无血液或脑脊液时，即可进行封闭。有时针尖靠近神经根处，甚至发生闪电样感觉，但由于进针十分缓慢，不会刺伤神经根，往往顺神经根侧方而过，到达神经根前或其侧方。

（3）骶管硬膜外注射

1）药物：1%利多卡因 20～40ml + 地塞米松 10mg + 维生素 B_6 100mg + 维生素 B_{12} 300mg。

2）方法：患者俯卧位，小腹下垫一小枕，抬高臀部，术者用拇指摸清骶骨角，在骶骨裂孔处压印“+”标清进针点。常规皮肤消毒后，用带有 7 号针头的注射器局麻后，使针头和皮肤呈 45°角从骶管裂孔处穿刺，当有落空感时，推入少量气体，证明进入硬膜外腔，将药液缓慢推入。

（4）骶管硬膜外滴注法（骶疗）

1）药液：① 0.1%～0.2%利多卡因生理盐水溶液 150～200ml，地塞米松 10mg，维生素 B_6 100mg，维生素 B_{12} 300mg。

② 0.1～0.2%利多卡因生理盐水溶液 150～200ml，曲安缩松 40～80mg。

2）方法：患者侧卧位，骶管裂孔硬膜外穿刺成功后，接通输液管道，选用上述二组药液其中一组缓慢滴注。第二组药液作用持久，效果可靠，临床用此较多。

3　牵引治疗

（1）普通腰椎牵引床牵引。

（2）脊椎三维牵引床牵引。

4　药物治疗

（1）镇痛药　布洛芬 0.2g，每日 3 次；双氯灭痛 25mg，每日 3 次。

（2）中成药　伸筋丹 4 粒，每日 3 次；活血止痛胶囊 5 粒，每日 3 次。

（3）中药方剂

1）气滞血瘀型：宜活血化瘀、行气止痛，用逐瘀汤加减。

2）风寒湿型：宜祛风散寒、除湿止痛，独活寄生汤加减。

3）肾虚型：宜补肾壮筋、活血止痛，用补肾活血汤加减。

5　腰椎间盘突出髓核溶解疗法

髓核化学溶解疗法是用木瓜凝乳蛋白酶或胶原蛋白酶注入椎间盘内，溶解髓核及病变的髓核组织来治疗腰椎间盘突出症。因所使用的髓核溶解剂对椎间盘内组织作用有很强的选择性，主要作用于髓核，对纤维环、后纵韧带、骨和软骨盘基本没有影响，因此相对安全。应用此方法可使相当一部分需手术治疗的病人免受手术之苦，其治疗方法如下：

（1）术前准备　采用局部浸润麻醉，术前 3 日口服抗过敏药物，并在术前 30min 静注 50%葡萄糖 20ml 加地塞米松 10mg，以防过敏反应。

（2）盘内注射　病人取俯卧位，常规消毒，铺灭菌巾，用 15 号带有针芯的穿刺针在距脊柱中线旁开 8～12cm 平腰 4、5 或腰 5 骶 1 间隙与躯干矢状面成 50°～60°角，在 X 线电视监视下，缓慢进针，如要进腰5骶1间隙，穿刺针尾须向头侧倾斜30°，当针尖触及纤维环时，术者的手有触到砂砾样的感觉。穿刺针进入椎间盘后，移动X线管球或床面，从上到下再次确认穿刺椎间隙，并与病人的CT或MRI核对，准确无误后，将胶原酶1200U溶解于2ml生理盐水中，抽出1ml缓慢注入盘内。

（3）注药后10～15min再将穿刺针拔出。术后为预防感染用抗生素2～3天。取患侧在下侧卧位6小时，卧床1周后可下地活动。

6　腰椎间盘切吸术

经皮穿刺椎间盘切吸术治疗腰椎间盘突出症是一种近年来开展的一项新的技术。其治疗机理是将部分髓核摘除、切割、吸出，降低椎间盘内压力，从而减轻对神经根及椎间盘痛觉感受器的刺激，达到消除或缓解临床症状的目的。此方法有治愈快、对病人损伤小、疗效高等特点，可部分代替传统的椎间盘突出开放手术。其手术方法如下：

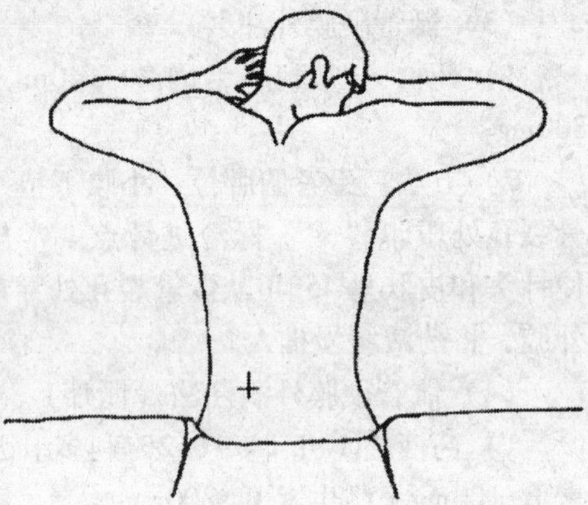

图5-14

（1）术前定位　患者一般俯卧位，腹部加软垫；使腰骶部抬高，腰部弯曲约15°～25°，使椎间隙后份增宽，以利穿刺；或取健侧卧位，在监视器荧光屏上选定病变椎间隙平面，从症状偏重一侧施术，穿刺进针点选后正中线旁开8～14cm病变椎间隙水平上，并加以标记。（图5－14）

（2）麻醉　本手术使用局麻，当进口位置确定之后，将麻药沿着髓核刀的路径注入到皮肤及皮下肌肉。局部皮肤要严格消毒后铺手术巾，用1%利多卡因行局麻，麻醉时应在透视监视下进行，避免麻醉过深麻醉脊神经。（注意：本手术禁用全身麻醉，必要时可用强化麻醉）

（3）穿刺　选用逐级式穿刺针，将φ1.2mm带芯无针座套管针与背部成20°～50°斜刺入，通过下腰部肌群进至椎间盘后缘，刺入病变椎间盘内，这是椎间盘髓核摘除术中最关键的一步。［图5－（15～18）］

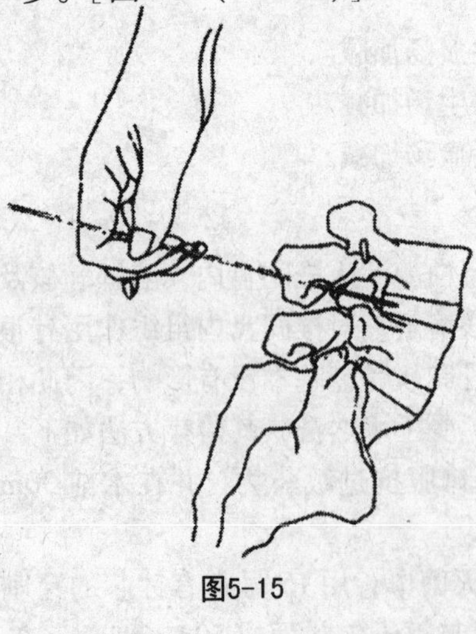

图5-15

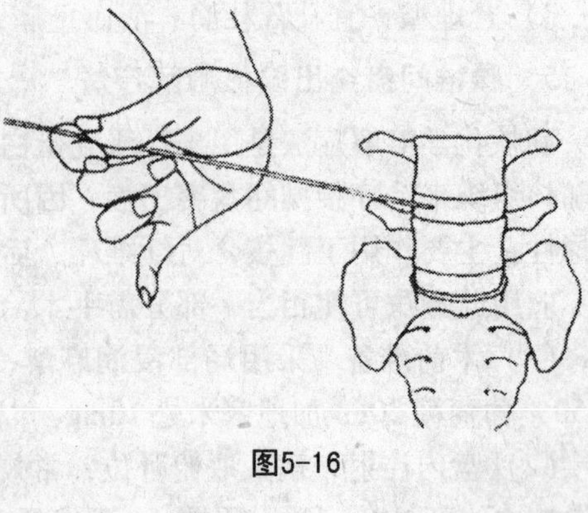

图5-16

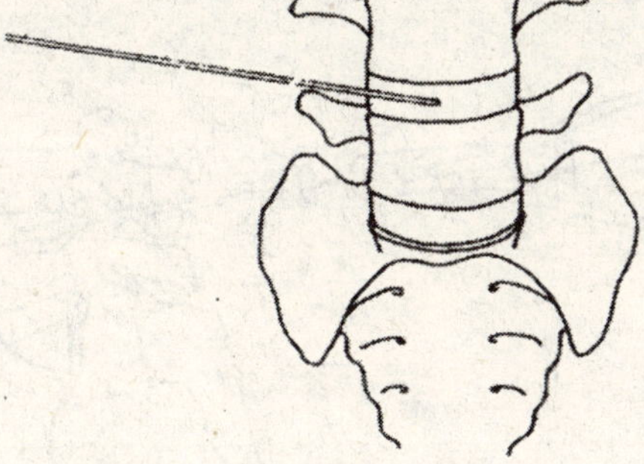

图5-17

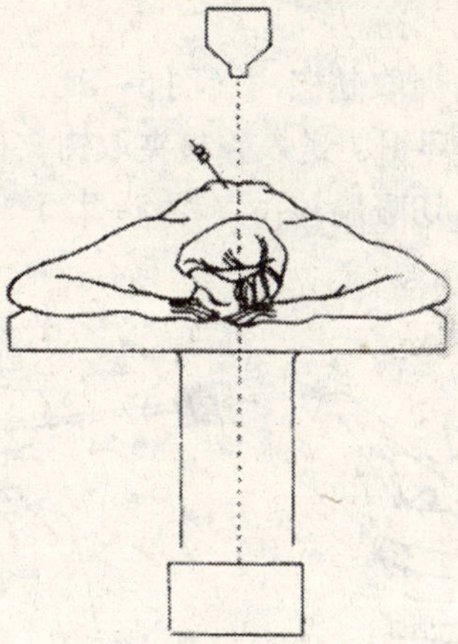

图5-18

在插入套针过程中，为了避免伤及神经根，套针在接触纤维环之前应停止，并用 X 光机检查套针针头的位置。进针过程中病人如发生神经根疼症状，则退针，调整针的方向和角度再次进入。

在穿刺开始时，套针的插入用 X 光侧位图像监视，在此图像中，大针应平行于椎骨终板，套针头位于两终板之中，当套针头刺入纤维环时，有一种突破的感觉，侧位像显示套针应位于椎间隙后 1/3 处。(如果针尖偏后，易损伤脊髓；如果针尖偏前，易损伤腹腔脏器)

（4）插入套管　等 X 线正侧位图像显示进针位置准确时，取出针芯，将套管由细至粗依次逐级插入。(图 5－19) 最终将 φ5. 6mm 带密封座工作套管送至椎间盘内 3～5mm，并予保留，余针拔出。工作套管需用手严格固定防止套管滑出纤维环外。

在逐级插入套管的过程中，应缓慢进行，注意患者是否感觉到神经根疼痛，如有疼痛，可将套管稍向后侧弯曲，以避开向前走向的神经，必要时可于术中应用镇痛药剂。

（5）切割纤维环　（图 5－20）

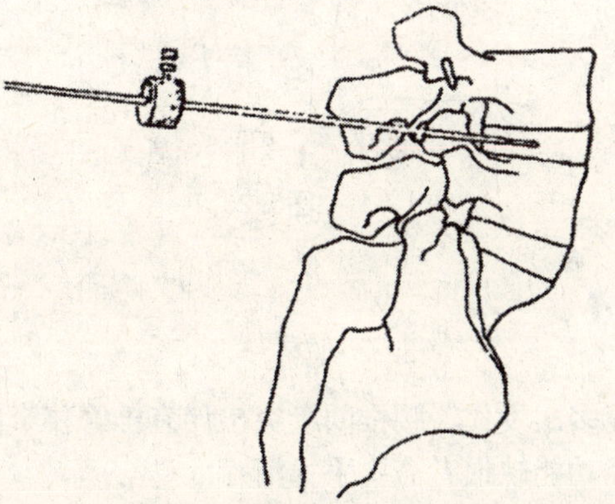

图5-19

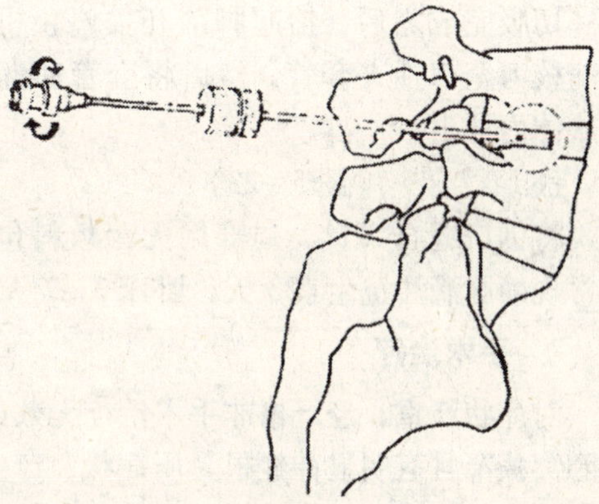

图5-20

将环锯套上套针送入套管，在使用环锯之前，应取一垂直于套管的斜位 X 光图像以证实套管的确紧靠在纤维环上。用轻微压力顺时针方向旋转环钮以切开纤维环。纤维环被切开之后，用环锯在髓核内旋转粉碎髓核，便于下一步夹取髓核。然后，环锯和套针即可从套管中抽出。注意：在抽出环锯和套针时，需对套管施加一定向前压力，以保证套管不被移动。

（6）夹取髓核　（图5－21）

退出环锯，送入髓核夹取钳夹碎和夹取髓核。

（7）切吸髓核　（图5－22）

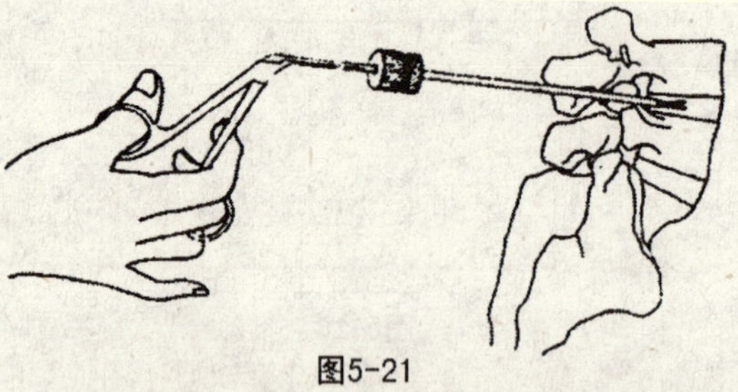

图5-21

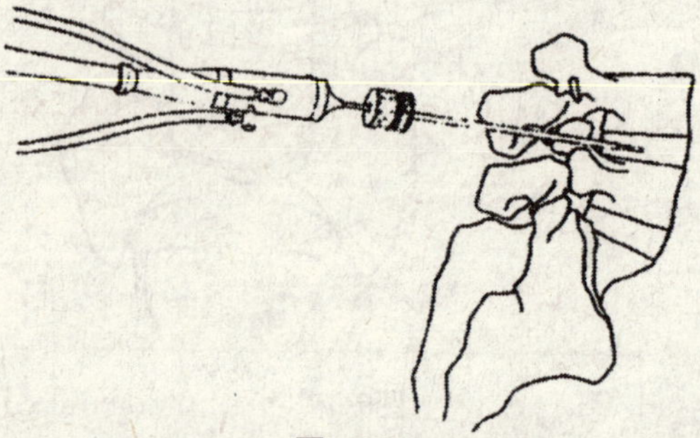

图5-22

取出夹取钳后，接冲洗用生理盐水瓶与负压吸引器，置入髓核切除器，将切割、水冲洗和负压吸引同步进行。在起动脚踏开关之前，用前后位和侧位 X 光图像证实髓核刀的位置。医生可根据髓核破碎实际状况，前后移动髓核切除器，以不同的转速及工作方式反复切割抽吸，同时不断调整其前端侧孔的方向角度，尽可能切吸出足够多的髓核组织，直至无髓核取出为止。

开始起动髓核刀时，刀的切割速度（由控制台的切割速度旋转盘控制）应放在最高处，高速切割可尽量减少髓核刀阻塞。切割一段时间之后，当髓核物质排出量降低时，可减低切割速度以利髓核排除，在髓核刀在椎间盘内前后运行时，髓核物质即被切除并吸出。

切吸完成之后，抬起脚踏开关停止机器，先将髓核刀全部抽入套管，然后将套管和髓核刀同时从体内抽出。

（8）缝合　（图5－23）

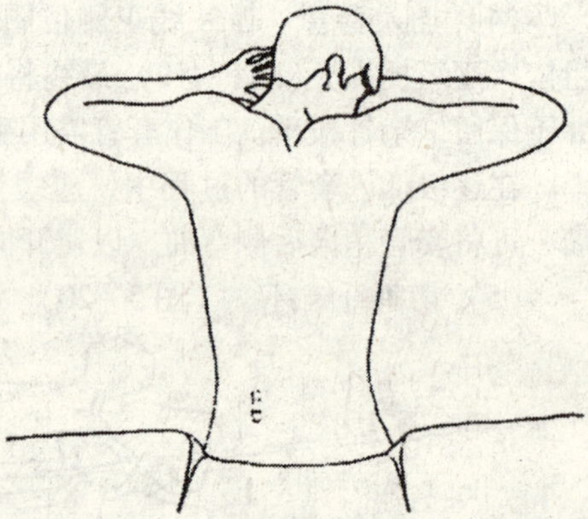

图5-23

将创口缝合一针，局部用无菌敷料包扎。术后常规静脉滴注抗生素 3 天，卧床 3～7 天。

7　**手术治疗**

对症状严重，经严格非手术治疗无效或反复多次发作，腰椎间盘突出伴有椎管狭窄或侧隐窝狭窄且有明显神经根受压症状，产生神经功能缺损者需要手术治疗。

（六）功能保健

（1）急性期应卧床休息，积极配合治疗。

（2）患者经手法、牵引、髓核溶解、椎间盘切吸治疗后，应严格遵医嘱佩戴腰围，以巩固治疗效果。

（3）避免睡过软的床，应睡硬板床且床上加厚垫。

（4）避免搬提重物或剧烈活动，防止扭伤。

（5）注意保暖，避免潮湿、着凉等。

（6）恢复期可做腰部功能锻炼。

1）腰部屈伸法：两足微开直立，两手上举伸腰，然后腰部屈曲双手触摸足尖，如此反复10次。（图5－24）

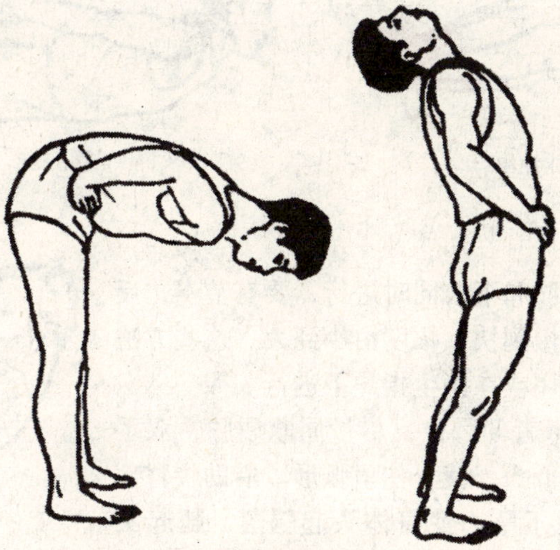

图5-24 腰部屈伸法

2）腰部侧屈法：两足微开，两手叉腰，使躯干左右侧屈活动，活动幅度由小到大，至最大限度为止，活动时腰部放松，反复10次。（图5－25）

3）腰部回旋法：两足分开，两手叉腰，做腰部环转运动，左右轮换交替，范围由小到大，缓慢进行，左右各环转5～10次。（图5－26）

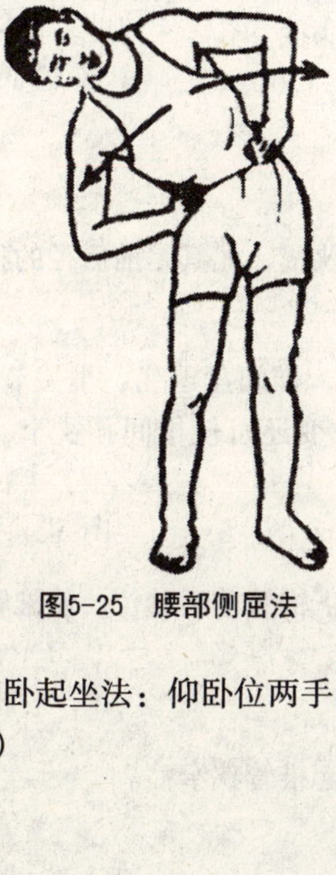

图5-25 腰部侧屈法

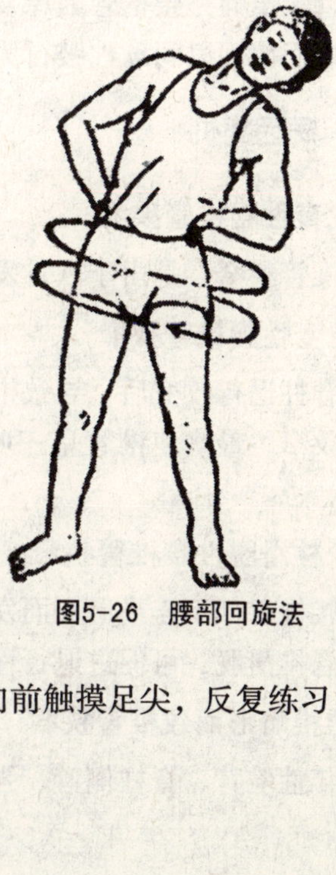

图5-26 腰部回旋法

4）仰卧起坐法：仰卧位两手向上逐渐坐起，两手向前触摸足尖，反复练习5～10次。（图5－27）

5）俯卧后伸法：俯卧位两腿伸直，两手贴在身体两侧，抬高两臂及双下肢伸直抬高，使腰部尽量后伸。（图5－28）

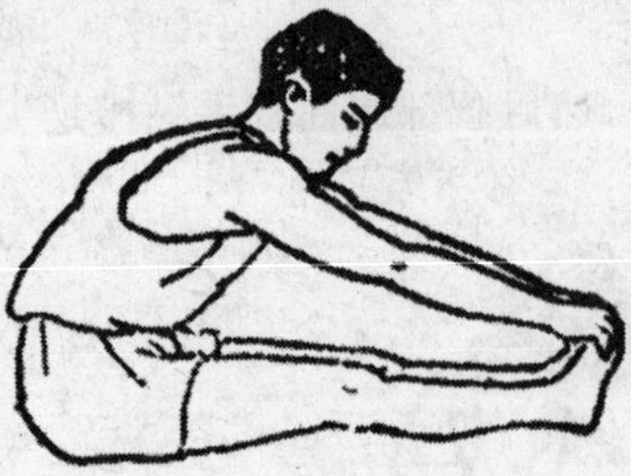

图5-27 仰卧起坐法

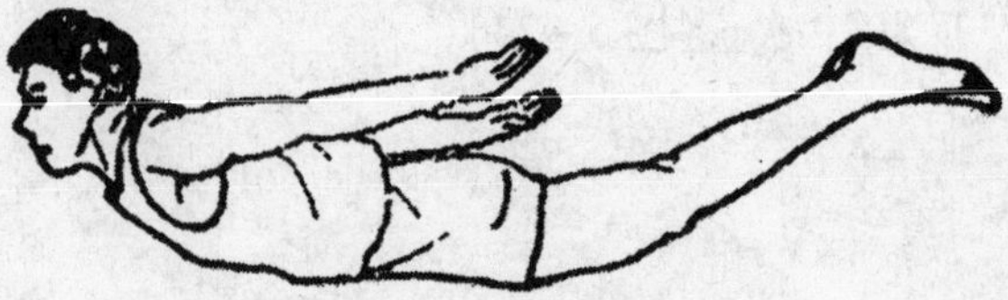

图5-28 俯卧后伸法

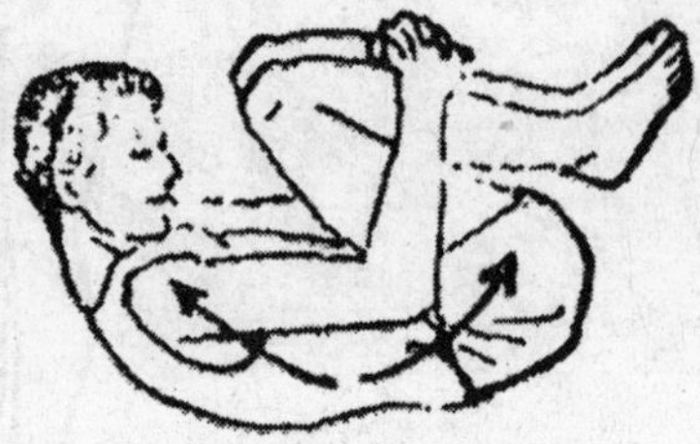

图5-29 屈伸滚腰法

动作要领是头、上肢和下肢同时进行，要有节奏，反复数次，由少到多，由慢到快，幅度由小到大。这些方法在腰痛的急性期不宜使用或在医生指导下进行。

6）屈身滚腰法：患者仰卧位，尽量屈髋屈膝，双手环抱两腿，十指相嵌，低头，使脊柱呈弧形。借助腰臀部肌肉收缩所产生的腰骶下坠力使身体头起腿落，腿起头落，交替滚动。（图5－29）

（翟羽东）

四 腰椎管狭窄症

腰椎管狭窄症是腰椎管因原发或继发因素造成椎管结构异常，管腔变窄，影响脊髓神经组织，既而出现以间歇性跛行为主要特征的腰腿痛等病症。

（一）病因病机

1 发育性腰椎管狭窄

这种椎管狭窄，是由于软骨发育不良造成的腰椎管狭窄，尤其是前后径的狭窄。

2 退变性腰椎管狭窄

由于脊柱退行改变后，导致椎板和黄韧带增生肥厚，椎间盘退变、小关节增生肥大，使侧隐窝狭窄，最终使椎管呈三叶形改变，这些病理改变还可使椎间孔狭窄，压迫神经根。

3 脊柱滑脱性腰椎管狭窄

由于腰椎峡部不连或退变而发生脊椎滑脱时，因上下椎管前后移位，使椎管进一步变窄，同时脊椎滑脱，可促进退行性变，更加重椎管狭窄。

4 腰椎畸形而致椎管狭窄

如老年性驼背、脊柱侧弯、强直性脊柱炎等均可引起椎管狭窄症。

有椎管狭窄的病人不一定都发病，只为发病的内在因素。若反复遭受外伤，慢性劳损，以及风寒湿邪侵袭等因素时引起症状而发病。

（二）临床表现

1 慢性腰痛

长期反复的腰痛，疼痛性质为酸痛或灼痛，有的可放射到大腿外侧或前方等处，多为双侧，可左右交替出现症状。

2 间歇性跛行

患者从开始走路或走了一段路程以后（一般为数百米左右），出现单侧或双侧腰酸腿痛，下肢麻木无力，以至跛行，但稍许蹲下或休息片刻后，症状可以很快缓解或消失，病人仍可继续行走，再走一段时间后，上述症状再度出现。

3 马尾神经受压

病情严重者，可引起尿急或排尿困难，甚至出现下肢肌肉萎缩，小腿外侧针刺痛觉减退或消失。如果马尾神经受压者，可出现马鞍区麻木，肛门扩约肌松弛无力。

（三）影像学检查

1 X线片

腰4、5及腰5骶1可见椎间隙狭窄、骨质增生、椎体滑脱、腰骶角增大、小关节突肥大等改变。

2 脊髓造影

可出现造影剂部分梗阻或完全梗阻，过屈位时减轻或通畅，过伸位梗阻加重。

3 CT检查

可清楚地显示椎管前后径和横径的大小，一般腰椎前后经小于10mm即为腰椎管狭窄。

（四）诊断要点

（1）多见于中年以上，男性多于女性。

（2）有腰痛和下肢放射性疼痛，步行后加重，休息后缓解，特别是间歇性跛行是其临床重要特征。

（3）脊柱畸形和活动受限较少，直腿抬高试验及加强试验一般为阳性；腰前屈姿势均可使症状缓解或消失，而腰后伸时症状加重；神经系统检查一般为阴性。

（4）结合影像学检查即可确诊。

（五）治疗方法

1 手法治疗

（1）牵腰按压法　助手两人，一人握住腋下部，一人握住患者双踝，二人用力对抗牵引；医者两手重叠在一起，置于腰椎狭窄节段处进行按压抖动10～20次。（图5－30）

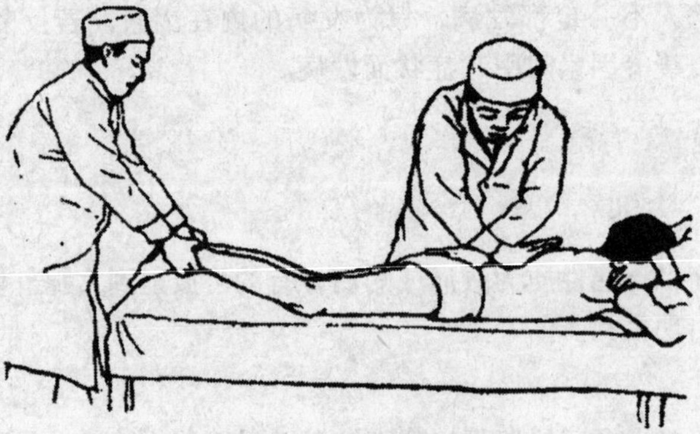

图5-30　牵腰按压法

（2）屈膝蹬腿法　患者仰卧位，术者立于患侧，以右下肢为例。术者一手托住患肢踝关节前方，另一手握住小腿后方，使患者屈髋屈膝，双手配合，作髋关节顺时针或逆时针方向旋转活动，各4~6周，然后嘱患者配合用力，迅速向上作蹬腿动作，术者顺着蹬腿的方向用力向上牵引患肢，操作4~6次。以同样的方法治疗另一侧。（图5-31）

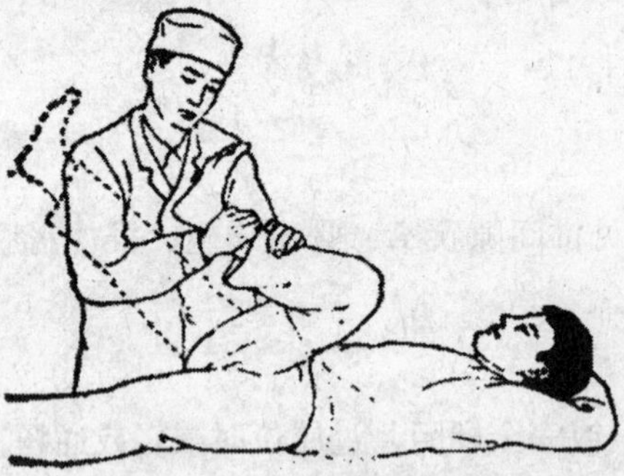

图5-31　屈膝蹬腿法

（3）直腿屈腰法　病人仰卧位，术者面对病人站立于床头一端，尽量用两大腿前侧抵住病人两足底部，然后以两手握住病人的两手或前臂，用力将病人拉向自己身前，再放松回到原位，一拉一松，迅速操作，重复操作8~12次。（图5-32）

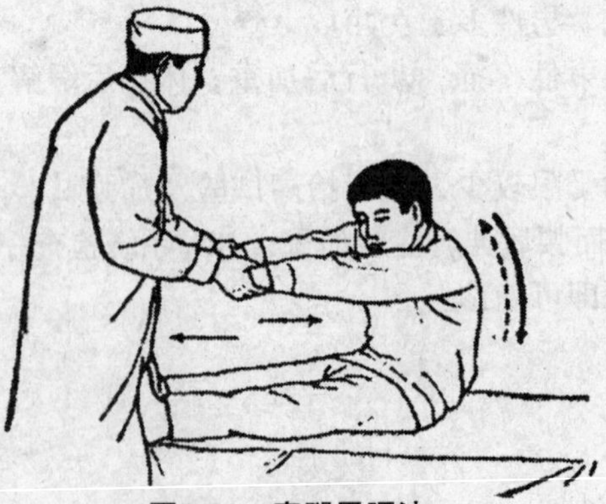

图5-32　直腿屈腰法

2 骶管硬膜外滴药

（1）0.1%~0.2%利多卡因生理盐水溶液150~200ml，地塞米松10mg，维生素B_6 100mg，维生素B_{12} 300mg。

（2）0.1%~0.2%利多卡因生理盐水溶液150~200ml，曲安缩松40~80mmg。

3 药物治疗

（1）镇痛药 布洛芬0.2g，每日3次；双氯灭痛25mg，每日3次。

（2）中成药 伸筋丹4粒，每日3次；活血止痛胶囊5粒，每日3次。

（3）中药方剂

1）肾虚型：偏于肾阳虚，宜温补肾阳，用补肾壮阳汤加减。偏于肾阴虚，宜滋补肾阴，用六味地黄汤加减。

2）寒湿型：偏于寒者，宜温经散寒，用麻桂温经汤加减；偏于湿者，宜祛寒除湿，用独活寄生汤加减。

（六）功能保健

（1）急性期应适当卧床休息2~3周。

（2）症状较重者，下床需配戴腰围，减少腰部活动，减轻疼痛。

（3）病情缓解后，应加强腰肌锻炼，增强腰肌的力量，缓解腰肌的紧张，巩固治疗效果。

（马文学）

五 第3腰椎横突综合征

腰3横突综合征是以腰3横突上附着的韧带、肌肉、筋膜劳损而导致的以腰3横突尖部明显压痛为特征，伴有臀部、大腿外侧疼痛的一种慢性腰腿痛。亦可称为“腰3横突周围炎”或“腰3横突滑囊炎”。本病多见于青壮年，好发于单侧，尤以体力劳动者最为常见。

（一）病因病机

1 急性损伤

第3腰椎位于腰椎生理前凸的顶点，为腰椎活动中心。腰椎横突位于腰椎的两侧，其中第3腰椎横突最长，横突上附着骶棘肌及腰背深筋膜，横突背面有臀上皮神经通过。因此，第3腰椎横突所附着的骶棘肌及背深筋膜所受牵拉力最大，也极易劳损和急性损伤，导致无菌性炎症反应，刺激脊神经后支的外侧支而引起横突周围及所支配区域的疼痛。

2 慢性劳损

如长期弯腰劳动中，腰3横突上附着的肌肉易发生牵拉损伤，引起局部软组织的炎性水肿、渗出，横突周围瘢痕粘连、筋膜增厚、肌腱挛缩等，并产生相应的症状。

3 慢性炎症

腰部扭挫伤使第3腰椎周围的肌肉筋膜被撕裂，经久不愈为慢性炎症或形成腰3横突滑囊炎。

（二）临床表现

（1）好发于从事体力劳动的青壮年，并常有轻重不等的外伤史。

（2）腰部一侧或双侧的慢性疼痛，晨起或弯腰时疼痛加重，稍事活动后，疼痛减轻。

（3）腰3横突尖部有明显局限性压痛，且部位固定，可向臀部或大腿外侧放射，有时可触及肌肉痉挛硬结或条索状物。

（三）诊断要点

（1）好发于从事体力劳动的青壮年，常有腰部损伤史。

（2）腰3横突尖部压痛明显，且部位固定。

（3）可放散到臀部或大腿的外侧，但并不因腹压增高（如咳嗽、喷嚏等）而增加疼痛症状。

（4）患侧拾物试验阳性。

（5）X线检查时，除腰3横突明显过长外，有时左右横突不对称，或向后倾斜。

（四）治疗方法

1 手法治疗

（1）患者俯卧位，术者立于一侧用一指禅法、㨰法在腰背部自上而下，由轻至重反复数遍放松局部肌肉。

（2）弹拨 点按腰3横突部，用力不可过猛，以患者感到较明显酸胀为度，反复进行数次。

（3）顺筋 用掌推法从腰3横突附近的肌纤维、软组织处向脊柱两侧推数次以舒筋活血。

（4）患者仰卧位，被动屈膝屈髋15次。然后牵抖双下肢结束手法。

2 局部封闭

用强的松龙25~50mg加1%利多卡因5~10ml，在第3腰椎横突尖部及周围组织作浸润注射，每周1次，2~3次为1个疗程。

3 小针刀疗法

在横突尖部找好痛点，作标记，常规消毒后，以刀口线和人体纵轴线平行进针，到达骨面时再移至尖部作横形剥离，感觉肌肉和骨尖之间有松动感即可出针。(图5-33)

4 药物治疗

（1）镇痛药 双氯灭痛25mg，每日3次；消炎痛25mg，每日3次。

（2）中成药 腰痛宁4粒，每晚睡前服；伸筋胶囊4粒，每日3次。

（3）中药方剂 宜活血化瘀、行气止痛，用舒筋活血汤加减。

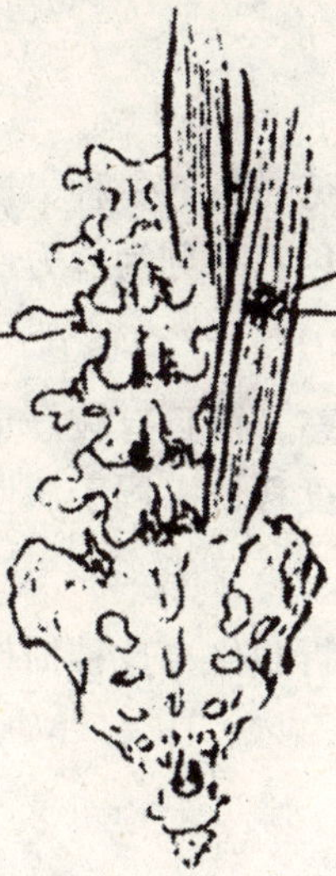

图5-33　腰3横突综合征针刀入路

（五）功能保健

1　卧床休息

初起可卧床休息，起床活动后用腰围固定，治疗期间要避免或减少腰部过度屈伸旋转活动。

2　功能练功

两足分开与肩等宽，两手拇指向后叉腰，拇指顶按腰3横突；然后腰部旋转，连续动作5～10min，最后腰后伸，双手拇指捻散腰部，以放松腰肌，解除粘连，消除炎症。

（赵育红）

六　腰椎滑脱症

腰椎滑脱是因椎弓峡部不连或脊椎骨性关节炎所致的椎体向前或向后移位，从而产生慢性腰痛等临床症状。

椎弓上、下关节突之间的部分称为峡部，椎弓峡部骨质连续性中断称为峡部不连或峡部裂。若双侧峡部不连，则将腰椎分成2个部分：一部分包括椎体、椎根、横突和上关节突；另一部分包括椎板、棘突和下关节突，亦称为椎弓峡部崩裂。若两个部分分离较远，则称为脊椎滑脱症。峡部不连乃腰椎滑脱的前期，因椎弓峡部不连所致的脊椎滑脱症，又称为真性滑脱。临床上偶有无峡部不连而致的向前或向后滑稅，称为假性滑稅。最常见腰4、5及骶1。

（一）病因病机

1　先天性

腰椎弓两侧骨化核在发育中未能连接而成峡部裂，以致腰5逐渐向前滑动至出现滑脱。

2　**崩裂性脊椎滑脱**

起因不明，但一般认为这是疲劳骨折的一种，当椎弓疲劳骨折及自行愈合，使得椎弓延长变细或是骨不连接，形成峡部裂。又称为应力性脊柱滑脱，多见于腰4~5之间。

3　**退行性滑脱**

多见于老年人，腰椎后结构完整，而且有较严重的关节突骨关节病，这种病变使关节突不稳，丧失绞锁作用，使椎体轻度移位，属于假性滑脱。

4　**创伤性**

由后伸损伤所引起的后关节骨折脱位，这种损伤不多见，实质上是脊柱的严重骨折脱位。

（二）病理

峡部缺损可发生在椎弓根、横突基底前方或后方，或位于关节突间部，即上、下关节突之间。峡部裂隙内大多为纤维软骨样骨痂，有破骨细胞，关节突外形不正常，不能直接绞锁或关节突退行性变，形成骨关节炎，变得不稳定，使关节突绞锁机制发生障碍。使上椎体于下椎体上面向前滑脱。这种滑脱常引起椎管狭窄，此时椎板下缘又附着在松弛椎板上的黄韧带增厚，骨嵴增生，围绕硬脊膜及侧隐窝内的过多纤维组织可压迫硬膜囊和马尾神经及神经根。由于间隙变窄，可使行经椎间孔的神经根被扭曲，约5%~29%可同时伴有椎间盘损伤。

（三）临床表现

1　**慢性腰痛**

一般患者在20~30岁缓慢出现腰痛，有时疼痛放射至骶髂部，甚至放射到下肢，站立或弯腰时疼痛加重，卧床减轻。但不影响日常生活，能从事一般劳动。

2　**马尾神经受压**

极少数重症患者可有马尾神经受压、下肢乏力、感觉改变和大小便障碍。

3　**出现跛行**

腰椎生理曲度明显加大，下腰后部凹，臀部后凸；行走时可出现跛行或左右摇摆。

4　**叩击痛**

患部腰椎棘突压痛，叩击痛阳性，直腿抬高验阳性。

（四）影像学检查

1　**X线表现**

（1）正位片　一般不易显示病变区。在椎弓根阴影下有一密度减低的斜形或水平裂隙。如有滑脱，滑脱椎体高度减低。

（2）侧位片　显示上位椎体对下位椎体发生水平位移。滑脱椎体前后径，即向棘突顶端至椎体前方的距离比上节正常脊椎为长。测 ullman 征，正常第 5 腰椎体不超出骶骨面的向上垂直线，而滑脱椎体则超出这垂直线。将骶骨面分为 4 等份，每超出一等份即为一度。

（3）斜位片　腰椎斜位片示上关节突犹如“狗耳”，横突犹如“狗嘴”，下关节突犹如“狗前腿”，关节突间或峡部犹如“狗颈”。若狗颈见斜形或纵行裂隙或似系上颈结，表明关节突间断裂，峡部断裂，峡部断裂腰 3 最多见，腰 4 和腰 5 较少。

2　**CT 检查**

显示关节突肥大、内聚、骨赘和椎间盘膨出，椎管和侧稳窝狭窄。

（五）诊断要点

腰椎滑脱的诊断，主要根据 X 线表现结合慢性下腰痛等症状即可明确诊断。

（六）治疗方法

1　**手法治疗**

（1）推理法　患者俯卧位，两下肢伸直，术者立于其左侧，用两手掌或大鱼际自上而下地反复推理腰椎的骶棘肌，直至骶骨背面或臂部的股骨大转子附近，并以两手拇指分别点按两腰骶后关节。

（2）牵腰法　患者俯卧，两手紧抱床头，术者立于床尾，两手分别握住其两下肢的踝部，沿纵轴方向进行对抗牵引。反复 4 ~ 5 次。

（3）滚腰法　患者仰卧，屈髋屈膝，使膝尽量靠近腹部。术者一手扶两膝部，一手扶两踝部，使腰部过度屈曲，再将双下肢用力牵拉伸直。

（4）对某些发生滑脱不久的年幼患者，可在麻醉下行手法复位，使患者平卧，腰部悬空。双髋、双膝屈曲 90°，分别在小腿后上侧及腹部悬挂重物，利用躯干下压的重力将向前移动的腰椎复位。

2　**牵引治疗**

应用腰椎牵引床牵引，椎体向前滑脱者采取俯卧位，椎体向后滑脱者采取仰卧位，患椎部垫一小垫，有利于滑脱回位。牵引重量，因人而异，瘦弱之人重量要轻，肥胖人重量要适当加重，由 15kg 开始，并可逐渐增加牵引重量，以病人能忍耐为宜。隔日 1 次，10 次为 1 疗程，可连用 2 ~ 4 个疗程。

3　**手术治疗**

对腰椎滑脱明显，腰痛较重，经长期非手术治疗仍不见效可行手术治疗。

4　**药物治疗**

（1）镇痛药　氯唑沙宗片 0.2g，每日 3 次；布洛芬 0.2g，每日 3 次。

（2）中成药　健步虎潜丸 1 丸，每日 3 次；伸筋活络丸 1 丸，每日 2 次。

（3）中药方剂　寒湿腰痛宜散寒行湿、温经通络，用甘姜苓术汤加减。瘀血腰痛宜活血化瘀、理气止痛，用身痛逐瘀汤加减。肾虚腰痛偏阳虚者，宜温补肾阳，偏阴虚者宜滋补肾阴；偏阳虚者用右归丸，偏阴虚者用左归丸。

(七)功能保健

(1)急性外伤性腰椎滑脱，或年幼的腰椎弓崩裂者，经手法复位满意后，在施行双侧石膏裤固定时，两髋应保持屈曲位置，以维持腰椎屈曲位。

(2)症状较轻者，在工作和日常生活中可用宽腰带或腰围固定，以加强下腰的稳定性。

(3)注意加强腰背力锻炼，但要注意防止腰过伸活动。

(郑素贤)

七　强直性脊柱炎

强直性脊柱炎是一种主要侵犯脊柱以及周围关节的慢性进行性炎性疾病，受累关节可发生纤维性或骨性强直，是较常见的腰背痛疾病之一。

本病多见于男性，男女比约为10:1，以青年发病为主，在我国发病率为0.3%。

(一)病因病机

1　遗传因素

强直性脊柱炎的HLA－B27阳性率高达90%~96%，家族遗传阳性率达23.7%。

2　感染因素

泌尿生殖系感染是引起本病的重要因素之一，盆腔感染经淋巴途径播散到骶髂关节再到脊柱，还可扩散到大循环而产生全身症状及周围关节肌腱和眼色素膜的病变。

3　自身免疫因素

免疫活细胞由于自发突变或病毒感染、化学药物等外因影响而突变，形成可与自身抗原起反应的新免疫细胞，丧失识别自身或非已的能力，耐受性就受到破坏，将自身体内的物质误认为外来非已的东西，引起免疫反应而发病。

4　内分泌失调

体内代谢障碍及内分泌排泄的异常与类风湿性关节炎的发展有关。

5　慢性炎性

炎性改变多侵蚀脊柱附近的关节滑膜、关节囊、韧带及肌腱附着部位，开始有充血、水肿及细胞浸润，逐渐形成肉芽组织，关节软骨破坏形成纤维组织，同时关节囊、韧带和肌腱亦受肉芽组织侵蚀、破坏、增生、纤维愈合和新骨生成，最后完全骨化，严重时关节突关节，棘上、棘间韧带，前后纵韧带和纤维环外层也骨化，在韧带附着处向外隆起，使脊柱呈“竹节”状。

(二)临床表现

(1)初起时症状轻微，易被忽视。

(2)下腰背酸痛　病变一般由骶髂关节开始，最早出现下腰背酸痛，不能久坐，随着病变的发展，疼痛范围向上扩展。

（3）腰椎活动受限 早期弥漫性腰痛、僵硬，逐渐发生腰部屈伸旋转活动受限。

（4）如病变侵犯胸椎，则有呼吸不畅、肋间神经痛、不能咳嗽或打喷嚏。

（5）如累及颈椎可表现颈椎炎，疼痛明显，颈部肌肉痉挛，以后活动受限，后期可见到肌肉萎缩。

（6）大部分患者最后脊柱强直，出现程度不等的驼背畸形。

（三）X 线检查

（1）一般在病后 3 个月左右才出现 X 线变化。

（2）骶髂关节最早出现改变，早期为骶髂关节下 1/3 骨质疏松，关节轮廓模糊，软骨下方有磨沙玻璃状改变，继而边缘不整，关节间隙变窄，甚至消失。

（3）胸、腰椎呈骨质疏松，小关节轮廓模糊，边缘不清晰。椎间盘纤维环、前纵韧带、后纵韧带等出现钙化，呈纵向骨赘状，以后使相邻椎体相互连接，形成“竹节”状脊柱。

（四）诊断要点

（1）下腰痛及僵硬超过 3 个月，休息可缓解。

（2）腰部活动受限。

（3）胸痛僵硬，扩张受限。

（4）有两侧骶髂关节受累等 X 线所见。

（五）治疗方法

1 手法治疗

目的在于帮助脊柱恢复运动功能、缓解疼痛、减轻僵硬、防止驼背畸形的发生或减缓畸形的发展。

（1）俯卧按压法 在患者上胸部及大腿前方分别垫 2 个枕头，使前胸及腹部悬空，两手臂屈肘置于头前。术者站立于旁，两手掌重叠在背部自脊柱由上而下按压，按压时要配合病人呼吸，当呼气时向下按压，吸气时放松，反复按压 5～10 遍。

（2）坐位扩胸法 嘱病人两肘屈曲，托于后枕部，两手指交叉握紧。术者站于背后，以膝部抵住患者背部，再以两手握住患者两肘，作向后牵引及向前俯的扩胸俯仰动作。在进行这种动作时，嘱患者要配合呼吸运动，前俯时呼气，后仰时吸气，反复 5～8 次。

以上两种手法隔日 1 次，10 次为 1 疗程，可坚持 2～3 个疗程。

2 牵引治疗

（1）仰卧位牵引 对中度畸形，甚至重度畸形，当关节突关节及各韧带尚未骨化前，可行下肢牵引。在患者头颈、背部及下肢先适当垫起，床脚抬高 15～20cm，于每侧下肢悬吊重锤 4～5kg。以后逐渐撤离垫物，在能耐受范围坚持 20～30min，每日 3 次，上下午及晚间睡前各 1 次。如进行顺利，每 2～3 日每侧可增加重量 0.5～1kg。

（2）俯卧位牵引 如患者能耐受，俯卧位牵引效果更好，因在这种体位，躯干重力有下压驼背畸形的作用。牵引2~3周后无明显效果时，可以考虑手术治疗。

3 药物治疗

(1) 消炎止痛药

1) 消炎痛25mg，每日3次，每日总量不超过150mg为宜。

2) 保泰松100~200mg，每日3次。

3) 阿司匹林1g，每日3次。

(2) 中成药　雷公藤1~2片，每日3次，1个月为1疗程，连服1~2月。

(3) 中药方剂　中医认为本病为骨痹，可按以下分型施治。

1) 风湿型：疏风解表，祛湿通络，方用羌活胜湿汤加减。

2) 寒湿型：温经散寒，祛湿通络止痛，方用乌头汤、附子汤加减。

3) 湿热型：清热祛湿，宣痹止痛，方用宣痹汤加减。

4) 热毒型：清热解毒，凉血止痛，方用败毒散加减。

5) 痰瘀型：祛痰散瘀，通络活血，方用趁痛散加减。

(六) 功能保健

(1) 在急性发作期应卧床休息，宜仰卧或俯卧，不宜用高枕头，每天1~2次轻柔地活动关节，减轻关节挛缩。

(2) 当急性期过后，逐步离床开始锻炼活动，应注意站立及坐位姿势，不要长久站立，不坐矮凳，以免脊柱前屈。工作时应注意尽量避免弯腰较久，更不宜做蹲位工作，在此期间，亦可应用钢制支架或石膏背心以防畸形发生。

(3) 要注意饮食调养，多食富于营养的食物，给充分蛋白质及大量维生素C，且易于消化食物。

(4) 冬季要注意保暖，防止感冒。

（张金叶）

八　骶椎裂（脊椎裂）

脊椎裂系为胚胎时期成软骨中心或成骨中心发育障碍，椎骨的两侧椎板后部未靠拢互相融合，在后正中线处遗留一缺损性裂隙。脊椎裂有脊膜或脊髓自裂隙处膨出，称显性脊椎裂，无组织膨出，称隐性脊椎裂。

隐性脊椎裂多发生在骶1或腰5，发生率分别为11%及6%，一般并无症状，但由于棘突缺如，棘上韧带失去了依附，以致减弱了腰骶关节的稳定性，故容易发生劳损而产生慢性腰痛。

(一) 病因病机

(1) 在胎儿3~4周时，胚胎背侧出现神经沟，逐渐加深闭合形成神经管，以后逐渐发育成整个中枢神经系统。

(2) 神经管中胎层向内生长，将神经管与外胎叶被膜分开，在神经管之前为硬细胞柱——脊索，围绕脊索生长椎体，从每个椎体向后伸出两个突出围绕神经管生成为椎弓，弓的两半在后侧融合，形成椎骨。

(3) 在胚胎发育过程中，由于某种原因改变其正常环境，如子宫内膜炎导致脊髓积水，压力相对增高而使闭合的神经管裂开，影响椎弓在后侧融合，出现融合残留间隙，形成脊椎裂。

(二) 临床表现

(1) 多数无症状，仅少数隐裂的患者，因局部结构薄弱，容易发生劳损而产生慢性腰痛或伴有会阴部疼痛的不适。

(2) 骶椎裂部与马尾神经之间发生粘连可出现马尾神经受压症状，表现为扩约肌功能失调，可有遗尿症、尿失禁、尿潴留、大便困难等。

(3) 腰骶部仔细触诊有的可摸到软弱部分，局部压痛，少数患者有腰骶部皮肤及皮下组织异常，如局部皮肤色素沉着，皮肤小凹，见有稀疏的短毛或浓厚丛生的长毛等。

(4) 如果见有腰骶部的血管瘤或脂肪瘤，应想到其深部可能有脊椎裂。

(三) 诊断要点

(1) 腰骶部隐痛，时轻时重，劳累后加重，休息后减轻。

(2) 腰骶部压痛，与隐裂部位相辅。

(3) 重症可出现马尾神经受压症状。

(4) X 线片检查　可见骶 1 或腰 5 椎板闭合不全，部分病例可伴有腰椎骶化或骶椎腰化等其他畸形。

(四) 治疗方法

1　手法治疗

(1) 松筋法　术者可在腰骶部用㨰法、推理法解除肌肉痉挛。

(2) 后扳法　患者俯卧位，医者站在患者身旁，用一手按压腰骶隐裂处，另一手托起患者一侧下肢，用力向后扳动，术者两手要协调用力，往往可闻及弹响声。用同样方法扳动另一侧下肢，也可将两侧下肢同时向上扳动。此手法如能得当，做完后病人即刻疼痛减轻或消失。

2　封闭治疗

对隐裂处疼痛，压痛明显者给予局部封闭。

3　骶疗

对骶椎裂引起的腰骶部痛伴会阴部疼痛或马尾神经牵拉刺激症状者给予骶疗。

4　手术治疗

对神经损害严重，可行手术治疗。

5　药物治疗

(1) 镇痛药　布洛芬 0.2g，每日 3 次；氯灭定 0.4g，每日 3 次。

(2) 中成药　舒筋活络丸1丸，每日2次；健步虎潜丸1丸，每日2次，口服。外用狗皮膏、伤湿止痛膏等。

(3) 中药方剂　治宜补益肝肾，通经活络，祛风胜湿，用独活寄生汤加减。

(五) 功能保健

(1) 症状较重者应卧床休息。

(2) 避免弯腰搬抬重物。

(3) 下床活动时需佩戴腰围。

(4) 平时可坚持倒着走，每天1次，每次10min。

(5) 加强腰背肌锻炼，做直腿抬高、腰背后伸等动作。

（徐树雷）

九　腰椎退行性骨关节病

腰椎退行性骨关节病亦称增生性脊柱炎、肥大性脊柱炎，是中年以后发生的一种慢性病变。退行性变发生于椎体、椎间盘和小关节。椎体边缘的唇样变或骨刺形成，是诊断名称的由来，也是诊断本病的标志和依据。

本病是临床上常见多发病，多见于中老年人。

骨质增生的产生是一种生理性的保护性改变，故一般可无症状表现或在初发生时有些疼痛和不适，至已发展成熟后，症状时常消退，但如有继发因素容易造成增生处及周围损伤，从而出现腰痛及下肢痛等表现；骨质增生亦可作为一种病理因素刺激或压迫周围组织，引起相应症状，后缘骨质增生可压迫脊髓，亦可在椎间孔处压迫脊神经根。

临床上对患者的症状和体征必须仔细检查分析，不可轻易地把腰痛和腰椎骨质增生联系在一起，以免延误病情或给患者造成不应有的精神负担。

(一) 病因病机

1　椎间盘退化缩窄

椎间盘在约20岁时即发育完善，但因缺乏直接血液供应，仅有淋巴液自其上下椎体松质骨间隙经过软骨板渗入间盘中，营养较差；又因负重大及运动多，故磨损较多，退行性变较早。一般患者自21~30岁椎间盘即开始发生退行性变，表现为髓核逐渐脱水及变为浓稠，间质中的有形成分增多，纤维环化生为纤维软骨。随着年龄的增长，即将导致椎间盘间隙缓慢变窄，有时甚至近乎消失。椎间盘退行性变为多发性椎体边缘骨唇增生形成之前奏。

2　椎体边缘骨唇形成

产生骨唇的原因基本上系因椎间盘髓核逐渐脱水，膨胀力减低，加之体重或负重压力使该间盘缩窄，纤维环向四周挤压，则在椎间盘隆起处的韧带前方、侧方及后方等，但以前侧方为多，与椎体边缘骨质被少许推开，形成小三角形空隙，一定量渗血及成骨细胞进入其中，通过逐渐骨化过程，即形成骨唇。随病理变化逐渐深化、扩大，骨唇即逐渐增长。此即椎体边缘骨质增生形成的机理。

3 关节突关节的退行性变

椎间盘退化，椎骨之间连接作用减弱，腰椎失稳，甚至导致关节突半脱位。椎间盘缩窄后，关节突关节因负重增加发生较多重叠，上位椎骨的下关节突尖部压在下位椎骨的椎板上，引起骨性反应，或在峡部形成一个骨嵴，严重时椎板上可造成凹陷；同时，关节突关节囊变厚，并逐渐增生钙化，在X线片上可以见到。

4 骨赘的易发部位

骨赘可发生于任何椎体的边缘，但由于腰段脊柱以腰4、5，腰5、骶1受的压力最大，故在此处发生椎间隙狭窄和骨赘形成为多见。就每一椎体边缘来讲，相邻上位腰椎的前下缘和下位腰椎的前上缘较多，后缘较少，这主要是椎体前缘受压的程度不同所致。

5 继发于腰损伤

骨质增生一经形成，一般不能被吸收或消失，但临床上常有两种结果，一是虽有骨质增生，但没有临床症状；二是既有增生，又产生与增生相关联的临床症状。这是因为大多继发于腰部损伤，如腰椎的扭伤挫伤、长期重体力劳动所致的慢性劳损、日常生活中姿势不正、慢性损伤等因素均能导致椎间关节和椎间盘负荷不均匀，滑膜、关节囊韧带等组织充血、水肿、渗出、肿胀，从而产生疼痛、活动受限等表现，成为本病的继发因素。继发因素和滑膜、关节囊、韧带等组织充血、水肿、渗出或肿胀是临床治疗能够获愈的病理基础。

6 中医学认为

此病主要是肝肾阴虚，因肾生髓，髓者骨之充也，即肾主骨。肾气虚腰部之大骨亦虚。因髓少不养骨，故肾虚可造成骨痛。同时因肝主筋，筋附骨，肝血濡养筋脉，如肝血不足则筋失所养，而出现肌肉拘紧、腰屈伸不利等。

（二）临床表现

（1）大多数腰椎骨质增生的患者可以长期没有症状。

（2）往往因轻微扭伤、过度劳累、搬提重物，或偶然的无意识腰部不协调动作而诱发本病。

（3）有的患者开始时出现腰背部酸痛、僵硬，休息后、夜间、晨起时往往加重，稍活动后疼痛减轻，但活动过多或劳累后则疼痛加重。天气寒冷或潮湿时症状常加重。

（4）严重时腰部活动、翻身均感困难，有时可有反射性疼痛，并沿神经根分布。

（5）检查时可见脊柱外观变形，表现为圆腰、腰椎的生理前凸减小或消失，脊柱活动受限，严重者腰部肌肉僵硬强直，呈板状。

（6）腰骶部两侧有广泛压痛，有时沿臀上神经和坐骨神经的经路有压痛，甚至表现出神经根受压症状，如直腿抬高试验阳性，患侧下肢有麻木感，小腿外侧或内侧痛、触觉减弱，膝或跟腱反射减弱或消失。

（三）诊断要点

（1）本病多见于中老年人。

（2）有慢性腰痛病史，或原无腰痛，外伤或扭伤后产生腰痛。

（3）X线表现为诊断腰椎骨质增生的主要依据。

1）摄正、侧位X线片，可见腰椎体边缘有唇状骨质增生，边缘角形成骨赘，严重者形成骨桥。

2）椎间隙变窄或不对称，有的椎体下沉，后关节套叠，或在过伸、中立及过屈腰部的侧位X线片中，椎体有骨移现象，呈阶梯形改变，即假性滑脱。结合X检查发现腰椎骨质增生，且临床表现与骨质增生有直接连带关系即可确诊。

（四）治疗方法

1　手法治疗

根据病情和患者具体情况，可选用以下治疗手法。

（1）患者俯卧位，术者立于患者身侧，用双手掌根在腰骶部脊柱两侧自上而下反复推压揉按3～5遍。

（2）术者用两手拇指点按肾俞、气海俞、关元俞。伴有腿痛时，点按环跳、委中、承山、阳陵泉。

（3）用㨰法施于腰部病变处及腰椎两侧，有下肢牵涉痛者，㨰法自臀部沿股后面向下至小腿，同时配合下肢后抬腿动作。

（4）患者两手紧握床头，术者双手握住患者小腿双踝牵引2～3min，然后用力上、下抖动5～10次。

（5）患者侧卧，术者立于患者前方作斜扳法活动腰椎，左右各1次。

（6）患者仰卧，术者将患肢小腿抱于腋下，用力抱住患肢向上、向下、向内作牵引运动，操作3～5次，必要时依同法作另一侧。

（7）患者站立，嘱其作腰部屈曲、后伸、左右侧弯和腰部旋转活动。然后术者用擦法施于腰骶部及两侧。

2　药物治疗

（1）镇痛药　氯灭痛0.4g，每日3次；双氯灭痛25mg，每日3次。

（2）中成药　壮骨关节丸6g，每日3次；伸筋胶囊4粒，每日3次；抗骨增生胶囊5粒，每日3次。骨质增生一贴灵、狗皮膏等外用。

（3）中药方剂　寒湿腰痛宜散寒行湿、温经通络，用独活寄生汤。瘀血腰痛宜活血化瘀、理气止痛，用身痛逐瘀汤加减。肾虚腰痛宜补肾壮骨、活血止痛，用补肾活血汤。

（4）手术治疗　腰椎骨质增生症手术适应证极少，手术治疗主要限于经长期非手术治疗无效，而有脊髓、神经根严重压迫症状者。

（五）功能保健

（1）急性期疼痛较重，活动时需佩戴腰围，以减轻疼痛。

（2）在急性期过后，即可进行腰背肌保健，常用的动作有风摆荷叶、浪里荡舟、双手攀足、前俯方掌、喜鹊登枝、抱膝滚背、燕飞点水、大转腰等。

（3）可用保健健身锤在腰背部督脉和膀胱经部叩打。叩打原则是先轻后重，先慢后快；先在痛点周围部叩打，最后再重点在痛点处叩打。保健锤叩打的作用与按摩作用相同，能活血通络、化瘀止痛、解除临床症状。

（4）经常性地去浴池洗身、擦背，水的温度要适当地高一点。

（5）可配合腰部自我按摩。用自己双手拇指按压肾俞穴，每天两回，每回10次；也可用拳头有节奏地捶后腰部；经常性地脐腹部丹田穴摩揉，男的按顺时针方向转动，女的按逆时针方向摩揉，以脐周丹田为中心，由小往大螺旋形转三十六圈，上不过胸骨端，下不逾耻骨。摩揉完后手掌放于丹田部，作深吸气和深呼气运动，运动要缓慢，手掌有意念性地在腹部上下起浮，最后将手掌轻轻地按在丹田部稍许，练功完毕。

（韩朝煜）

十 骶髂关节扭伤

骶髂关节扭伤，是骶髂关节周围韧带被牵拉引起的损伤。临床上较多见，常造成腰部疼痛，甚至坐骨神经痛，多见于中年以上患者。

（一）病因病机

骶髂关节是一个极稳定的关节。骶结节韧带、骶棘韧带和骶髂前韧带，能稳定骶椎，限制骶椎向骨盆内移动，因而骶髂关节只有极小量的有限活动。当直立姿势时，体重由躯干上部向下传达至骶骨，可使两髂骨相互分开，或使骶骨有向后下移动的趋势。骶骨的这种移动，可牵引韧带，特别是强大的骨间韧带，使骶髂关节更紧密地对合，更增加了关节的稳定性。因此，人们虽然经常负重，但造成骶髂关节扭挫伤或移位者较少。只有在受到较大暴力的冲击下，才能推动骶髂关节超过生理所允许的活动度，引起关节周围的肌筋、韧带损伤而发病。当弯腰拾取重物时，下肢因髂肌紧张，牵拉坐骨向下向前，髂骨被旋向后，易引起骶髂关节扭伤。女性骶髂关节活动范围较男性大，在妊娠时，由于内分泌的改变，骶髂关节附近的肌筋和韧带变得松弛，体重和腰椎前凸增加，易于发生骶髂关节的慢性劳损。此外，解剖结构的变异，如第5腰椎横突骶化，特别是在单侧横突骶化的情况下，在劳动和生活中常可导致用力不平衡而使一侧骶髂关节发生急性扭伤或慢性劳损。

（二）临床表现

1 患侧骶髂关节疼痛

疼痛常放射到臀部和股外侧，有的甚至放射到小腿外侧，并常有患侧骶棘肌的痉挛。

2 行走跛行

患肢不敢负重，行走跛行，甚至不能单独直立行走，在扶撑下侧身用手掌保护患侧骶髂部始可勉强行动，上下阶梯时需健侧下肢先行走。

3 躯干向患侧倾斜

患侧下肢不能支持体重，躯干向患侧倾斜。站立时弯腰疼痛加剧，并受限。患者常以健侧臀部坐凳，疼痛严重者，需用双手分别撑住凳子的两侧，以减轻疼痛，但坐位弯腰时不甚疼痛，这是因为腘绳肌松弛之故。

4　**腰椎侧弯**

腰椎可有侧弯且凸向健侧，腰肌紧张。患侧骶髂关节周围有较广泛的压痛，髂后上、下棘之间有明显压痛。

5　**临床检查方法**

（1）旋腰试验　患者取坐位，两手扶其项部，检查者站立于患者背后，双手扶其两肩作左右旋转，使患者腰部产生向左的旋转活动，患侧骶髂部有明显疼痛者为阳性。

（2）“4”字试验　患者取仰卧位，检查者把患侧外踝放于健侧髌骨处，然后将膝向外侧移动，一直移到膝与床面相接触。患侧骶髂关节疼痛加剧者为阳性。

（3）骨盆分离试验　患者取仰卧位，检查者双手放在左右髂前上棘，向后用力挤压，若患侧骶髂关节疼痛加剧者为阳性。

（4）屈髋屈膝试验　患者仰卧位，将健侧下肢伸直，患侧下肢髋、膝关节屈曲，使骶髂关节韧带紧张，患侧疼痛加剧者为阳性。

（三）诊断要点

（1）患者有急性骶髂关节损伤，或慢性下腰部劳损史。

（2）根据临床表现。

（3）X 线检查　急性骶髂关节扭伤 X 线片常无特殊改变；慢性扭伤或劳损，可有骨性关节炎改变，关节边缘骨质密度增加。

（四）治疗方法

本病的治疗方法与腰扭伤基本相同。以手法治疗为主，辅以药物、理疗等方法。

1　**手法治疗**

按摩治疗本病常能收到良好的效果。基本手法是先点按委中、大肠俞、关元俞、阿是穴，然后进按压、揉摩、搓擦、揉捏、提拿等手法，以缓解肌肉痉挛，减轻疼痛。具体手法参阅急性腰扭伤。

2　**固定方法**

损伤轻微不需固定。损伤较重者需卧床静养 1～2 周。

3　**练功疗法**

加强腰骶部肌肉功能活动，以增强肌力，使腰骶部的稳定性增加，减少损伤的发生；同时也可防止形成慢性劳损。

4　**药物治疗**

中药治疗以舒筋活血、散瘀止痛为主，可选用复元活血汤、和营止痛汤等加减。外可贴跌打损伤膏等。

5　**其他治疗**

理疗、热敷、局部痛点封闭均有一定疗效。

（张玉坤）

十一 骶髂关节错缝

骶髂关节错缝是指骶骨与髂骨的耳状关节在外力的作用下，造成其周围韧带、肌肉损伤和超出生理活动范围，使耳状关节面产生微小移动而不能自行复位者。临床较为常见，是腰腿痛的常见病因之一。本病好发于青壮年女性，若治疗不当，或耽误治疗，可引起持续性的下腰痛。

骶髂关节是人体负重的枢纽，脊柱所承担的重量通过骶髂关节传导到下肢；足和坐骨结节所受之外力也通过骶髂关节传导到躯干。但骶髂关节结构稳定，活动范围微小，没有强大的外力作用是不易产生错缝的。

（一）病因病机

1 暴力损伤

如突然跌倒，单侧臀部着地，地面的作用力通过坐骨结节向上传导，而躯体向下的冲击作用力通过骶髂关节向下传导，两作用力在骶髂关节汇合，将髂骨推向上向内错移，而产生骶髂关节错缝。同样的机理，单侧下肢的突然负重，如跳跃、坠跌等，也可引起骶髂关节错缝。

2 下蹲位扭伤

下蹲位持重站立时扭伤或身体向前、向后跌仆，使骶髂关节过度地前后旋转，将髂骨推向内、上方而产生错移，致骶髂关节错缝。腹直肌的强烈收缩，髂骨关节面可在骶骨上向前旋转；而股后肌收缩时，使髂骨关节面在骼骨上向后旋转。由于这种旋转作用力的存在，可使骶髂关节绞锁在不正常的位置，而产生错缝，引起疼痛发生。

3 妊娠期或产后伤

妇女在妊娠期和产后，因内分泌的作用，使骶髂关节松弛，如受到扭转、牵拉、碰挫、滑跌等而产生错缝。

严重的骶髂关节错缝，可使关节周围的肌筋、韧带等产生撕裂，使关节的稳定性降低，负重或活动时有加重错缝的可能。轻微的错缝，有自行恢复的可能。如骶髂关节反复的错缝损伤或关节错缝未能得到及正确的治疗，局部出血、机化，瘢痕充填关节的空隙，造成复位困难和关节不稳，久之引起顽固性的持续下腰部疼痛。

（二）临床表现

（1）有的单侧或双侧骶髂关节处疼痛；有的单侧或双侧下肢交替发生类似坐骨神经样疼痛。

（2）患侧骶髂关节周围有肌肉痉挛，下肢活动受限，且不能负重，行走须扶拐或跛行。

（3）弯腰、翻身、仰卧等均可引起疼痛加剧。故患者往往不能穿鞋、袜，坐低凳；并且不敢大声咳嗽与谈笑，因腹压的增加亦可引起患侧骶髂关节疼痛加剧。患侧下肢酸痛无力，可有下肢放射性疼痛，偶有麻木感，自觉下肢有延长和缩短。

(4) 行走时往往需用手掌保护患肢以减少震动，上下楼梯需患肢先行，上下床铺需人作牵引扶持，否则疼痛难忍。

(5) 检查可见患侧骶髂关节肿胀，较健侧突起。患侧髂后下棘的内下角有压痛、叩击痛，有时可触及痛性筋结，双侧对比触摸髂后上棘时，可感觉患侧髂后上棘有凸起或凹陷。

(6) 双下肢量比检查　观察双下肢足跟量比差，有学者认为量比差0.3cm以上有诊断意义；量比差1cm以上有确诊意义，通常不超过2cm；患侧下肢缩短，髂后上棘凸起，为向后错缝移位。反之，患侧下肢变长，髂后上棘凹陷，为向前错缝移位。

(7) 几种检查实验

1) 姚曼氏（yeoman）试验：即单髋后伸试验。患者俯卧，检查者一手握住患侧踝部或托膝部，使髋关节后伸；另一手压住骶部，患侧骶髂疼痛加剧者为阳性。

2) 单腿跳跃试验：先用健侧下肢后用患侧做单腿跳跃动作，健侧下肢持重单腿跳跃活动困难。如患侧骶髂关节有错缝或者其他病变，则持重做单腿跳跃时，患侧骶髂关节疼痛或疼痛加剧，甚至不能跳跃。

3) 下肢叩击试验：用拳叩击足跟，即下肢纵轴叩击试验亦可引起患侧骶髂关节疼痛。

4) 骨盆分离试验及“4”字试验、床边试验、旋腰试验等均为阳性。

(三) 诊断要点

1　根据临床表现，结合X线检查

拍摄骨盆X线片，一般无明显变化，有的患侧骶髂关节间隙略有增宽变窄，耻骨联合略有上下移动。陈旧性者则可见骶髂关节上下边缘出现骨质增生现象。

2　鉴别诊断

(1) 骶髂关节扭伤　本病与骶髂关节扭挫伤临床鉴别较困难，两者的致病原因、临床表现和体征基本相同，治疗方法也基本相同。因此，许多学者往往将两病一并进行论述。但骶髂关节扭挫伤，患侧下肢无量比差出现，X线片无改变，局部封闭后症状可获得缓解，由此可以进行鉴别。

(2) 腰椎间盘突出症　骶髂关节错缝一旦发生，局部肌肉痉挛，腰骶部有侧弯和前屈畸形，可误诊为腰椎间盘突出症。但腰椎间盘突出者腰痛，伴有一侧下肢麻木胀痛，脊柱两侧肌肉紧张，椎旁明显压痛及向患肢的放射性窜痛。

(3) 骶髂关节结核　无外伤史或仅有轻微外伤史，有全身症状，如低烧、盗汗、消瘦等，X线片检查有骨质破坏。

(四) 治疗方法

1　手法治疗

本病的治疗是以手法复位为主，先在局部进行按摩，以疏通经络，缓解痉挛，然后施以复位手法。常用的治疗方法有以下几种：

(1) 脚蹬手拉复位法　患者俯卧床上，术者立于患侧，右侧骶髂关节错缝，术者用

右足跟蹬在患者坐骨结节上，双手握住患足踝部，然后用力向上蹬坐骨结节，用时用力牵拉下肢，使其复位。

（2）推送复位法　患者俯卧位，一助手双手重叠压住患者坐骨结节，准备向上顶推。术者立于助手对面，双手重叠压住患侧髂后上棘，准备向下推送。二人同时用力相对推送，使其复位。亦可在推送的同时，让一助手握住患侧下肢踝部向下牵引。

（3）过伸压推复位法　患者侧卧位，患侧向上，术者站于患者背侧，一手拉患肢向后使之呈过伸位，先轻轻推拉数下，再重力向后一拉，使髂骨向后旋转而复位。

（4）牵抖法　患者俯卧位，双手抓住床头。术者站于床尾，两手分别握住患者两踝，逐渐向下牵引身体。在牵引的同时，抬高下肢，使小腹部略离床面，然后左右摆动下肢数次，在摆动下肢的过程中上下抖动数次，使其复位。

2　固定方法

复位后仰卧硬板床休息1~2周，然后可逐渐进行活动。

3　药物治疗

骶髂关节错缝的中药治疗同急性腰扭伤。

4　其他治疗

局部可用坎离砂等热敷，或理疗。

十二　耻骨联合错缝

耻骨联合错缝，是指在外力作用下，耻骨联合发生微小的错移，而且不能自行复位并有功能障碍者。耻骨联合由左右耻骨联合面借软骨连接，紧贴耻骨联合面的是透明软骨，两耻骨联合面之间是纤维软骨。在纤维软骨的内部有一垂直的耻骨联合腔。耻骨联合被耻骨上韧带和耻骨弓韧带等加强，但起主要联合作用的，乃是两耻骨联合之间的纤维软骨。

耻骨联合是一微动关节，结构较坚固，一般的情况下不易发生错移，因此临床较少见。

（一）病因病机

耻骨联合错缝，多因外界暴力所致，当单腿站立负重突然滑跌，或跌倒时单侧臀部着地，在地面的反冲作用与身体的重力相互作用下，可发生耻骨联合的错移；或外来暴力直接作用于耻骨联合部，不足以引起耻骨骨折或耻骨联合的显著分离时，就可以引起耻骨联合的错移。由于外力作用的方向不同，耻骨联合可产生不同方向的错移。

（二）临床表现

耻骨联合部疼痛，活动受限，如单腿站立、弯腰、翻身等可引起局部疼痛加剧。局部有压痛与叩击痛，骨盆挤压与分离试验阳性。耻骨联合错缝较著者，可触摸到耻骨联合上下缘不整齐。

（三）诊断要点

耻骨联合分离多见于女性，有外伤史；X线照片可鉴别是否有骨折。

（四）治疗方法

1　**手法治疗**

（1）牵拉复位法　此法适用于耻骨联合向上错缝者。患者半仰卧位，助手放在髂前上棘处，固定骨盆并作骨盆分离状；术者用一足蹬住健侧的耻骨下支部，双手握住患侧下肢踝部，作上蹬下牵状，然后两人同时用力即可复位。

（2）按压复位法　此法适用于耻骨联合前后错缝者。患者仰卧位，助手姿势同前法，术者双手重叠按压在耻骨联合部，作向上按压状，然后两人同时用力即可复位。

2　**固定方法**

宜卧床休息2周左右，3周内不宜负重。

3　**药物治疗**

内服药物以活血通络为主，可用复元活血汤或桃仁四物汤加减。

（刘胜锋）

十三　骶肌筋膜炎

骶肌筋膜炎是一种常见的疼痛性疾病，亦称为肌肉风湿病，属中医痹证范畴。本病不分男女均可发病，多见于体质较弱者，有疼痛广泛、活动受限以及无菌性炎症的特点。

（一）病因病机

骶肌筋膜炎的发病原因尚不清楚，一般认为与外伤、劳累、潮湿、寒冷等有关。如工作、生活中骶部肌肉损伤或劳损，使肌肉收缩和紧张。仅有一般的损伤性反应者，引起较轻的症状。若肌肉呈持续收缩或长期的痉挛、紧张，可加重软组织损伤，使疼痛加剧，并且反射性地引起肌肉的更加紧张、痉挛，使损伤组织产生粘连、纤维化和瘢痕化。损伤组织的这种改变，可刺激或压迫神经末梢，以及小血管，造成局部代谢障碍，而发生本病。

受凉或居住地潮湿，是本病的致病因素之一。在冬春季节发病较多，有一部分患者在发病前，有潮湿、寒冷接触史。野外作业，睡卧潮湿地面，或人体受凉等，造成腰骶部循环改变，气血通行不畅而痹阻。

此外，流行性感冒、慢性感染、炎症反应，以及情绪的改变（如情绪紧张）等，也是导致本病发生的病因。

但临床上，骶部的急、慢性损伤，风、湿、寒冷和其他的致病因素往往交织在一起，不易分清主次，只有详细了解病情，多次检查分析，才能找出主要矛盾，有针对性地进行处理。

（二）临床表现

骶部广泛的疼痛，牵引腰部和臀部。疼痛常因剧烈运动和寒冷而诱发，有的睡眠时尚好，第2天早晨即发病。久坐久卧亦可使疼痛发生，轻微活动或休息可使疼痛缓解，活动过多或劳累可使疼痛加剧。

局部有压痛和肌肉紧张，压痛点可以帮助明确诊断，决定治疗部位和范围。检查时，应用拇指进行滑动按压，但不可用力过大或过猛，以免增加患者痛苦，甚至造成假象。

有一部分患者在压痛的部位，可触摸到小的痛性结节，为椭圆形扁平物，稍可移动，多位于髂棘及骶髂关节附近，有明显的按压痛。祖国医学将此称为筋结，是经络闭阻、气血瘀滞所致。

疼痛严重、肌肉痉挛紧张者，往往有腰骶及下肢活动障碍，甚至行动困难。

（三）诊断要点

1 根据临床表现

2 结合X线检查

X线检查一般无阳性结果，对本病的诊断意义不大，但可帮助排除腰骶部是否有其他骨病的存在；化验检查大多在正常范围，抗O或血沉可略有增高。

3 鉴别诊断

（1）骶部的骨性病变　如腰骶部的骨、关节结核，骨髓炎，强直性脊柱炎等，这些疾病都有不同程度和不同性质的骨质改变，通过X线照片检查，一般均可发现。

（2）椎间盘突出症　有腰痛，并有下肢疼痛麻木，椎旁压痛且有向患侧下肢的放射性疼痛，X线片有椎体骨质增生等改变。椎管造影可确诊。

（3）风湿性疾病　通过血液化验等检查或与本病相鉴别。

（4）腰骶部扭伤　有明确外伤史，病程短，按摩治疗效果较好。

（四）治疗要点

1 手法治疗

按摩的目的是减轻疼痛，缓解肌肉痉挛，疏通经络，舒筋活血，防止粘连。因此，主要在病变部位进行推拿按摩。在压痛点上运用揉按、捏拿、点压、叩击、捺摇、拍打等手法。每日1次，待症状缓解后，相应地减少按摩次数。

2 药物治疗

（1）中药治疗　可按痹证论治。风寒闭阻者，祛风散寒，活血通络，可用麻黄附子细辛汤加减。因损伤所致，属气血瘀阻者，宜活血化瘀通络，可用桃仁四物汤加减。因体质虚弱，气血不足者，宜补气血，养肝肾，可用健步虎潜丸内服。

（2）中药熏洗　是治疗本病的常用方法，可用艾叶、荆芥、乌药、威灵仙、细辛、红花、乳香、没药、海桐皮、透骨草煎水熏洗，下肢洗方亦可。局部还可外贴伤湿止痛膏、追风膏等。

3 其他治疗

（1）封闭治疗　局部痛点封闭对本病有较好的疗效。但要准确地找出压痛点，封闭部位要准确，深浅适宜，范围够大。注射越早，效果越好。

（2）针灸治疗　通经络，行气活血，从而达到调整气血运行、解痉止痛的目的。常用穴有肾俞、三焦俞、委中、环跳、气海、阿是穴等。

（3）理疗、热敷，可增加局部循环，减少组织充血及缓解肌肉痉挛，也是临床常用的治疗方法。

4　**练功疗法**

可松弛肌肉，改善肌肉协调功能，在本病的治疗中占有重要地位，许多患者通过积极持久的锻炼，使疼痛消失，疾病痊愈。但许多患者对体育活动的意义和作用不能正确理解，加上惧怕疼痛而不敢活动，或不能正确地掌握锻炼方法。因此，对患者不仅需要解释，而且也要进行指导。

（王利梅）

十四　尾骨挫伤

尾骨为脊柱的最终点，常因不慎跌倒而致伤，一般预后较好。

（一）病因病机

尾骨挫伤，一般为直接暴力所致。如失足后仰坐倒，臀部先着地，骶骨背侧或骨斜形触地；或骶尾部撞击于家具边角以及骶尾部被踢致伤等，使尾部软组织挫伤，或尾骨骨膜损伤，严重者可导致尾骨骨折或脱伤。

（二）临床表现

患者有明显的外伤史，伤后立即感到尾部疼痛，坐凳时疼痛更甚。故患者多不敢正坐，往往是一侧臀部坐凳。由站立到坐位，特别是坐位起来时，疼痛加剧。站立或俯卧时稍感舒适，翻身困难。局部无明显肿胀，触摸时有明显疼痛，挤压尾骨尖时疼痛加剧。肛门指检可触及疼痛部位。

（三）诊断要点

根据临床表现，结合 X 线片，X 线片检查无阳性发现，但对鉴别是否有尾骨骨折、脱位及其他骨疾病有帮助。

（四）治疗方法

1　**手法治疗**

患者取左侧卧位，髋、膝关节尽量屈曲。术者右手带手套，以右手食指伸入肛门内，直接放至尾骨、骶骨下部。然后手指向左右方向按摩骶尾骨两侧，及附着于尾骨两侧的肌肉，对缓解其肌肉痉挛很有帮助。按摩手法起初宜轻，以后逐渐加重按摩力量。

2　**封闭治疗**

封闭治疗可收到好的效果。常用 1% 利多卡因 10～20ml，加强的松龙 10mg，注射于尾骶部压痛明显处。注射时注意进针不要太深，以防刺伤直肠。

3　**药物治疗**

药物治疗宜舒筋活血、消肿止痛为主，可用桃仁四物汤加减服用，或内服骨折挫伤散、跌打丸等。同时，可用伤科洗方煎水熏洗尾骨部或进行坐浴。1天2次，每次半小时。

十五　尾骨痛

尾骨痛是指尾骨部、骶骨下部及相邻肌肉，或其他软组织的疼痛，可为多种疾病所引起。尾骨痛的特点的是长时间的坐位，或从坐位起立时，或挤压尾骨尖端时疼痛加重。

本病临床较为常见，女性发病比男性为高，男女之比约为1:5.3。

（一）病因病机

引起尾骨疼痛的常见原因是外伤，尾骨骨折、脱位或挫伤痊愈后，部分患者往往遗有尾骨痛。这是由于尾骨损伤后，组织出血、水肿形成纤维组织和瘢痕，尾骨周围的神经末梢受压，以及局部循环障碍，影响组织的代谢而产生疼痛，使局部组织痉挛，牵拉尾骨，使疼痛增加。

长期的坐位，压迫尾骨周围组织；或慢性尾骨部劳损，同样使尾骨周围组织发生粘连或纤维化，压迫尾骨附近的神经丛，导致疼痛产生。当活动时，尾骨周围的肌纤维收缩，可增加对尾骨的牵拉，产生尾骶关节的紧张及劳损，而导致尾骨疼痛。这种疼痛，在患者侧卧时可消失。

尾骨解剖结构的改变，如尾骨呈锐角向前弯曲，被干硬粪块冲撞而发生疼痛。

其次盆腔的感染、尾骨本身的病变，如尾骨骨髓炎、肿瘤等也是产生尾骨痛的原因。但临床较为少见，不在此论述。

（二）临床表现

（1）尾骨部疼痛，多为局限性。

（2）有时可在骶下部、臀上部、腰下部及坐骨神经分布区疼痛。尤其坐硬板凳、咳嗽、排大便时疼痛更为显著。因此，患者喜欢用枕头或海绵坐垫，以防止局部受压，以减轻疼痛。卧床休息时疼痛减轻或消失。大便时尾骨痛者，尤其以大便秘结更甚，因而病人对排粪便时会产生恐惧感。

（3）检查时，局部无肿胀，在骶尾联合处有明显压痛，挤压尾骨尖往往疼痛不增加。肛门指检是必要的，患者取左侧卧位，尽量将髋、膝关节屈曲。检查者用右手食指轻轻伸进肛管内，抵住尾骨，拇指置于尾骨外后方。拇食两指将尾骨捏住，前后移动尾骨，检查尾骨活动度是否增大。仅有尾骨活动而不疼痛，说明无病变；活动时疼痛，说明有尾骨痛。然后用食指触摸尾骨及其周围软组织，看是否有异常改变及触痛。

（三）诊断要点

（1）根据临床表现，结合X线片检查无异常发现，但可帮助排除尾骶部的其他骨性病变。

（2）诊断尾骨痛时，重要的是想到引起尾骨疼痛的其他原因，如尾骨感染、结核或肿瘤等。因此，详细地询问病史，细心而仔细地检查，包括直肠检查、X线片检查等，即可做出鉴别。

（四）治疗方法

本节论述的尾骨痛的治疗，不包括尾骨部挫伤、骨折、脱位及其他尾骨病变。治疗方法有：

1 手法治疗

尾骨疼痛的按摩方法，与尾骨挫伤按摩方法相同。2~3天1次，对缓解疼痛有较好的效果。

2 固定方法

本病无需固定，但要注重适当的休息，减少步行，以减少肛部肌肉痉挛对尾骨的牵拉。长期从事坐位工作者，要注意适当变换体位及活动。同时宜使用橡皮圈或海绵坐垫改变坐的姿势，尽量用大腿坐凳，以减轻尾部受压。

3 药物治疗

宜舒筋活血，缓痉止痛，可用舒筋活血汤加减内服；亦可用海桐皮汤煎水熏洗，或坐浴，每天1~2次，每次半小时左右。外用麝香虎骨膏等贴敷。

4 热水坐浴

热水坐浴对改善局部循环、缓解疼痛有一定有疗效，可每日1~2次。

（岑淑国）

附 方

二 画

1 七厘散（《良方集腋》）

【组成】血竭30g 麝香0.36g 冰片0.36g 乳香4.5g 没药4.5g 红花4.5g 朱砂3.6g 儿茶7.2g

【功用】活血散瘀，定痛止血。治跌打损伤、瘀滞作痛、筋伤骨折、创伤出血。

【用法】共研极细末，每服0.2g，日服1~2次，米酒调服或酒调敷患处。

【禁忌】孕妇禁用。

2 八珍汤（《正体类要》）

【组成】党参10g 白术10g 茯苓10g 炙甘草5g 川芎6g 当归10g 熟地10g 白芍10g 生姜3片 大枣2枚

【功用】补益气血。治损伤中后期气血俱虚。

【用法】清水煎服，每日1剂。

3 八厘散（《医宗金鉴》）

【组成】煅自然铜10g 乳香10g 没药10g 血竭10g 红花3g 苏木3g 古铜钱3g 丁香1.5g 麝香0.3g 番木鳖（油炸去毛）3g

【功用】行气止痛，散瘀和伤。治跌打损伤。

【用法】共研细末，每服0.2~0.3g，黄酒送服，每日1~2次。

4 十全大补汤（《医学发明》）

【组成】党参10g 白术12g 茯苓12g 当归10g 川芎6g 熟地黄12g 白芍12g 黄芪10g 炙甘草5g 肉桂0.6g（焗冲服）

【功用】补气补血。治损伤后期气血衰弱，溃疡脓清稀，自汗，盗汗，萎黄消瘦，不思饮食，倦怠气短等症。

【用法】水煎服，日1剂。

三 画

5 三七伤药片（验方）

【组成】参三七 雪上一枝蒿 红花 扦扦活等

【功用】活血，祛瘀，定痛，止血。治疗各种急慢性扭伤、挫伤、神经痛及软组织跌打损伤。

【用法】日服3次，每次3片，或遵照医嘱。

【禁忌】孕妇禁服。

6 三号止血粉（经验方）

【组成】菊叶10g 三七10g 竹节10g 地榆10g 小蓟10g 茜草10g 侧柏叶12g

【功用】止血。用于伤后各部出血。

【用法】内服外敷均可。

7　三色敷药（《中医伤科学讲义》）

【组成】黄荆子（去衣，炒黑）8 份　紫荆皮（炒黑）8 份　全当归 2 份　木瓜 2 份　丹参 2 份　羌活 2 份　赤芍 2 份　白芷 2 份　片姜黄 2 份　独活 2 份　甘草半份　秦艽 1 份　天花粉 2 份　怀牛膝 2 份　川芎 1 份　连翘 1 份　威灵仙 2 份　木防己 2 份　防风 2 份　炙马钱子 2 份

【功用】消肿止痛，祛风湿，利关节。治损伤初、中期局部肿痛，亦治风寒湿痹痛。

【用法】共研细末，用密糖或饴糖调拌厚糊状，敷于患处。

8　三棱和伤汤（《中医伤科学讲义》）

【组成】三棱　莪术　青皮　陈皮　白术　枳壳　当归　白芍　党参　乳香　没药　甘草

【功用】活血祛瘀，行气止痛。治胸胁陈伤隐隐作痛。

【用法】据病情需要决定各药用量，水煎服。日 1 剂。

9　小活络丹（《和剂局方》）

【组成】制南星 3 份　制川乌 3 份　制草乌 3 份　地龙 3 份　乳香 1 份　没药 1 份　蜜糖适量

【功用】温寒散结，活血通络。治跌打损伤、瘀阻经络、风寒湿侵袭经络作痛，肢体不能伸屈及麻木，日久不愈等症。

【用法】共为细末，炼蜜为丸，每丸重 3g，每次服 1 丸，每日服 1~2 次。

10　大成汤（《外科正宗》）

【组成】当归 10g　木通 10g　枳壳 10g　厚朴 10g　苏木 12g　大黄 12g　芒硝 12g（冲服）　川红花 6g　陈皮 6g　甘草 6g

【功用】祛瘀生新。治跌仆损伤后气分受伤、昏睡、二便秘结者；或腰椎损伤后伴发肠麻痹腹胀。

11　大红丸（《仙授理伤续断秘方》）

【组成】何首乌 500g　制川乌 710g　制南星 500g　芍药 500g　当归 300g　骨碎补 500g　牛膝 300g　细辛 250g　赤小豆 1000g　煅自然铜 120g　青桑炭 2500g

【功用】坚筋固骨，滋血生力。治骨折筋断、瘀血留滞、外肿内痛、肢节慵倦。

【用法】共研细末，醋煮面糊为丸，如梧桐子大，朱砂为衣。每次服 30 丸，温酒下，醋汤亦可。

12　大承气汤（《伤寒论》）

【组成】大黄 20g（后下）　厚朴 15g　枳实 15g　芒硝 15g（冲服）

【功用】峻下逐水。治损伤后出现腹满拒按，且潮热，喘不得卧，大便不通等症。

【用法】水煎服，以利为度。

13　大活血丸（《医部全录》）

【组成】青桑炭 500g　骨碎补　南星（制）　牛膝　白芍药　炮川乌　黑豆（酒煮）

各48g　自然铜　木鳖子各24g　细辛30g　降真香　枫香各9g　乳香　没药　血竭各18g

【功用】治打仆伤损、折骨碎筋、瘀血肿痛、瘫痪顽痹、四肢酸痛、一切痛风等证。

【用法】上药为末，酢煮秫米粉糊，集众手搓为丸，缓则发裂，如弹子大，候干，用生漆为衣，久则不坏，每周1丸，用无灰酒磨化服。

14　大活血汤（李国衡《伤科验方》）

【组成】赤芍9g　丹参9g　川芎6g　紫草3g　当归尾9g　苏木3g　鲜生地12g　路路通6g　泽兰叶6g

【功用】活血通经止痛。治一切跌打损伤，肿胀疼痛。

【用法】作汤剂，每日1剂，服2煎。

15　大活络丹（《兰台轨范》引《圣济总录》）

【组成】白花蛇100g　乌梢蛇100g　草乌100g　威灵仙100g　两头尖100g　天麻100g　全蝎100g　首乌100g　龟板100g　麻黄100g　贯众100g　炙甘草100g　羌活100g　肉桂100g　藿香100g　乌药100g　黄连100g　熟地黄100g　大黄100g　木香100g　沉香100g　细辛50g　赤芍50g　没药50g　丁香50g　乳香50g　僵蚕50g　天南星50g　青皮50g　白蔻50g　骨碎补50g　安息香50g　黑附子50g　黄芩50g　茯苓50g　香附50g　玄参50g　白术50g　防风125g　葛根75g　虎胫骨75g　当归75g　血竭25g　地龙25g　犀角25g　麝香25g　松脂25g　牛黄7.5g　龙脑7.5g　人参150g　蜜糖适量

【功用】行气活血，通利经络。治跌打损伤后期筋肉挛痛及痿痹等证。

【用法】为细末，炼蜜为丸。每服3g，日服2次，陈酒送下。

16　川芎肉桂汤（《伤科汇纂》）

【组成】羌活4.5g　肉桂3g　川芎3g　柴胡3g　当归梢3g　苍术3g　炙甘草3g　神曲1.5g　独活1.5g　防己1g　防风1g　桃仁5个

【功用】行气活血止痛。治瘀血在足太阳、足少阴、足少阳三经，以作腰痛者。

【用法】酒3杯，煎至1杯，空腹服。

17　上肢损伤洗方（《中医伤科学讲义》）

【组成】伸筋草15g　透骨草15g　荆芥9g　防风9g　红花9g　千年健12g　刘寄奴9g　桂枝12g　苏木9g　川芎9g　威灵仙9g

【功用】活血舒筋。用于上肢骨折、脱位扭挫伤后筋络挛缩酸痛。

【用法】煎水熏洗患肢。

18　下肢损伤洗方（《中医伤科学讲义》）

【组成】伸筋草15g　透骨草15g　五加皮12g　三棱12g　莪术12g　秦艽12g　海桐皮12g　牛膝10g　木瓜10g　红花10g　苏木10g

【功用】活血舒筋。治下肢损伤挛痛者。

【用法】水煎熏洗患处。

四 画

19 五虎丹（成方）

【组方】红花 天南星 白芷 当归

【功用】活血化瘀，消肿止痛。用于跌打损伤，闪腰岔气，筋伤动骨，皮肤青肿，瘀血不散，红肿疼痛。

【用法】温黄酒或温开水冲服，外用白酒调敷患处。

【禁忌】孕妇禁内服。皮肤过敏或有皮肤病者禁外敷。

20 六君子汤（《和剂局方》）

【组成】人参 6g 白术 6g 茯苓 6g 炙甘草 6g 陈皮 6g 半夏 6g

【功用】养心益脾，补气祛痰。适用于阳虚气弱而有湿痰的证候。

【用法】水煎服。

21 六味地黄（丸）汤（《小儿药证直诀》）

【组成】熟地 25g 怀山药 12g 茯苓 10g 泽泻 10g 山萸肉 12g 牡丹皮 10g

【功用】滋水降火。治肾水不足，腰膝酸痛，头晕目眩，咽干耳鸣，潮热盗汗，骨折后期迟缓愈合等。

【用法】水煎服，日 1 剂。作丸，将药研末，蜜丸，每服 10g，每日 3 次。

22 化坚膏（《中医伤科学讲义》）

【组成】白芥子 2 份 甘遂 2 份 地龙肉 2 份 威灵仙 2.5 份 急性子 2.5 份 透骨草 2.5 份 麻根 3 份 细辛 3 份 乌梅肉 4 份 穿山甲 4 份 血余炭 1 份 江子 1 份 全蝎 1 份 防风 1 份 生草乌 1 份 紫硇砂半份（后入） 香油 80 份 东丹 40 份

【功用】祛风化瘀。用于损伤后期软组织硬化或粘连等。

【用法】将香油熬药至枯，去渣，炼油滴水成珠时下东丹，将烟搅净后再下硇砂。外敷患处。

23 化瘀汤（验方）

【组成】当归 12g 赤芍药 12g 牡丹皮 10g 桃仁 10g 红花 10g 丹参 12g 穿山甲 10g 白术 12g 泽泻 10g 青皮 12g 牡蛎 10g

【功用】祛瘀通络，化痰软坚。用于胸胁疼痛，胸闷咳嗽。

【用法】水煎服。

【禁忌】孕妇禁用。

24 风伤丸（《林如高正骨经验》）

【组成】川芎 180g 归中 240g 赤芍 240g 生地 240g 党参 240g 茯苓 240g 木香 60g 砂仁 60g 肉桂 15g 沉香 60g 三七 90g 桃仁 180g 红花 90g 续断 240g 钩藤 180g 乳香 90g 泽泻 240g 怀牛膝 240g

【功用】活血定痛，舒筋壮骨。通治跌打损伤。

【用法】制成糊丸，每丸重 12g，每日 1 丸，酒水各半炖服。

25　风伤伸筋汤（《林如高正骨经验》）

【组成】桑寄生15g　续断9g　秦艽9g　木瓜9g　怀牛膝9g　独活6g　羌活6g　当归尾6g　白芍9g　生地15g　桃仁6g　制乳香4.5g　制没药4.5g　五加皮6g　地骨皮15g　茯苓9g　甘草3g

【功用】祛风凉血，化瘀舒筋。治软组织损伤后期风湿痹痛者。

【用法】酒水各半煎服。

26　风伤洗剂（《林如高正骨经验》）

【组成】柚叶9g　橘叶9g　侧柏15g　桑寄生9g　骨碎补9g　松针9g　风不动9g　桑桂枝各9g　土牛膝9g　白茄根9g　穿山龙9g　忍冬藤9g

【功用】祛风除湿，和营通络。治损伤后期风湿入络，挛缩痹痛者。

【用法】水煎熏洗患处，每剂加黄酒60g，每日1剂，熏洗2次。

27　止血定痛散（《伤科补要》）

【组成】当归60g　乳香30g　没药30g　桃仁60g　川断60g　乌药24g　荆芥15g　防风15g　白芍45g　木通15g　甘草15g　陈皮30g

【功用】止血祛瘀，定痛续损。治创伤出血，伤痛难忍者。

【用法】共为细末，调酒外敷。

28　止血散（《刘涓子鬼遗方》）

【组成】乌樟根90g　白芷30g　鹿茸（烧灰）90g　川芎30g　生地（切焙黄）30g　续断30g

【功用】理血止血。治金疮及创伤出血。

【用法】共研细末，掺于伤口包扎。

29　木香行风散（经验方）

【组成】广木香　小茴香　穿山甲　香附子　白牵牛　川楝子　元胡索　粉甘草

【功用】行气止痛。治腰部气滞疼痛。

【用法】上药各等量为末，每次酒冲服5~10g。

30　少腹逐瘀汤（《医林改错》）

【组成】小茴香7粒　干姜3g　延胡索6g　没药3g　当归9g　川芎3g　肉桂8g　赤芍6g　蒲黄10g　灵脂6g

【功用】活血祛瘀，温经止痛。治腹部挫伤，气滞血瘀，少腹肿痛。

【用法】水煎服，日1剂。

五　画

31　四君子汤（《和剂局方》）

【组成】党参10g　白术12g　茯苓12g　炙甘草6g

【功用】补益中气，调养脾胃。治损伤后期中气不足，脾胃虚弱，肌肉消瘦者。

【用法】水煎服。日1剂。

32 四物止痛汤（经验方）

【组成】当归12g 川芎12g 地黄12g 白芍10g 乳香8g 没药8g

【功用】活血止痛。用于各部损伤之瘀血疼痛。

【用法】水煎服。

33 四物汤（《和剂局方》）

【组成】川芎6g 当归10g 白芍12g 熟地黄12g

【功用】养血补血。治伤患后期血虚之证。

【用法】水煎服，日1剂。

34 四号旧伤药（《伤科诊疗》）

【组成】黄芪10g 白蔹10g 生南星10g 生半夏12g 云苓10g 鸡血藤10g

【功用】软坚，散积。治韧带伤后三四周关节部肿硬，成硬块，功能受限。

【用法】共研细末，用蜂蜜和开水调敷，根据患处大小适量调合，摊于油纸或纱布上，贴患处。药干燥后可重新再加蜜和水，再敷，1次药可敷2天。

35 四肢损伤洗方（《中医伤科学讲义》）

【组成】桑枝20g 桂枝15g 伸筋草15g 透骨草15g 牛膝15g 木瓜12g 乳香10g 没药10g 红花10g 羌活10g 独活12g

【功用】温经通络，活血祛风。用于四肢骨折、脱位、扭挫伤后筋络挛缩酸痛。

【用法】煎水熏洗患处。

36 外敷活化散（刘寿山正骨经验方）

【组方】苏木 红花 制乳香 血竭 丁香各3g 制没药 自然铜（醋淬7次）各4.5g 马前子（油炸去毛）6g

【功用】活血化瘀，止痛接骨。用于治疗骨折。

【用法】共为细末，酒或醋调敷伤处。

【禁忌】孕妇慎用，有皮肤病者忌用。

37 外敷接骨散（刘寿山正骨经验方）

【组成】骨碎补 血竭 硼砂 制乳香 制没药 土虫 续断 大黄 自然铜（醋淬7次）各等份

【功用】接骨止痛。用于骨折。

【用法】共为细末，酒调或用蜂蜜、麻油、凡士林等调敷伤处。

【禁忌】皮肤过敏或有皮肤病者禁用。

38 正骨烫药（《伤科学》）

【组成】荆芥 防风各6g 桂枝 透骨草各9g 羌活 独活各6g 海桐皮9g 川椒9g 桑枝9g 防己9g

【功用】活血舒筋。治创伤后期患处疼痛，筋肉拘挛，活动受限。

【用法】共为末，装在布袋内扎口煎滚，烫局部伤处。

39 旧伤洗剂（《林如高正骨经验》）

【组成】桃仁 红花 三棱 莪术 乌药 企边桂 归尾 泽兰 生川乌 生草乌各

9g　羌活　土牛膝　独活各15g

【功用】舒筋活络，活血止痛。治久伤蓄瘀作痛。

【用法】水煎熏洗，每剂加陈醋45g，每日1剂，熏洗2次。

六　画

40　壮骨强筋汤（《林如高正骨经验》）

【组成】熟地12g　怀牛膝9g　川芎6g　当归9g　甘草3g　续断9g　桃仁6g　红花3g　补骨脂9g　骨碎补9g　煅自然铜9g　制乳香3g

【功用】舒筋活血，补肾壮骨。治筋伤、骨折中后期筋骨痿软，愈合较缓者。

【用法】水煎服。

41　壮筋补血酒（《林如高正骨经验》）

【组成】白人参30g　黄芪45g　虎骨30g　何首乌30g　木瓜60g　熟地60g　枸杞90g　当归90g　杜仲60g　续断45g　沉香15g　西红花9g　羌活30g　独活30g　三七60g　五加皮60g　冰糖5000g　高粱酒5000g

【功用】养血舒筋，补肾壮骨，祛风除湿。治损伤后期筋骨虚弱无力者。

【用法】上药密封浸泡2星期后备用。每次服30g，每日早晚各1次。

42　壮筋养血汤（《伤科补要》）

【组成】当归9g　川芎6g　白芷9g　续断12g　红花5g　生地12g　牛膝9g　牡丹皮9g　杜仲6g

【功用】活血壮筋。治损筋伤络，可作为调理之剂。

【用法】水煎服。

43　壮筋续骨丹（《长春中医学院骨科方》）

【组成】当归100g　白芍100g　茯苓100g　莲子肉100g　故纸100g　鹿角霜100g　骨碎补100g　续断100g　肉苁蓉100g　熟地100g　儿茶50g　红花50g　酒川军50g　丁香50g　木香50g　血竭50g（另研）　冰片50g（另研）　甘草25g　丹皮30g　五加皮30g　三七30g（另研）　乳香30g　朱砂25g（另研）

【功用】舒筋活血，补肾壮骨，健脾和胃，止痛生肌。治骨折脱臼筋伤。

【用法】除血竭、三七、朱砂、冰片另研外，其余共为细面与血竭等四味药和匀，炼蜜为丸10g重。成人早晚各服1～2丸，儿童酌减。

44　壮腰健肾汤（经验方）

【组成】熟地12g　杜仲12g　山萸10g　枸杞子10g　补骨脂8g　红花8g　羌活10g　独活10g　肉苁蓉10g　菟丝子10g　当归10g

【功用】调肝肾，壮筋骨。治骨折及软组织损伤。

【用法】水煎服，每日1剂。

45　壮骨丸（经验方）

【组成】当归　熟地　党参　生姜　红花　破故纸　刘寄奴各100g　赤芍　杜仲　木瓜　川芎各50g　川断　五加皮各75g　黄芪150g

【功用】壮骨养筋，补气生血，活络通经。治骨伤及软组织损伤。

【用法】蜜（6g）重丸，早晚各1丸，白水送服。

46　地龙散（《医宗金鉴》）

【组成】地龙　官桂　苏木各3g　麻黄2g　黄柏　归尾各7.5g　桃仁9个　甘草10g

【功用】活血祛瘀，行气通络。治跌打损伤，瘀血留于太阳经引起腰脊疼痛。

【用法】水煎，食前服。

47　地鳖紫金丹（《江氏伤科方书》）

【组成】青皮　黄芩　赤芍　乌药　红花　赤苓各9g　血竭24g　朱砂6g　自然铜　虎骨各24g　土狗15g　土鳖　猴骨　牛膝　威灵仙　麝香　肉桂　贝母　刘寄奴　广皮　苏木各9g　五灵脂15g　木香6g　香附12g　枳壳6g　丹皮12g　桃仁15g　远志6g　归尾15g　桂枝　木通各9g　三棱　莪术各12g　秦艽9g　五加皮15g　泽泻9g　松节15g　枸杞10g　韭菜子9g　硼砂24g　苏木10g　麝香4g　续断10g　杜仲15g　骨碎补15g　羌活10g　葛根各9g　补骨脂15g　蒲黄各12g

【功用】活血行气续损。治新旧跌仆内伤。

【用法】共研细末。重服0.9g，中服0.6g，轻服0.3g，酒送下。

48　防风芎归汤（《中医伤科学讲义》）

【组成】川芎10g　当归12g　防风10g　荆芥12g　羌活10g　白芷10g　细辛3g　蔓荆子10g　丹参12g　乳香5g　没药5g　桃仁10g　苏木10g　泽兰叶12g

【功用】活血化瘀，祛风止痛。治跌打损伤，青紫肿痛。

【用法】水煎服。

49　防风汤（《宣明论》）

【组成】防风10g　当归12g　赤茯苓10g　杏仁10g　黄芩10g　秦艽12g　葛根12g　麻黄10g　肉桂8g　生姜8g　甘草8g　大枣4枚

【功用】祛风通络，散寒除湿。治伤后行痹（风痹）。

【用法】水煎服。

50　红伤药（《林如高正骨经验》）

【组成】麝香6g　沉香15g　三七90g　地龙（干）90g　熊胆6g　血竭60g　甘草30g　朱砂90g　西红花15g　川连90g　山羊血60g

【功用】化瘀和伤。治陈伤作痛。

【用法】共研细末，每服1.5g，黄酒送服。孕妇忌服。

51　伤油膏（《中医伤科学讲义》）

【组成】血竭60g　红花6g　乳香6g　没药6g　儿茶6g　琥珀3g　冰片6g（后下）　香油1500g　黄蜡适量

【功用】活血止痛。治扭挫伤。

【用法】在施行理伤手法时，取少许涂擦患处。

52　伤科承气汤（《中西医结合治疗骨与关节损伤》）

【组成】大黄9g　芒硝9g　枳壳6g　厚朴9g　当归尾12g　桃仁9g　红花9g　荆三

棱 9g　姜黄 9g

【功用】活血化瘀，理气泻下。治瘀血、气滞蓄积胸腹。

【用法】每日 1 剂，煎 2 次，早晚各服 1 次。此方为攻瘀逐滞之峻剂，病退即止，不宜久服。

53　伤湿止痛膏（成药）

【组成】乳香　没药　冰片等

【功用】祛风湿止痛。用于风湿痛、神经痛、扭伤及肌酸痛。

【用法】将皮肤洗净贴于患处。

【禁忌】凡对橡皮膏过敏或皮肤糜烂有渗液、出血及化脓性感染者禁用。

54　血府逐瘀汤（《医林改错》）

【组成】当归 10g　生地黄 10g　桃仁 12g　红花 10g　枳壳 6g　赤芍 6g　柴胡 3g　甘草 3g　桔梗 4.5g　川芎 4.5g　牛膝 10g

【功用】活血逐瘀，通络止痛。治瘀血内阻，血行不畅，经脉闭塞疼痛。

【用法】水煎服，日 1 剂。

55　血肿解汤（《简明正骨》）

【组成】木通 12g　赤芍 30g　黄芩 12g　大黄 12g

【功用】活血祛瘀，止痛消肿。治疗伤症初期局部肿痛、青紫，全身症状不明显者。

【用法】水煎服，每日 1 剂。

七　画

56　补肾壮骨汤（《林如高正骨经验》）

【组成】杜仲 9g　枸杞 9g　骨碎补 9g　酒续断 9g　芡实 9g　破故纸 9g　煅狗骨 15g　狗脊 9g

【功用】壮腰补肾，舒筋强骨。治腰部损伤，肾气虚弱。

【用法】每日 1 剂，水煎服。

57　补肾壮筋汤（《伤科补要》）

【组成】当归 9g　熟地 9g　牛膝 9g　山茱萸 9g　茯苓 9g　续断 9g　杜仲 9g　白芍 9g　青皮 9g　五加皮 9g

【功用】强筋壮骨。用于伤后肾虚体弱关节脱位及骨折恢复期，年老骨折者亦可加减使用。

【用法】每日 1 剂，共煎 2 次，早晚各服 1 次。

58　补肾活血汤（《伤科大成》）

【组成】熟地 10g　杜仲 3g　枸杞子 3g　破故纸 10g　菟丝子 10g　归尾 3g　没药 3g　萸肉 3g　红花 2g　独活 3g　淡苁蓉 3g

【功用】补肾壮筋，活血止痛。治伤患后期各种筋骨酸痛无力等症，尤以腰部伤患更宜。

【用法】水煎服，每日 1 剂。

59　补骨方（《四肢骨折和脱臼治疗图解》）

【组成】当归15g　熟地15g　川断15g　骨碎补9g　菟丝子15g　黄芪15g　土鳖虫6g　陈皮6g

【功用】养肝肾，补气血，壮筋骨。用于骨折后期。

【用法】水煎服。

60　补损续筋丸（《医宗金鉴》）

【组成】当归25g　川芎15g　酒白芍15g　熟地15g　广木香25g　牡丹皮25g　乳香25g　没药25g　骨碎补15g　自然铜（煅）15g　红花15g　血竭15g　朱砂5g　丁香5g　人参50g　虎骨100g　古铜钱3枚（醋淬）

【功用】接骨续筋，消肿止痛，扶正安神。治跌打损伤，骨断筋捩，肉破血流，疼痛不止等症。

【用法】共为细末，炼蜜为丸10g重。成人每服10g，日服2~3次。

61　补筋丸（《医宗金鉴》）

【组成】五加皮50g　蛇床子50g　盔沉香50g　丁香50g　川牛膝50g　茯苓50g　莲子心50g　肉苁蓉50g　菟丝子50g　当归（酒洗）50g　熟地50g　丹皮50g　木瓜50g　怀山药40g　人参25g　广木香15g

【功用】活血祛瘀，疏筋止痛。专治跌仆损伤，筋翻筋挛，筋胀筋粗，筋聚骨错，血脉壅滞，宣肿青紫疼痛等症。

【用法】共为细末，炼蜜为丸，每丸10g重。每服1~2丸，热黄酒冲服。日服2~3次。

62　身痛逐瘀汤（《医林改错》）

【组成】秦艽9g　川芎9g　桃仁6g　红花6g　甘草3g　羌活9g　没药9g　五灵脂9g　香附9g　牛膝9g　地龙9g　当归15g

【功用】活血行气，祛瘀通络，通痹止痛。主治气血痹阻经络所致的肩、腰、腿或周身疼痛，经久不愈。

【用法】水煎服，每日1剂。

【禁忌】忌生冷油腻，孕妇忌服。

63　利腰宁冲剂（经验方）

【组成】白牵牛10kg　当归10kg　肉桂5kg　延胡索10kg　杜仲（炒）10kg　茴香（炒）10kg　木香2.5kg

【功用】活血散寒，理气止痛。治急性闪腰岔气或伤后反复发作者。

【用法】将牵牛子压碎，同当归、肉桂、杜仲入水同煎去渣再放延胡、茴香、木香煎至沸后30min，去药渣，将药汤加火浓缩和糖，制冲剂，每服15g，日2~3次。

64　驳骨散（《外伤科学》）

【组成】桃仁1份　黄连1份　金耳环1份　川红花1份　栀子2份　生地黄2份　黄柏2份　黄芩2份　防风2份　甘草2份　蒲公英2份　赤芍2份　自然铜2份　土鳖2份　侧柏6份　大黄6份　骨碎补6份　当归尾4份　薄荷4份　毛麝香4份　牡丹皮

4份　金银花4份　透骨草4份　鸡骨香4份

【功用】消肿止痛，散瘀接骨。治骨折及软组织扭挫伤的早中期。

【用法】共研细末。水、酒、蜂蜜或凡士林调煮外敷患处。

八　画

65　金不换膏（成药）

【组成】川乌18g　草乌18g　苦参15g　皂角15g　大黄3g　当归24g　白芷24g　赤芍24g　连翘24g　白及24g　白蔹24g　木鳖子24g　乌药24g　肉桂24g　羌活24g　五灵脂24g　穿山甲24g　两头尖24g　透骨草24g　槐枝13cm　桃枝13cm　桑枝13cm　柳枝13cm　香油1250g　炒黄丹625g　乳香30g　没药30g　麝香0.6g　苏合香油6g

【功用】行气活血，祛风止痛。治跌打损伤，气血凝滞，筋骨酸痛。

【用法】制用膏药，贴患处。

66　金铃子散（《圣惠方》）

【组成】金铃子　延胡索各等量

【功用】理气止痛。治跌仆损伤后心腹胸胁疼痛，时发时止，或流窜不定者。

【用法】共为细末。每服9～12g，温开水或温酒送下，每日2～4次。

67　和营止痛汤（《伤科补要》）

【组成】赤芍9g　当归尾9g　川芎6g　苏木6g　陈皮6g　桃仁6g　续断12g　乌药9g　乳香6g　没药6g　木通6g　甘草6g

【功用】活血止痛，去瘀生新。治损伤中期积瘀疼痛。

【用法】水煎服，每日1剂。

68　和营止痛汤（经验方）

【组成】当归20g　丹参20g　木香5g　茴香10g　青皮15g　甲珠10g　陈皮15g　白芷10g　贝母10g　漏芦10g　甘草5g　香附15g　枳壳15g　元胡15g　乌药15g　川楝子15g

【功用】理气化瘀，调和营卫。治骨折中期瘀血未尽，营卫失和，初则作痛或肌肉间窜痛等症。

【用法】水煎300ml，分3次温服，日服2～3次。

69　定痛和血汤（《伤科补要》）

【组成】当归　红花　乳香　没药　五灵脂　川断　蒲黄　秦艽　桃仁

【功用】活血止痛。治挫扭伤后瘀血不散。

【用法】按病情酌量，水酒各半煎服。

70　定痛和营汤（《林如高正骨经验》）

【组成】当归9g　赤芍9g　川芎6g　生地9g　朱砂6g　红花3g　三七6g　枳壳6g　大黄6g　制乳香3g　砂仁4.5g　琥珀3g　血竭6g　苏木6g　甘草3g　怀牛膝9g

【功用】活血祛瘀，和营定痛。治新伤气阻血滞。

【用法】春季加泽泻6g、甘草3g、续断9g，酒水各半煎服；夏季加泽泻9g、麦冬9g、天冬6g，水煎服；秋季加冰糖9g、黄芩6g、五味子9g，酒水各半煎服；冬季加补骨脂9g、续断9g、紫苏6g，酒煎服。

71 定痛膏（《证治准绳》）

【组成】芙蓉叶4份 紫荆皮1份 独活1份 生南星1份 白芷1份

【功用】祛瘀，消肿，止痛。治跌仆损伤肿痛。

【用法】共研细末。用姜汁、水、酒调煮热敷；或用凡士林调煮成软膏外敷。

72 乳香膏（《证治准绳》）

【组成】乳香 松香 枫香 五倍子 狗骨（煅）各30g 锅底墨 水麦面各150g

【功用】活血止痛。治损伤初期患处肿痛较剧者。

【用法】为末，好酒调糊，热敷痛处。

73 泽兰汤（《疡医大全·卷三》）

【组成】泽兰叶 当归各9g 丹皮9g 赤芍 青木香各6g 红花3g 桃仁6g

【功用】治跌打损伤，或损伤致肠中瘀血，二便秘凝。如大便不通加炒大黄9g。

【用法】水煎热酒冲服。

【禁忌】孕妇禁用或慎用。

74 肢伤一方（《外伤科学》）

【组成】当归12g 赤芍12g 桃仁10g 红花6g 黄柏10g 防风10g 木通10g 甘草6g 生地黄12g 乳香5g

【功用】行气活血，祛瘀止痛。治跌打损伤，瘀肿疼痛。用于四肢骨折或软组织损伤初期。

【用法】水煎服，每日1剂。

75 肢伤二方（《外伤科学》）

【组成】当归12g 赤芍12g 续断12g 威灵仙12g 生薏仁30g 桑寄生30g 骨碎补12g 五加皮12g

【功用】祛瘀生新，舒筋活络。治跌打损伤，筋络挛痛，用于四肢损伤的中、后期。

【用法】水煎服，每日1剂。

76 肢伤三方（《外伤科学》）

【组成】当归12g 白芍12g 续断12g 骨碎补12g 威灵仙12g 川木瓜12g 天花粉12g 黄芪15g 熟地黄15g 自然铜10g 土鳖10g

【功用】补益气血，促进骨折愈合。治骨折后期。

【用法】水煎服，每日1剂。

九 画

77 活血丸（《中医伤科学》）

【组成】土虫50g 血竭30g 西红花10g 乳香30g 没药30g 牛膝20g 白芷20g 儿茶20g 骨碎补20g 杜仲30g 川断30g 苏木30g 当归50g 生地30g 川芎20g 自然铜（煅）20g 桃仁20g 大黄20g 马钱子（炙）20g 朱砂5g 冰片5g

【功用】活血祛瘀，消肿止痛。治跌打损伤，疼痛不已。用于骨折及其他损伤的初、中期。

【用法】共为细末，炼蜜为丸5g重，每服1丸，日2~3次

78 活血散（北京中医学院经验方）

【组成】三七12g 酒归尾60g 川断60g 骨碎补60g 制乳香60g 制没药30g 川酒军30g 血竭30g 红花60g 生硼砂30g 朱砂15g 琥珀15g 冰片6g

【功用】活血祛瘀，镇静止痛。适于跌打损伤及骨折初期。

【用法】上药共为细末，每服3g，日2次。或外用酒或醋调敷患处。

【禁忌】孕妇禁用。有皮肤病者忌用。

79 活血散（《林如高正骨经验》）

【组成】乳香30g 没药23g 无名异60g 赤芍60g 血竭60g 桂枝60g 白芷60g 羌活60g 紫荆皮60g 续断60g 栀子60g 骨碎补60g 楠香150g 三七30g 五加皮90g 沉香30g

【功用】疏风散结，消肿定痛。治损伤初、中期肿痛者。

【用法】共研成粉末，酒水各半，调拌成糊状，敷贴患处，每日敷1次，每次5小时。

80 活血酒（《中医正骨经验概述》）

【组成】乳香 没药 血竭 羌活 生香附 甲珠 煅自然铜 独活 续断 虎骨 川芎 木瓜各15g 贝母 厚朴 炒小茴香 肉桂各9g 木香6g 制川乌 制草乌各3g 白芷 紫荆皮 当归各24g 麝香1.5g 白酒500g

【功用】通经活血。用于陈旧性挫伤，寒湿偏胜之腰腿痛。

【用法】将药研成细末，每15g药散浸白酒500g，浸7~10天即成。内服。

81 活血止痛汤（《伤科大成》）

【组成】当归12g 川芎6g 乳香6g 苏木5g 红花5g 没药6g 地鳖虫3g 三七3g 赤芍9g 陈皮5g 落得打6g

【功用】活血止痛。治跌打损伤肿痛。

【用法】水煎服，每日1剂。

【禁忌】孕妇禁用。

82 活血止痛散（《临床正骨学》）

【组成】归尾10g 红花8g 苏木10g 白芷10g 姜黄10g 威灵仙10g 羌活12g 五加皮10g 海桐皮8g 牛膝10g 川楝子10g 土茯苓15g 乳香6g 花椒9g 透骨草30g

【功用】活血舒筋，通络止痛。用于伤痛或骨折中、后期。

【用法】水煎服，趁热熏洗患处，每日2次。

【禁忌】损伤初期肿胀严重者禁用。

83 活血止疼膏（《简明正骨》）

【组成】当归60g 生地 大黄 连翘各120g 川羌90g 白芷 赤芍 独活各60g

甘草 30g　香油 5kg

【功用】行气活血，消肿止痛。治疗损伤局部肿胀疼痛。

【用法】每 500g 油加 200～240g 黄丹，先用油将上药炸枯，除渣滤清后，熬至滴水成珠，最后加黄丹搅匀成膏，每两膏药另加接骨丹 3g 摊贴。

84　活血灵汤《简明正骨》)

【组成】红花 9g　当归 12g　川断　灵仙各 15g

【功用】通经活络，消肿止痛。治损伤中期，瘀滞基本消除，但气血尚未十分通顺，除表现一些内伤症状外，伤处局部仍有肿胀疼痛发青。

【用法】水煎服，每日 1 剂。

85　活血通气汤（《林如高正骨经验》)

【组成】当归 9g　川芎 4.5g　赤芍 9g　制乳香 4.5g　制没药 4.5g　木香 3g　炙甘草 3g　泽泻 9g　桃仁 6g　香附 9g　党参 15g　砂壳 3g

【功用】活血行气。治胸腹挫伤、气滞瘀阻作痛者。

【用法】水煎服，每日 1 剂。

86　活血祛瘀汤（《中医伤科学》)

【组成】当归 25g　红花 10g　土虫 15g　自然铜（煅）15g　狗脊 15g　骨碎补 25g　没药 10g　乳香 10g　路路通 10g　桃仁 5g　三七粉 5g（分 3 次冲）

【功用】活血化瘀，通络消肿，续筋接骨。治骨折及软组织损伤的初期。

【用法】水煎 450ml，分 3 次温服，日 3 次。

87　活血疏肝汤（平乐郭氏祖传方)

【组成】桃仁 10g　红花 8g　归尾 10g　赤芍 10g　陈皮 12g　厚朴 12g　枳壳 10g　槟榔 8g　柴胡 12g　黄芩 12g　大黄 8g　甘草 8g

【功用】祛瘀活血，疏肝理气止痛。用于伤后瘀滞，胸胁不利，精神不振或有低热，局部疼痛者。

【用法】水煎服，每日 1 剂。

88　活血舒筋汤（《中医伤科学讲义》)

【组成】归尾 8g　赤芍 8g　片姜黄 9g　伸筋草 10g　松节 8g　海桐皮 8g　落得打 8g　路路通 8g　羌（独）活各 10g　防风 10g　续断 10g　甘草 8g

上肢加用川芎 8g、桂枝 8g；下肢加用牛膝 12g、木香 10g；酸痛甚者加乳香 6g、没药 6g。

【功用】活血祛瘀，舒筋活络。用于筋伤关节肿痛，功能活动障碍者。

【用法】水煎服，每日 1 剂。

89　活络水（福建中医学院附院经验方)

【组成】牛膝 20g　红花 20g　归尾 20g　续断 15g　生草乌 10g　生川乌 10g　木瓜 15g　五加皮 15g　三棱 15g　骨碎补 15g　伸筋草 20g　樟脑 15g　薄荷脑 15g

【功用】活血祛瘀，舒筋活络，消肿止痛。治跌打损伤及风湿痹痛者。

【用法】70%酒精1 500ml，密封浸泡 1 个月后分装。用时将药水涂擦患处，每日 2～3

次。

90 活络油膏（《伤科学》）

【组成】红花 20g 没药 20g 白芷 60g 当归 240g 白附子 30g 钩藤 120g 紫草 15g 栀子 60g 黄药子 30g 甘草 15g 刘寄奴 30g 丹皮 15g 梅片 60g 生地 240g 制乳膏 露峰房各 60g 大黄 120g 白药子 30g

【功用】活血消肿，舒筋活络。治损伤肿痛，陈伤者可用手指蘸药揉按患处，并配合理伤手法治疗。

【用法】上药置大铁锅内，再放入麻油4500g、梅片 60g，用木棍调和装盒。用手指蘸药擦患处。

91 洗伤Ⅱ号（经验方）

【组成】五加皮 15g 海桐皮 15g 酒川芎 20g 煅乳没各 45g 紫荆皮 细辛各 30g 红花 20g 赤芍 20g 白芥子 24g 归尾 15g 鲜桃仁 15g 苏木 20g 桂枝 60g 泽兰 90g

【功用】活血，行气，止痛。治损伤局部肿痛较剧者。

【用法】白米酒 7500ml，浸泡 49 天。将药物涂擦患处至皮肤发热发红为度。

92 洗伤Ⅲ号（经验方）

【组成】乳香 20g 没药 20g 血竭 20g 贝母 15g 羌活 20g 木香 20g 厚朴 15g 川乌 15g 草乌 15g 白芷 20g 麝香 10g 紫荆皮 30g 香附 20g 小茴香 15g 甲珠 10g 自然铜 20g 木瓜 30g 肉桂 20g 当归 15g 独活 15g 川断 15g 虎骨 13g 川芎 16g

【功用】活血破瘀，行气通络，舒筋止痛。治陈伤患处隐隐作痛者。

【用法】上药共研细末，泡于白酒中 7～10 天即成。将药酒涂擦患处，至皮肤发热，发红为度。

93 洗伤水（福建中医学院附属医院经验方）

【组成】生草乌 15g 生川乌 15g 羌活 15g 独活 15g 三棱 15g 莪术 15g 泽兰 20g 归尾 15g 红花 15g 桃仁 15g 乌药 15g 栀子 15g 边桂 15g 紫荆皮 10g 川花椒 10g 薄荷脑 8g

【功用】活血破瘀，通络和伤。治新旧损伤肿痛。

【用法】70%酒精1000ml，密封浸泡 1 个月备用。将药水涂擦患处，至患处皮肤轻度发热发红为度，每日 2 次。

94 洗剂Ⅰ号（经验方）

【组成】杨梅根 30g 银花 15g 黄柏 15g 薄荷 15g 乌臼根 15g 蒲公英 15g 夜交藤 15g 薛茐 15g 葱白 15g

【功用】清热解毒，去湿消肿，消炎止痛。治损伤后局部红肿或皮肤过敏者。

【用法】水煎熏洗伤处。

95 洗剂Ⅱ号（经验方）

【组成】薛茐 大青根 生姜各 15g 橄榄根 桂枝 牛膝 羌活 独活各 6g

【功用】温经通络，祛风除痹。治损伤后期筋骨关节疼痛。

【用法】煎汤熏洗患处。

96　洗剂Ⅲ号（经验方）

【组成】羌活30g　独活25g　青皮20g　白芷15g　威灵仙20g　边桂15g　大茴香12g　防风29g　木通15g　枳壳10g　红花9g　当归18g　乌药15g　甘草6g

【功用】舒筋活络，祛风除痹。治损伤后期风湿痹痛者。

【用法】煎汤熏洗患处。

97　活血灵汤（《简明正骨》）

【组成】当归12g　川断15g　红花9g　灵仙15g

【功用】通经活络，消肿止通。治损伤中期肿痛。

【用法】水煎服，每日1剂。

98　骨伤洗药（经验方）

【组成】海桐皮15g　透骨草15g　艾叶15g　荆芥15g　红花15g　川椒15g　灵仙15g　防风15g

【功用】疏风通络，活血止痛。治损伤后筋肉拘挛、关节功能欠佳，麻木、痛或外感风湿作痛。

【用法】水煎熏洗。

99　骨刺丸（《外伤科学》经验方）

【组成】制川乌1份　制草乌1份　细辛1份　白芷1份　当归1份　草薢2份　红花2份　蜜糖适量

【功用】祛风散寒，活血止痛。治损伤后期及骨刺所致的疼痛，或风寒湿痹痛。

【用法】共为细末，炼蜜为丸。每丸10g，每次服1~2丸，日2~3次。

100　骨质增生丸（长春中医学院骨科方）

【组成】熟地黄15kg（干燥后研细面）　鹿衔草10kg　骨碎补10kg　鸡血藤10kg　肉苁蓉10kg（干燥后研细面）　淫羊藿10kg　莱菔子5kg

【功用】补肾生髓壮骨，活血舒筋止痛，理气和中。治肥大性脊柱炎、颈椎病、骨刺、足跟痛、大骨节病、创伤性关节炎以及骨折愈合迟缓或久不生骨痂者。

【用法】取鹿衔草、骨碎补、淫羊藿、鸡血藤、莱菔子（共45kg）放入浓缩缸或大号塘瓷缸内（禁用铁锅），加水475kg，慢火熬开后再熬1小时30min，将药液滤出，然后再将两次药液混合在一起滤净，放入缸内浓缩成流浸膏（约11kg）取出加蜂蜜（炼）1.5kg，再加熟地黄、肉苁蓉细面（约19kg）与膏调匀做成药丸，每丸2.5g重。每次服2丸，每日服2~3次，白开水送下，1个月为1疗程，一般可连续服2~3个疗程，不必间断。

101　骨科外洗一方（《外伤科学》）

【组成】宽筋藤30g　钩藤30g　金银花藤30g　王不留行30g　刘寄奴15g　防风15g　大黄15g　荆芥10g

【功用】活血通络，舒筋止痛。治损伤后筋肉拘挛，关节功能欠佳，酸痛麻木或外感风湿作痛等。

【用法】煎水熏洗。

102　骨科外洗二方（《外伤科学》）

【组成】桂枝 15g　威灵仙 15g　防风 15g　五加皮 15g　细辛 10g　荆芥 10g　没药 10g

【功用】活血通络，祛风止痛。治损伤后期肢体冷痛，关节不利及风寒湿邪侵注，局部遇冷则痛增，得温稍适的痹证。

【用法】煎水熏洗，肢体可直接浸泡，躯干可用毛巾湿热敷擦。但注意防止水温过高引起烫伤。

103　顺气活血汤（《伤科大成》）

【组成】苏梗　厚朴　砂仁　枳壳　归尾　红花　木香　赤芍　桃仁　苏木　香附

【功用】行气活血，祛瘀止痛。用于胸腹挫伤，气滞胀满作痛。

【用法】按病情定剂量，水煎，可加少量米酒和服。

104　顺气宽胸汤（《林如高正骨经验》）

【组成】桔梗 9g　枳壳 6g　木香 3g　川朴 4.5g　防风 6g　苍术 6g　白术 9g　白芷 4.5g　甘草 3g

【功用】开胸理气，平喘镇痛。治胸部挫伤，呼吸不顺，气滞作痛。

【用法】水煎服，每日 1 剂。

105　顺气祛瘀汤（《林如高正骨经验》）

【组成】枳壳 6g　桔梗 6g　陈皮 6g　郁金 6g　槟榔 9g　沉香 3g　木香 3g　半夏 6g　桃仁 6g　茅根 24g　三七 3g　红花 3g　甘草 3g

【功用】开胸顺气，祛瘀和中。治胸部外伤，内有蓄血者。

【用法】水煎服，每日 1 剂。

106　养血止疼丸（《简明正骨》）

【组成】生白芍　丹参各 21g　鸡血藤 30g　秦艽 12g　桂枝 9g　生地 18g　威灵仙 24g　香附 12g　乌药 9g　川牛膝 15g　甘草 6g

【功用】养血活血，舒利关节。治疗损伤后期，血虚瘀滞，表现为患肢肌肉消瘦发硬，功能障碍者。

【用法】共为细末，水丸，每日 2 次，每服 6g，开水送下。

107　复元活血汤（《医学发明》）

【组成】柴胡 15g　天花粉 10g　当归尾 10g　红花 6g　穿山甲 10g　酒浸大黄 30g　酒浸桃仁 12g

【功用】活血祛瘀，消肿止痛。治跌打损伤，血停积于胁下，肿痛不可忍者。

【用法】水煎，分 2 次服，如服完第 1 次后，泻下大便，得利痛减，则停服；如 6 个小时之后，仍无泻下者，则服下第 2 次，以利为度。

108　独活寄生汤（《千金方》）

【组成】独活 6g　防风 6g　川芎 6g　牛膝 6g　秦艽 12g　杜仲 12g　当归 12g　茯苓 12g　桑寄生 18g　党参 12g　熟地黄 15g　白芍 10g　细辛 3g　甘草 3g　肉桂 2g（焗冲）

【功用】益肝肾，补气血，祛风湿，止痹痛。治腰脊损伤后期，肝肾两亏，风湿痛及腿足屈伸不利者。

【用法】水煎服，可复煎外洗患处。

109　祛伤散（《伤科补要》）

【组成】川断45g　全当归60g　羌活30g　独活30g　五加皮45g　川芎15g　牛膝30g　肉桂9g　草乌15g　细辛12g　乌药30g　红花15g　川乌15g　甘草15g

【功用】通经活络，祛瘀散寒。治跌打损伤经络作痛。

【用法】共为细末，每服9g，热酒冲服。

110　祛瘀止痛汤（北京中医学院经验方）

【组成】酒当归12g　酒赤芍9g　川芎6g　红花9g　桃仁9g　泽兰9g　三棱6g　木通9g　甘草9g　降香6g

【功用】有祛瘀止痛作用。适于损伤初期、瘀血凝聚、肿胀疼痛。

【用法】水煎服，每日1剂。

【禁忌】孕妇忌服。

112　祛瘀消肿膏（《临床正骨学》）

【组成】血竭9g　儿茶6g　乳香　没药各9g　元胡12g　川椒6g　麝香　冰片各1.5g　赤小豆　地龙各30g

【功用】活血祛瘀，消肿止痛。用于跌打损伤之初期，皮未破局部肿胀疼痛者。

【用法】上药共为细末，用蜜或饴糖调敷伤处。

【禁忌】局部出血者禁用。

十　画

113　消肿一号（北京中医学院经验方）

【组成】当归尾12g　赤芍12g　泽兰15g　益母草24g　车前子（包）9g　木通6g　苏木9g　陈皮9g　连翘9g

【功用】活血利湿，消肿止痛。适于损伤初期，瘀血肿胀疼痛。

【用法】水煎内服。

【禁忌】孕妇忌服。

114　消肿化瘀散（刘寿山正骨经验方）

【组成】当归　赤芍　生地　元胡　血竭　制乳香　红花　大黄　姜黄　鳖甲　茄根　红曲　赤小豆各等份

【功用】活血祛瘀，止痛消肿。用于脱位、筋伤疾患而肿胀显著，瘀血作痛者。

【用法】共为细末，醋调敷伤处。

【禁忌】孕妇忌用，皮肤过敏或有皮肤病者忌用。

115　消肿止痛膏（《外伤科学经验方》）

【组成】姜黄　羌活　干姜　栀子　乳香　没药

【功用】祛瘀，消肿，止痛。治损伤初期瘀肿疼痛者。

【用法】共研细末。用凡士林调成60%软膏外敷患处。

116　消肿活血汤（《简明正骨》）

【组成】苏木 9g　红花 6g　川羌 9g　丹参 15g　灵仙 9g　乳香　没药各 6g　五加皮 15g

【功用】行气活血，消肿止痛。用治损伤中期。

【用法】水煎外洗。

117　消炎散（《林如高正骨经验》）

【组成】煅石膏 1500g　儿茶 30g　血竭 30g　炉甘石 60g　黑蒲黄 30g　川连 30g　黄芩 30g　侧柏 60g

【功用】清热消肿，止血化瘀。治炎症感染，创伤出血及创伤局部肿痛者。

【用法】共研成粉末，茶油调拌，外敷患处。

118　消肿膏（长春中医学院骨科方）

【组成】五灵脂 500g　甲珠 150g　红花 100g　栀子 100g　乳香 100g　没药 100g　大黄 100g　桃仁 100g　合欢皮 100g　血竭 100g　冰片 10g

【功用】活血化瘀，消肿止痛，舒筋散结。治跌打损伤，骨折筋伤，红肿热痛等症。

【用法】共为细面，炼蜂蜜调膏，临时涂布贴患处。

119　消瘀止痛药膏（《伤科学讲义》）

【组成】木瓜 60g　栀子 30g　大黄 15g　蒲公英 60g　地鳖虫 30g　乳香 30g　没药 30g

【功用】消瘀，退肿，止痛。用于骨折筋伤初期肿胀、疼痛剧烈，一般不破皮之局部损伤。

【用法】共为细末，糖或凡士林调敷。

120　消瘀散（《伤科常见疾病治疗法》）

【组成】蒲公英 7.5 份　乳香 3 份　续随子（去油毒）3 份　地鳖虫 3 份　五灵脂 10 份　紫荆皮 5 份　苏木屑 1 份　蒲黄炭 3 份　参三七 3 份　川大黄 3 份　刘寄奴 4 份　没药炭 3 份　西泽兰 4 份　丹参 5 份　老鹳草 5 份　川当归 4 份

【功用】活血消瘀，退肿止痛。治一切跌打损伤，积血成瘀，积块不散，关节内部瘀滞，动作不灵。

【用法】共研细末，蜂蜜冷开水调拌，敷贴患处。

121　消瘀膏（经验方）

【组成】大黄 50g　栀子 100g　木瓜 200g　蒲公英 200g　姜黄 200g　黄柏 300g　蜜糖适量

【功用】祛瘀，消肿，止痛。用于损伤瘀肿疼痛。

【用法】共为细末，水蜜各半调敷。

122　益气活血汤（《林如高正骨经验》）

【组成】升麻 6g　柴胡 6g　归尾 9g　川芎 6g　赤芍 9g　桂枝 6g　红花 6g　丹皮 6g　桔梗 9g　甘草 3g　苏木 6g

【功用】活血破瘀，理气止痛。治气血两伤，胸闷不舒者。

【用法】水煎服。每日1剂。

123 桃仁四物汤（《中国医学大辞典》）

【组成】桃仁25粒 川芎3g 当归3g 赤芍3g 生地2g 红花2g 牡丹皮3g 制香附3g 元胡3g

【功用】活血通络，行气止痛。用于损伤患有气滞血瘀而肿痛者。

【用法】水煎服，每日1剂。

124 桃仁承气汤（《伤寒论》）

【组成】桃仁10g 大黄12g（后下） 桂枝6g 甘草6g 芒硝6g（冲服）

【功用】逐瘀泻下。治跌打损伤、瘀血停聚、疼痛拒按等里实热证。

【用法】水煎服，每日1剂。

125 桃花散（《外科正宗》）

【组成】白石灰6份 大黄1份

【功用】止血。治创伤出血。

【用法】大黄煎汁泼入白石灰内为末，再炒，以石灰变成红色为度，将石灰过筛备用，用时掺撒患处，纱布紧扎。

126 桃红四物汤（《医宗金鉴》）

【组成】当归10g 川芎10g 白芍10g 生地10g 桃仁10g 红花10g

【功用】活血祛瘀。用于损伤血瘀。

【用法】水煎服，每日1剂。

127 损伤风湿膏（《中医伤科学讲义》）

【组成】生川乌4份 生草乌4份 生南星4份 生半夏4份 当归4份 黄金子4份 紫荆皮4份 生地4份 苏木4份 桃仁4份 桂枝4份 僵蚕4份 青皮4份 甘松4份 木瓜4份 山奈4份 地龙4份 乳香4份 没药2份 羌活2份 独活2份 川芎2份 白芷2份 苍术2份 木鳖子2份 穿山甲片2份 川断2份 山栀子2份 地鳖虫2份 骨碎补2份 赤石脂2份 红花2份 丹皮2份 落得打2份 白芥子2份 细辛1份 麻油320份 黄铅粉60份

【功用】祛风湿，行气血，消肿痛。治损伤肿痛或损伤后期并风湿痹痛。

【用法】用麻油浸泡7~10天后以文火煎熬至色枯，去渣，再将油熬，约2小时左右，滴水成珠，离火，将黄铅粉徐徐筛入搅匀，成膏收贮，摊用。

128 健步虎潜丸（《伤科补要》）

【组成】龟胶2份 鹿角胶2份 虎胫骨2份 何首乌2份 川牛膝2份 杜仲2份 锁阳2份 当归2份 熟地2份 威灵仙2份 黄柏1份 人参1份 羌活1份 白芍1份 白术1份 大川附子1份半 蜜糖适量

【功用】补气血，壮筋骨。治跌打损伤，血虚气弱，筋骨痿弱无力，步履艰难。

【用法】共为细末，蜜丸如绿豆大。每服10g，空腹淡盐水送下，每日2~3次。

129 茴香酒（《中医伤科学讲义》）

【组成】茴香15g 丁香10g 樟脑15g 红花10g 白干酒300g

【功用】活血理气止痛。治扭挫伤肿痛。

【用法】把药浸在酒中，1周以后，去渣取酒，外涂擦患处。

130 破瘀愈伤散（《林如高正骨经验》）

【组成】泽兰150g 血竭90g 儿茶45g 赤芍60g 乳香60g 白芷60g 三七30g 木香150g 紫荆皮60g 无名异60g

【功用】活血破瘀。治损伤局部瘀肿疼痛者。

【用法】共研细末，用酒、水各半调拌敷贴患处，每日1次，每次6小时。

131 凉血地黄汤（《医宗金鉴》）

【组成】生地9g 黄连4.5g 当归4.5g 甘草3g 生栀子（研）3g 元参3g 黄芩6g

【功用】清热凉血，治跌打损伤，血热妄行或体内出血不止。

【用法】水煎服，每日1剂。

132 透骨丹（经验方）

【组成】闹羊花子（酒浸3次，再焙干）30g 制乳香9g 制没药9g 血竭9g 麝香0.3g

【功用】活血通络，祛瘀止痛。治一切旧伤宿疾，深入骨髓，天阴隐痛，四肢无力。

【用法】共研细末（麝香后加），调匀即成，每次服0.6g，早晚各服1次。

133 逐瘀消积汤（《林如高正骨经验》）

【组成】归尾6g 赤芍6g 桃仁6g 生地9g 泽兰6g 羌活3g 苏木6g 枳壳6g 陈皮6g 甘草3g 续断9g 郁金6g

【功用】活血逐瘀，行气止痛。治腹部挫伤，瘀血阻滞。

【用法】水煎服，每日1剂。

十一画

134 接骨五号（经验方）

【组成】血竭4kg 干鳖（醋炒）12kg 土虫8kg 没药6kg 乳香6kg 儿茶6kg 自然铜4kg 红花10kg 续断10kg 生姜10kg 三七10kg

【功用】活血，止痛，接骨。适用于各类骨折。

【用法】以蜜为10g丸，日3次服，每次1丸。

135 接骨丹（长春中医学院骨科方）

【组成】黄瓜子（炒黄）50g 三七粉50g 红花50g 土虫50g 自然铜（煅）50g 方海50g 龙骨50g 骨碎补50g 续断50g 故纸50g 陈皮50g 月石25g 白及25g 儿茶25g 乳香25g 没药25g 琥珀25g 冰片5g 麝香5g 血竭75g 朱砂10g

【功用】接骨续筋。治骨折筋伤等证。

【用法】除血竭、冰片、麝香另研外，余药共为细面，再与血竭、冰片、麝香和匀，成人服5~7.5g，儿童酌减，或将药水泛小丸（绿豆大）；成人每次服40粒，日2~3次。

136 接骨丹（经验方）

【组成】当归尾120g 乳香30g 没药30g 自然铜30g 骨碎补30g 桃仁30g 大黄30g 雄黄30g 白及30g 血竭15g 地鳖虫15g 田三七15g 赤芍15g 红花15g 儿茶15g 麝香1.5g 朱砂6g 冰片6g

【功用】接骨续损。治骨折损伤。

【用法】共研细末，每服1.5g，日服3次。

137 接骨丹（经验方）

【组成】醋蟹25g 乳香20g 没药20g 土虫25g 血竭15g 西红花15g 木耳25g 鹿角霜25g 炙马钱子25g 王瓜子40g 自然铜40g

【功用】破血逐瘀，接骨续筋。治骨折筋伤，瘀肿疼痛。

【用法】蜜10g丸，每服1丸，黄酒为引。

138 接骨续筋药膏（《中医伤科学讲义》）

【组成】自然铜3份 荆芥3份 防风3份 五加皮3份 皂角3份 茜草根3份 续断3份 羌活3份 乳香2份 没药2份 骨碎补2份 接骨木2份 红花2份 赤芍2份 地鳖虫2份 白及4份 血竭4份 硼砂4份 螃蟹末4份 饴糖或蜂蜜适量

【功用】接骨续筋。治骨折、筋伤。

【用法】共为细末，饴糖或蜂蜜调煮外敷。

139 接骨紫金丹（《杂病源流犀烛》）

【组成】土鳖虫 乳香 没药 自然铜 骨碎补 大黄 血竭 硼砂 当归各等量

【功用】祛瘀，续骨，止痛。治损伤骨折、瘀血内停者。

【用法】共研细末，每服3~6g，开水或少量酒送服。

140 接骨膏（《中西医结合治疗骨与关节损伤》）

【组成】龙骨180g 制乳没各30g 骨碎补180g 鹿角霜180g 血竭60g 土鳖虫60g 自然铜120g 红花120g 炙豹骨60g 续断240g 白芷120g 肉桂120g 紫荆皮240g 当归240g 麝香2.4g

【功用】接骨续筋。

【用法】共研细末（麝香后入），以蜜调软膏，加酒少许，摊于布上或油纸上2~3mm厚，遍敷患处，4~7日1换，若有创口者，须避开创口。

141 接骨膏（长春中医学院骨科方）

【组成】五加皮100g 鹿角霜100g 血竭50g 红花50g 血余炭50g 菖蒲炭50g 当归40g 栀子40g 白及40g 牛角梢（焙黄）40g 麻炭40g 合欢皮25g 白芷20g 乳香20g 没药20g

【功用】散瘀活血，接骨续筋。治骨折筋伤。

【用法】除血竭另研外，其余共为细面与血竭面和匀，再加白面（适量）拌成青砖色，同时每50g药以陈醋1kg熬至250g，候温与药粉拌匀，慢火收膏，临用按患处大小涂布上贴伤处，有破伤者勿用。

142 接骨膏（《外伤科学》）

【组成】五加皮 100g 地龙 100g 乳香 50g 没药 50g 土鳖 50g 骨碎补 50g 白及 50g 蜂蜜适量

【功用】接骨，活血，止痛。治骨折损伤瘀肿疼痛。

【用法】共为细末，蜂蜜或白酒调成厚糊状敷之。亦可用凡士林调煮成膏外敷。

143 黄芪益气汤（《医宗金鉴》）

【组成】人参 10g 黄芪 20g 白术 10g 甘草 8g 当归 10g 陈皮 8g 升麻 10g 柴胡 10g 红花 8g 黄柏 8g

【功用】温经散寒，益气止麻。治肌肤麻木。

【用法】秋季加五味子，夏季加黄芩，冬季加桂枝皮，水煎服。

144 清热凉血汤（《林如高正骨经验》）

【组成】槐花 9g 地榆 9g 茜草 9g 三七 3g 辰砂 3g 泽泻 9g 白术 9g 茯苓 9g 生地 9g

【功用】清热化瘀，凉血止血。治筋络损伤，伴有便血、尿血者。

【用法】水煎服，每日 1 剂。

145 理气止痛汤（《中医伤科学讲义》）

【组成】丹参 9g 广木香 3g 青皮 6g 制乳香 5g 枳壳 6g 制香附 9g 川楝子 9g 延胡索 5g 柴胡 6g 路路通 6g 没药 5g

【功用】活血和营，理气止痛。用于气分受伤郁滞作痛诸症。

【用法】水煎服，每日 1 剂。

【禁忌】孕妇禁用，脾胃虚弱者慎用或与健胃药同用。

146 理气化瘀汤（《林如高正骨经验》）

【组成】当归 6g 赤芍 9g 槟榔 9g 醋元胡 6g 枳壳 6g 青皮 3g 陈皮 3g 大黄 6g 制香附 9g 泽兰 6g 甘草 3g 苏木 6g 红花 3g 郁金 6g

【功用】活血化瘀，理气止痛。治气滞血瘀，经络作痛，局部有筋结者。

【用法】水煎服，每日 1 剂。

147 理气补血汤（《林如高正骨经验》）

【组成】制首乌 9g 当归 9g 白芍 9g 川芎 6g 续断 6g 太子参（或党参）9g 炙甘草 3g 骨碎补 9g 黄芪 9g

【功用】气血双补，壮骨舒筋。治气血两虚、肝肾不足。

【用法】水煎服，每日 1 剂。

148 理气散瘀汤（《林如高正骨经验》）

【组成】归尾 9g 川芎 6g 生地 9g 红花 6g 制陈皮 6g 枳壳 6g 泽兰 6g 槟榔 6g 续断 6g 甘草 3g

【功用】理气和伤，散瘀活血。治新伤气逆不顺，瘀阻作痛。

【用法】水煎服，每日 1 剂。

149　续骨活血汤（《中医伤科学讲义》）

【组成】当归尾12g　赤芍10g　白芍10g　生地黄15g　红花6g　地鳖虫6g　骨碎补12g　煅自然铜10g　续断12g　落得打10g　乳香6g　没药6g

【功用】祛瘀止血，活血续骨。治骨折及软组织损伤。

【用法】水煎服，每日1剂。

十二画

150　舒络丸（经验方）

【组成】麻黄200g　乳香250g　牛膝250g　杜仲250g　防风1000g　独活600g　木瓜600g　羌活500g　郁金200g　桂枝250g

【功用】舒风通络，止痛活血。治损伤后筋伤骨关节酸痛，运动不利。

【用法】共为细面，蜜10g丸。每次服1丸，每日3次。

151　舒筋丸（又称舒筋壮力丸《刘寿山正骨经验》）

【组成】麻黄2份　制马前子2份　制乳香1份　制没药1份　血竭1份　红花1份　自然铜（煅、醋淬）1份　羌活1份　独活1份　防风1份　钻地风1份　杜仲1份　木瓜1份　桂枝1份　怀牛膝1份　贝母1份　生甘草1份　蜂蜜适量

【功用】散寒祛风，舒筋活络。用于各种筋伤患冷痹痛。

【用法】共为细末，炼蜜为丸，每丸重5g，每服1丸，日服1~3次。

152　舒筋止痛水（《林如高正骨经验》）

【组成】三七粉18g　三棱18g　红花30g　生草乌12g　生川乌12g　归尾18g　樟脑30g　五加皮12g　木瓜12g　怀牛膝12g

【功用】祛风止痛，舒筋活血。治跌打损伤局部肿痛者。

【用法】70%酒精1500ml或高粱酒1000g，浸泡备用。将药水涂擦患处，每日2~3次。

153　舒筋汤（《外伤科学》）

【组成】当归10g　白芍10g　姜黄6g　宽筋藤15g　松节6g　海桐皮12g　羌活10g　防风10g　续断10g　甘草6g

【功用】祛风舒筋活络。治骨折及关节脱位后期，或软组织病变所致的筋络挛痛。

【用法】水煎服，每日1剂。

【禁忌】孕妇忌用。

154　舒筋汤（南京中医学院经验方）

【组成】当归12g　陈皮9g　羌活9g　骨碎补9g　伸筋草15g　五加皮9g　桑寄生15g　木瓜9g

【功用】祛风舒筋活络。治骨折及关节脱位后期，或软组织病变所致的筋络挛痛。

【用法】水煎服，每日1剂。

【禁忌】孕妇忌用。

155 舒筋药水（《上海市药品标准》）

【组成】生川乌 生草乌 生天南星 樟脑 山栀 大黄 木瓜 羌活 独活 路路通 花椒 苏木 蒲黄 香樟木 赤芍 红花

【功用】舒筋活络，祛风止痛。主治扭伤、损伤，筋骨酸痛者。

【用法】制为酊剂，搽擦患处，每日3次。

156 舒筋活血片（验方）

【组成】红花 香加皮 香附 泽兰叶等

【功用】舒筋活络，活血散瘀。用于跌打损伤，筋骨疼痛，肢体拘挛，腰背酸痛。

【用法】常用量，口服1次5片，1日3次。

【禁忌】孕妇忌服。

157 舒筋活血汤（《伤科补要》）

【组成】羌活6g 防风9g 荆芥6g 独活9g 当归12g 续断12g 青皮5g 牛膝9g 五加皮9g 杜仲9g 红花6g 枳壳6g

【功用】舒筋活络。治软组织损伤及骨折脱位后期筋肉挛痛者。

【用法】水煎服，每日1剂。

158 舒筋活血洗方（《伤科学》）

【组成】伸筋草9g 海桐皮9g 大秦艽 独活 当归 山钩藤各9g 川红花 乳香 没药各6g

【功用】活血消肿，舒筋止痛。治跌打损伤，肿硬疼痛及风湿痹痛诸症。

【用法】煎汤温洗患处。

159 舒筋活络膏（《林如高正骨经验》）

【组成】当归60g 松节60g 豨莶草60g 蓖麻仁60g 木瓜30g 蚕沙30g 穿山龙90g 钩藤60g 海风藤60g 五加皮90g

以上十味粗料，用净茶油750g、桐油250g，同入锅内熬炼，滤去药渣，再加入以下6味细料。

乳香30g 没药30g 蚯蚓（干）30g 蛇蜕15g 麝香3g 炒黄丹500g

【功用】祛风活络，行血止痛。治旧伤兼挟风湿而引关节或软组织酸痛。

【用法】将膏药摊在布上，温贴患处。

160 舒筋散（《林如高正骨经验》）

【组成】磁石60g 升麻60g 生川乌60g 大黄120g 白芷90g 生草乌60g 防风60g 丹皮60g 五加皮90g 血竭60g 泽兰60g 煅自然铜60g 红花60g 续断60g 木香45g 苏木60g 木香240g 羌独活各60g

【功用】舒筋活络，祛风除湿，化瘀定痛。治损伤肿痛，经久未愈，挟有风湿痹痛者。

【用法】研末，用酒水各半调拌成糊状，每日1次，每次6小时。

161 舒筋膏（经验方）

【组成】川乌 草乌 川芎 独活 木瓜 路路通 赤木 红花 生南星各30g 肉

桂　血竭　生半夏　白芷　紫荆皮各25g

【功用】舒筋活血止痛，适用损伤后期，筋骨酸痛，关节不利。

【用法】共为末，蜜水调膏外贴。

162　跌打万花油（亦称万花油，成药）

【组成】略

【功用】消肿止痛，解毒消炎。治跌打损伤肿痛、烫伤等。

【用法】敷贴：将万花油装在消毒的容器内，再把消毒纱块放到窗口内让药油浸泡片刻，即为万花油纱，可直接贴敷在患处，若敷在伤口处，每天换药；如无伤口者，1~3天换日1次，若是不稳定性骨折，用小夹板固定者，换药时不可解松夹板，由夹板中间的间隙泵入药油，让原有的布料吸上即可。涂擦：把药油直接涂擦在患处。亦可施行按摩手法时配合使用。

163　跌打丸（《全国中药成药处方集》）

【组成】当归30g　土鳖虫30g　川芎30g　血竭30g　没药30g　麻黄60g　自然铜60g　乳香60g

【功用】活血破瘀，接骨续筋。治跌打损伤，筋断骨折，瘀血攻心等症。

【用法】共为细末，为蜜丸，每丸3g重，每服1~2丸，每日1~2次。

164　跌打补骨丸（《林如高正骨经验》）

【组成】三七30g　五加皮60g　杜仲90g　苏木60g　酒续断90g　川红花60g　血竭30g　骨碎补90g　酒防风60g　白芷60g　当归尾60g　桃仁60g　扁豆60g　酒大黄30g　泽泻90g　茯苓90g　川芎30g　白术90g　枳壳60g　广木香60g　桔梗60g　醋煅自然铜150g

【功用】活血祛瘀，理气补骨。治筋骨损伤中后期。

【用法】制成蜜丸，每丸重9g，每次1丸，每日早晚各1次，黄酒送服。

165　跌打养营汤（《林如高正骨经验》）

【组成】当归6g　川芎4.5g　熟地15g　白芍9g　西洋参3g（或党参15g）　黄芪9g　怀山药15g　甘草3g　枸杞15g　木瓜9g　骨碎补9g　砂仁3g　三七4.5g　续断9g　破故纸9g

【功用】补养气血，健脾益肾。治跌打内伤或骨折中、后期，能促进筋骨生长。

【用法】水煎服，每日1剂。

166　跌打祛伤散（《林如高正骨经验》）

【组成】大黄150g　栀子150g　海风藤90g　白芷90g　桂枝150g　姜黄150g　防风90g　木香180g　骨碎补150g　三七60g　乳香30g

【功用】祛风消肿，散结定痛。治筋伤初期肿痛者。

【用法】研末，酒水各半调拌成糊状，每日敷1次，每次6小时。

167　跌打膏（《林如高正骨经验》）

【组成】乌药30g　白芷60g　何首乌60g　威灵仙30g　木通30g　苍耳叶30g　桂枝30g　木瓜30g　穿山龙60g　杜仲30g　生地90g　金银花30g　泽兰30g　当归60g　五加

皮60g　郁金15g　大黄30g　地榆皮30g　川芎45g　五倍子30g　生川乌60g　生草乌60g　生半夏15g　怀牛膝90g　小茴香15g　破故纸30g　炮山甲30g

以上27味粗料，用茶油3000g，桐油1375g，同入锅内熬炼，滤去药渣，再加上以下11味细料。

血竭60g　三七60g　肉桂30g　沉香30g　朱砂60g　乳香45g　木香60g　川连30g　白芥子30g　西红花15g　炒黄丹2000g

【功用】祛风通络，凉血消肿，化瘀止痛。治跌打损伤局部肿痛或风寒湿入络者。

【用法】将膏药摊在布上，温贴患处。

168　疏风活血汤（《林如高正骨经验》）

【组成】赤芍9g　当归9g　川芎4.5g　荆芥3g　蝉衣8g　连翘9g　甘草3g　防风3g　西洋参3g　川贝6g　天麻6g　桃仁6g　木香3g

【功用】疏风理气，化瘀和伤。治头颈部软组织损伤。

【用法】水煎服，每日1剂。

169　散风活络丸（成方）

【组成】灵仙　茯苓　党参　海风藤　当归　牛膝

【功用】舒筋活络，祛风除湿。用于风寒湿痹引起的腰腿疼痛，手足麻木，筋脉拘挛，中风瘫痪，半身不遂，行步艰难，口眼歪斜。

【用法】每袋18g，分2次服，温开水或温黄酒送下。

【禁忌】孕妇忌服。

170　散瘀和伤洗方（《医宗金鉴》）

【组成】番木鳖15g　红花15g　生半夏15g　骨碎补9g　甘草9g　葱须30g　醋60g（后下）

【功用】活血祛瘀，舒筋疗伤。治碰擦损伤，瘀血停聚，筋伤骨错，疼痛不止。

【用法】用水煎药，沸后，入醋再煎5～10min，熏洗患处，每日3～4次，每日熏洗都把药液煎沸后用。

十三画

171　腰伤一方（《外伤科学》）

【组成】当归12g　赤芍12g　续断12g　秦艽15g　木通10g　延胡索10g　枳壳10g　厚朴10g　桑枝30g（先煎）　木香5g（后下）

【功用】行气活血，通络止痛。治腰部损伤初期，积瘀肿痛，或兼小便不利者。

【用法】水煎服，每日1剂。

172　腰伤二方（《外伤科学》经验方）

【组成】钩藤12g　续断12g　杜仲12g　熟地黄12g　当归12g　独活12g　牛膝10g　威灵仙10g　白芍5g　炙甘草6g　桑寄生30g

【功用】补养肝肾，舒筋活络。治腰部损伤中、后期，腰部酸痛者。

【用法】水煎服，每日1剂。药渣可再煎水熏洗，湿热敷腰部，敷完后，作适当的自主腰部练功活动。

173　腰伤汤（成都中医学院方）

【组成】枳实 10g　厚朴 10g　木香 12g　槟榔 8g　延胡索 10g　苏木 10g　赤芍 12g　桃仁 12g　红花 10g　木通 8g

【功用】行气逐瘀。主治腰伤瘀滞，屈伸俯卧不利，转侧不得。

【用法】水煎服，每日 1 剂。

174　新伤逐瘀汤（《林如高正骨经验》）

【组成】桃仁 6g　红花 6g　生地 9g　泽泻 6g　木香 6g　黑丑 3g　苏木 6g　大黄 6g

【功用】泻火凉血，逐瘀通络。治气滞瘀凝，属新伤体质壮实者。

【用法】水煎服，每日 1 剂。

175　新伤续断汤（《中医伤科学讲义》经验方）

【组成】当归尾 12g　地鳖虫 6g　乳香 3g　没药 3g　丹参 6g　自然铜（醋淬）12g　骨碎补 12g　泽兰叶 6g　延胡索 6g　苏木 10g　续断 10g　桑枝 12g　桃仁 6g

【功用】活血祛瘀，止痛接骨。用于骨损伤初、中期。

【用法】水煎服，每日 1 剂。

176　腹部逐瘀汤（《林如高正骨经验》）

【组成】郁金 6g　红花 6g　苏木 9g　槟榔 6g　三棱 6g　郁苏参 9g　怀牛膝 9g　泽兰 6g　大黄 9g

【功用】活血逐瘀，攻积通便。治瘀血内蓄，腹部闷痛，大便秘结者。

【用法】水煎服，每日 1 剂。

（翟羽东　苏利民）

参考资料

1 吴阶平，等．黄家驷外科学．北京：人民卫生出版社，1994
2 郭世绂．骨科临床解剖学．北京：人民卫生出版社，1998
3 张朝佑．系统解剖学．北京：人民卫生出版社，1992
4 刘润田．脊柱外科学．天津：天津科技出版社，1981
5 张安桢，等．中医骨伤科学．北京：人民卫生出版社，1991
6 孙树椿，等．中医筋伤学．北京：人民卫生出版社，1989
7 陈新谦，等．新编药物学．北京：人民卫生出版社，1985
8 邵宣，等．实用颈腰背痛学．北京：人民军医出版社，1992
9 李宜谋．中医推拿治疗软组织损伤学．北京：中国中医药出版社，1993
10 朱汉章．小针刀疗法．北京：中国中医药出版社，1992
11 杨克勤．颈椎病．北京：人民卫生出版社，1993
12 胡慧．颈肩腰腿病防治500问．北京：中国中医药出版社，1998
13 温建民．腰椎间盘突出症防治300问．北京：中国中医药出版社，1998
14 王亦璁，等．骨与关节损伤．北京：人民卫生出版社，1991
15 章小平，等．从生活中防治颈椎病．广州：广东经济出版社，1999
16 侯丽萍．150种关节病诊断与治疗．太原：山西科学技术出版社，1995
17 康建亭，等．中华医药理论与临床·第2卷．北京：北京科学技术出版社，1998
18 康建亭，等．中华医药理论与临床·第3卷．北京：北京科学技术出版社，1998
19 张伯臾．中医内科学．上海：上海科学技术出版社，1985
20 陈新谦，等．新编药物学．北京：人民卫生出版社，2003
21 尚天裕．接骨学．天津：天津科学技术出版社，1995
22 翟羽东．颈肩腰腿病医疗与保健．长春：吉林人民出版社，2001
23 肖正权．现代中医骨科学．北京：中医古籍出版社，2003
24 吴先国．人体解剖学．北京：人民卫生出版社，2000
25 周振东．颈肩背慢性疼痛治疗学．北京：人民军医出版社，2003
26 谭远超．特色骨伤科．北京：人民卫生出版社，2005
27 冯传汉．骨科诊查手册．北京：北京医科大学出版社，1992
28 郭效东．骨伤科临床检查法．北京：人民卫生出版社，1992
29 中华医学会．临床技术操作规范．北京：人民军医出版社，2004
30 徐爱德．骨关节CT和MRI诊断学．济南：山东科学技术出版社，2003
31 祁吉．医学影像诊断学．北京：人民卫生出版社，2002
32 康建亭．中华医药理论与临床．北京：北京科学技术出版社，1998
33 杨述华．实用脊柱外科学．北京：人民军医出版社，2004
34 王亦聪．骨与关节损伤．北京：人民卫生出版社，1991
35 胥少汀．实用骨科学．北京：人民军医出版社，1999
36 张伯勋．现代颈肩腰腿病诊断与治疗学．北京：人民军医出版社，2004